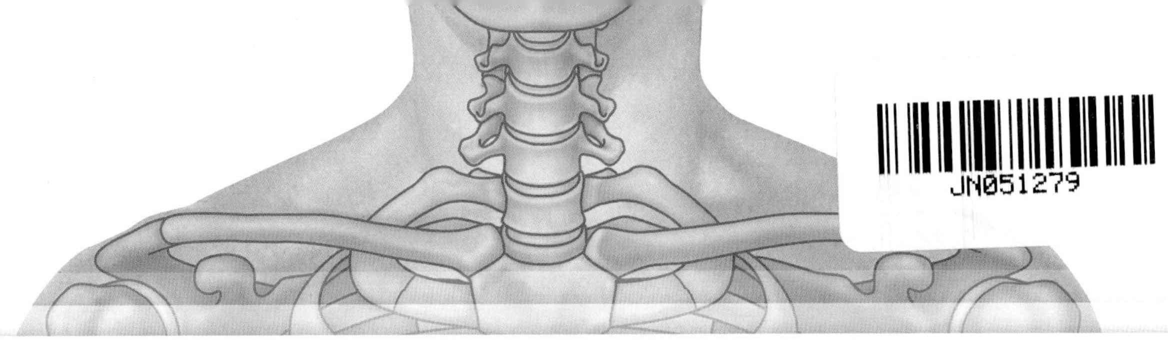

透かしてみると ミルミルわかる!! 解剖学

編著 金子仁久 東京大学大学院医学系研究科・医学部 標本室

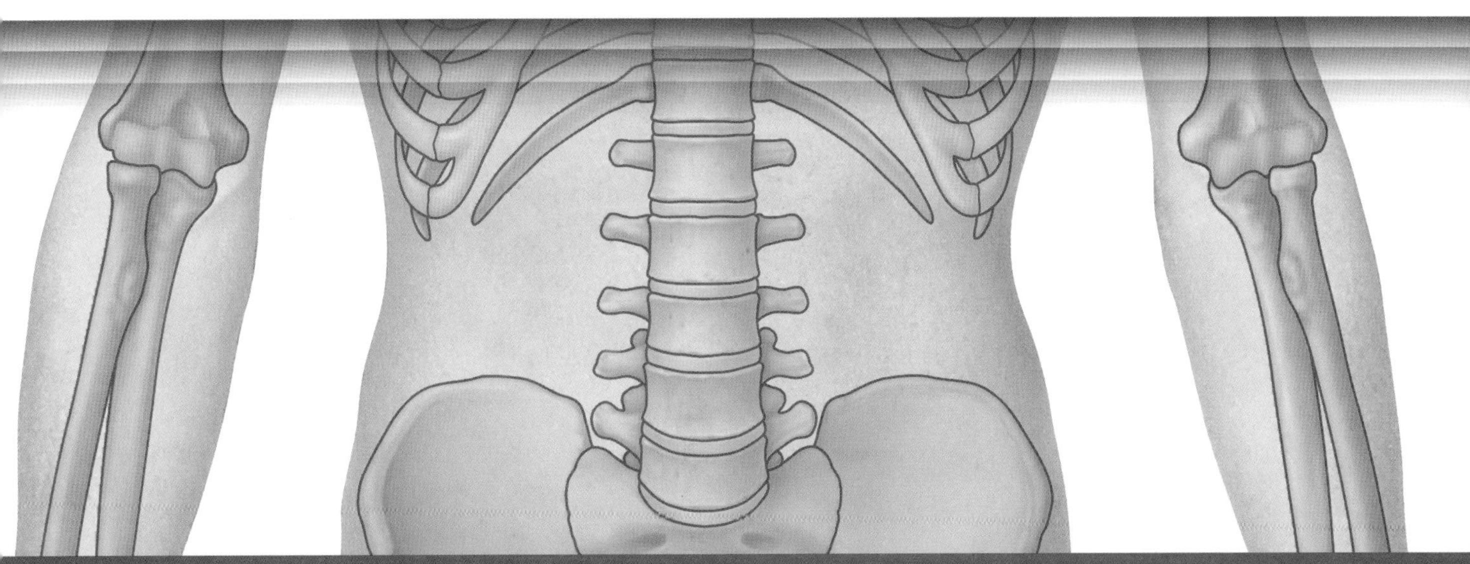

Gakken

巻頭言

この本は，看護学生さん向け月刊雑誌の『ナーシング・キャンバス』（学研メディカル秀潤社）への連載「自分の“身体”を見て知って学ぶ 『解剖学講座』」をまとめて書籍化させて頂いたものです．

月刊雑誌であったため，ページ数の制約もあり，内容も限られてしまって伝えられないことも多々ありました．また，締め切りに追われ，十分適切な表現とは言えない部分や，今，あらためて見直すと修正した方が好ましい部分もございました．それらを一部修正したうえで，ありがたいことに今回の書籍化となりました．

ご覧頂ければ分かる通り，本書は通常の解剖生理学（人体の構造と機能）の教科書や参考書とは性格が異なります．解剖生理学全般を網羅しているわけではありません．それらを網羅している教科書は，この世に数多く刊行されております．

本書はあくまでも，「解剖学を好きになってくれたら……」という，そのとっかかりに過ぎません．「身体ってこうなっているんだよ！」「こんなにうまく出来ているんだよ！」って，自分の身体に興味を持って欲しく，書かせて頂きました．ですので，もともとは看護学生さん向け雑誌への連載とは言え，身体のつくりの初歩の初歩からお話ししておりますので，看護学生さんをはじめとしたコメディカルの学生さん達のみならず，身体に興味を持たれている一般の方々にもお読み頂けたら，と思っております．医療従事者たちは，こんな知識を持って職務を行っているんだ，と理解できると思います．

本書は，身体の構造や機能について自分の身体を考えつつ見ていくことに主眼を置いております．そして，身体について是非知っておいてもらいたいことや，解剖（身体の構造）生理（身体の機能）から病態（病気）への繋がりを，さらには「知ることは楽しいんだ！」ということをお伝えするべく，その導入となってもらえれば，という思いで刊行させて頂きました．

ですから，イメージを大切にするため，そしてご自身の身体を大きく俯瞰するため，細かいことは抜きにして，かなり粗く書いております．ただ，本質は捉えているはずです．細かいことは，興味を持ったら調べれば良いんです．興味を持てれば，自ずと「もっと知りたいな……」と思うでしょうから．

是非，本書を読み流して，解剖学，すなわちご自身の身体の構造に興味を持ってもらえたら，と思います．そして，これってどうなっているんだろう……そう疑問に感じて知識を深めていってもらいたいと思っております．調べられること……これも能力のうちです．是非，今，この時から調べられる能力を身につけていってもらえれば……そう思っております．

最後に……本書は数多くの方々のご協力があったからこそ，発刊することが出来ました．個々のお名前を挙げさせて頂きたいのはやまやまですが，あまりに多くいらっしゃいますので，この場を借りてみなさまにまとめてお礼申し上げたいと存じます．

本当にありがとうございました！

東京大学大学院医学系研究科・医学部 標本室　金子 仁久

〖目次〗

編集担当：Nursing Canvas編集室
表紙・カバーデザイン：柴田真弘
DTP：エストール，萩原夏弥
イラスト：サトウコウタ，青木隆，日本グラフィックス

第1回

自分の身体に興味を持とう！

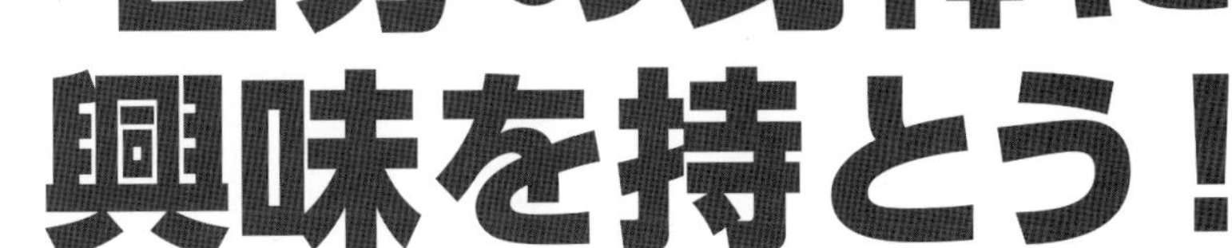

「おもしろくないっ（><）！」から「おもしろいなぁ～（^^）♪」へ

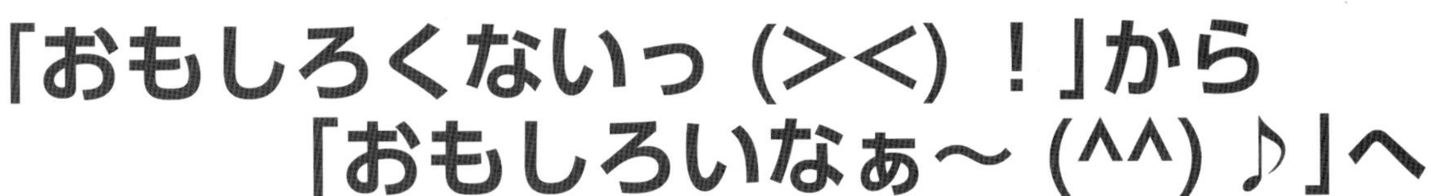

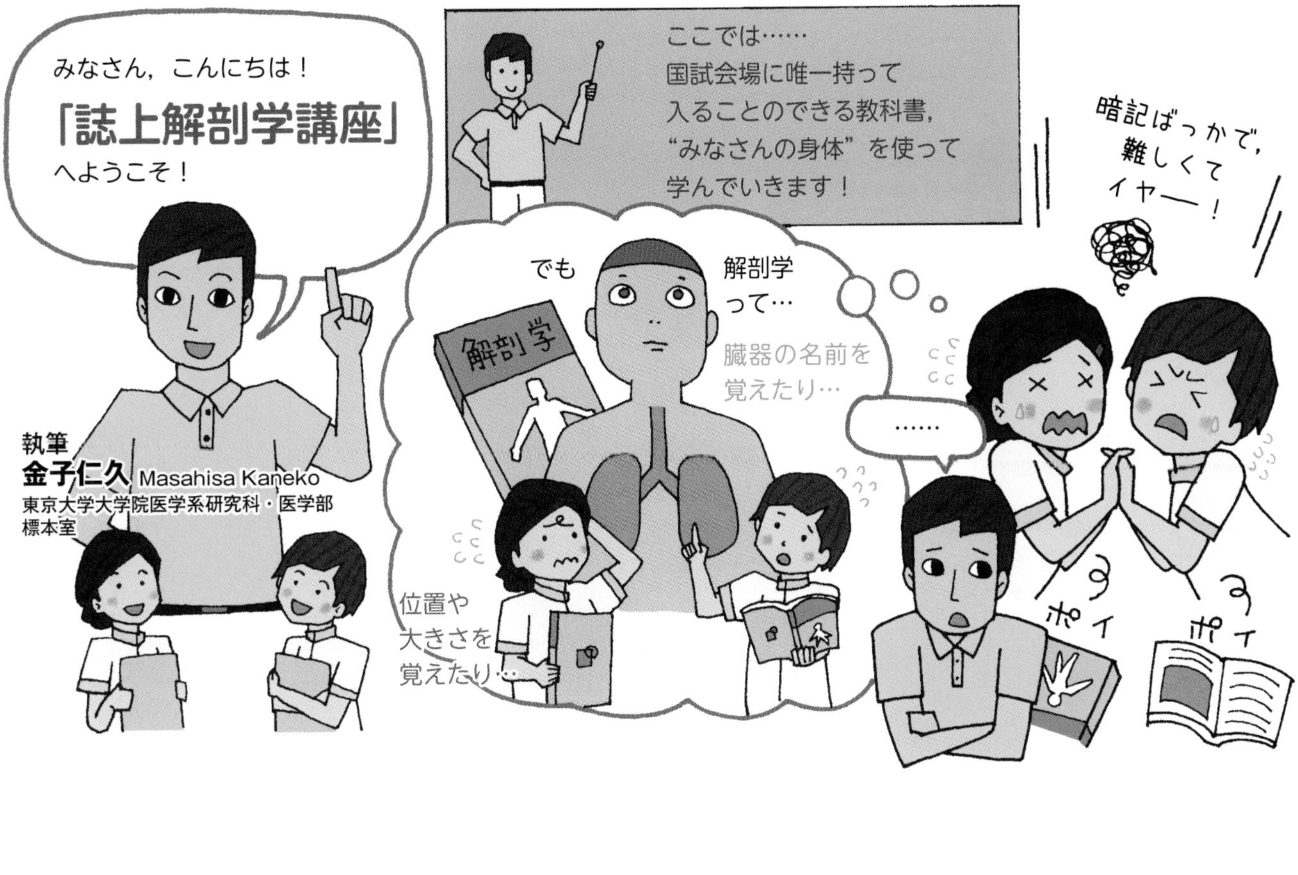

みなさん，こんにちは！
「誌上解剖学講座」
へようこそ！

ここでは……
国試会場に唯一持って
入ることのできる教科書，
“みなさんの身体”を使って
学んでいきます！

暗記ばっかで，
難しくて
イヤ――！

でも
解剖学
って…
臓器の名前を
覚えたり…
解剖学
位置や
大きさを
覚えたり…
……
ポイ
ポイ

執筆
金子仁久 Masahisa Kaneko
東京大学大学院医学系研究科・医学部
標本室

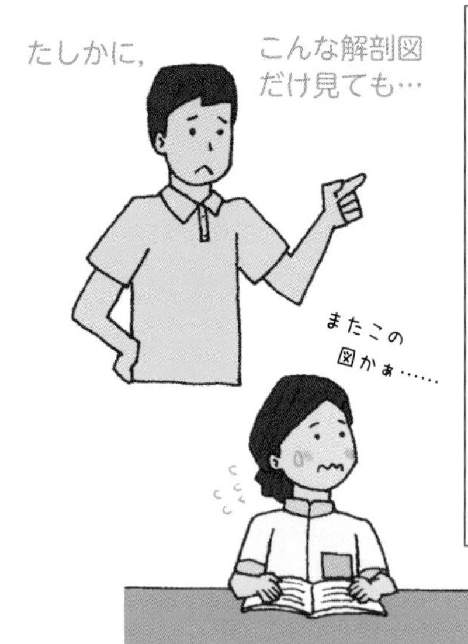

たしかに，
こんな解剖図
だけ見ても…
またこの
図かぁ……

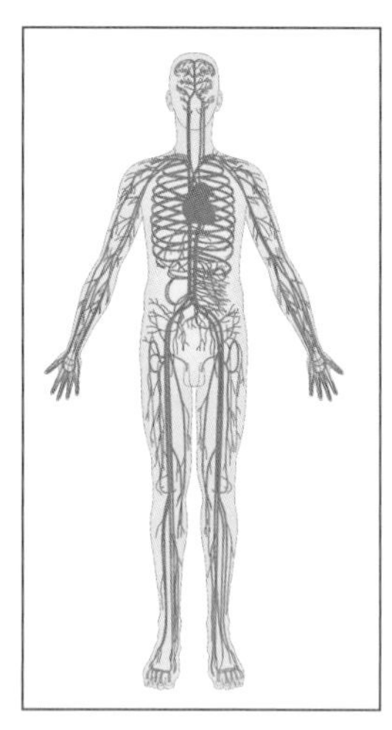

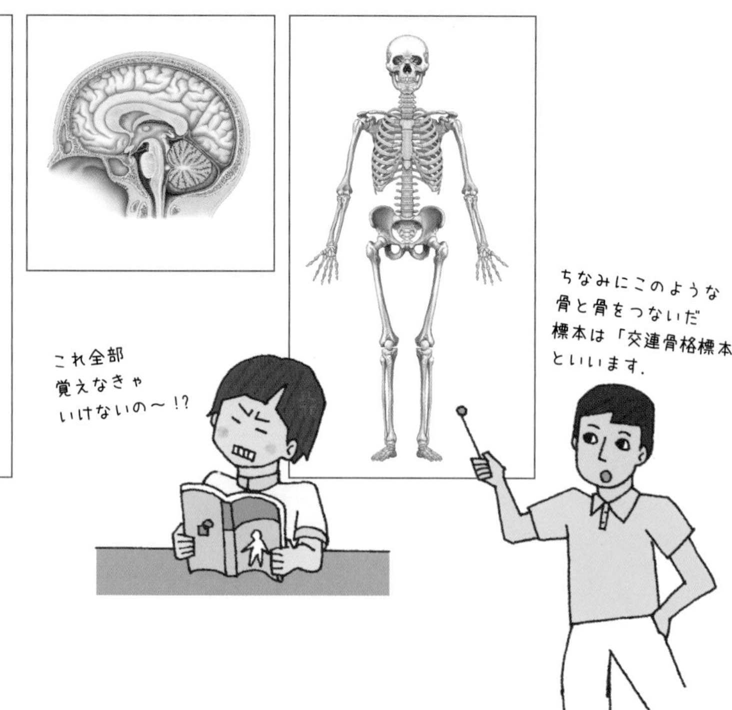

いけないの～!?

骨と骨をつないだ
標本は「交連骨格標本」

…と思ってしまってもしょうがないですね．

しかし!!

ここで読者のみなさんに約束!!

本講座は，解剖用語の単なる羅列には決していたしません!!!

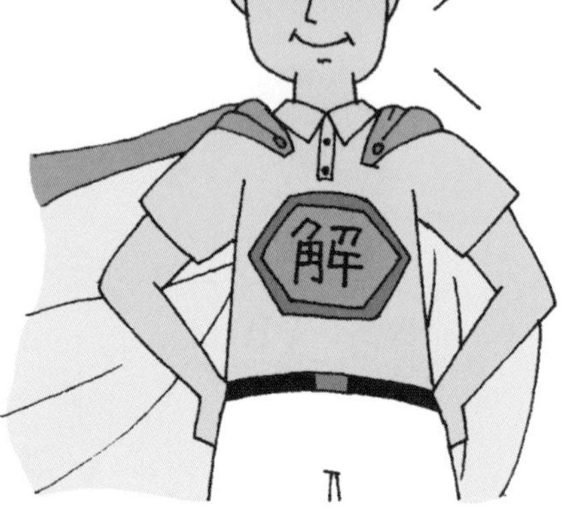

本講座では，解剖学を“暗記”ではなく，
自分自身の身体を使って“考えて”いきます！
まずは解剖を「イメージとしてつかむ」こと！

そして，実際の臨床現場に出て
役立つ知識，押さえておくべき
知識を解説して，病態や
フィジカルアセスメントなどの
臨床実践につなげていきます！

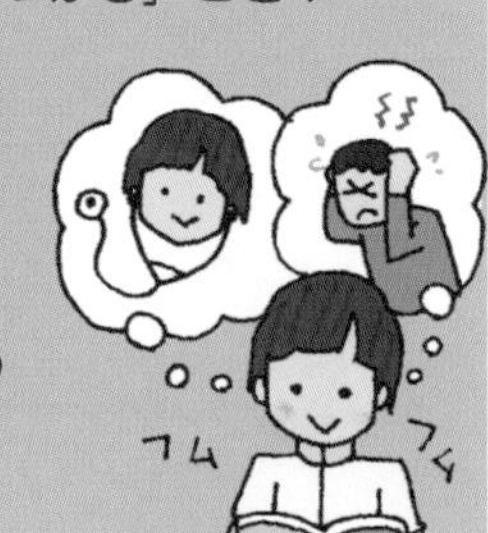

みなさんの日常を含めて，興味深そうなこと，
そして，役に立ちそうなことを幅広くお話しし，
みなさんの知的好奇心を満足させていきたいと
思います！

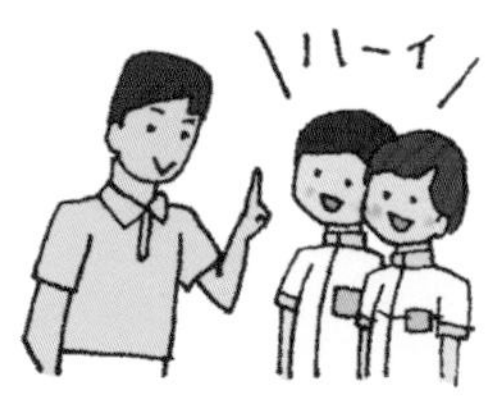

1 解剖学って役に立つなぁ～ (^^)♪

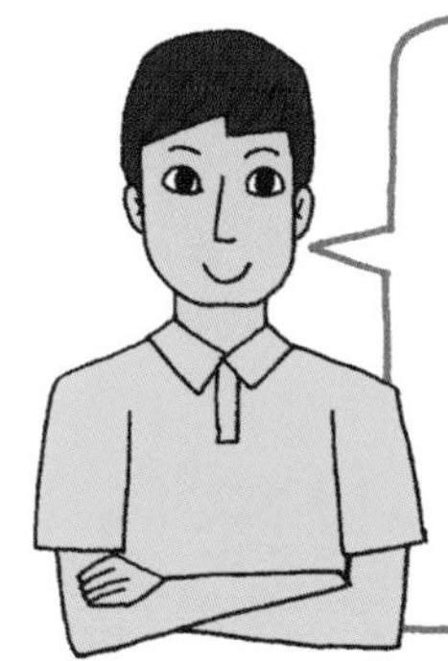

「解剖学が嫌い！」というみなさん，ちょっと考えてみてください．人と人との関係でも，嫌っていたら友達になれませんし，その人の名前も覚えないかもしれません．でも，好きな人の名前は自然と覚えますよね (^^)！

解剖学も，嫌っていると名前も覚えられません

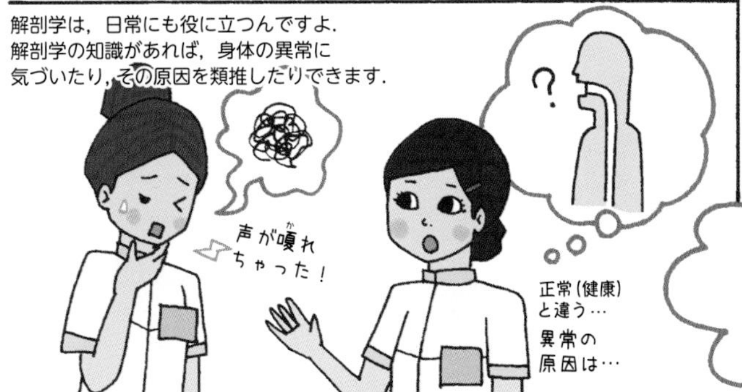

解剖学は，日常にも役に立つんですよ．
解剖学の知識があれば，身体の異常に気づいたり，その原因を類推したりできます．
声が嗄れちゃった！
正常（健康）と違う…
異常の原因は…

解剖学に興味を持って，好きになってください！
解剖学は，とってもおもしろくて，役に立つ学問です！
まずは，あなた自身の身体に興味をもち，
解剖学のおもしろさ・大切さを知っていきましょう♪

「解剖学＝暗記」だけじゃ，おもしろくない！ もったいない！

正看護師の資格を取るには短くて3年間，准看護師であれば2年間，学ばなければいけませんよね．長いようですが，実習が多くメチャクチャ忙しい日々でしょう．しかもたくさんの科目をこなさなければならないですし…….

本講座の中心となる解剖学，そして生理学，薬理学，病理学，病態学，看護技術，各種の看護学など，本当に大変だと思います．その限られた時間の中で学んでいるみなさんには敬意を表したくなります．

こうしたたくさんの科目のなかで「解剖学が好きだ」という人は，本当に一握りしかいません．私が所属している標本室には，コメディカルの方やそれを目指す学生さんが年間3,000名ほど学びに来ますが，その中で「解剖学が好きだ」という人は10％，いや5％もいるでしょうか…….悲しいことに，それよりはるかに少ないのが現状です．「解剖学」は一番嫌われて悪者扱いされていることが多い気がします．

「解剖学は暗記だけでしょ？　おもしろくなぁ～い(><)！」と思えば，好きな人が少ないのが当たり前でしょう．でも，これはすごく悲しく，非常にもったいないことなのです．

私も暗記は大嫌いでした．だから理系，さらには人を病から救いたい思いで医療系に進み，さらに人とのかかわりが好きで，それが高じて水泳のインストラクターをアルバイトでしていたくらいなのに，「解剖学？　用語のオンパレード?! えぇ～っ，また1人で黙々とする暗記?!」って感じでした．ただ言葉を覚えるんじゃ，おもしろくも何ともないじゃないですか(私論です (^^;))！

でも，今は違います．解剖学，大好きです (^^)♪　昔から生理学は好きでしたが，今は本当に解剖学も大好きです．だって，自分の身体のことを知ることができるし，他人の身体も知ってあげられるのですから (^^)．単なる言葉を覚えるだけで終わってしまうものではないのですから♪

解剖学は用語を暗記するだけの学問ではないのです！

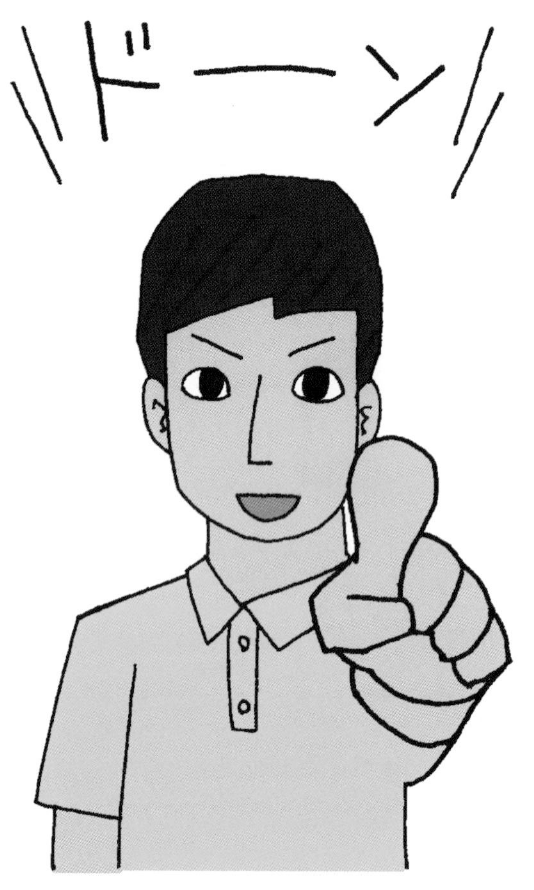

第1回として，今回はまず，この３つだけ知っておいてください！

❶解剖学はみなさんにとって必要不可欠な知識なんだぞっ！！

❷解剖学は単なる暗記ではなく，おもしろいんだぞっ！！

❸解剖学は自分の身も守れるし，すごくためになるんだぞっ！！

解剖学は日常でもすごく役立つんですよ (^o^) ！

「解剖学？　おもしろくなさそうだなぁ～」というみなさん！　解剖学は『**あなた自身を知ることができ，あなたの身を守ることにつながり，さらにはあなたの大切な人の身をも守ることができるようになるための一番根幹である，超基本，超重要，超おもしろいものなんだよ～！**』って言われたらどうですか？ ちょっと押さえておこっかなぁ～，と思いますよね?!

解剖学と生理学を知っていくと，次のようなことも考えられるようになります．声が嗄れてきて食道がんに気がついたり，肝硬変があることから食道静脈瘤に注意できたり，痔から肝臓の異常に気づいて生活習慣を変えて健康に戻れたり，黄疸で膵臓がんを早期発見できて命拾いしたり……．知っておくと得をするでしょ？

実を言うと，これらはすべて私の周りで起こった話です．後の２例は幸い気づけたので事なきを得たのですが，残念ながら前の２例は諸事情で状態が悪くなり，悲しいことに亡くなってしまいました……．もう，「なんで……」という無念さしかありません．

ただ，解剖学と生理学を知っておけば，異常に気づき，原因を類推することはできるのです．そして対処することも可能になるのです．解剖学と生理学はみなさんのカリキュラムでは「人体の構造と機能」，すなわち解剖生理学として，まとまって学習してきた（あるいは，していく）と思います．

自分の健康，自分の大切な人の健康，そして患者さんの状態．これらを少しでも守るために解剖生理学を好きになって理解していきましょう！

ココがPoint!

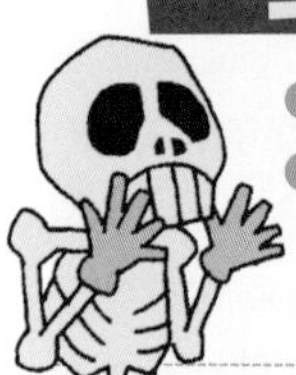

- **解剖学は用語を暗記するだけの学問ではない！**
- **解剖生理学の知識で，人の命を守ることができる！**

2 解剖学って暗記だけじゃない！

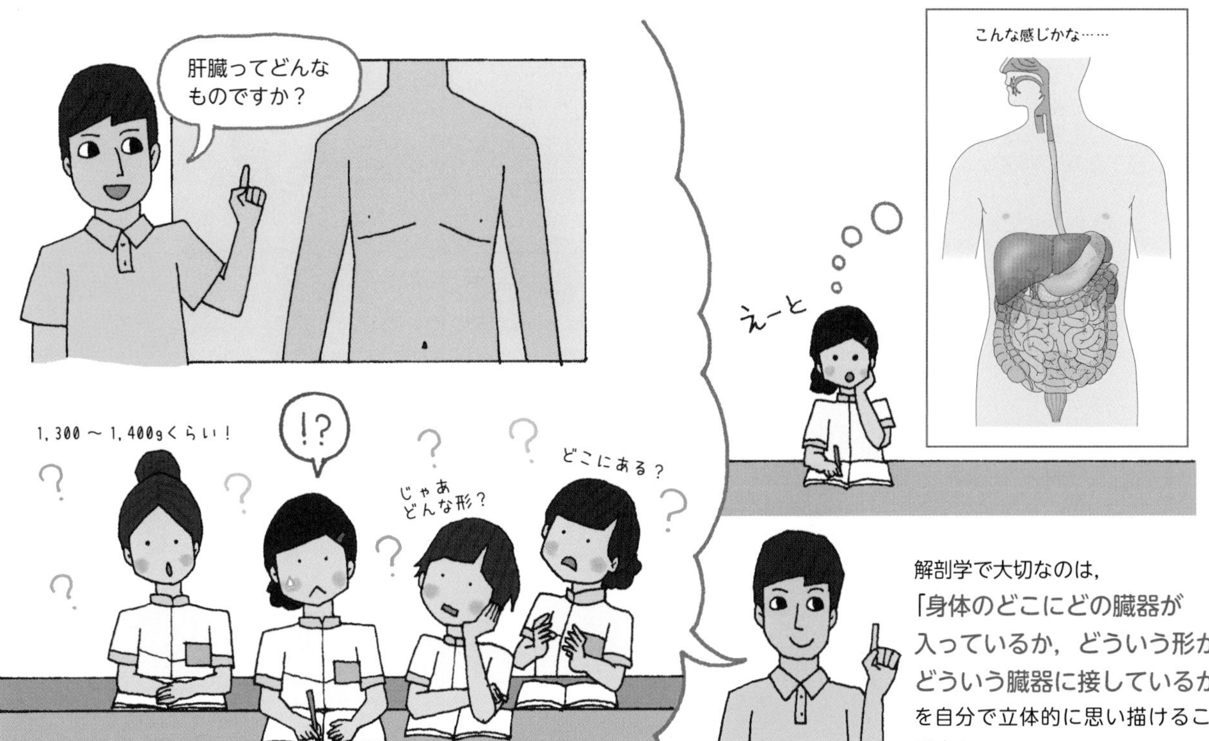

教科書的な解剖図も解剖学を学ぶ上では“絶対に！”必要です．ただし，解剖図を見て描かれている組織の名前を全部言えたとして，それは『活きた知識』と言えますか？　先ほど，「解剖学の知識で人の命を守ることができる！」と言いましたが，そのためにまず必要なのは，**『重要な点を見逃さないこと』**です．それができるように，**『臨床現場において使える知識』**を身につけたくありませんか？

たとえば，看護師国家試験ではこんな問題がよく出ます．

> **成人男性に対して一時的な導尿をする際に，カテーテルを挿入する長さはどれか．**
>
> 1．4〜6cm　2．8〜10cm　3．18〜20cm　4．28〜30cm
>
> （第 101 回午後問題 20 より）

これも尿道の長さがわかれば，あとはプラス2cm程度ですよね．自分の身体のどこからどこまでが尿道かがわかれば（ただし異性は難しい?!），数字を覚えていなくても，大体の長さはわかるでしょう．

教科書を全部覚えられればそれもよいかもしれませんが，それで肝心なところが疎（おろそ）かになってしまっては本末転倒です．細かいところは調べられればよいのです．その調べられる能力やバランス感覚が大切です．

本講座では，その肝心な部分，すなわち“**見逃してはならない部分**”を示していきます．たとえば，患者さんに吐き気があったら，みなさんは何を考えて，どう行動しますか？　そうしたことを解剖生理学と関連づけて述べていきます．

疑問に思ったところや深く知りたいところは，いろいろな本を参考にして調べられる能力をつけ，知識を広げていってください．調べられる能力は，みなさんの生涯にわたって役立つ力となるでしょう．そのためのヒントをお示ししていきます．学ぶということは，ただ単に言葉を暗記するものではありません．疑問や興味から，それらの答えを探り，必要なら研究し，理解を深めていくことなのです．

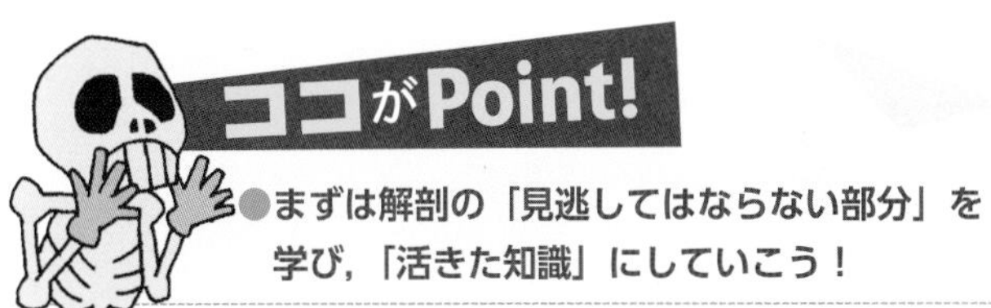
ココがPoint!
●まずは解剖の「見逃してはならない部分」を学び，「活きた知識」にしていこう！

3 看護師には解剖生理の知識が必須！

近年，わが国は在宅医療に力を入れています．
そのなかで中核として活躍することが
期待されているのが，将来のみなさん，看護師です．

権利には必ず義務が伴う！

在宅医療の
中核を担う権利

安全に間違いなく
看護を行う義務

正確な知識と技術が必要

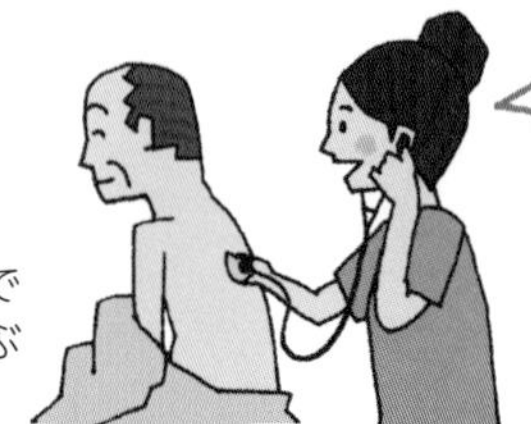

大丈夫
ですね！

例）
フィジカルアセスメントで
異常に気づき，医師を呼ぶ
などの適切な判断をする

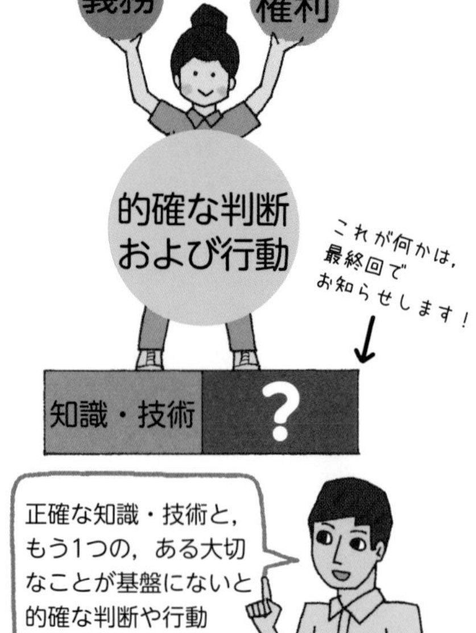
義務
権利
的確な判断
および行動
これが何かは，
最終回で
お知らせします！
知識・技術
?
正確な知識・技術と，
もう1つの，ある大切
なことが基盤にないと
的確な判断や行動
をとれません！

もしあなたが看護師として１人で病棟の患者さんを見まわっているときに，あるいは，訪問看護師として患者さんのご自宅に伺ったときに，患者さんの異常を見逃して，直後に患者さんが急変したら，どうしますか？

看護師は目の前の患者さんに対し，最低でも的確にフィジカルアセスメントをしなければならない重要な役割を担っています．異常に気づき，医師を呼ぶ必要があるか否かなど，適切な対応方法を判断しなければなりません．だからフィジカルアセスメントは重要なのです．

しかし，残念ながら，フィジカルアセスメントがただのお作法で終わってしまっている感じがあります．これはひとえに解剖生理学の知識が不足しているからなのです．

フィジカルアセスメントも，自分が今何をしているのか，何を見て何を聴いて何を感じているのか，そしてそれをどうとらえるのか，それが重要になってきます．これには解剖生理学の知識が必要不可欠です．患者さんの身を守るためにも，そしてみなさんの身を守るためにも……．

column ちょっと知っ得?

医療従事者同士の公用語

医療従事者同士では，いわば公用語である解剖学用語を用いて話せることは大事です．でも，用語をただ暗記していても，その意味することを知らなかったら意味がありません．言葉を覚えるよりも，もっと知ってもらいたいものはいっぱいあります．言葉が話せなくたって気持ちが通じることはありますよね？
意思疎通していると，そのうちお互いで理解できる言葉が生まれてきます．言葉は単なる意思疎通の道具であって，一番大切なのは，相手に自分が思っていることを伝えることです．もっと相手に伝えたい．もっと知りたい．そう思ったら，自然と言葉は覚えませんか(^^)？

ココがPoint!

- **「身体の中がどうなっているか」を理解し，アセスメント，ケアにつなげよう！**

4 正常を知らずに，異常はわからない!

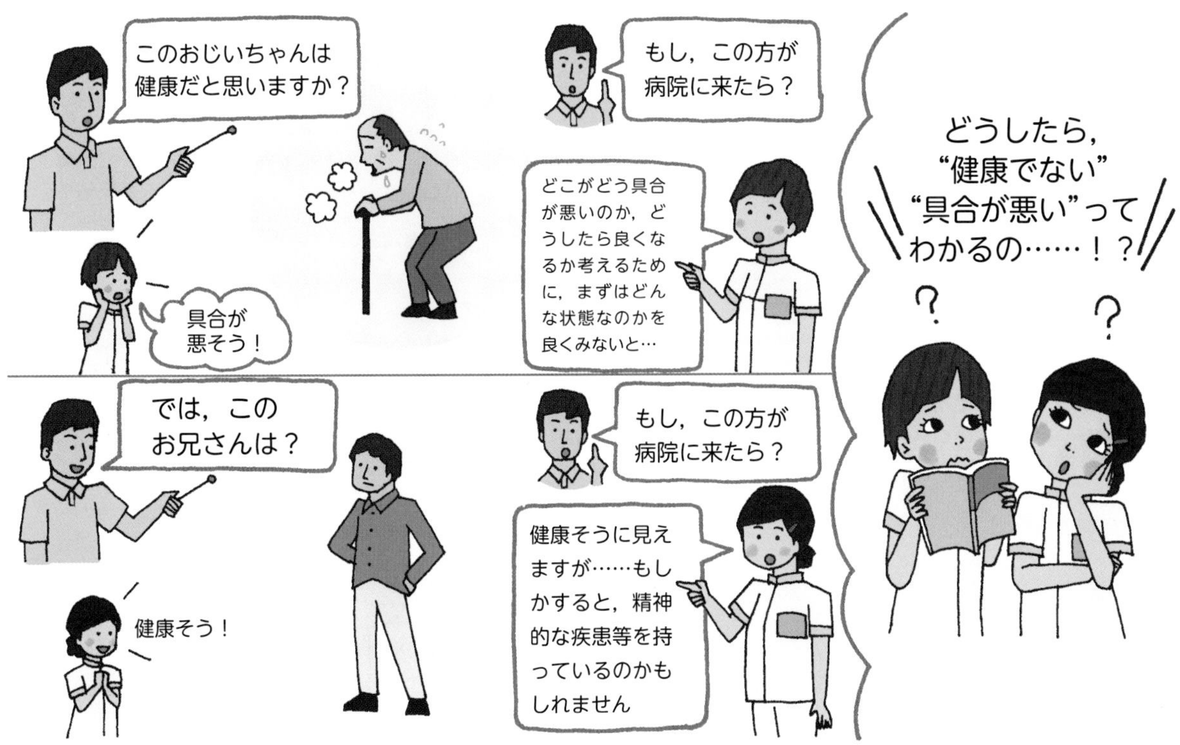
このおじいちゃんは
健康だと思いますか？
具合が
悪そう！
もし，この方が
病院に来たら？
どこがどう具合
が悪いのか，ど
うしたら良くな
るか考えるため
に，まずはどん
な状態なのかを
良くみないと…
では，この
お兄さんは？
健康そう！
もし，この方が
病院に来たら？
健康そうに見え
ますが……もし
かすると，精神
的な疾患等を持
っているのかも
しれません
どうしたら，
“健康でない”
“具合が悪い”って
わかるの……！？

「異常だ」と気づくのは『正常を知っているから』にほかなりません．そして，その正常でないことに気づけるよう，私たちはさまざまな手法を使ってアセスメントしているわけです．

正常とは異なる顔色や身体の様子に気がつく，はたまた正常に見えても内に秘めたる(?!)正常と異なるところに気がつく……．これらに気がつくから「異常だ」とわかるのです．つまり，『**正常を知っているからこそ，異常に気がつく**』のです．

「えっ……，病気のことは病態や病理を知らなかったらわからないんじゃない？」と思っているかもしれませんが，実は解剖生理学を知っていれば，そのどこかが正常と異なっているのが「病態」なので，恐いものはありませんよ (^^) ♪

みなさんがフィジカルアセスメントを学ぶ際，友達同士で行うと，通常は正常な状態しかわかりません．では異常がわからないからといって，友達同士で行うのは意味がないでしょうか？　そんなことはありませんよね．個人差を含めて正常を知ることができますから (^^)．個人差……結構大きいんです．

正常の状態を知っていて，それと異なるものが見えたときや異なる音を聴取したときなどの状態が異常，すなわち病態です．フィジカルアセスメント用の人形を使うことも異常音を聴くといった意味はあると思いますが，しょせんは人形です．もっと必要なことは，『**実際に生きている人の音を聴くこと**』です．

どれくらい個人差があるのか，そしてどれくらいの音が実際には聴こえてくるのか．そのばらつきをも含めて正常を知っていれば，異常は自ずとわかってくるのです．

経験に勝(まさ)るものなし．普段からたくさん正常状態を確認しておきましょう♪

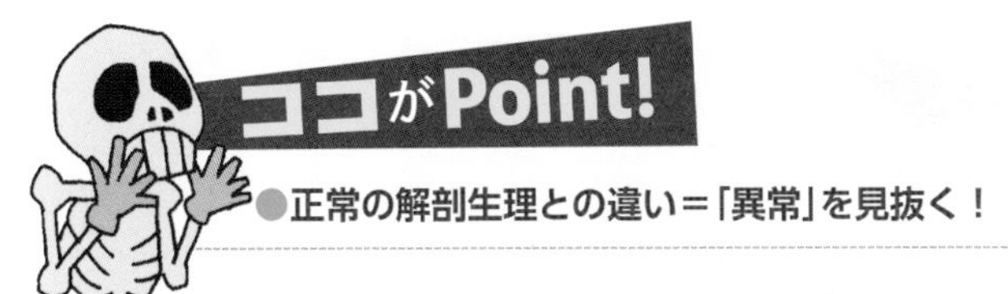
ココがPoint!

●**正常の解剖生理との違い＝「異常」を見抜く！**

5 異常って，どういう状態？

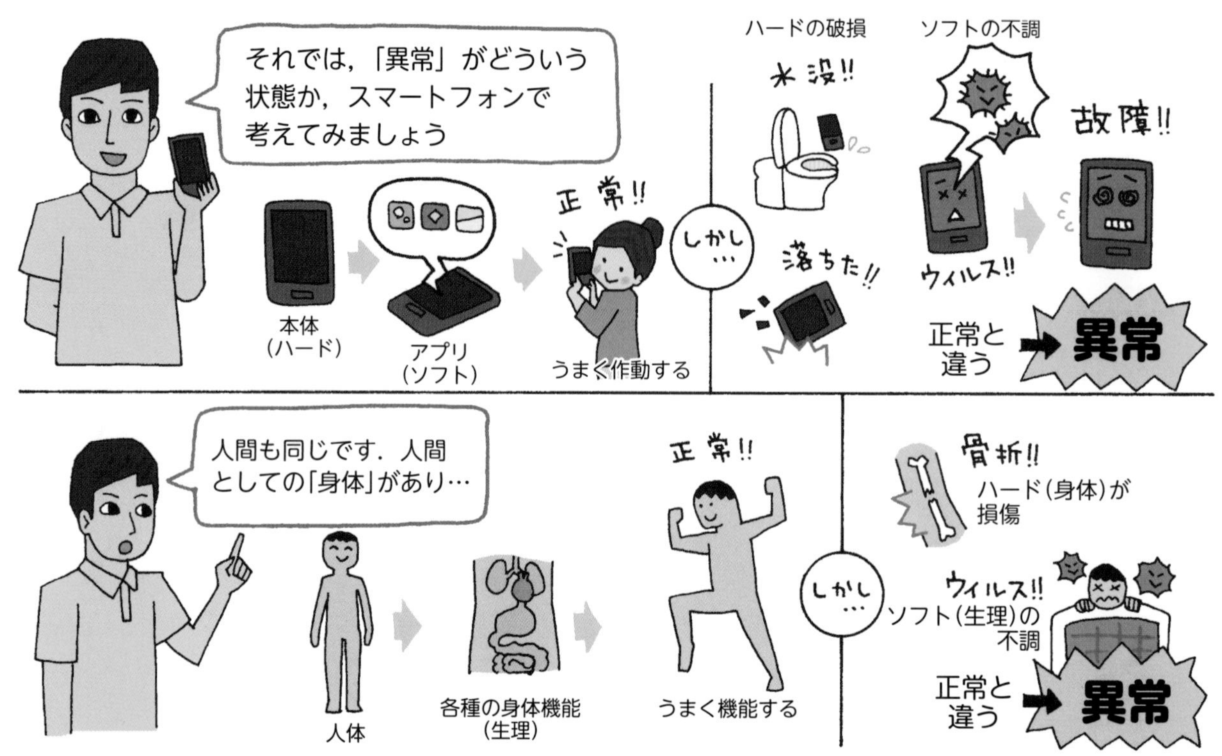

『病態を理解するには，正常の解剖生理学を理解することが必要不可欠』なのです．正常がわかれば，それがおかしくなったらどうなるか，どうすれば解剖学的に，あるいは生理学的に正常な状態に近づけられるか，そう考えれば病態の理解，そして治療・ケアが理解できるようになります．

司法解剖や病理解剖も，すべて正常な状態の解剖学を知っているからこそ異常に気づけるのです．これらは人が亡くなった後の解剖となりますが，生前の様子を推理することで，謎を解くことができるのです．

解剖生理学はすべての医学知識の基本です．だから解剖生理学は早い段階に理解したほうが“絶対に”良い，いや，それどころか“得”だと思いますよ (^^) ♪

解剖生理学は，すべての科目の基本！

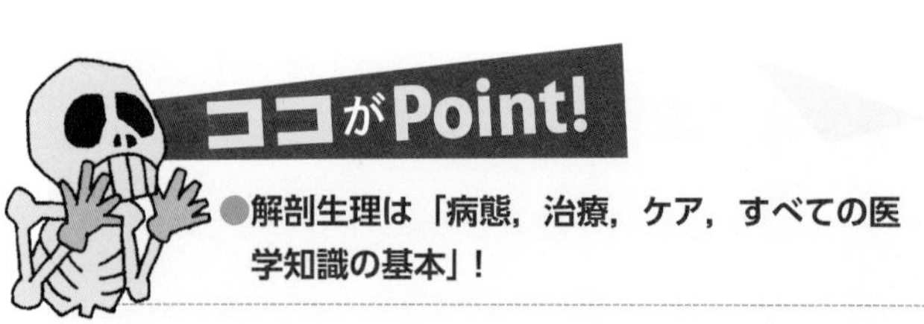

●解剖生理は「病態，治療，ケア，すべての医学知識の基本」！

6 解剖学はこんなことも教えてくれる！～動物と人間の解剖の比較

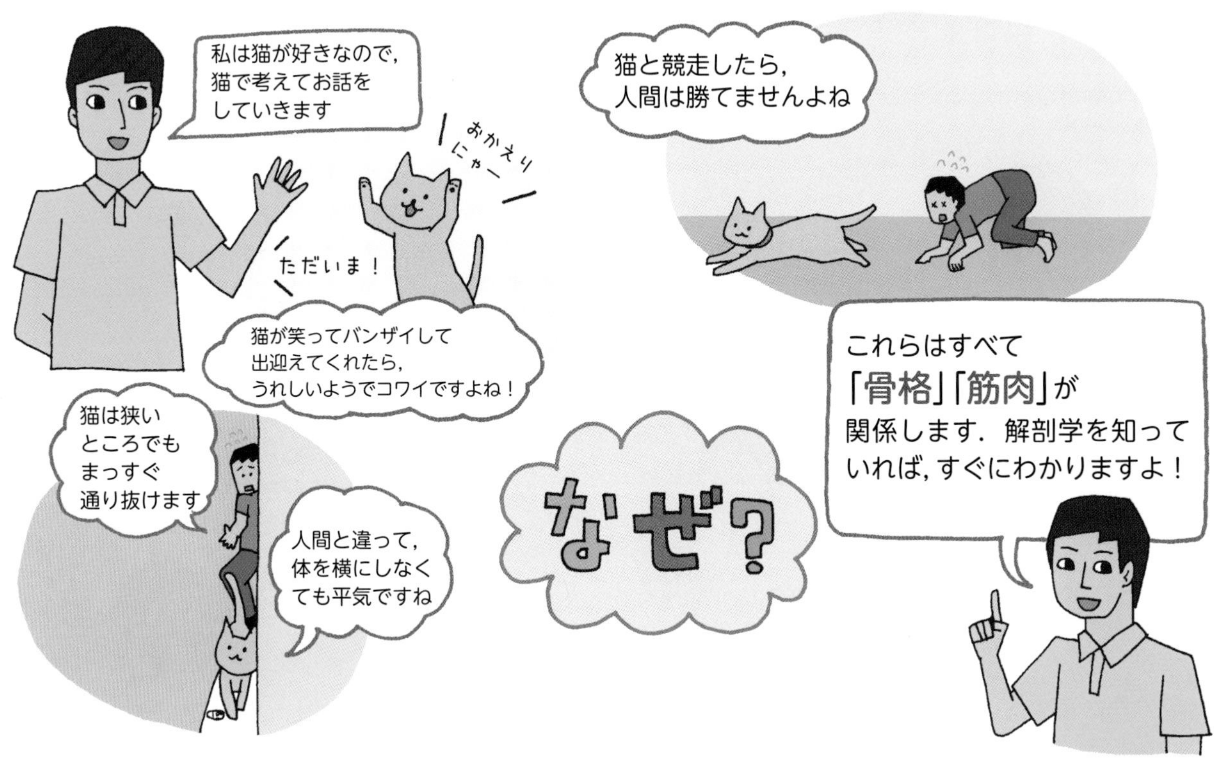

このように動物と人間の解剖を比較して，その機能を探る学問を「比較解剖学」といいます．比較することでわかることもたくさんあるのです．

さて，比較解剖以外の身近なところでも解剖学を知っていればわかる不思議なことがあります．

みなさんの中に耳掃除をして咳が出る人，いませんか？　私が講義の際に聞くと約40人中，1～2名はいます．何を隠そう，私もそうです．咳が出ない人からすれば，「えっ？　耳掃除で咳 (@@)?!」って感じでしょうが，咳が出る私からしたって，逆に「えっ，出ないの (@@;) ？」です．

そのほかにも，たとえば足の指，拇指以外の各指を別々に伸展，屈曲できますか？　おそらく，ほとんどの人ができないのではないでしょうか？　これも実は解剖学を知っていればわかることなのです．

解剖学もおもしろいでしょ (^^) ？

えっ……ホントだ！　なんで？　この「疑問に思う」ことが重要です．知的好奇心……これを満たしていくのが学問です．興味が持てれば，やる気につながりますよね(^^)！

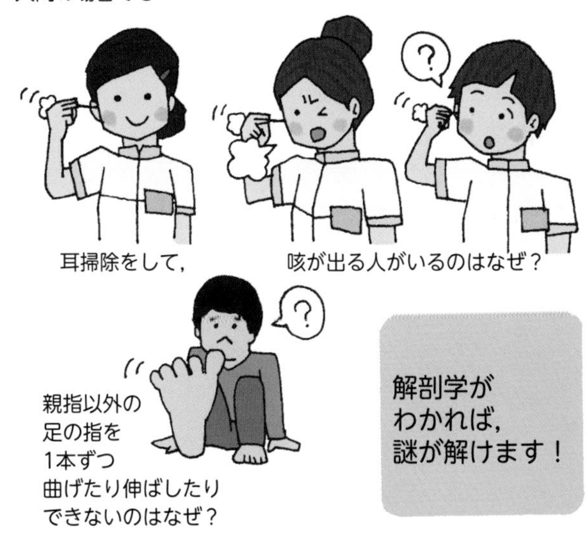
人間の場合でも…
耳掃除をして，
咳が出る人がいるのはなぜ？
親指以外の
足の指を
1本ずつ
曲げたり伸ばしたり
できないのはなぜ？
解剖学が
わかれば，
謎が解けます！

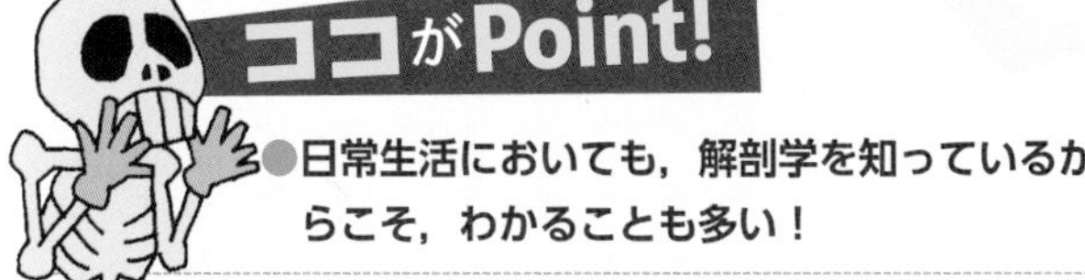

●日常生活においても，解剖学を知っているからこそ，わかることも多い！

7 身体の外から，解剖がわかる？

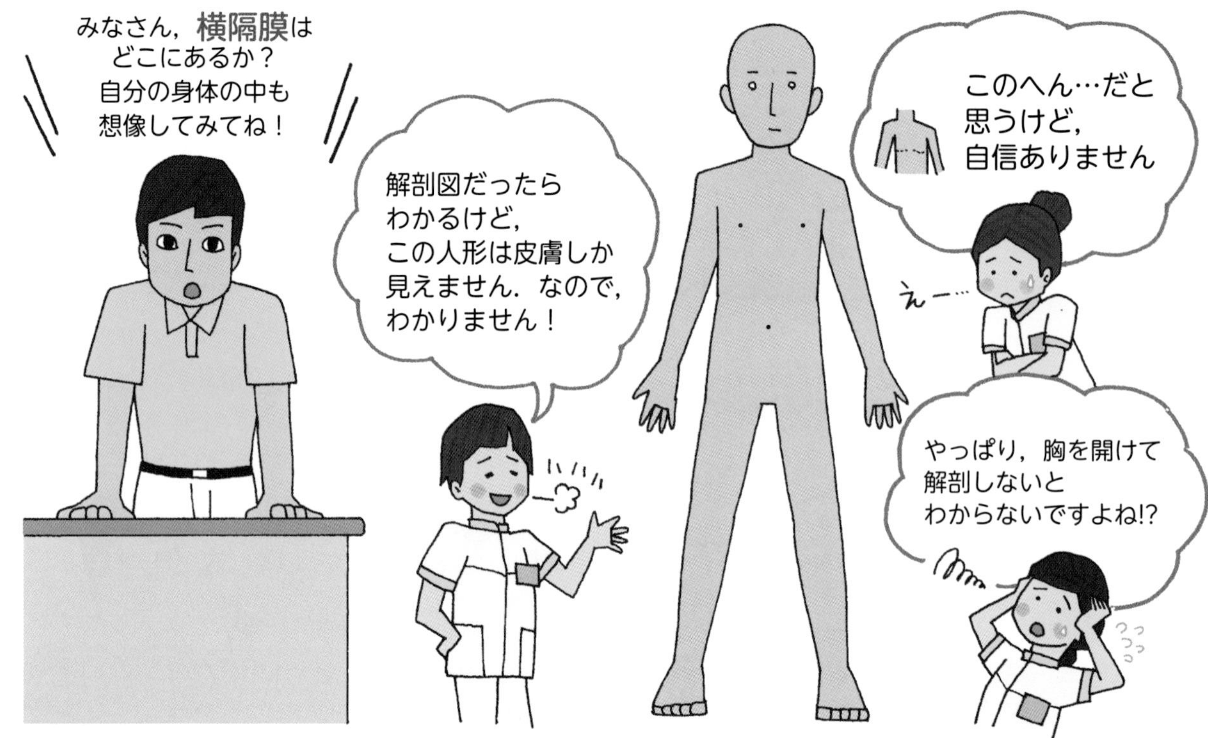

私のいる標本室に来室する学生さんによく「横隔膜の位置は？」と質問するのですが，学生さんの95％（いやそれ以上かも……）は残念ながら横隔膜の位置も正確には答えられません．

そうするとフィジカルアセスメントなどは，ただのお作法でしかなくなってしまいます．胸郭の打診における半濁音の意味合いも部位も，真には理解できていないことになります．つまり活きた知識ではないのです．半濁音という言葉と聴取部位を図中で覚えていても仕方ありません．**「身体の中がこうなっているから，こういう音がするんだ」と理解する**必要があるのです．

細かい部位の名称等を暗記するその前に，**まずは自分の身体の中がどうなっているか，自分の身体を大きく俯瞰（ふかん）し，そしてその身体の中に解剖図を落とし込んでください**．自分の身体の中のどこに何があって，どうなっているかイメージしてもらいたいのです．

もし，あなたの目の前か近くに誰か他の人がいたら，その人をちょっと見てください．身体の中，透けています？　本当に透けていたら怖いですが（笑），透けて見えるようにイメージできれば，もう解剖学はほとんどマスターしていると言ってもよいでしょう．

名前を覚えるよりも，まずは**身体の輪郭の中に解剖図が描けるようになること**，これが本講座の一番の目標です．

あなたが臨床現場に出たとき，内臓がすべて見えた状態の患者さんが来院しますか？　あるいは全身骸骨状態（交連骨格というんでしたよね（^^）！）の患者さんがガシガシ音を立てながら歩いてきます？　怖いですよね（^^;）．普通はちゃんと全身皮膚に包まれた患者さんがいらっしゃいます．

ということは，本来は**体表から見てもその中は見えませんが，その中を透かして見えるように**なっていただきたいのです．そうなれば……解剖学はマスターしたも同然です（^^）！

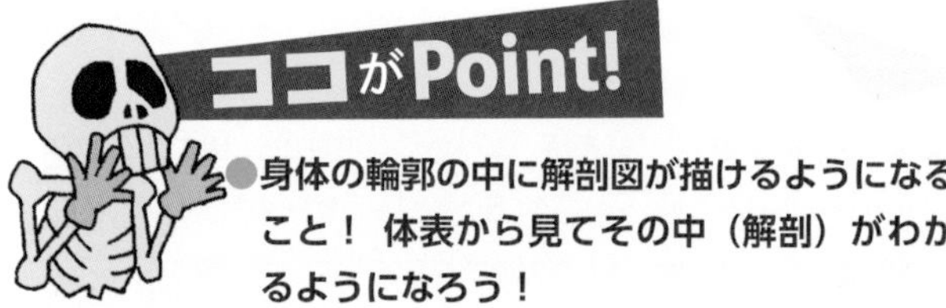

● **身体の輪郭の中に解剖図が描けるようになること！　体表から見てその中（解剖）がわかるようになろう！**

8 体表解剖＝身体を透かしてみよう！

さて，講座第1回の最後に，下の人体の輪郭に「各種臓器」を描き込んでみてください．そして，本書を読み終わって学習し終わったときと，今日の図を比べてみてください！どれだけの力が身についたか，よくわかると思います(^^)

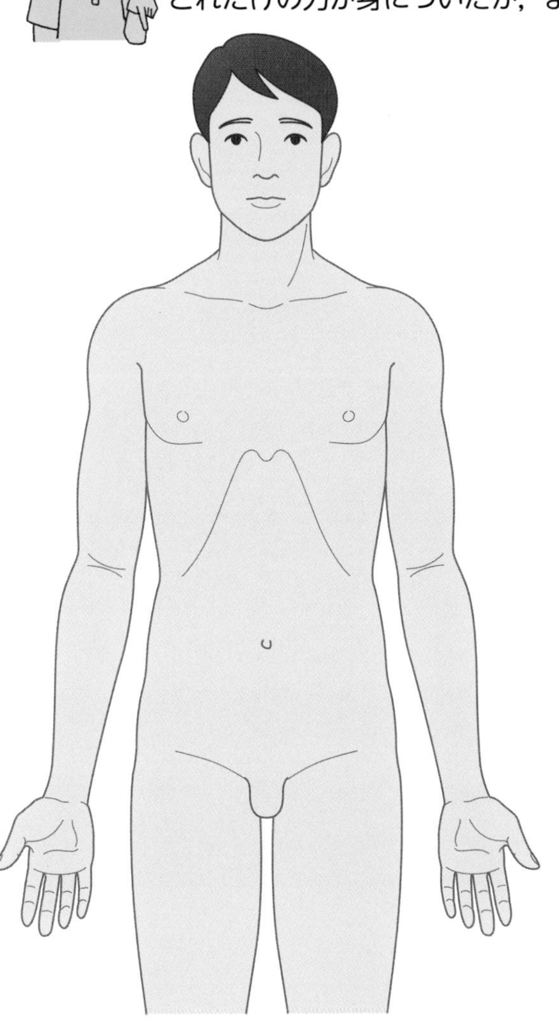

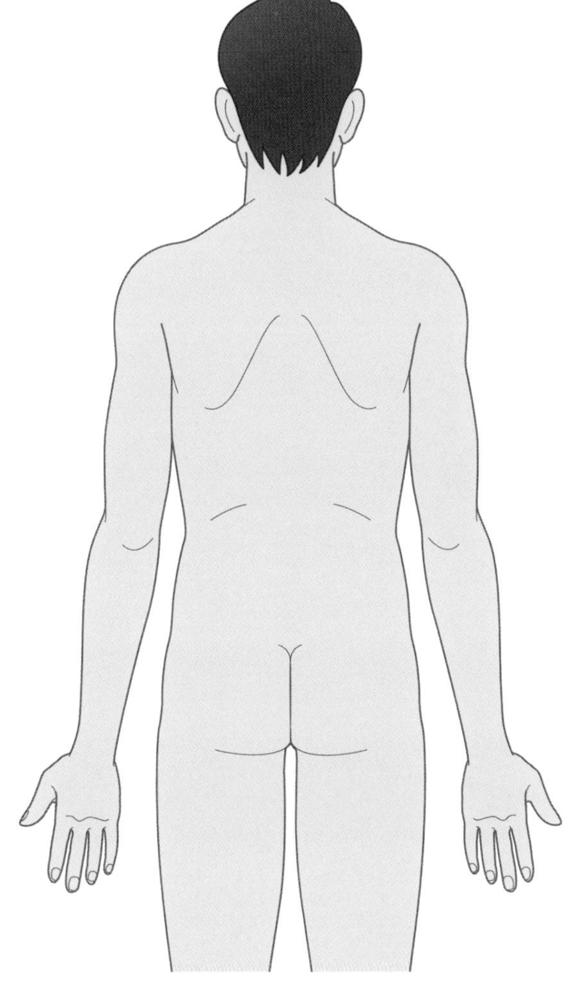

体表解剖学というのは『**身体の外から見て身体の中がどうなっているかを理解しよう**』，つまりは『**身体を透かしてみよう**』という学問です．そうです！　**身体の中をイメージできること**なのです．

本講座では自分の身体を考えながら，そして自分の身体を使って体感しながら学習していきます．最終的には自分の身体，そして目の前にいる人の身体が透けて見えるようになることを目標としています．そうすれば，自然と解剖学が活きた知識となっていくことでしょう．実際の臨床現場において，なぜそうするのか，考えられるようにつなげていきましょう！　ただ単に言葉を覚えるのではなく，どうすれば病態が理解できるか，解剖生理学から病態学，そしてフィジカルアセスメントへのつながりを，身体を大きく俯瞰しながらみていき，一緒にイメージをつかんでいきましょう♪

だんだんと，「あぁ〜，これがこうつながっていくのか」とわかってきて，楽しくなると思いますよ！　ぜひ解剖学を楽しんでいきましょう♪

重要なのは「理解すること」．将来，「考えることのできる」看護師になるためにも……！

第2回は「皮膚 Part1」です．
お楽しみに!!

Memo

第2回
皮膚
Part 1 …表皮

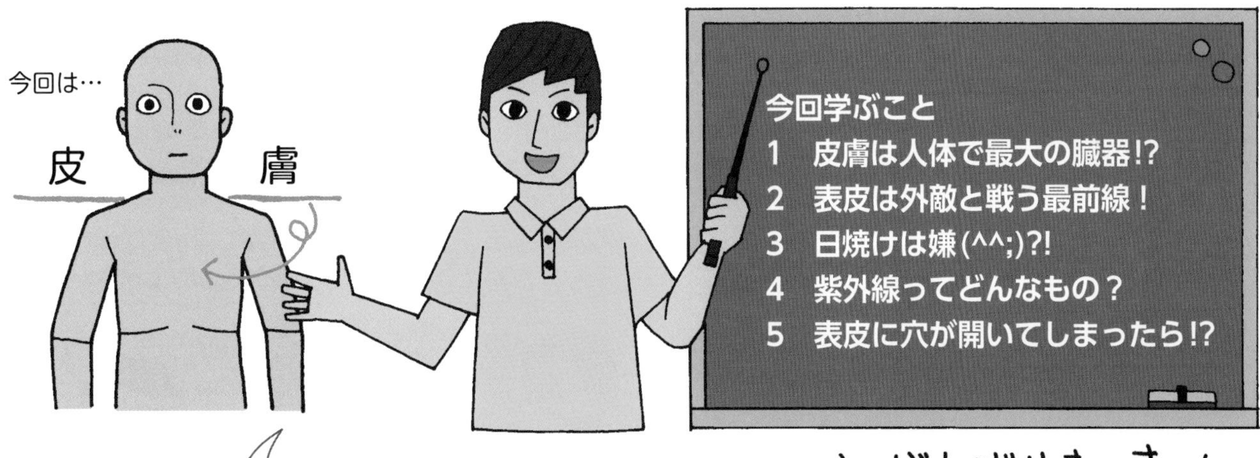
今回は…
皮
膚
今回学ぶこと
1　皮膚は人体で最大の臓器!?
2　表皮は外敵と戦う最前線！
3　日焼けは嫌(^^;)?!
4　紫外線ってどんなもの？
5　表皮に穴が開いてしまったら!?

みなさん，こんにちは！
前回，身体の外から解剖学を考えていく重要性とおもしろさをお話ししました．早速，今回から具体的に身体の中を見ていきましょう♪
その際，各部位の名前を覚えるのではなく，
まずは自分の身体に興味を持つことに主眼を置きながら見ていきます．
それが解剖学の真の意味での理解につながりますので (^^).
そして，この解剖学講座では，解剖学から，生理学，そして病態学，
さらにいえば日常生活にまでつなげて考えていきます．

自分の身体が一番の教科書！

まずは，みなさんの身体の“見えるところ”から見ていきます．

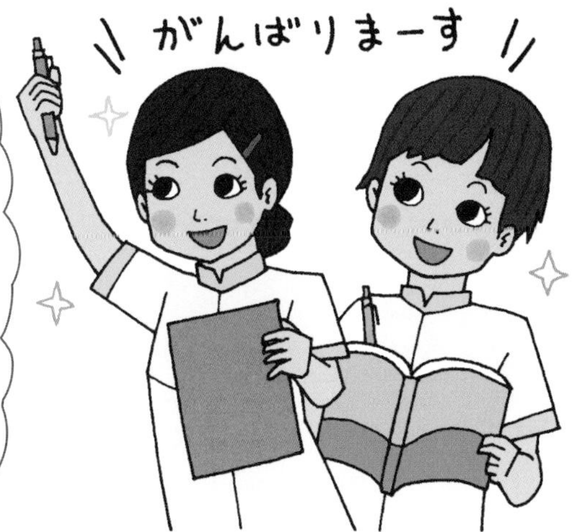
がんばりまーす

1 皮膚は人体で最大の臓器!?

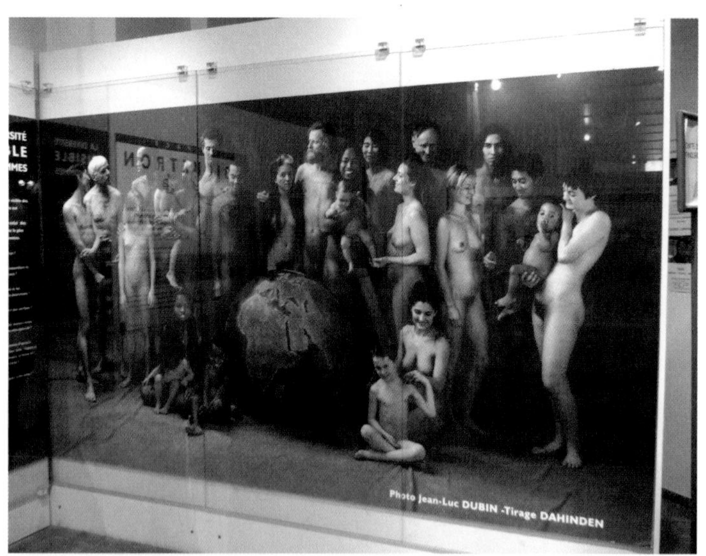

写真１　パリの人類博物館（改修前：2006年９月撮影）

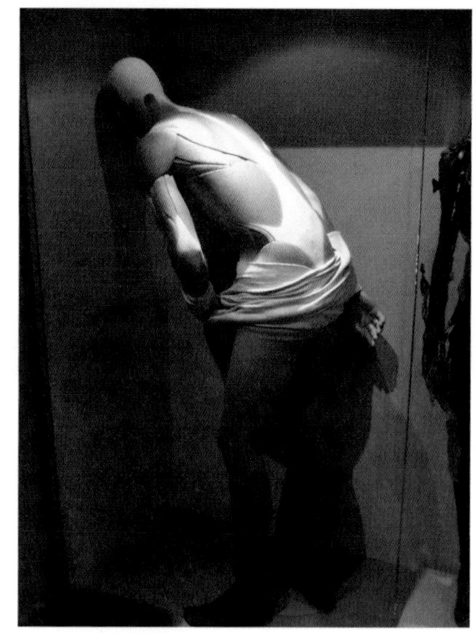

写真２　皮膚を脱ぐ（!?）人

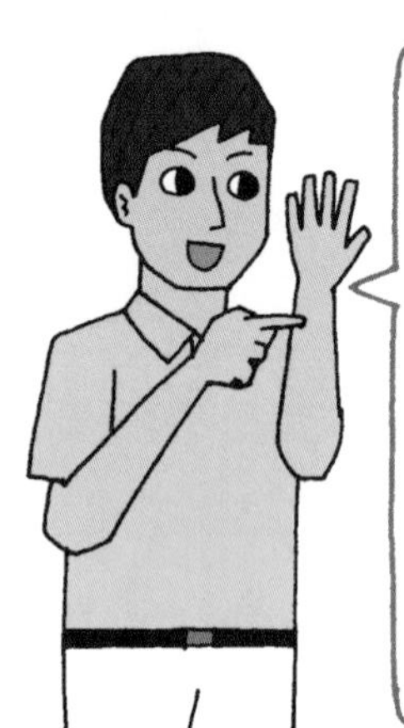

皮膚は，身体のすべての部分を覆うもの.「人体最大の臓器」ともいわれます．人体の1番外側にあり，1番先に目に入る部分ですね

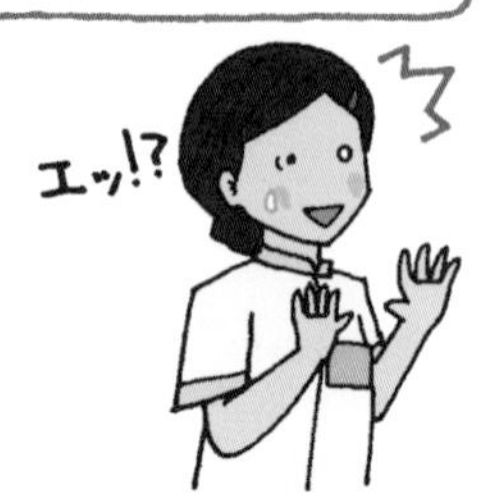

エッ!?

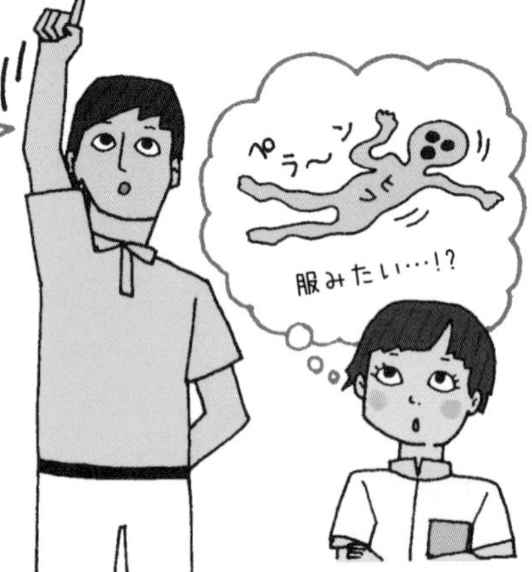

では，もし人体の皮膚を剥がしたら何が見えてくるでしょう？ここで確認しておいてくださいね
ペラ〜ン
服みたい…!?

服をぜぇ〜んぶ脱いで目をつぶったら?

仮にここで，みなさんの目の前に，服を全部脱いで，目も口も閉じた人が立っていたとします．そうすると，その人の，たった1つの器官しか見えないはずです！　そう，「皮膚」しか見えません．みな，皮膚に覆われているのです（毛も爪も皮膚の付属器です）．

写真１はフランスのパリにある，改修前の人類博物館の中にあった１枚のパネルです．この博物館は入館料さえ払えば誰でも入れます．たくさんの人が一糸まとわぬ状態で写っていますが，老若男女，国籍を問わず，みな同じように皮膚でしか覆われていません．逆に身体すべての部分が皮膚で覆われています．人間，誰でも一緒で皮膚が一番外側にあるのです．当たり前ですが，大事なことなのですよ～ (^^).

この皮膚，みなさんの身体にどうやって付いていますか？つまめば持ちあがりますよね！　ですから，鶏肉などの皮のように，簡単に剥ぐことも可能です．**写真２**の人は服のように皮膚を脱いでいます(^^;)

では，皮膚は衣服と一緒でしょうか？　皮膚は生きています．色が変わる服は（ほとんど）ないですが，皮膚の色は身体の状態によって変わります．顔色を気にする，という言葉があるほどですよね (^^)♪　そして，各種機能を有していますよねっ (^^) ！

※写真1，2については，大規模な改修がされたため，現在も展示されているかは不明です．

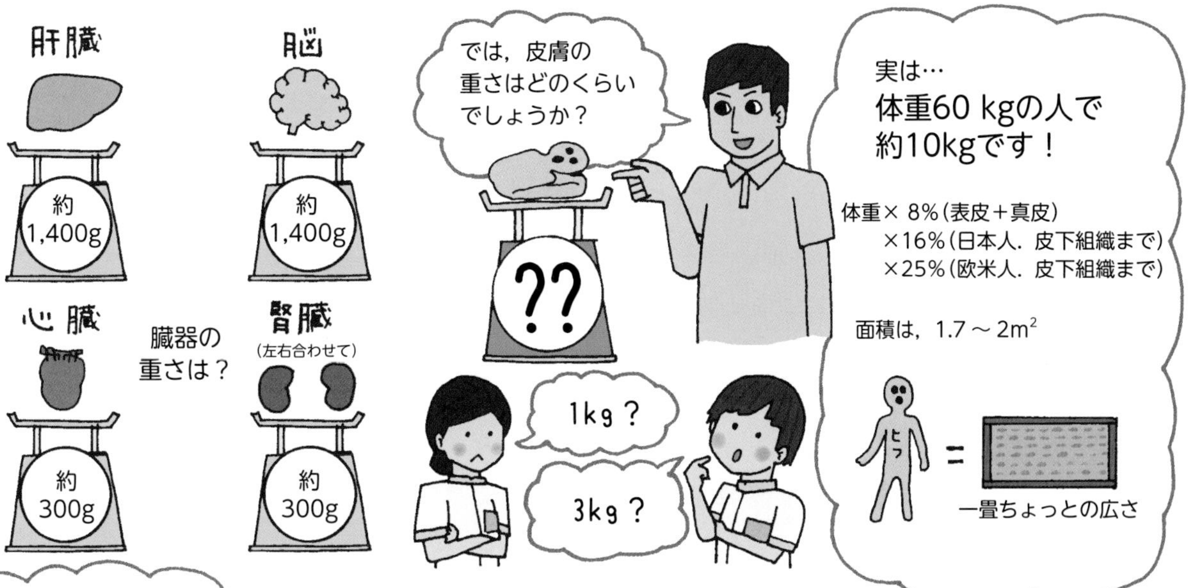

肝臓

約
1,400g

脳

約
1,400g

心臓

約
300g

臓器の
重さは？

腎臓
(左右合わせて)

約
300g

では，皮膚の
重さはどのくらい
でしょうか？

??

実は…
体重60 kgの人で
約10kgです！

体重× 8%(表皮＋真皮)
×16%(日本人．皮下組織まで)
×25%(欧米人．皮下組織まで)

面積は，1.7 ～ 2m^2

ヒフ

一畳ちょっとの広さ

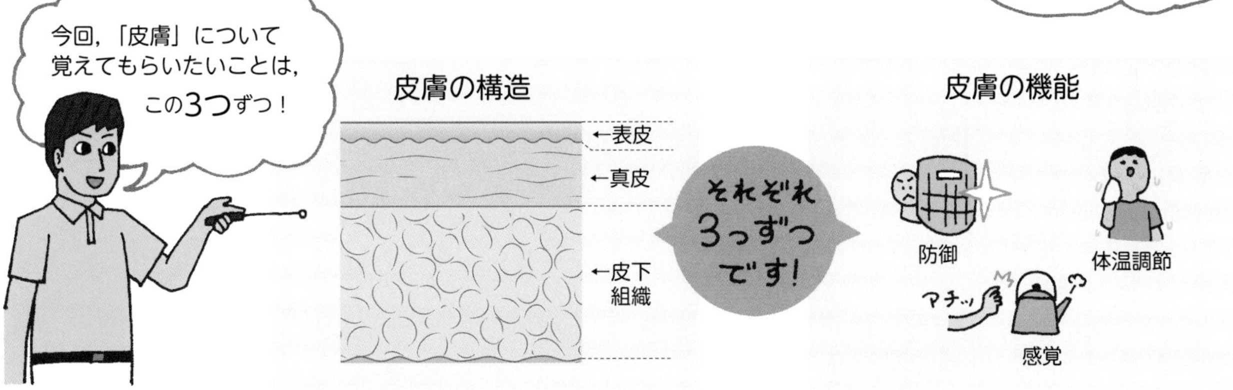

1kg？

3kg？

今回，「皮膚」について
覚えてもらいたいことは，
この3つずつ！

皮膚の構造

←表皮
←真皮
←皮下組織

それぞれ
3つずつ
です！

皮膚の機能

防御

体温調節

アチッ

感覚

皮膚の重さはどれくらい？

皮膚はどれくらいの重さがあるでしょうか？　では，自分の皮膚を触ってみてください．さきほどお話ししたように，皮膚はつまむことができます．皮下注射では，皮膚をつまんで針を刺しますよね．

この，つまめる皮膚は，全身でどれくらいあるのか……つまめるところをつまんで，合計を考えてみてください(笑)．

皮膚の重さは，なんと(@@;)！　**体重60kgの人では約10kg弱**あります．これは皮下組織まで含めた重さです．皮下組織，なかなか取れない，あの脂肪まで含めてです．

日本人では体重の約16%です．表皮から真皮までだと8%．つまり，**皮膚の約半分が皮下組織**ということになります．皮膚はこんなに重いので，人体の中で最大の臓器といわれます(注：現在では間質が最大の臓器と主張する方々もいます)．

皮膚でまず知っておくべきことは，これだけ！

では，皮膚はどんな構造で，何をやっているのでしょう？　この皮膚についてまず知っておいてほしいことは，構造(表皮・真皮・皮下組織)，機能(防御・感覚・体温調節)と，ズバリ3つずつです！

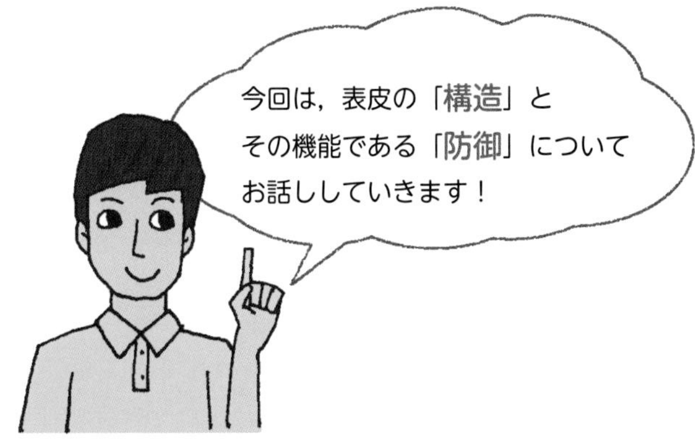
今回は，表皮の「構造」と
その機能である「防御」について
お話ししていきます！

2 表皮は外敵と戦う最前線！

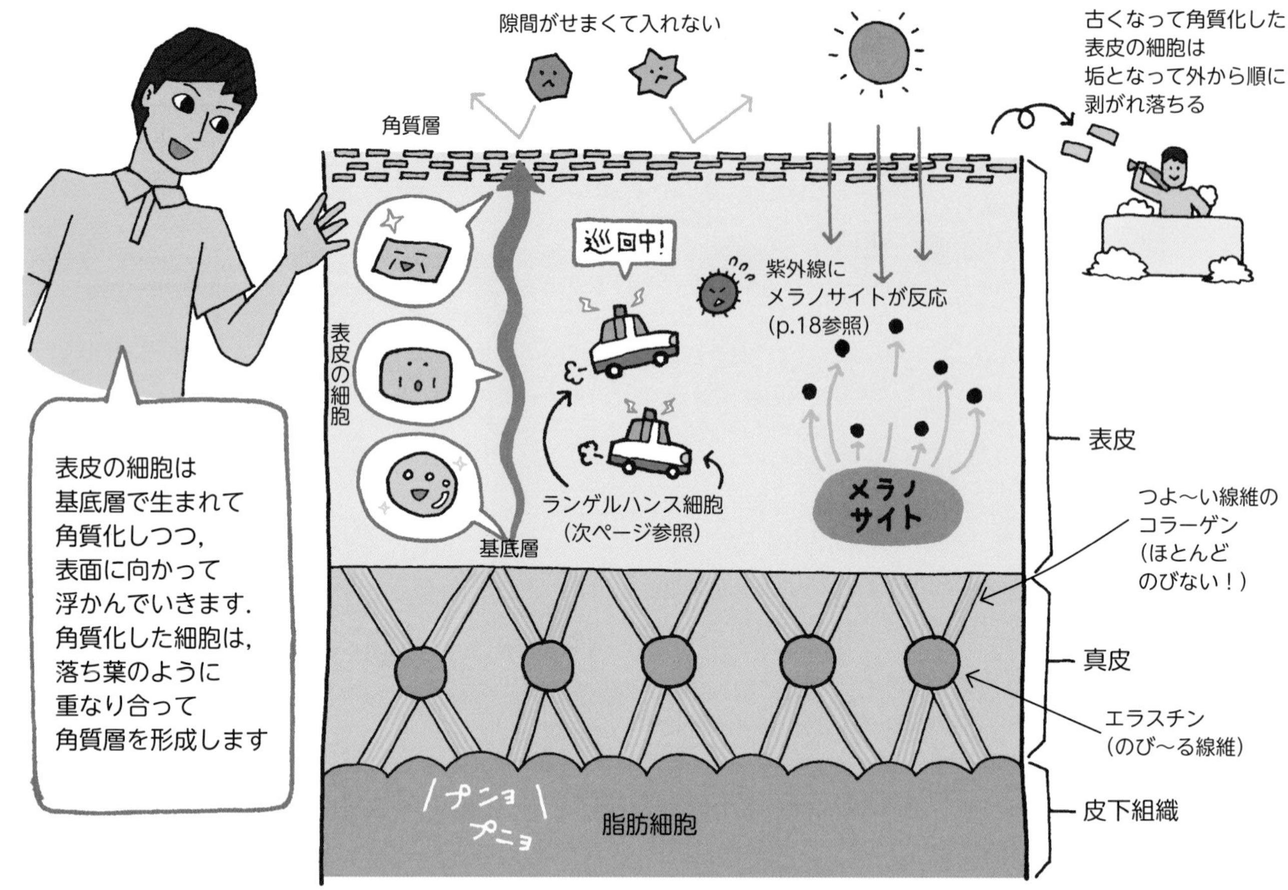

隙間がせまくて入れない

古くなって角質化した
表皮の細胞は
垢となって外から順に
剥がれ落ちる

角質層

巡回中！

紫外線に
メラノサイトが反応
(p.18参照)

表皮の細胞

ランゲルハンス細胞
(次ページ参照)

基底層

メラノ
サイト

表皮

つよ〜い線維の
コラーゲン
(ほとんど
のびない！)

真皮

エラスチン
(のび〜る線維)

皮下組織

プニョ
プニョ

脂肪細胞

表皮の細胞は
基底層で生まれて
角質化しつつ,
表面に向かって
浮かんでいきます.
角質化した細胞は,
落ち葉のように
重なり合って
角質層を形成します

角質バリアー!

さて, 自分の腕などの皮膚を見てみてください. そこには, 表皮があります. 表皮は, すごいバリアなんですよ！

表皮の細胞は, **基底層**(一番"基"となる"底"の層だから, こうよばれると思ってください)から生まれ, 角質化しつつ徐々に表面に向かって浮いてきます.

角質化とは, 細胞がケラチンという硬いタンパク質を作り出して, それが細胞自身に沈着することです. 角質化した細胞は, 核がなくなり, 抜け殻(がら)状態となって, 何層も落葉のように重なり合い, 角質層を形成します. 要は, 核が抜けて薄っぺらくなります. それがだんだん垢となって, 身体から自然と落ちていきます. これが表皮に生まれた細胞の一生です. 細胞が生まれてから落ちるまでは, 資料によって違いますが, およそ45日かかるといわれています. お風呂に入ったとき, 皮膚表面に付いている汚れだけを落としているわけではありません. 役目を終えた皮膚も, 垢として落としているのです.

このように古い細胞が落ちても, 新しい細胞がどんどん基底層で生まれて, 表面に浮いてきつつ角質化していきます. だから私たちの皮膚は, 垢として表皮が脱落していっても表皮に穴が開かないで保っていられるんですよ (^^) ！

また, 何層にも重なりあって隙間がない角質層は, ほとんど水をも通さない, バリアとなっています. それは, 細胞が**脂質二重膜**に覆われているためです. 水や, 水に溶けやすい物質は弾くことができますが, 油に溶けやすい物質は中に入ることが可能です.

そのため, 油に溶けやすい薬は, 身体の表面に塗っただけで吸収されて効果を現すことができるわけです. これを利用したのが**経皮吸収剤**です. 咳止めやホルモン剤, 痛み止めなどがあります.

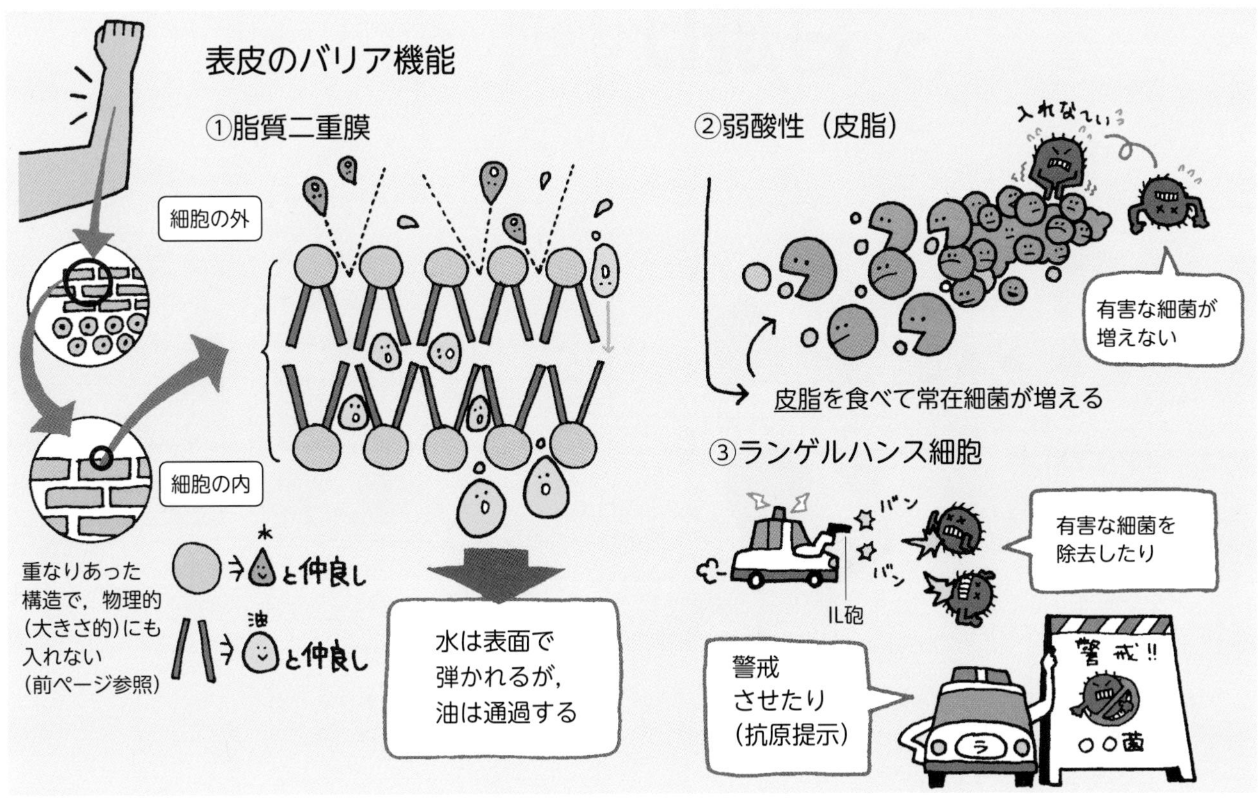

弱酸性の～♪

表皮の表面は，**弱酸性**に維持されています．これは**皮脂（脂肪酸）**が分泌されているためです．皮脂は，細菌の栄養源にもなります．皮膚の表面上には，常に「**常在細菌**」といわれる細菌がいて，それ以外の身体に害を及ぼすおそれのある有害な細菌が繁殖しないようにしてくれているのです．弱酸性の化粧品や石けんがたくさんありますよね．

ほかにも表皮中には，**ランゲルハンス細胞**という抗原提示細胞が存在しています．すなわち表皮の見張り役をしていて，悪者が入ってくると「こんな悪者が角質層のバリアを抜けて入ってきたぞ～ッ！」とリンパ節まで移動して，おふれ書き（抗原）を出し（提示）ます．

それ以外，このランゲルハンス細胞は，自分でも攻撃物質（インターロイキン類）を分泌して悪者をやっつけようとしてくれるし，なかなか多才な子なんですよ～ (^^)．近年，アトピー性皮膚炎との関連も指摘されています．簡単にいうと，角質化した皮膚を通り抜けた悪者を退治する攻撃力を持ったガードマンといったところでしょうか．

「薬」「剤」について

「○○薬」というのは単一成分の「"薬"物」のことです．一方，「△△剤」というのは薬物に賦形剤（ふけいざい）（量を増やすためのもので，乳糖などが代表的です）などを加えて，飲んだり貼ったり塗ったりしやすくして「薬"剤"」となったものです．だから錠剤とかカプセル剤，散剤，水剤といいますよね♪

薬剤については，ぜひ，添付文書をインターネットで探して見てみましょう．添付文書とは，その薬剤の効果や使用方法，さらには注意点まで書かれたものです．

添付文書は，独立行政法人医薬品医療機器総合機構（PMDA）のホームページ（https://www.pmda.go.jp）で探すことができます．ページの左上，ロゴの右下にある「添付文書等検索」から，検索してみましょう．

添付文書の後ろのほうに，「有効成分に関する理化学的知見」という項目があります．ごくごく大雑把に言うと，ここに「水に（ほとんど）溶けない」などと書かれているものが脂溶性，つまり皮膚から吸収されやすい薬剤で，「水に（極めて）溶けやすい」などと書かれているものが水溶性で，皮膚から吸収されないものです．

3 日焼けは嫌(^^;)?!

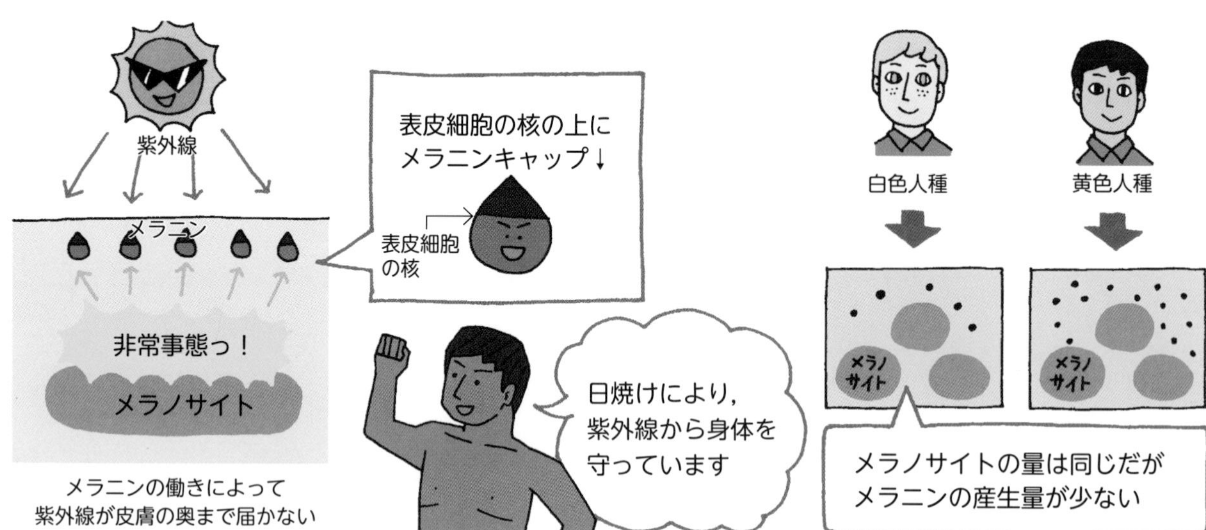
紫外線
メラニン
非常事態っ！
メラノサイト
表皮細胞の核の上に
メラニンキャップ↓
表皮細胞
の核
日焼けにより，
紫外線から身体を
守っています
白色人種
黄色人種
メラノ
サイト
メラノ
サイト
メラノサイトの量は同じだが
メラニンの産生量が少ない
メラニンの働きによって
紫外線が皮膚の奥まで届かない

表皮にはさらに，**メラノサイト**(melanocyte)という細胞があります．メラニン(melanin)を産生する細胞です.「サイト」とは細胞を意味します．メラノサイトはmelan(メラン＝黒い)-cyte(サイト＝細胞)から付いた名前です．ちなみに，エリスロサイト(erythrocyte)は，erythro(エリスロ＝赤い)-cyte(サイト＝細胞)，すなわち，「赤血球」のことですね！　カタカナの名前は覚えにくいですが，その語源をとらえると，どんどん知識が広がって楽に覚えることができますよ～(^^)♪

さて，太陽光線に含まれる紫外線が表皮に入ってくると，「非常事態っ！」とばかりにメラノサイトから黒褐色(こくかっしょく)の**メラニン**が作られ，肌が黒くなります．

日焼けが嫌いな女性は多いですよね～．白い肌に憧れて，というかシミをおそれて太陽の光を嫌うのも仕方ないかもしれませんが……実は，このメラニンが，紫外線がもっと深くに到達しないように，防いでくれているんですよ(^^)！つまり日焼けにより，身体は守られているわけです．

もうちょっといえば，核の上に覆い被(かぶ)さって，核の中にあるDNAを傷つけないように守ってくれているのです(これをメラニンキャップといいます．帽子のようで可愛(かわい)いでしょ♪)．

日焼け止めは，紫外線を吸収または蹴散(けち)らす物質でできています．皮膚の表面に塗ることにより，紫外線が入ってくる量を減らすことで，メラノサイトのメラニン産生をおさえ，日焼けを防ぐのです．

白色人種の方々も黄色人種である私たちも，メラノサイトの量(密度)は変わりません．ただ，白色人種の方々はメラニンの産生量が非常に少ないのです．

メラニン産生量が少ないと，紫外線を浴びても黒くならず，紫外線から身体を守ることができません．そのため，日焼けではなく，エネルギーを持った紫外線により皮膚が赤く炎症状態，まさに熱傷のようになってしまうわけです．

次の項目でくわしく説明しますが，紫外線は遺伝子を傷害します．そのため，メラニン産生量の少ない人が過度に紫外線を浴びてしまうと，遺伝子にたくさん変異が生じるため，治せなかったり，治すのに時間がかかってしまったりして，皮膚癌を引き起こす確率が高まります．

白色人種はメラニン産生量が私たち黄色人種よりも少ないため，紫外線による皮膚癌の発生割合は，白色人種のほうが高くなっています．

光線の種類

通常，表皮の中を見ることはできませんね．これは可視光線は波長が長いために，表皮の最外層である角質層ですら通り抜けることができないからです．ところが紫外線は波長が可視光線より短く，皮膚の中まで入っていくことができます．もっと波長が短いエックス線は身体をすり抜けるので，身体の中の状態を知ることができるのです．

4 紫外線ってどんなもの？

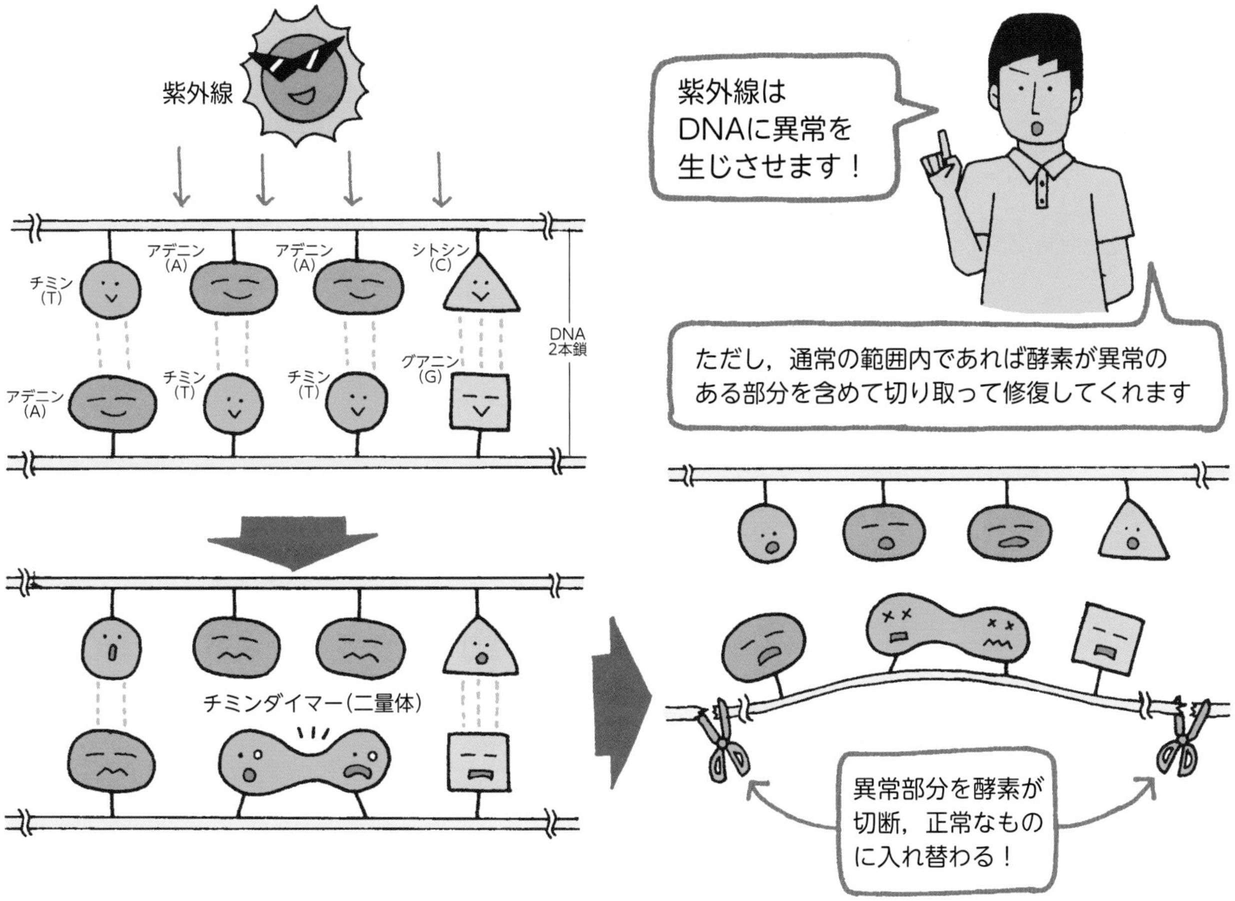

紫外線が皮膚の中に入ってくると，遺伝子が傷害されるといいましたが，もう少しくわしく説明していきます．

紫外線は，遺伝子のチミンとチミン，またはシトシンとシトシン（いずれもその構造から，ピリミジン塩基といいます）が隣り合っている場合，それらがくっついてしまい，チミンダイマー（チミン二量体）またはシトシンダイマー（シトシン二量体）という異常を生じさせてしまいます．ちなみに結合していない単体は「モノマー」，3つ結合したもの（三量体）は「トリマー」といいます．ペットのトリマーとは違いますよ（笑）．

そのほか，そのエネルギーで活性酸素を生じさせ，タンパク質や遺伝子を傷つける場合もあります．

一般的に，DNAに異常が起きて，それを治す前に細胞分裂の時期を迎えてしまうと細胞分裂ができなかったり，治すときに間違いがおきてしまうと，最悪な場合，癌化したりしてしまいます．

このように，紫外線には悪い面があります．私は焼くのが大好きで日焼けしていたのですが，正直，皮膚にはマイナスですね (^^;).

でも，過度でなければ大丈夫なんです．人間は治すシステムを持っていますから (^^) ♪

チミンダイマーなどができたら，酵素がその部分を切り出して治してくれます．だから，通常の量でしたら，紫外線を浴びても大丈夫なんです (^^).

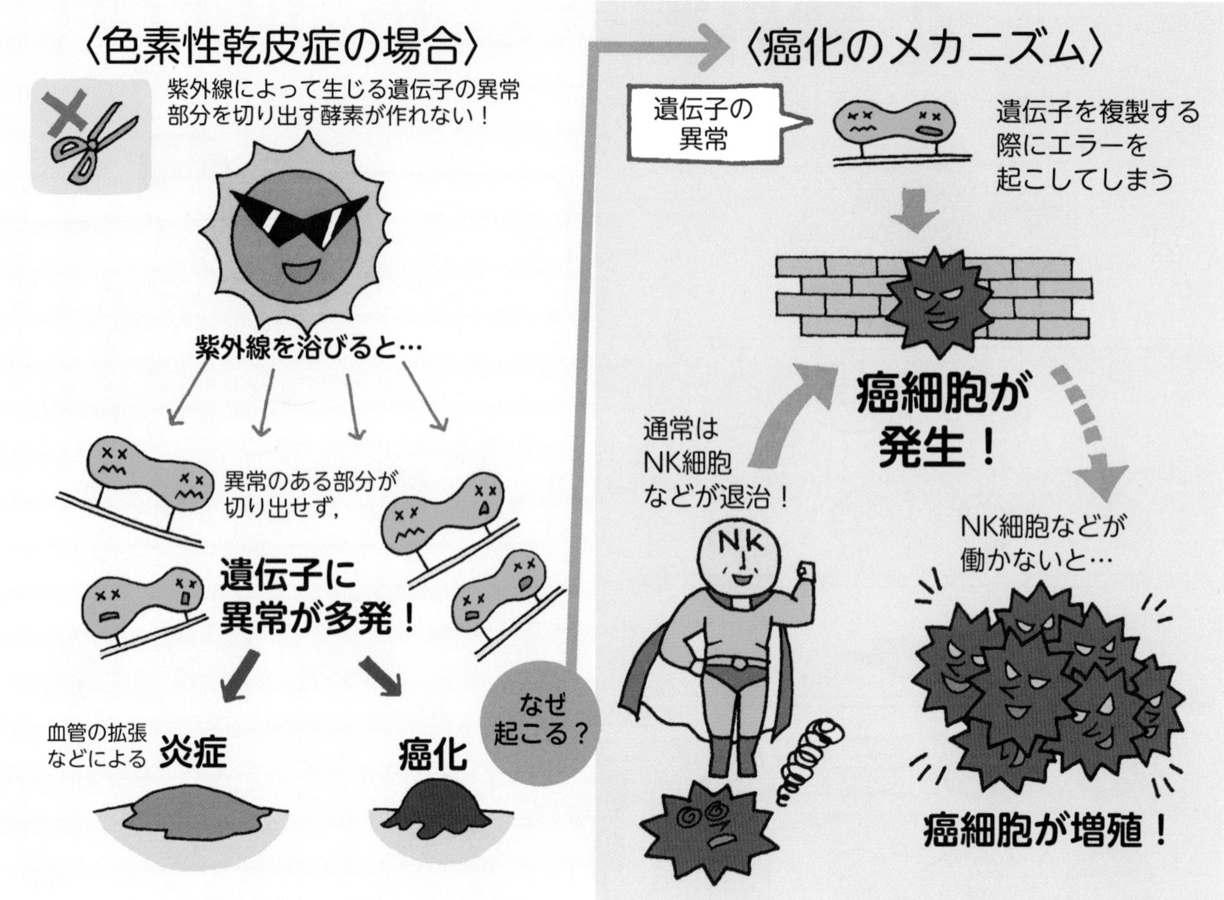
〈色素性乾皮症の場合〉
紫外線によって生じる遺伝子の異常部分を切り出す酵素が作れない！
紫外線を浴びると…
異常のある部分が切り出せず，
遺伝子に異常が多発！
血管の拡張などによる 炎症
癌化
なぜ起こる？
〈癌化のメカニズム〉
遺伝子の異常
遺伝子を複製する際にエラーを起こしてしまう
癌細胞が発生！
通常はNK細胞などが退治！
NK
NK細胞などが働かないと…
癌細胞が増殖！

ところが，「色素性乾皮症（しきそせいかんぴしょう）」という病気の方は，このチミンダイマーなどを切り出す酵素を先天的に作ることができません．そのため，紫外線を浴びると，紫外線による遺伝子の傷が治せないために，皮膚の炎症が起きたり，癌が多発したりします．

ですから，紫外線を遮断するために，衣類で覆うことはもちろん，日焼け止めをこまめに塗ったり，紫外線を遮断するためのメガネをかけたりします．屋内でも，窓に紫外線を防ぐフィルムを貼るほか，紫外線は蛍光灯からも発生するため，対策を考えなければなりません．

しかし，「紫外線」は身体にとって悪い面ばかりではありません．良い面もあるのです．

紫外線は，皮膚で**ビタミンD**を産生させる働きを持っています．ビタミンDは，**腸からのカルシウムの吸収を高める**働きがあります．そのため，ビタミンDが不足するとカルシウムの吸収が進まず，ビタミンD欠乏症である，くる病や骨軟化症，骨粗鬆症を引き起こす場合があります．

くる病は骨の発育期である成長期に，カルシウムが骨に沈着せず，やわらかい骨様組織が増加している状態で，多くは骨の成長障害や骨格・軟骨部の変形を伴う疾患です．ビタミンD欠乏やビタミンDの合成障害などが原因とされています．

現在くる病が増えているのは，過度に紫外線を避ける生活習慣により，ビタミンDの産生量が減っているのも一因ではないか，ともいわれています．

5 表皮に穴が開いてしまったら!?

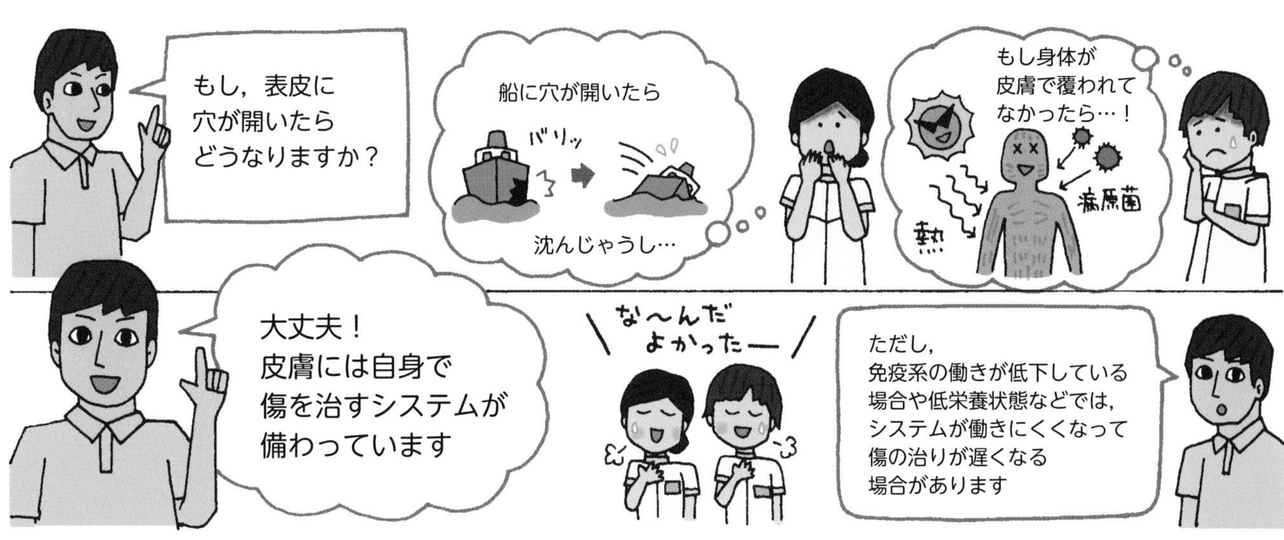

もし，表皮に
穴が開いたら
どうなりますか？
船に穴が開いたら
バリッ
沈んじゃうし…
もし身体が
皮膚で覆われて
なかったら…！
熱
病原菌
大丈夫！
皮膚には自身で
傷を治すシステムが
備わっています
な～んだ
よかった――
ただし，
免疫系の働きが低下している
場合や低栄養状態などでは，
システムが働きにくくなって
傷の治りが遅くなる
場合があります

【参考】傷が治る過程の一例

①炎症期
好中球やマクロファージの働きで
細菌や異物が取り除かれる

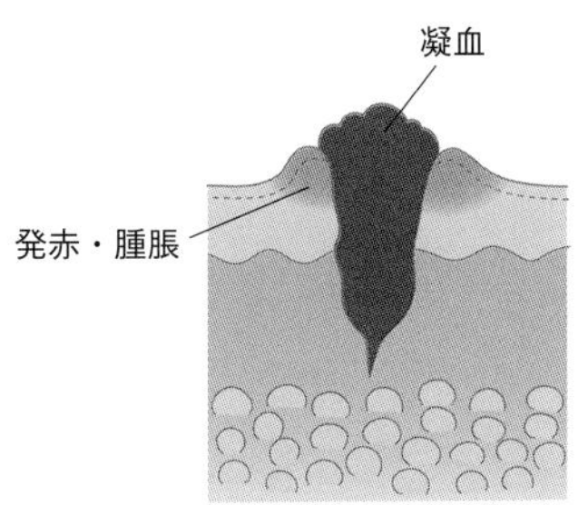

②増殖期
線維芽細胞がコラーゲンを生成し，
毛細血管が新生して肉芽（にくげ）組織となる

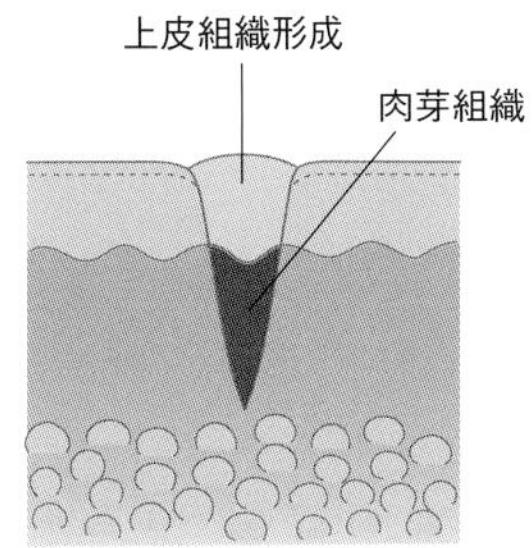

③成熟期
肉芽組織が真皮に近い丈夫な組織になり，
瘢痕（はんこん）が形成される

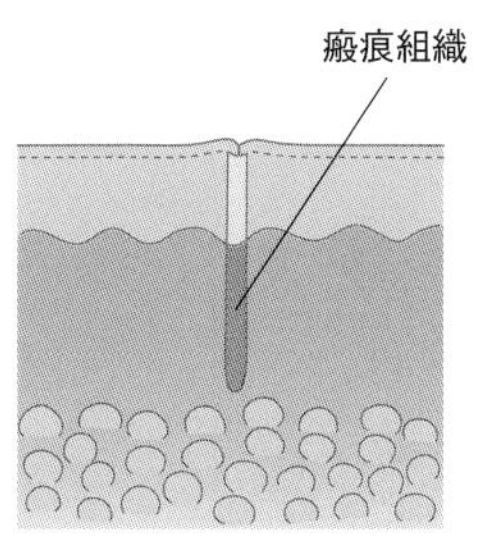

ここまでで，表皮は身体の一番外側にある，外敵からの防御の最前線であることをお話してきました．

では，皮膚に傷ができてしまったとしたら？　つまり，表皮に穴が開いた状態でそのままにしておいたら，どうなると思いますか？　船に開いた穴や，堤防に開いた穴は，放っておいたらどんどん大きくなって，最後は全部がダメになってしまいますよね！

しかし，幸いなことに身体には，生じた傷を自身で治すシステムが備わっています．表皮が破られてしまっても，**免疫系が働く**ので，必ずしも細菌がそのまま体内に入るということではありません．

ただし，免疫系の働きが弱い場合は，体内に入ってしまう場合があります．細菌が入り，それが全身に回ってしまったら，敗血症などになりかねません．

ここでみなさんに知っておいてほしいのは，皮膚に熱傷を負ったときの危険性です．

重症熱傷で真皮まで及んでいる場合は，全身の1/3，皮下組織まで及んでいる場合はなんと全身の1/10の範囲で，生命に危険が生じかねないということです．

今，みなさん自身の身体で見えているその表皮を含めた皮膚の重要性，分かりました (^^)？

水と細菌

今の医療では，傷を治すのに湿らせた状態で治すことが多いですよね．その方が，自然治癒力が高まる，といわれています．ですから湿らせた状態で治す絆創膏（ばんそうこう）のようなものもよく見かけますよね．

幸い，今は抗生物質の外用薬や内服薬がありますから，それらで身体の外から来ようとした細菌を殺せるわけです．だから湿らせた状態で治せるようになったのです．

でも，一昔前までは傷は乾かして治していました．なぜかというと，細菌等の微生物は，水気があると，その水を伝って入ってくることが多いからです．すなわち，水気があると細菌感染，簡単にいうと，膿んでしまう可能性が高まるからです．

ここで，日常生活に目を向けてみましょう．漬物や塩鮭，数の子，ジャム，ようかんなどは，昔ながらの保存食品です．どれも塩分や糖類が強めで味が濃いですが，食品中の水分が，塩分・糖分と結合しているため，水分を利用して腐敗（ふはい）を引き起こす細菌が，増殖しにくくなっています．

また，カップラーメンやインスタント食品などのフリーズドライ（凍結乾燥）も，水分を抜いてミイラ状態にすることで，長期保存を可能にしています．

水は人間にとってなくてはならないものですが，細菌にとっても同様なんですよ！

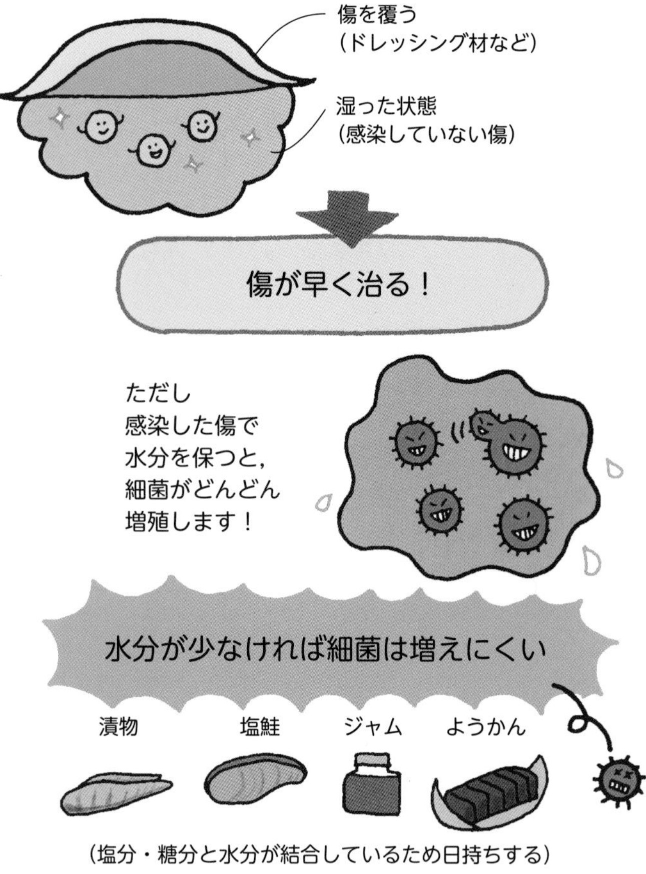

傷を覆う
（ドレッシング材など）
湿った状態
（感染していない傷）
傷が早く治る！
ただし
感染した傷で
水分を保つと，
細菌がどんどん
増殖します！
水分が少なければ細菌は増えにくい
漬物
塩鮭
ジャム
ようかん

（塩分・糖分と水分が結合しているため日持ちする）

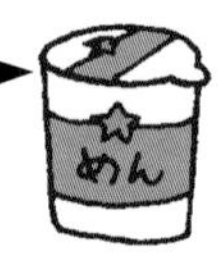
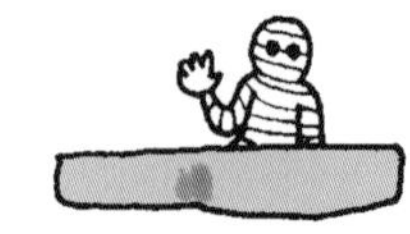

野菜の
ミイラ？！
めん
＝

フリーズドライ（水分を抜いている．ミイラみたいなもの）

【参考】熱傷の深度分類

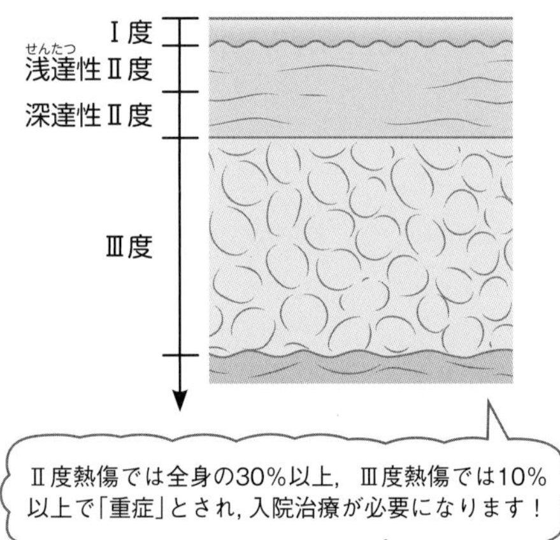

Ⅱ度熱傷では全身の30％以上，Ⅲ度熱傷では10％以上で「重症」とされ，入院治療が必要になります！

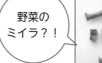

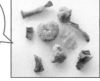

Ⅰ度熱傷 （表皮まで）	受傷部位の発赤のみ 瘢痕（はんこん）を残さず治癒する
浅達性Ⅱ度熱傷 （表皮から真皮）	水疱（すいほう）を形成．水疱底の真皮が赤色 1～2週間で治癒する
深達性Ⅱ度熱傷 （表皮から真皮）	水疱を形成．水疱底の真皮が白色 治癒に3～4週間かかり，瘢痕，ケロイドを残す
Ⅲ度熱傷 （表皮から皮下組織）	壊死．白色レザー様，褐色レザー様，炭化 治癒に1～3か月かかり，植皮術が必要

次回は「皮膚Part2」として，皮膚の残りの真皮と皮下組織について見ていくみたいですよ～！

第3回
皮膚
Part 2 …真皮と皮下組織

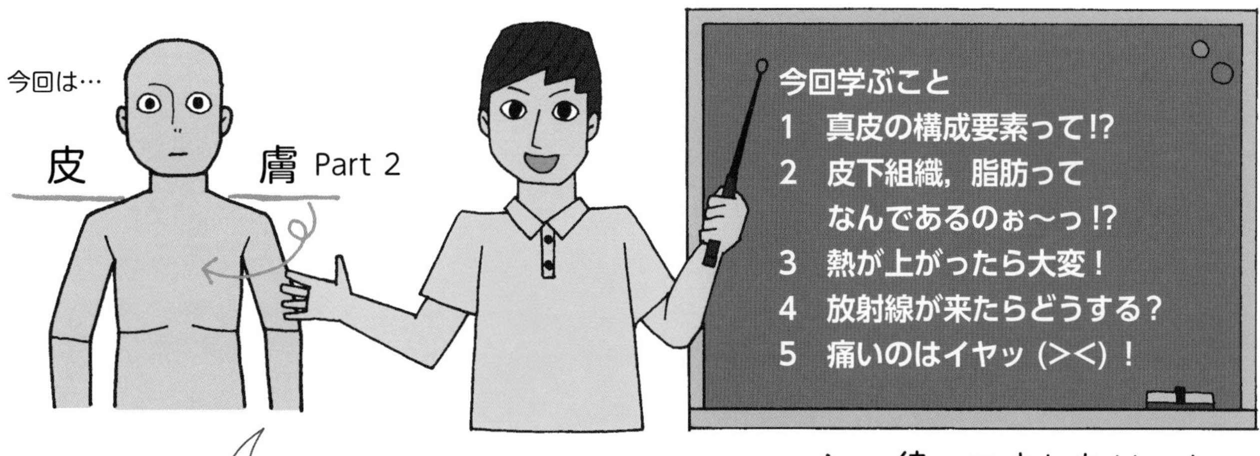
今回は…
皮
膚 Part 2
今回学ぶこと
1　真皮の構成要素って!?
2　皮下組織，脂肪って
なんであるのぉ〜っ!?
3　熱が上がったら大変！
4　放射線が来たらどうする？
5　痛いのはイヤッ (><) ！

みなさん，こんにちは！

前回は表皮の構造と機能についてお話ししました．今回はその下，真皮と皮下組織，その構造と機能を見ていき，次に，皮膚の三層の防御機能についてまとめてお話ししていきます．今，あなたがこれを読んでいるあいだも，皮膚は見えない敵と戦ってくれているのです(^^)！

今回も，病態生理や身近なお話につなげてお話ししていきますが，覚えていただきたいのは，前回もお話ししたように，構造で３つ（表皮・真皮・皮下組織），機能で３つ（防御・感覚・体温調節）だけです．

あとは，「あそこにこんなことが書いてあったなぁ〜っ (^^) ！」って思い出してくれればうれしいです．何かを参照できることは，あなたの武器になります．そして，何より重要なのは自分の身体を考えてみること！　なんたって一番の教科書なのですから (^^).

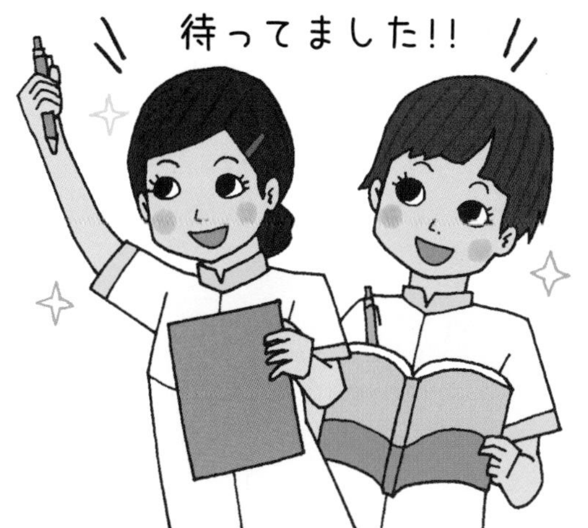
待ってました!!

1 真皮の構成要素って!?

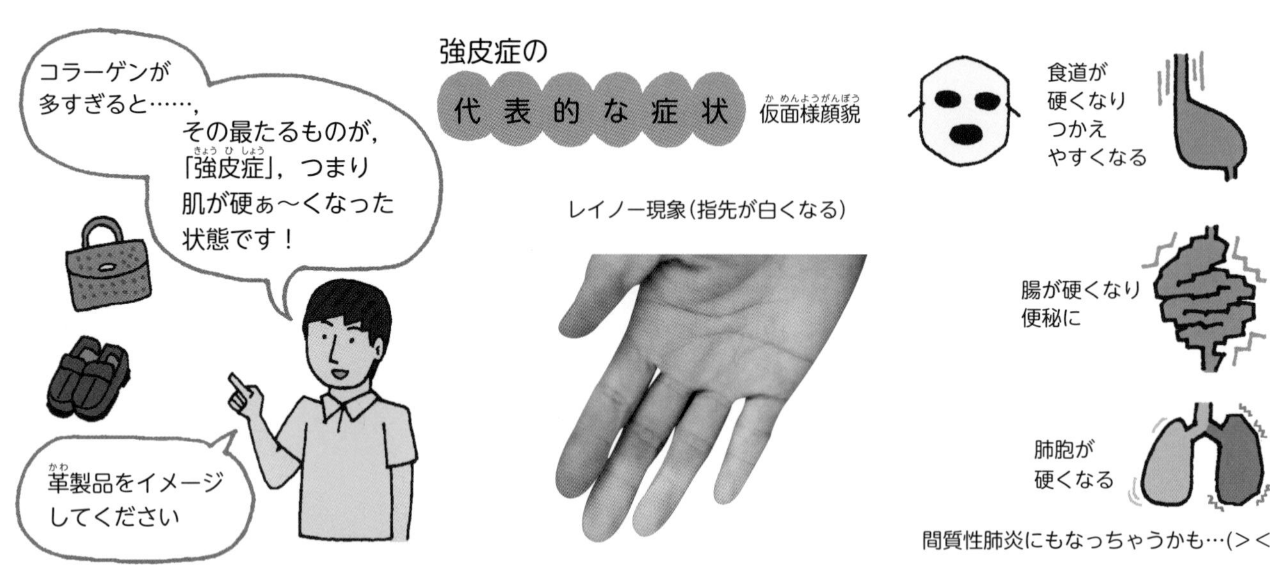
コラーゲンが
多すぎると……，
その最たるものが，
「強皮症」，つまり
肌が硬ぁ～くなった
状態です！
革製品をイメージ
してください
強皮症の
代表的な症状
仮面様顔貌
食道が
硬くなり
つかえ
やすくなる
レイノー現象(指先が白くなる)
腸が硬くなり
便秘に
肺胞が
硬くなる
間質性肺炎にもなっちゃうかも…(><)

コラーゲンの効果って，そんなぁ～(涙)

さて，表皮の下の真皮，これは何でできているか分かりますか？

とくに女性は知っていますよね(^^)．鍋料理にもなっている…そう，**コラーゲン**が一番多くを占めています．真皮の乾燥重量の約7割がコラーゲンなのです．では，コラーゲンを増やそう，増やそうとして，増やすことができたとします．コラーゲンが身体に多過ぎたら，どうなると思います？

「お肌プルプル病」ですか？　それだったら誰でもなりたいですよね～！　でも，実は逆に，お肌がゴワゴワになっちゃうんです．**強皮症**がその一例です．コラーゲンとは，前回(p.16)にも登場しましたが，つよ～い線維です！　構造を説明すると，

[－グリシン－●－▲－]

(●はプロリン，▲はヒドロキシプロリンかプロリンというアミノ酸が多い)

という鎖を300回以上繰り返してできた長いものが絡み合っているために，伸びない(！)強靭な線維なのです．そうです，皮膚の弾力とは真逆で強い線維です！

みなさん，革製品をお持ちですよね？　革は，コラーゲンとケラチンの集合体です．だから外力に強く伸びにくいのです．

コラーゲンが多過ぎると強皮症になる場合もある，と言いましたが，強皮症はどんな症状が出ますか？

まず，コラーゲンは強くて伸びない線維ですので，皮膚が硬くなります．顔面の皮膚が硬くなると表情すら作りにくくなり，**仮面様顔貌**となってしまいます．要は表情を作れない，ということです．ひどくなると皮膚が突っ張ってしまい，関節も曲げにくくなります．

また，コラーゲンは皮膚だけではなく，全身にあります．血管壁のコラーゲンが多過ぎるとどうなるでしょう？　非常におおざっぱな言い方ですが，血管の弾力がなくなり，ひどいと動脈硬化を起こします．そのため，末梢に血液がいきにくくなり，手指などが蒼白になる**レイノー現象**が出やすくなります．強皮症では，半数以上の人はレイノー現象から症状が出始めるんです．レイノー現象，どうして蒼白になっちゃうのか，手の血管走行も合わせて，考えてみて下さいね！

ほかにも，肺のコラーゲン線維が多くなると，**間質性肺炎**になることすらあります．肺胞の弾力がなくなって膨らまないので息苦しくなり，生命に危険が及びます．コラーゲンが多過ぎるといかに大変か，理解していただけましたか？

要するにコラーゲンは，皮膚などの弾力の元ではなく，強くする元なのです．コラーゲンは強い線維，そのおかげで，外部からの物理的な攻撃によって生じそうな不具合から，みなさんを守っているんですよっ(^^)！　決して肌の弾力の元ではありません！

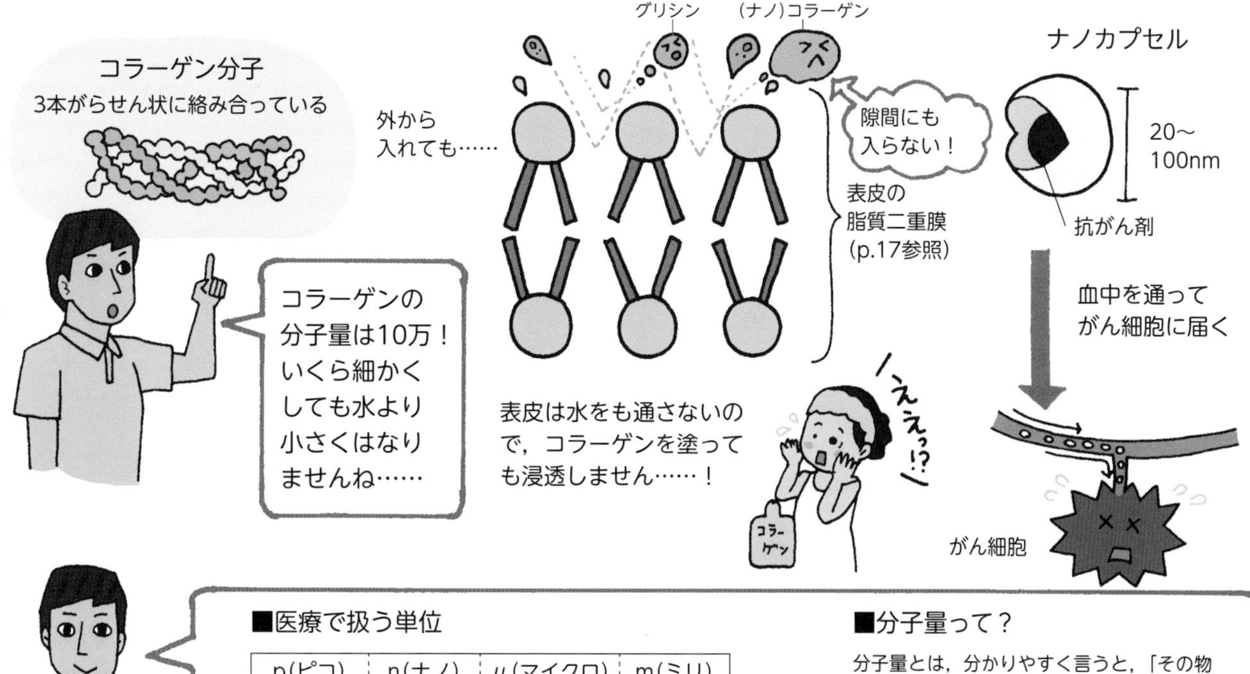
コラーゲン分子
3本がらせん状に絡み合っている
コラーゲンの
分子量は10万！
いくら細かく
しても水より
小さくはなり
ませんね……
グリシン
(ナノ)コラーゲン
外から
入れても……
隙間にも
入らない！
表皮の
脂質二重膜
(p.17参照)
表皮は水をも通さないの
で，コラーゲンを塗って
も浸透しません……！
えぇえっ!?
コラーゲン
ナノカプセル
20〜
100nm
抗がん剤
血中を通って
がん細胞に届く
がん細胞

■医療で扱う単位

p(ピコ)	n(ナノ)	μ(マイクロ)	m(ミリ)
1×10^{-12}	1×10^{-9}	1×10^{-6}	1×10^{-3}

お金でも10^3ずつ，数えやすいようにカンマで区切ります．
科学でもそうです．単位の前にくっつけて数えやすくします．
例：$1\mu m=1\times10^{-6}m$，$1\mu g=1\times10^{-6}g$

■分子量って？

分子量とは，分かりやすく言うと，「その物質の性質を持った1番小さい状態にしたもの」です．
後々のお話とつなげるためにひとつだけ，概して「分子量が大きいほど，それ自体の大きさが大きい」と，思っておいてください．

ナノっ！　最先端!?

とある日の夜中，たまたまテレビをつけると，ショップチャンネルで，「ナノコラーゲンが肌に浸透していく！」と言っていました．

「ナノ」とは，1×10^{-9}のことです．ですが，コラーゲンの分子自体，300nm (3×10^{-7}m)程度しかないんです！　すでにナノのレベル…(^^;)．だからといって肌に浸透するでしょうか？　思い出してみて下さい(^^)．今，見えている皮膚，表皮の**角質層は水をも通さない**のではなかったですか？(p.16～17参照)

コラーゲン(分子量10万！)はいっくら細かく分断したとして，そしてそれをナノコラーゲンとうたったとしても，最低でアミノ酸1つ(グリシンの分子量75)の大きさはあります．したがって水分子(分子量，たったの18！)も通らないような隙間を通るわけはありません．また，コラーゲンは水溶性で，脂には溶けにくい性質ですから，単純に角質層から浸透することはないはずです！　ナノとつけば良いというものではないんですよ！　でも，「ナノ」という言葉を使っていて世の中に出ている有用なものも多々あります．たとえば，ナノカプセルに包んだ抗がん剤などは，その副作用軽減にある程度有効とみられています．

そのほか，RNAをナノカプセルに包んで，それを目的とする細胞に送り届け，そのRNAから蛋白質を作り出すこともできるようにすらなってきています．足りない蛋白質を，それが足りない細胞に届けられる(というか足りるようにしてあげられる)のですよ〜！

通常，RNAは汗，唾液，涙，そして血液，それら1滴によってすら分解されてしまいますから，血中に入ると一発で分解されちゃいますので，すごいことなんです！

RNAがむき出しだったら即座に分解するよう，身体はRNAを分解する酵素(RNase: RNAを分解する酵素[-aseがついたら酵素！])をありとあらゆるところにもっていて，外部からの不審なRNAを排除しようとしているんですよ〜．

身体に外来のRNAが入ってきたら，そのRNAから身体に悪い影響を及ぼす蛋白質が作られてしまう可能性があります．RNAウィルスが入ってきたらどうなりますか？　これは非常に怖いことです．だから身体に外来のRNAがむき出しで入ってくると排除するシステムがあるのですが，ナノカプセルでRNAを導入し，体内の目的の場所に送り届けることができるようになってきています．まさに今，新型コロナウイルスに対するワクチンも開発されつつあります．

2 皮下組織，脂肪ってなんであるのぉ〜っ!?

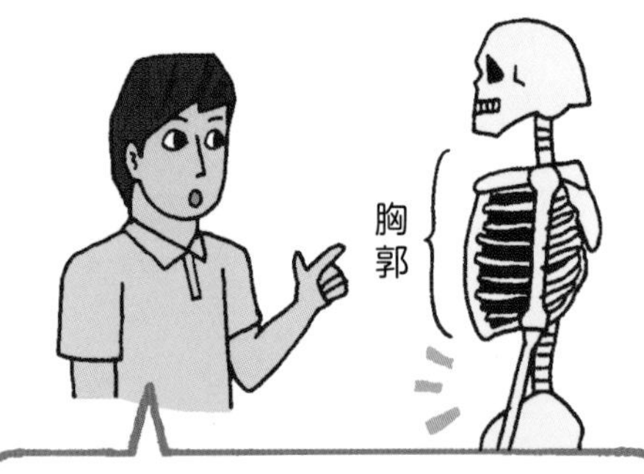

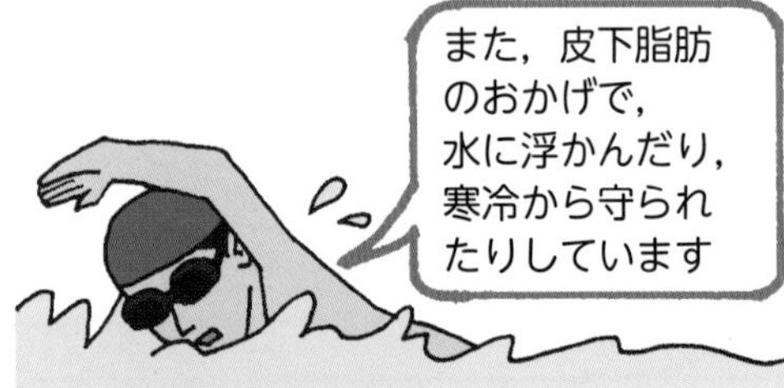
また，皮下脂肪
のおかげで，
水に浮かんだり，
寒冷から守られ
たりしています

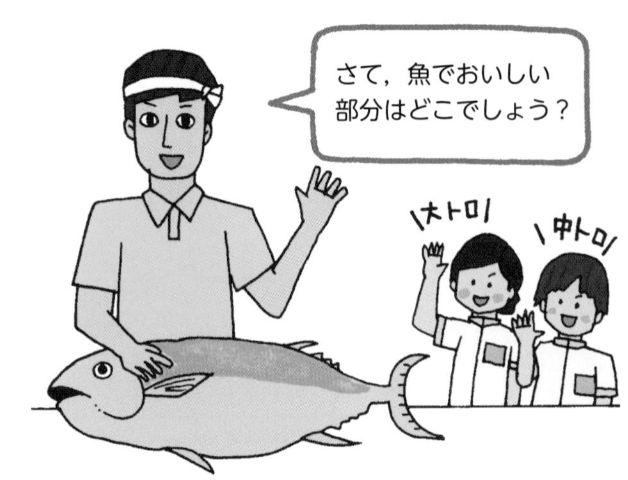
さて，魚でおいしい
部分はどこでしょう？
大トロ
中トロ

お腹を見てみよう!

ここまで，外から見える表皮，次に浅い真皮を見てきました．残るは皮下組織です！

みなさん，自分の身体のどこか，イメージしてくださいね (^^) ！

前回述べたとおり，**皮膚の半分が皮下組織です**(p.15参照)．なんでこんなに必要なのか？　これも防御のためです．ほとんどが脂肪組織です．

水泳選手を見てみてください．筋骨隆々に見えますが，マラソン選手と違って脂肪は落ち切っていないですよね？　これは自分自身を守るためと言われています．確かかどうか私には専門でないので分かりませんが，脂肪は水より比重が軽いので，水に浮けるようにするため，そして水温という寒冷から守るため，競泳選手から脂肪は落ちにくいとも言われています．

では，お腹を見てみましょう．前(腹側)から見て，骨はどこまででしょう？　胸郭は骨に全体を守られていますが，**お腹は，腸骨以外，脊椎骨まで骨はありません**よね！　ということで，腹部に受けた外力は，次回以降にお話しする骨格筋と，皮下組織，すなわち脂肪組織で受け止めなければ，内臓に負担をかけてしまうのです．

では，ここでみなさんに1つ質問です．バスや飛行機に乗ってシートベルトをする際に，みなさんが気をつけなければいけないことはなんでしょう？

このことは，みなさんの身を守るためにも，知っていると役立ちますよ！　次回までに身体の構造から考えておいてくださいネ(^^) ！

おいしいものは脂肪でできている!

ところで，身体の中で脂肪が多いところってどこでしょう？　わき腹から背中にかけて，ですかね (^^;) ？　そういう場合もありますよね (^^;) ？　今は首から上で考えてみましょう(^^)．顎から首にかけて，と思った人もいると思います．

ここで魚を考えてみましょう♪　マグロの赤身と中トロ，はたまた大トロ，どこが一番好きですか？　江戸っ子だと赤身という人も多いかもしれませんが，おいしいといわれるものは脂がのっていることが多いですよね！

マグロのカマ(とくにカマトロ)！(笑)　まさに，顎から

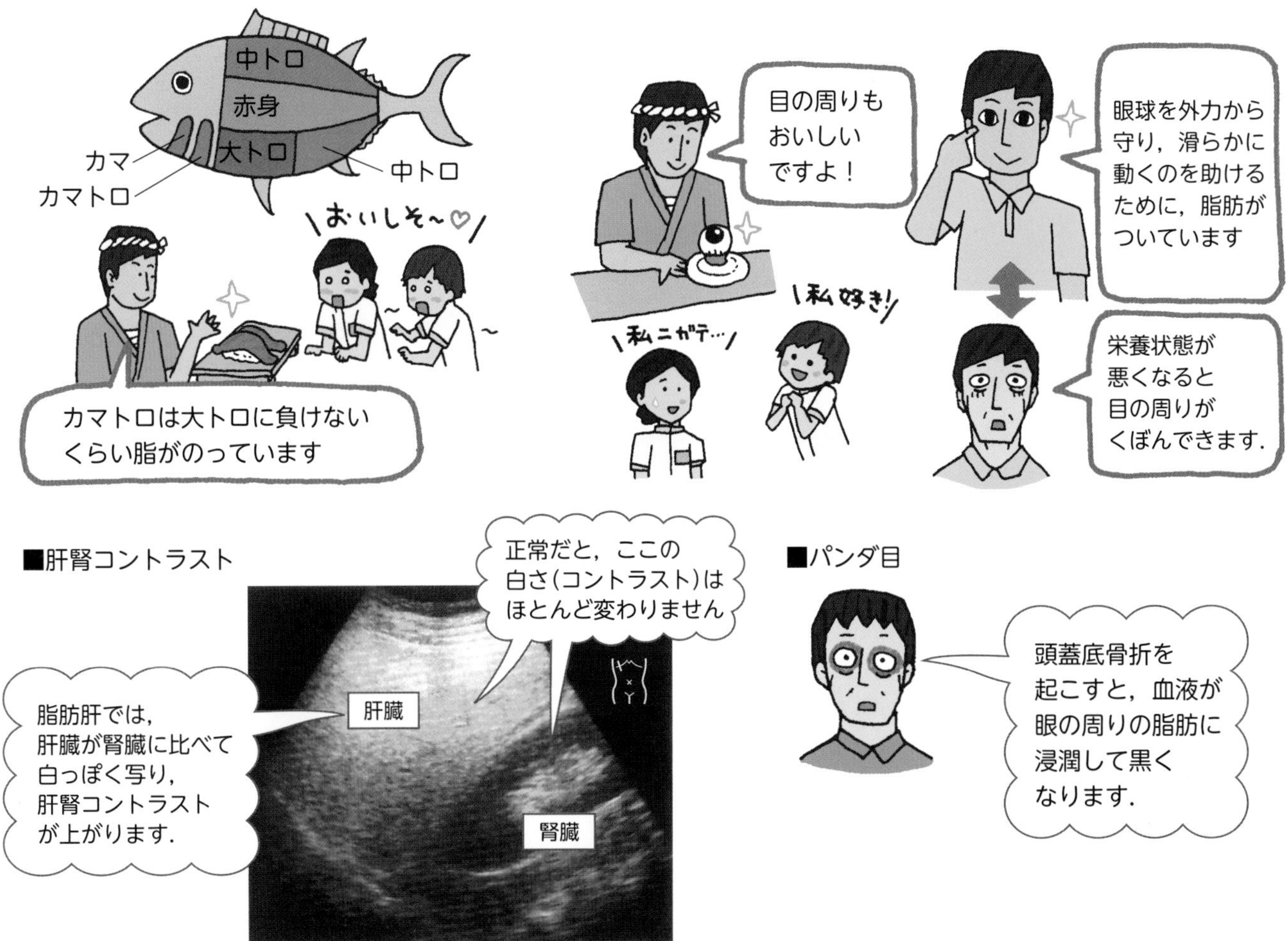

中トロ
赤身
大トロ
中トロ
カマ
カマトロ
おいしそ〜♡
カマトロは大トロに負けないくらい脂がのっています
目の周りもおいしいですよ！
私ニガテ…
私好き！
眼球を外力から守り，滑らかに動くのを助けるために，脂肪がついています
栄養状態が悪くなると目の周りがくぼんできます．
■肝腎コントラスト
正常だと，ここの白さ(コントラスト)はほとんど変わりません
脂肪肝では，肝臓が腎臓に比べて白っぽく写り，肝腎コントラストが上がります．
肝臓
腎臓
■パンダ目
頭蓋底骨折を起こすと，血液が眼の周りの脂肪に浸潤して黒くなります．

(第99回医師国家試験 G-27より)

首にかけても脂肪の多い部分の１つですね(^^).

では，もう１つ脂肪が多い場所はどこでしょう？　これは皮膚ではないですが，魚の頭の中でおいしいところを考えてみてください．目の周り，おいしくないですか (^^) ？！

魚の目の周りがおいしいという人は多いですが，あそこもまさに脂肪の宝庫．眼球を外力から守ったり，滑らかに眼球が動くのを助けたりしているんです．

人間も動物ですから，魚と同じ．眼球の周りは脂肪がいっぱい．だから栄養状態が悪くなってくると，眼球周囲の脂肪も落ちてしまい，目がくぼんでくるのです．栄養状態，顔を見ただけでも，ある程度は分かるんですよ．

ちなみに，頭蓋底骨折を起こすと，特徴的なサインが出る場合があります．目の周りが黒くなる「パンダ目」や，耳の後ろの生え際が黒くなる「バトルサイン」といったものです．パンダ目は，骨折によって皮下出血が起こり，溶血した血液が眼の周りの脂肪に浸潤するために起こります．

このように，脂肪は身体の各部分を滑らかに動かすために，そして体温を維持したり，外力から身体を守ったりするために必要なのです．皮下組織も結構重要なんです！　とはいっても，皮下脂肪は落としたい！　と思っている自分がいたりします (^^;).

では，肉はどうでしょう？　肉でも若い人たちはフィレ(ヒレ)とかよりもサーロインが好きでしょうか？　確かに霜降りもおいしいですよね．

今後食べられなくなる可能性もあり，美食家に愛される世界三大珍味の１つであるフォアグラ(foie gras)は，まさにその名の通り脂肪分の多い(gras)，肝(foie)です．ちなみにお酒をいっぱい飲んでいると，人間もフォアグラ状態の肝臓になってきちゃいます (^^;)．これが**アルコール性脂肪肝**です．脂肪肝はエコー（超音波検査）で簡単に分かります．**肝臓と腎臓のコントラスト(“肝腎コントラスト”といいます)が上がる**んです．このごろ看護師国家試験には画像問題が結構出ているので，ぜひ押さえておいて下さい．

3 熱が上がったら大変！

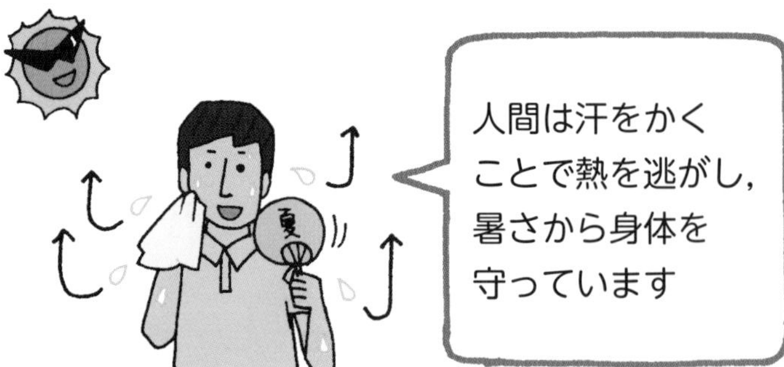

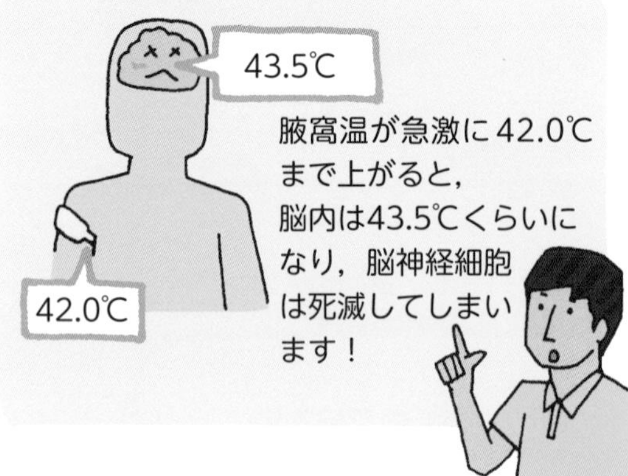

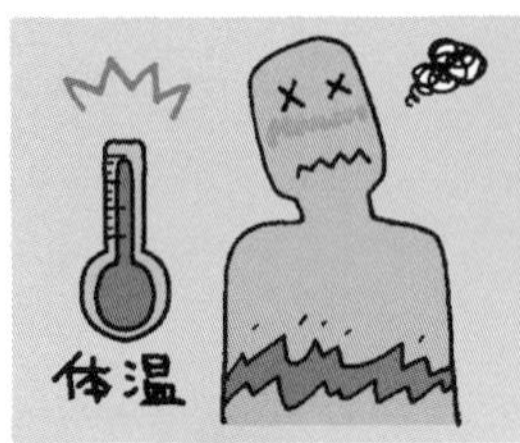

もし汗をかけなかったら，体内に熱がこもって体温がどんどん上がってしまいます！

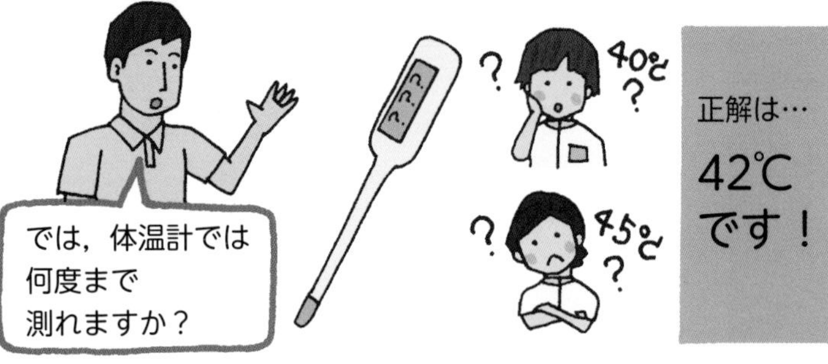

では，体温計では何度まで測れますか？
40℃
45℃
正解は…
42℃です！

ただし，脳内が42.5℃くらいを維持できる時間があると熱ショックタンパク質(HSP)ばかりが産生されて溜まってきます．HSPが脳神経細胞を守ってくれるため熱の上がり方がゆっくりであれば，その後43.5℃になっても脳神経細胞は耐えられます！

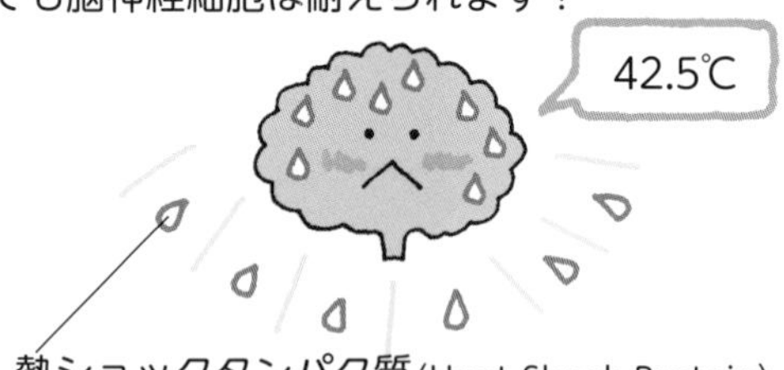

熱ショックタンパク質(Heat Shock Protein)
脳神経細胞を熱から守ってくれる

ここまで見てきたように，皮膚というのは多種多様な防御システムを有しています．表皮，真皮，皮下組織の三者が協力して，まさに，見えない敵とも戦って身体全体を守っています．逆に皮膚がなかったら，ありとあらゆる悪者から自分自身を守れなくなってしまいます．悪者というのは，ウィルス，細菌，真菌(いわゆるカビ．そのほか，酵母，そしてキノコも！)，といったものから，紫外線，放射線，寒さや暑さなど，生きていくうえで，邪魔してくるものたちは，いっぱいいますよね．

この中で，ウィルス，細菌，真菌，紫外線，寒さからの防御に関しては，今までに説明してきました．では，残った"暑さ"と"放射線"はどうでしょうか？

まず，暑さについてお話ししていきましょう．皮膚には，付属器である**汗腺**がありますね．**汗をかくことで，熱を体外に逃がしていく**わけです．もし汗をかけなかったら？　…どんどん体温が上がって大変なことになりますね．

ところで，水銀体温計の目盛りは何度まであるか，ご存じですか？　ん？　水銀体温計を知らない(^^;)!?　では，デジタル体温計は何度まで上がります？　実は，いずれも42.0℃までとなっています．

なぜ，42.0℃までしか測れないのでしょうか？　これは，それ以上体温が上がると，人間は生きていけないからです．

腋窩温で42.0℃だと，脳内のコア体温(深部体温)は43.5℃を超えてきます．人間の脳神経細胞をいきなり43.5℃まで持っていってしまうと，脳神経細胞が死滅してしまいます．すなわち個体の死です．ですから，体温計では42.0℃までしか測れないようになっているわけです．

ところが，みなさんの中で，腋窩温で42.0℃よりも高熱になった人はいませんか？　実は私もあります．42.3℃まで出ました．運が悪ければみなさんとこのようなかたちでお会いできていなかったかもしれません…(涙)．

温度調節の妙技！

暑さから身体を守る，というのとはちょっと話がそれますが，人体には，血液の流れによって温度を下げるしくみが備わっている部分があります．

それは，男性の陰嚢です．陰嚢は体幹から下がっていますが，これは，精巣の温度を体幹より 1 ～ 2℃下げるためです．精巣は温度に敏感で，温度が上がると，無精子症になってしまうのです．ということで，陰嚢は，車のラジエーターの役目（冷やす役目）をしています．

でも，ちょっと考えてみてください！　精巣には 37℃近くの動脈血が流れて来ます．それなのに，どうして体幹より低い温度を維持できるのでしょう？

これも身体の神秘ですが，精巣に行く動脈の周りには，陰嚢で温度を下げられた静脈血が流れる静脈がぐるぐると巻きついているのです．動脈血は，その周囲を流れる静脈血によって温度を奪われて 35℃程度となり，精巣に送られます．逆に冷やされて 35℃ちょっとになってしまっている精巣の静脈血は，動脈血から熱をもらい，37℃近くまで温められて心臓に戻っていくのです．これでみんな，めでたしめでたし♪となるわけです (^^)

なお，通常，精巣は卵巣と同じように体腔内に発生し，生まれるまでに鼠径部にある鼠径管を通って陰嚢まで下りてきます．ところが，生まれてからも体腔内に精巣が残ってしまうことがあり，これを停留精巣といいます．そうすると精巣が温まって，無精子症や精巣がんになる確率が高まってしまいます．その場合，生後 9 か月ごろから精巣を陰嚢内に下ろす手術を適用します．

また，先ほど精巣は鼠径管を通って陰嚢まで降りてくる，と言いましたが，腸がこの鼠径管を通って陰嚢内に出てきてしまうことがあります．これが鼠径ヘルニアです．

ヘルニアとは，簡単に言うと，飛び出した状態のことです．鼠径ヘルニアのほかにも，脳ヘルニア，椎間板ヘルニア，臍ヘルニアなどがありますが，これらについては，次回以降にお話ししていきます．

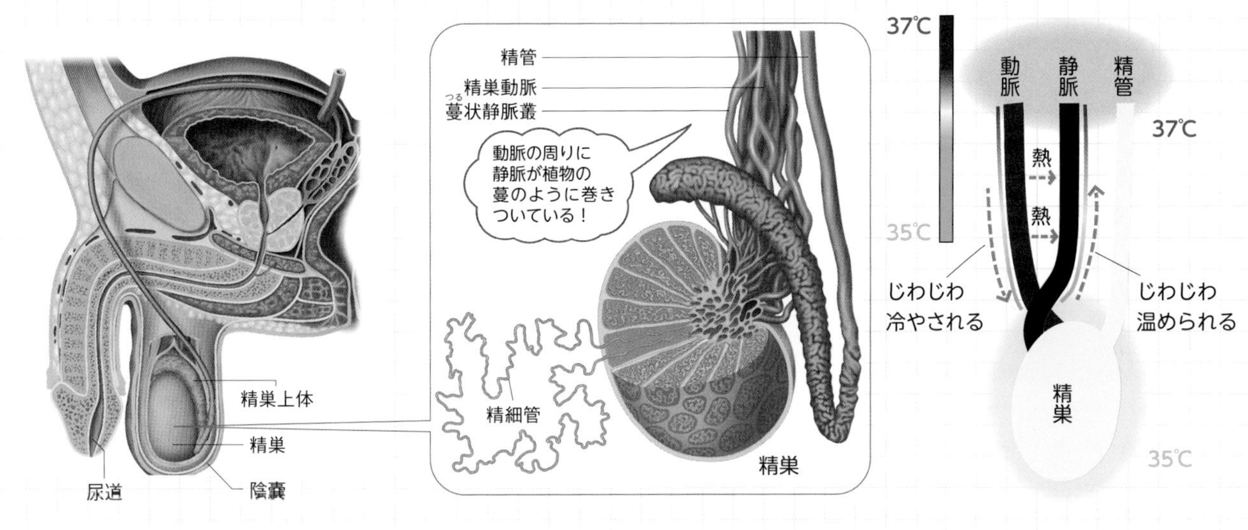

ではなぜ，今こうして，みなさんにお話ができているのでしょう？　おそらく，そのとき私の身体の中で起こっていたであろうことは，次の通りです．

熱が上がって，腋窩温で41℃くらいだと，コア体温は42.5℃くらいになります．人間の脳神経細胞は，42.5℃くらいになると，**熱ショック蛋白質**(Heat Shock Protein；HSP)という蛋白質ばかり一生懸命産生します．それが15分から20分誘導されて溜まってくると，その後，腋窩温が42.0℃，コア体温が43.5℃まで上がっても，脳神経細胞が死滅しなくなるのです．ある意味，耐性獲得です．

人間，突然の変化には対応できませんが，ゆっくりの変化には対応できるわけです．子どもの**熱性痙攣**でも，熱がいきなりバァ～ンと上がるときには，痙攣を起こす可能性はかなり高いですが，ゆっくりと熱が上がるならば，痙攣はまず起こしません．

とにかく，汗をかけなくなったら，大変なことになっちゃいますね．

4 放射線が来たらどうする?

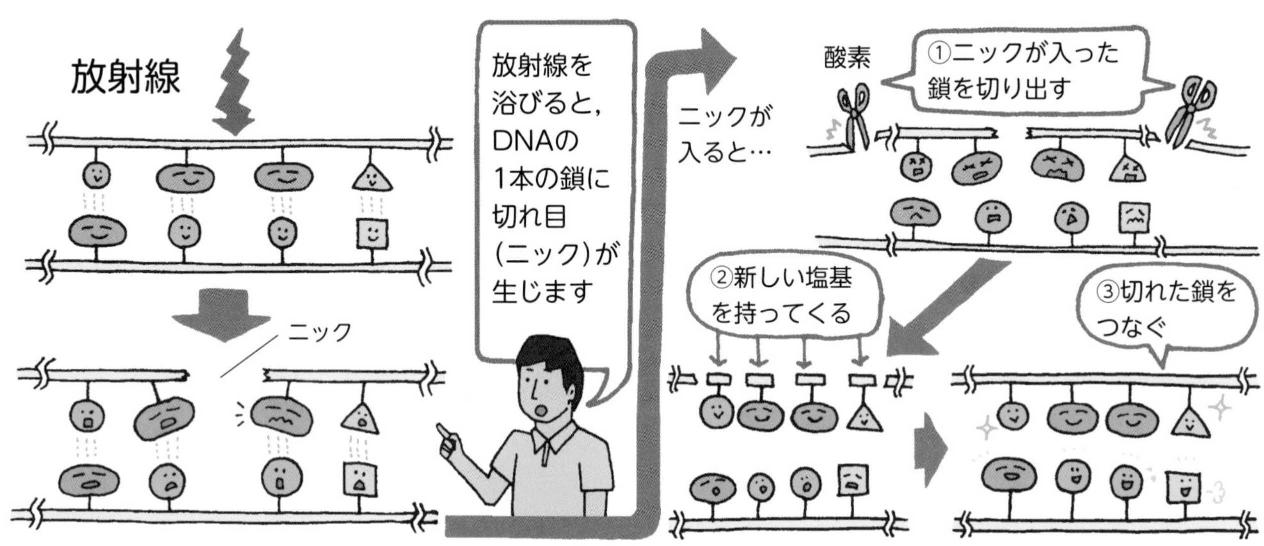

放射線を浴びると何が起きるの?

外敵として最たるものの1つが，放射線ですね．**放射線は残念なことに，ダメージを受ける前に防御する手立てが生体内にありません．**防御するには，自分で人工物を使って防御するしかないのです．放射線による障害(放射線障害)は，時として非常に重い症状を引き起こします．

ところで，みなさんは常に放射線(自然放射線)を浴びていることをご存じですよね？　飛行機に乗れば地上よりももっと多量の放射線を浴びます．これって危険なことだと思いますか？　そのような状況下でも普通に暮らせていますよね？

そもそも放射線は何をするのですか？　放射線は生体に対して種々の作用を起こしますが，その最たるものに，DNA2本鎖のうちの片方に切れ目を入れてしまうことがあげられます．2本鎖とも切ってしまうこともありますが，1本の鎖にのみ，プチッ！　と切れ目を入れてしまう方が多いです．この切れ目をニック(nick)といいます．当然，浴びる放射線量が多ければ多いほど，ニックの入る確率は高くなります．

(このほか，生体内は水が多いので，放射線によりヒドロキシラジカルという反応性の高いもの，言い換えると，組織傷害性の高いものを生じ，それが元でDNAなどが傷つくこともありますが，これはここでは割愛します．)

生体には，なんらかの異常が身体の中に起こると，それを治すためのシステムがたくさんあります．この放射線によるニックも然(しか)りです．

では，どうやって治すか？　まず，ニックが入った前後の数塩基対のうち，ニックが入った方の鎖だけ削り取る子(酵素！)がいます．次に，一方を削ってしまっても，反対の鎖は存在しますから，A (アデニン)に対してはT (チミン)を，G (グアニン)に対してはC (シトシン)を，といった具合に持ってくる子がいます．最後に，それら持ってきてもらったものをおとなりさん同士つなげる子がいます．前回(p.19)，紫外線を浴びたときの遺伝子の修復についてお話ししましたが，これと似ていますね (^^)

みなさんの体内に，こうやって治してくれる子たち(酵素)がいるお陰で，遺伝子は正常を保っていられるわけです．飛行機に乗った際や，胸部X線撮影の際に浴びる放射線量だったら，それによって入れられたニックも，もと通りになるのです．

逆を言えば，私たちは常に自然放射線を浴びていますので，万が一，こうやって治してくれる酵素が体内に無かったら，自然放射線によって入るニックが元に戻らず，生きていくことができなくなってしまう可能性すらあるのです．

これを読んでいただいている今も，そのメカニズムがあなたの身体の中で働いていて，そのお陰で元気でいることができるんですよ (^^) ！

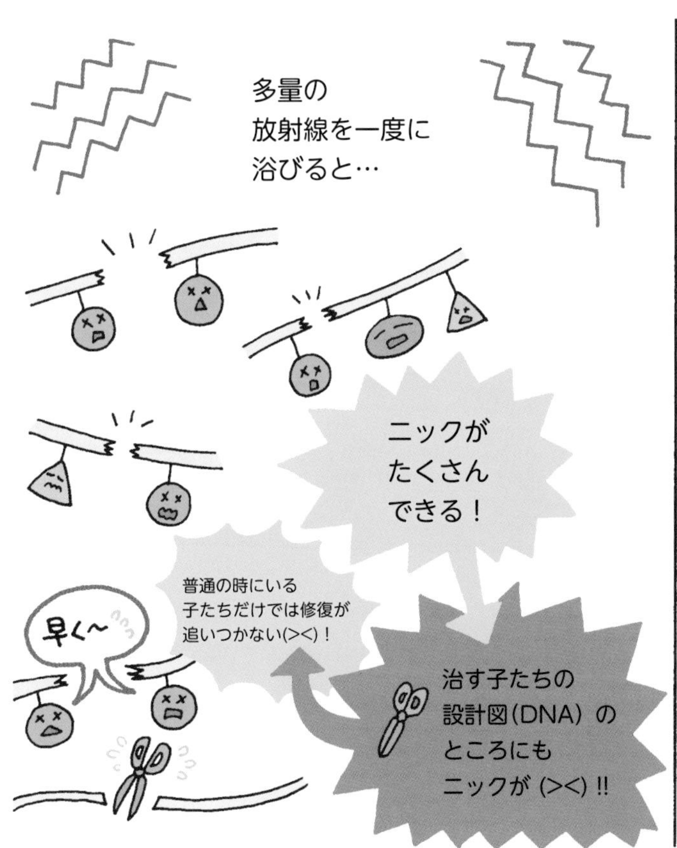
多量の
放射線を一度に
浴びると…
ニックが
たくさん
できる！
普通の時にいる
子たちだけでは修復が
追いつかない(><)！
早く～
治す子たちの
設計図(DNA) の
ところにも
ニックが (><) !!

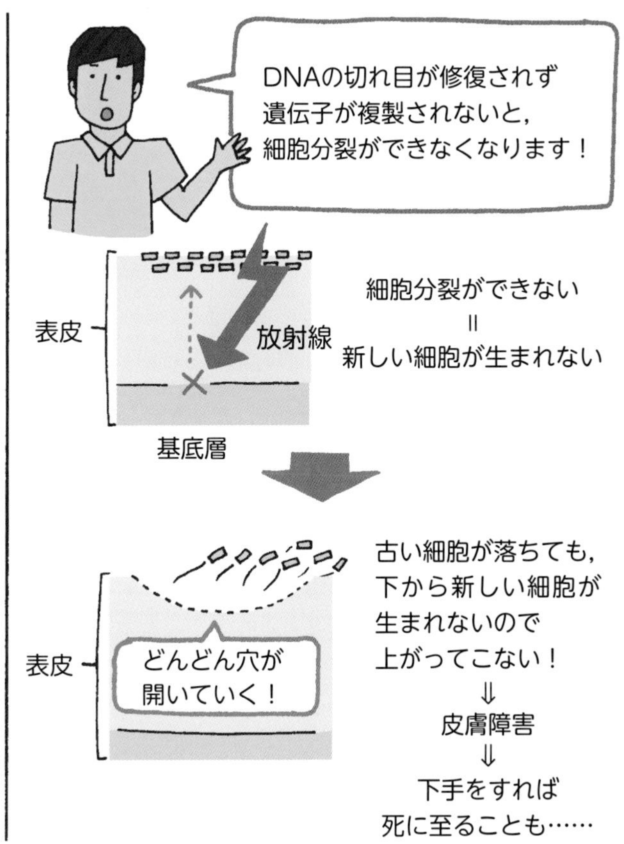

多量の放射線を浴びると…

ところが！！

いきなり多量の放射線を浴びてしまうと，DNAにニックがいっぱい入ってしまいます．「さぁ，治すぞっ！」っという子たち，酵素が何でできているかといえば，**蛋白質**です．その蛋白質をコードしているのは遺伝子です．その遺伝子にい～っぱい切れ目があったら，治す子たちをコードしているところにも切れ目があって，その子たちを総動員することはできなくなりますね．

結果，今までいた治す子たちで対処しなくてはいけなくなります．要は，通常のスピードでしか治せなくなるわけです．

「さぁ，細胞分裂してくださ～い！」という時期になっても，治し終えなかった…そしたら，DNAに切れ目があるわけですから，**遺伝子の複製はできません**．すなわち，細胞分裂ができなくなります．

前回，表皮は角質化し，どんどん垢として脱落していくけれど，下から新たな細胞が生まれて補充されているとお話ししました．放射線障害では，これができなくなってしまいます．ということは表皮が落ちたら落ちっぱなし…大変なことです．

ところで放射線を浴びたとき，みなさんは痛みを感じますか？　胸部エックス線撮影をして胸が痛いですか？　まったく痛くもかゆくもないですよね？

多量の放射線を浴びた場合も一緒です．痛くもかゆくもないんです．ところが，この場合，表皮が脱落していっても，新しい細胞が生まれてこないんです．つまり，表皮が落ちたら落ちっぱなし．放射線を浴びてしばらく経ってから，表皮の脱落に続く潰瘍が始まり，多量の放射線を全身に浴びた際は最悪の場合，死に至ってしまうのです．

でも，弱いエネルギーの放射線（すなわち少量の放射線）をがん細胞を取り囲むように周りから１か所に集中させれば，集中させたところの細胞の遺伝子だけにたくさんのニック（そうです，細胞分裂できない致命的なダメージです）が生じますから，がん細胞をやっつけることができますね (^^).

がん細胞の周りの細胞の遺伝子にも当然ニックが入りますが，少しの放射線しか浴びていないので，少しのニックしか入りません．そのニックは修復されますので問題はないのです．これががんの**放射線療法**です．

5 痛いのはイヤッ（><）！

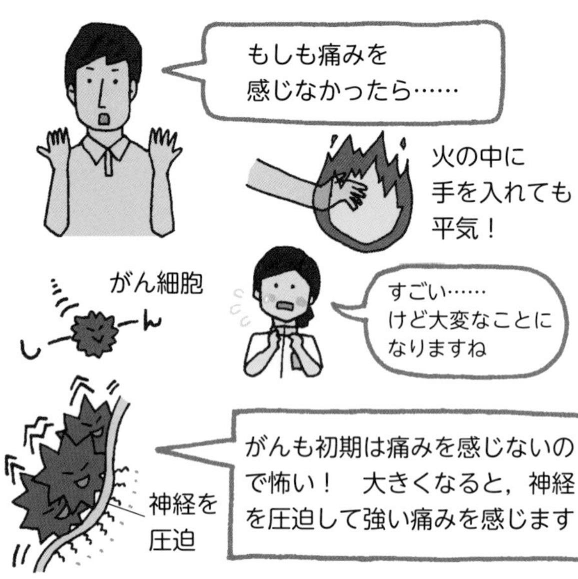
もしも痛みを
感じなかったら……
火の中に
手を入れても
平気！
がん細胞
しーーん
すごい……
けど大変なことに
なりますね
神経を
圧迫
がんも初期は痛みを感じないの
で怖い！　大きくなると，神経
を圧迫して強い痛みを感じます

火災報知機が鳴っているのを止めるのと同じように…

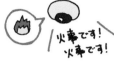

火事です！
火事です！

OFF

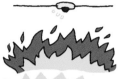

痛みは身体の
アラート！

むやみに止めると…

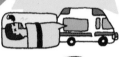

大変なことに！

鎮痛剤

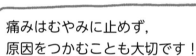

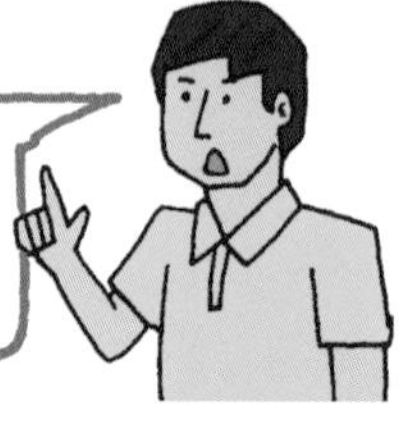

痛みはむやみに止めず，
原因をつかむことも大切です！

痛いのは嫌ですよね～．でも，痛みは，**「危機が迫っているよ」って教えてくれている**のです．

何かに触れた場合，鋭い痛みをちょっとでも感じたら，すぐに手を引きますよね！　痛みを感じなかったら…放っておいてどんどんひどい状態にしてしまうかもしれません．触れていることにも気がつかないかもしれません．火の中にだって手を突っ込めますよね！

がんもそうです．最終的には大きくなり過ぎて神経に触れてしまうため，モルヒネをどんどん投与しなくてはならないくらいの痛みになってしまうことも多いですが，多くの場合，最初はまったく痛まないから怖いんです．

また，梅毒も同様です．近年患者数が急増しているんですよ！　性行為感染症なので，まずは男性だったら陰茎などに，女性だったら陰唇などに症状が出ます．この症状の1つは，硬性下疳(げかん)といって，大豆くらいのしこりができて，その中心が崩れて潰瘍になります．そんな状態なのに，これ，痛くも痒(かゆ)くもないんです．

治療しないと梅毒はどんどん身体の奥深くに入っていき，やがて脳梅毒になって死んでしまう場合すらあるんです．今では抗生物質による治療ができますが，早期治療しないと死亡率は有意に増えるそうです．痛みがない方が怖いでしょ？

みなさんのなかに，頭が痛いときなど，市販の鎮痛剤を服用している人はいますか？　鎮痛剤の作用はなんでしょう？**解熱作用，消炎作用，鎮痛作用**の3つです．ただし，その作用の主たるところが薬物によって異なります．だから解熱鎮痛剤，または消炎鎮痛剤といわれますよね．

この鎮痛剤の使用時には，重要な注意点があり，それをふまえないと大変なことになりかねません．実は私自身，知り合いを2人ほど亡くしかけているのです．

2人とも医療従事者の女性の方で，生理痛がひどかったらしく，生理のたびに鎮痛剤を服薬していました．数年後，1人は卵巣嚢腫破裂，もう1人は卵巣嚢腫破裂寸前で緊急入院，緊急オペです．2人とも命は助かりましたが，下手したら亡くなってしまいかねない状況でした．鎮痛剤で痛みを消してしまっていたので放っておけた結果，その痛みの原因はどんどん悪化してしまったのです．

痛みは身体のアラート，そう，注意信号です．痛みは止めたいですが，むやみやたらに止めるのは火災報知機が鳴っているのを止めるようなものです．きちんと原因をつかまないと大変なことになりかねません．

もう1つ例をあげます．私が以前，A型肝炎にかかったときのことです．痛みは全く感じないものの，まずは尿の色が茶褐色，コーラのような色になって気づきました．倦怠感，発熱と，数日後，眼球強膜，いわゆる白目のところが黄色くなってきました．その黄色がどんどん全身に広がり，大便は完全な白色になりました（食事中だったら失礼！）．こうなったメカニズムも，ついでに考えておいてくださいね．

ほかにも私の場合，発症10日目くらいに突然左胸の下が

今，流行(はや)りのスイッチ OTC 薬

OTC 薬というのは，over the counter の略で，カウンターの上でやり取りして取引が成立する，一般用医薬品といわれる薬剤のことです．つまり，薬店さん（いわゆるドラッグストア）でお金を出せば買える薬です．

反対に，医科向けの薬，正確には医療用医薬品という薬が存在します．これは医師の診察を受けて処方箋を発行してもらい，それを調剤薬局に持っていき，薬剤師に調剤してもらって初めて手に入る薬です．これは作用が劇的であったり，副作用が重かったり，はたまた漫然と使用していると逆に健康に害が生じてしまったりする可能性のある，いわば，“危険性のある”薬のためにそれだけ厳密に扱われているわけです．

ところが近年，といってももう結構経ちますが，スイッチ OTC という薬が多く出ています．今まで医科向けだった薬がスイッチして（＝切り替わって）OTC 薬として売られるようになったものです．医科向けも存在しますし，OTC 薬としても存在します．両者とも有効成分に関して，同一成分，同一含量です．ただ，名前はちょっとだけ違う場合もありますが，モノが一緒のため，効き方はほぼ変わりません．

これは現在の医療保険財源を考えても，利便性を考えても，増えるべきなのでしょう．でも，効きのいい (!?) 鎮痛剤だけは，私見ですが，先ほどの例から，OTC 薬にスイッチするには何らかの販売条件や規制をつけてもらいたかったと思います．

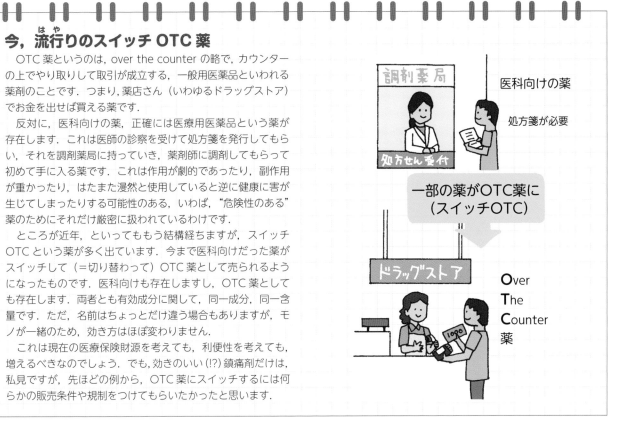

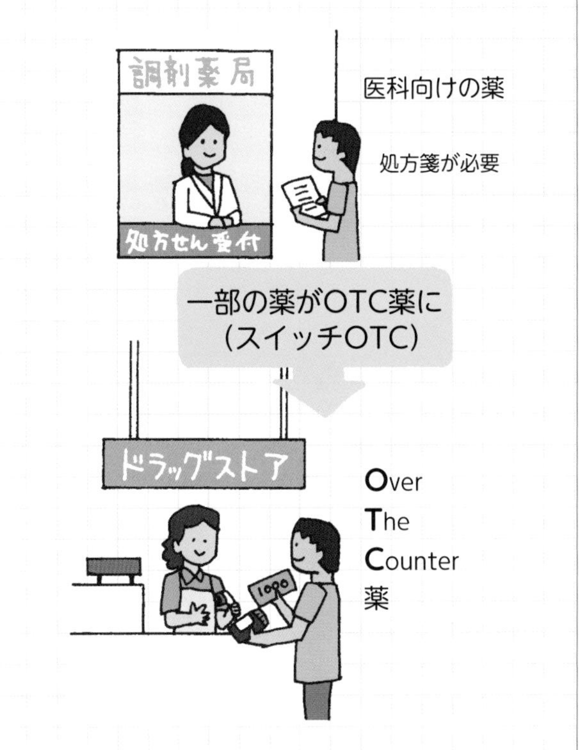
調剤薬局
医科向けの薬
処方箋が必要
処方せん受付
一部の薬がOTC薬に
（スイッチOTC）
ドラッグストア
Over
The
Counter
薬
1000

痛くなりました(このあたりの部位はなんというでしょう？先の回で説明していきます)．もう，うぐぐぅ〜っ (><)!! って感じで丸まってしまいました．看護師さんに痛みを主張するものの，一向に痛み止めをくれそうな気配はなし (^^;)．でも，そのあと頻繁に様子を見に来てくれ，1時間後くらいにやっと痛み止め(というか鎮痙(けい)剤だったと思います)をくれました．

最初は，「この看護師さん，鬼か？！」との悪態が頭の中をよぎりましたが(^^;)，このときの対応，今考えれば非常に感謝しております．なぜかというと，肝臓は沈黙の臓器．肝炎でも痛まないはずなのです！　しかも，肝臓の位置と痛みのある部位，違いますよね(肝臓の位置も先の回できちんと押さえますが，教科書を見て，自分の身体のどこか，考えておいて下さいね (^^)♪)！　とすると，肝炎以外に何か痛みの原因があるんじゃないか，と疑えるわけです．

むやみやたらに痛みを止めてしまったら…痛みを引かせているだけで，どんどん状態は悪くなっていっているかもしれませんし，痛みの原因も分からなくなってしまうかもしれません．頭痛……これもつらいですが，痛み止めでごまかしていたら，実は脳腫瘍で手遅れ……という例もあります．

もう，お分かりいただけたかと思いますが，痛みを止める行為，両刃(もろは)の剣(つるぎ)です．みなさんも，鎮痛剤の使用は，ご自身の身を守るためにもぜひ，気をつけてくださいね！

痛むって実は素晴らしい(!?) メカニズムなんですよっ (^^)！

前回と今回，皮膚について学んできました．いつも目に見えている皮膚，実は，たくさんの外敵と戦い，みなさんの体を守ってくれていたんですね．たくさんのことをお話ししてきましたが，皮膚について，とにかく覚えていただきたいのは，構造で3つ（表皮・真皮・皮下組織），機能で3つ（防御・感覚・体温調節）だけです (^^)．
次回は，骨格についてお話しします！

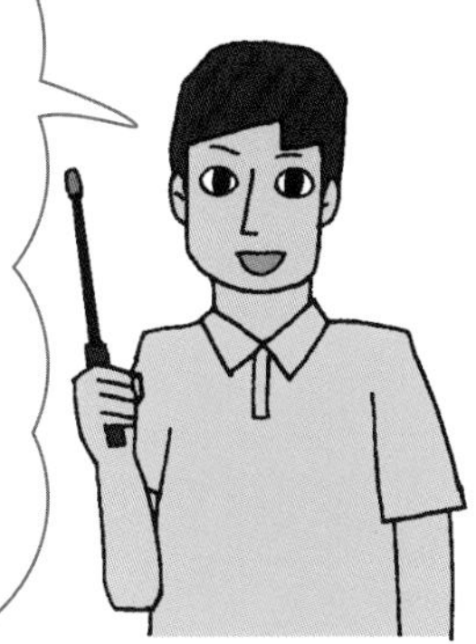

Memo

第4回
骨格
Part 1 …身体の目印

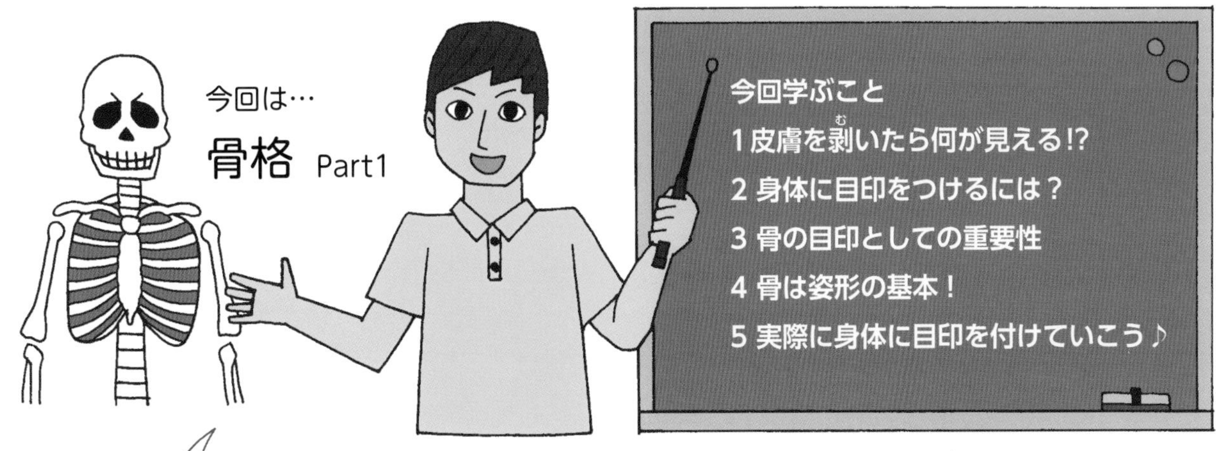

今回は…
骨格 Part1
今回学ぶこと
1 皮膚を剥(む)いたら何が見える!?
2 身体に目印をつけるには？
3 骨の目印としての重要性
4 骨は姿形の基本！
5 実際に身体に目印を付けていこう♪

みなさん，こんにちは！
第2回，第3回では，身体の外から見える皮膚を見てきました．
今回からは「骨格」！　みなさんの身体の土台です．
骨格について知ってほしいことは，

- いろいろな身体の部位や方向，断面を表す言葉
- 骨が姿形（すがたかたち），そして動作の基本！
- 骨はどんな形で何をやっているか？　おかしくなったら？

の3つです．
今回は1つ目の「身体の部位や方向，断面を表す言葉」を中心にお話ししていきます！

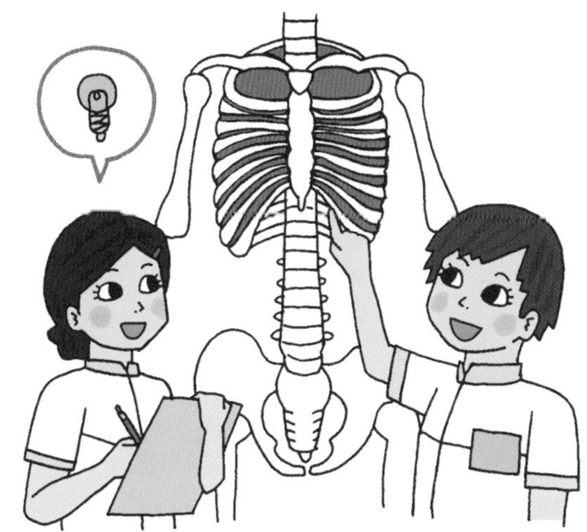

1 皮膚を剥(む)いたら何が見える!?

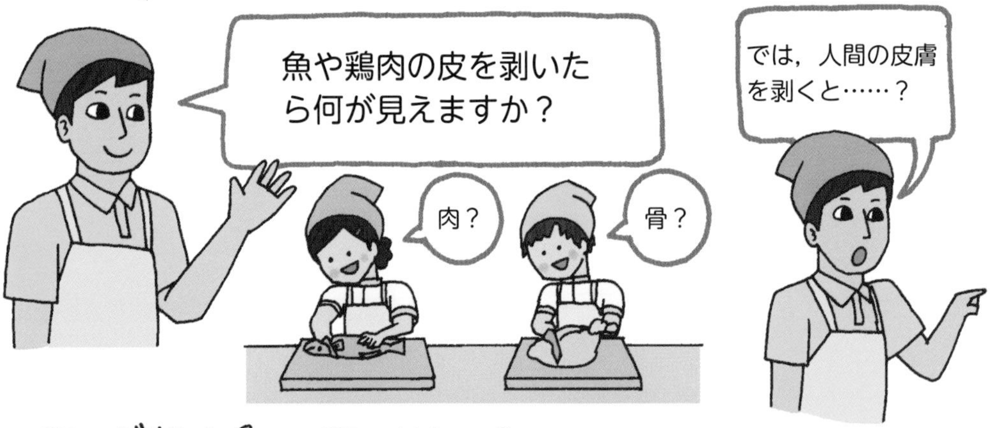

魚や鶏肉の皮を剥いたら何が見えますか？

肉？

骨？

では，人間の皮膚を剥くと……？

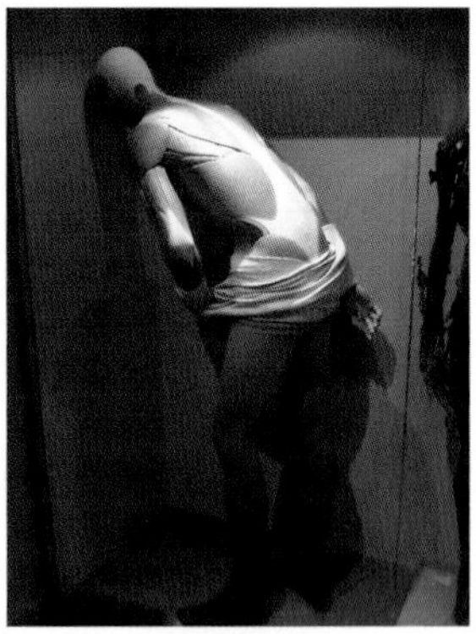

皮膚を脱ぐ人
（前々回も登場しました！）

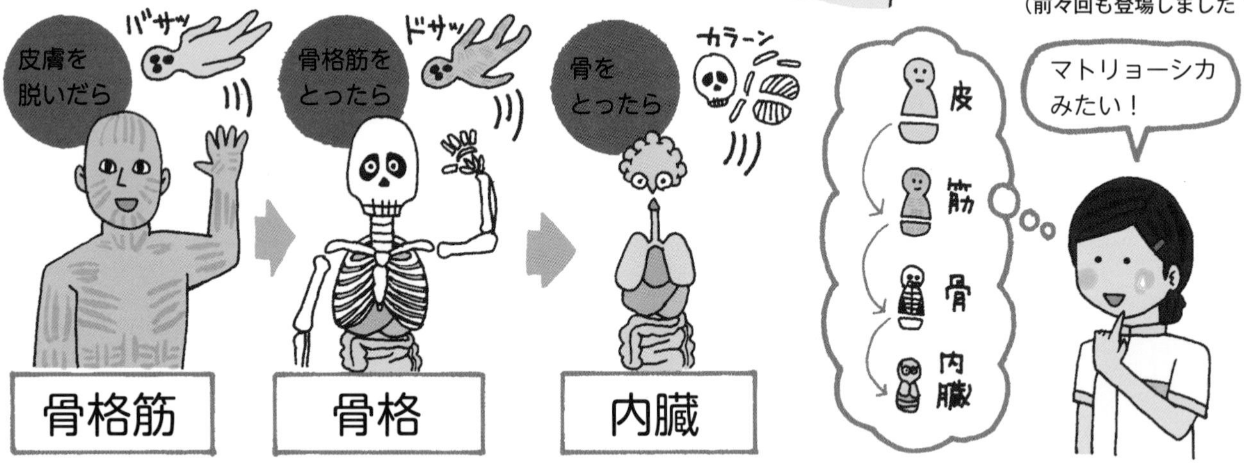

皮膚を脱いだら

バサッ

骨格筋をとったら

ドサッ

骨をとったら

カラーン

骨格筋

骨格

内臓

皮

筋

骨

内臓

マトリョーシカみたい！

第2回，第3回では，身体の外から見える皮膚を見てきました．では，みなさんの皮膚を剥いたら何が見えるでしょう？

想像してみてください．魚でも，鶏でも，皮は剥けるんでしたよね．人間の皮膚を剥いたらどうなるか!?　前々回（第2回）でも写真で示したように，筋肉しか見えません（細かいことをいえば血管や神経なども見えますが）！　しかも，もっといえば，筋肉は筋肉でも骨格筋限定ですよっ！

体幹部で考えた場合，皮膚を剥いても，内臓はすぐには見えません．ですから内臓筋といわれる平滑筋も見えないのです．とにかく皮膚を剥くと骨格筋しか見えないんです！

次回以降でくわしく説明しますが，骨格筋はその名の通り，骨に付着しています．力を入れると硬くなる，いわば鎧(よろい)のようなもので，その下や間には骨があって，支えてくれています．外から順に見ていくと，皮膚，筋肉，骨，と来て，その中に内臓が包まれているのです．

逆に体幹部を身体の内側から見ていくと，内臓を覆(おお)って大部分のところに骨があり（例外：腹部前面には骨がありません！　p.42参照），その上や間に骨格筋が付いていて，その上に皮膚が被さっている……これがみなさんの身体なんです(^^)．

では，みなさんの身体の中の内臓の位置を身体の外から表すにはどうすればよいでしょう？

それを今回は“考えて”いきます．いいですか!?　ただ単に暗記するのではなく，一緒にご自身の身体を使って考えていきましょう (^^)♪

2 身体に目印をつけるには?

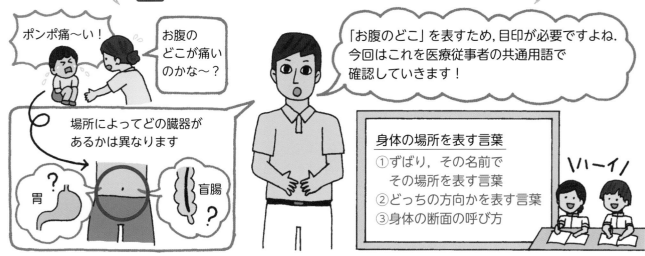

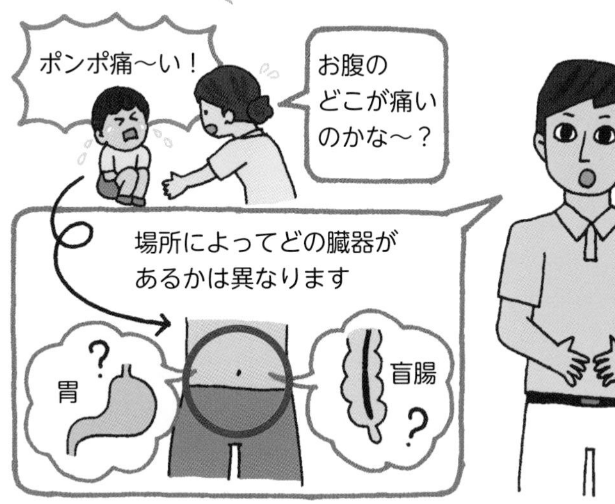

ポンポ痛～い！
お腹の
どこが痛い
のかな～？
場所によってどの臓器が
あるかは異なります
胃
盲腸

「お腹のどこ」を表すため，目印が必要ですよね．今回はこれを医療従事者の共通用語で確認していきます！

身体の場所を表す言葉
①ずばり，その名前でその場所を表す言葉
②どっちの方向かを表す言葉
③身体の断面の呼び方

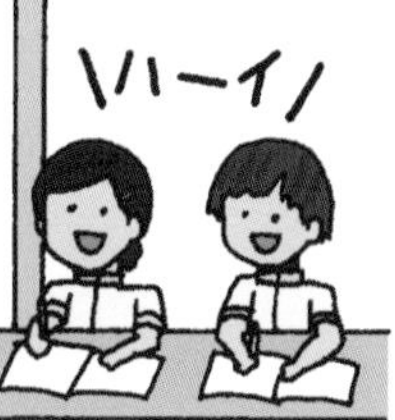

\ハーイ/

①ずばり，その名前でその場所を表す言葉

見たまんまの呼び方です (^^)．そう，皮膚の上，すなわち外から見て分かる場所です．

体幹前面だったら「乳頭」「臍」，女性だったら「乳房」などは目立ちますよね．基本的に解剖学用語は，小難しく音読みにすればよいのです(笑)．

よく教科書にこんな表(**表1**)が載っていますよね！　難しく考えないで，「臍」や「手掌」のように普段使う言葉を音読みで読めばよいものも多いです．ちなみに「頭蓋骨」は解剖学の専門家は「とうがいこつ」，それ以外の方は「ずがいこつ」と言う場合が多いですかね．

漢字の意味を考えれば，場所を含めて，どこに相当するかが分かります．「腿」は脚なので，大腿は大きな脚だから“ふともも”，手根は“手”の“根”っこだから手首，といった具合です．手背とかも大丈夫ですよね！　“窩”は凹んだところを表しますから，腋窩や膝窩も“窩”という言葉を覚えれば簡単です．普段見慣れないいくつか(たとえば，内果・外果など)だけを覚えればよいので難しくないですよね!?

雑談になりますが，多感な (!?) 高校生の頃，授業中，文章中に「乳房」という言葉が入っていた文章を音読させられ，「にゅうぼう」と読んだところ，教員に「ちぶさっ！」と真面目な顔で，しれっ，と言われ，滅茶苦茶恥ずかしくなってしまったことは今でも忘れられません．今，考えれば，私は正しかったんですよね～(苦笑)．

教員がいつも正しいことを言っている，とはかぎりません．みなさんも立派な医療従事者(またはそれを目指す方)です．自分が聞いたり見たりしたことに対して「何かおかしい」と思える能力，そして「おかしい」と思ったら調べられる能力，これらを身につけて行ってほしいです (^^)．

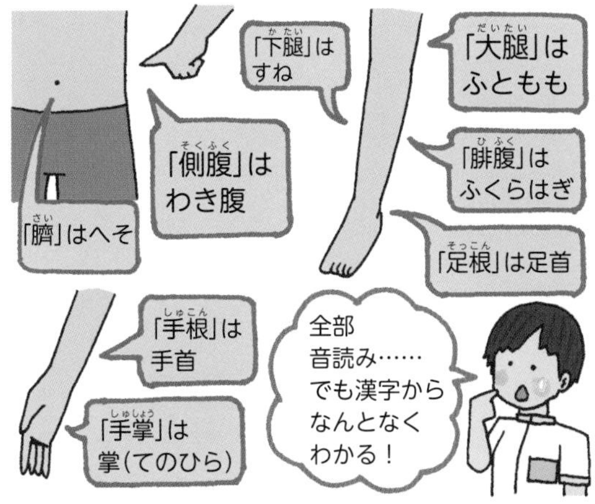

「下腿」はすね
「大腿」はふともも
「側腹」はわき腹
「腓腹」はふくらはぎ
「臍」はへそ
「足根」は足首
「手根」は手首
「手掌」は掌(てのひら)
全部
音読み……
でも漢字から
なんとなく
わかる！

表1　身体の各部位と読み方の例

部位	読み方	部位	読み方
頭蓋	とうがい／ずがい	腋窩	えきか
頸	けい／くび	手根	しゅこん
乳頭	にゅうとう	手背	しゅはい
乳房	にゅうぼう	前腕	ぜんわん
鼠径	そけい	大腿	だいたい
会陰	えいん	内果	ないか
殿部	でんぶ	膝窩	しっか

②どっちの方向かを表す言葉

上方・下方，こんなのはもちろん普通と一緒です．「上方」は頭の方なので「頭側」，「下方」は動物的には尾がある方なので「尾側」ともいわれます．

前方・後方，これはお腹側と背中側なので，腹側と背側という場合もあります．「はらがわ」と「せがわ」ではないですよ（笑）！　難しそうに音読みにすれば医学用語（笑）♪　内側・外側，そして浅部・深部も同様です．「近位」と「遠位」だけはちょっと注意してください．話題に上っている物の中枢から見て近いか遠いかです．

例えば，神経系であれば脳から見て，循環器であれば心臓から見て，骨であれば体幹から見て，さらにいえば，細胞であれば細胞体から見て近いか遠いかです．たったこれだけ（笑）！　簡単でしょ（^^）？

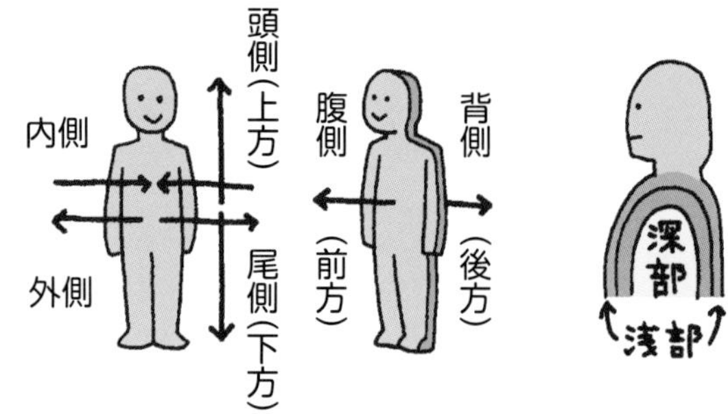

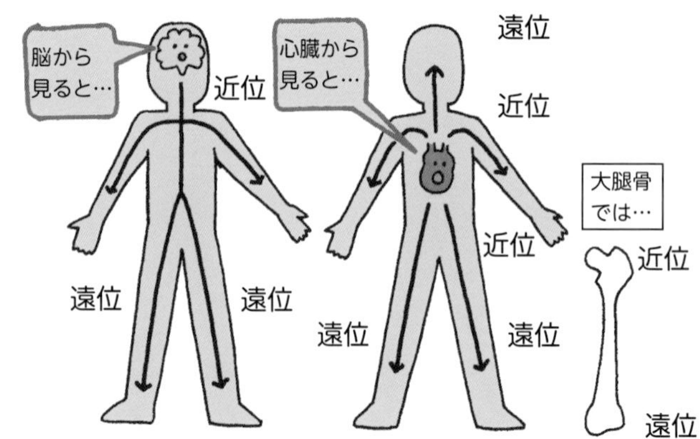

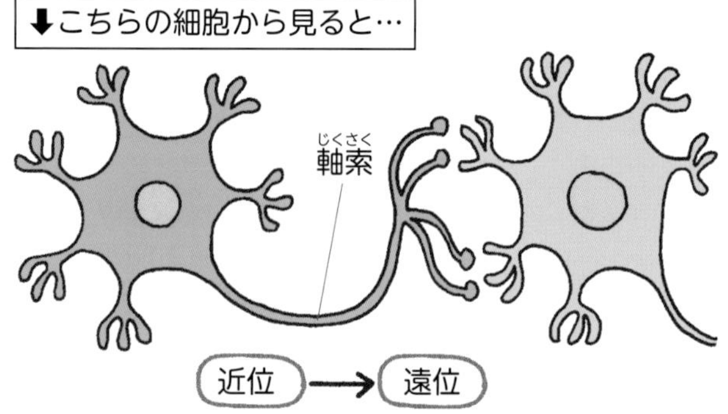

③身体の断面の呼び方

身体の中の場所を表すには，いろいろな方法があります．自分の身体の中の場所を示すにはどうすればよいか，考えてみましょう．身体の中を見るには，まずは切らなきゃ見えないですよね!?　なので，切り方を見ていきましょう（^^）♪

正面を向いて直立している身体を，左右で真っぷたつに切る．これに平行な面で切る切り方（切"断"の方法）が矢状断，身体を前後に切ったのが前頭断（または前額断と言う人もいます），上下に切ったのが水平断（横断）です．

矢状断は，矢が飛んでくる向きだからですよ（^^）！「一矢報いる」って言いますよね？『いち"や"報いる』ではないのはよろしいですね!?　だから，「"や"じょうだん」ではなく「"し"じょうだん」です．

前頭断（前額断）は前頭（前額）を切り取ると思ってください．水平断（横断）は，言うまでもないですね（笑）！

「あれ，そういえば脳などは前後に切ったのは，よく冠状断って聞くけれど？」って思った人もいませんか？　よく勉強していますね（^^）♪

その通りです．冠状断という言い方，非常によく使います．実は，場所や時代でいろいろな呼び方があるのです．

冠状断は，頭にカチューシャのような冠をかぶせる方向に切ったものだから"冠"状断とでも覚えておいてください！

切った時に見える切り口は，「断」を「面」に換えれば，それでオッケーです（断"面"といいますね）．「矢状"断"」で切った切り口を「矢状"面"」といった具合です．

これらの断面はことあるごとに見るでしょう．そう，CTやMRIです！　これは「0」となる基準を決めれば，そこからどれくらい離れているかで，cm単位どころかmm単位で場所を決めることができます．

例えば，脳などは機能局在が甚だしいのはみなさんご存じですよね！　そのどこが，という時も，ネズミさんのような小ささでも「ブレグマ」というところを起点「0」とし，そこから，左右に○mm，前後に○mm，上下に○mmと指定してやれば，その部位はピンポイントで指定できます．

ちなみにブレグマというのは大泉門が閉じた位置です．つまり，つい先ほど述べた矢状の向きの縫合線である矢状縫合と冠状の向きの縫合線である冠状縫合の交点です．

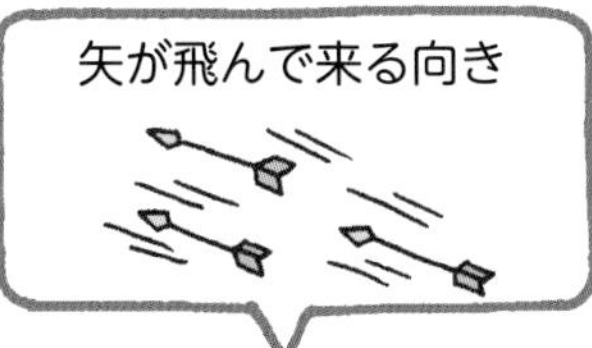
矢が飛んで来る向き

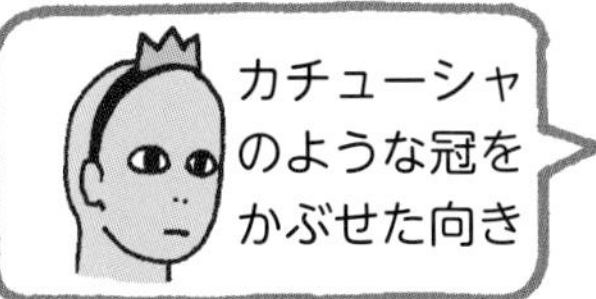
カチューシャ
のような冠を
かぶせた向き

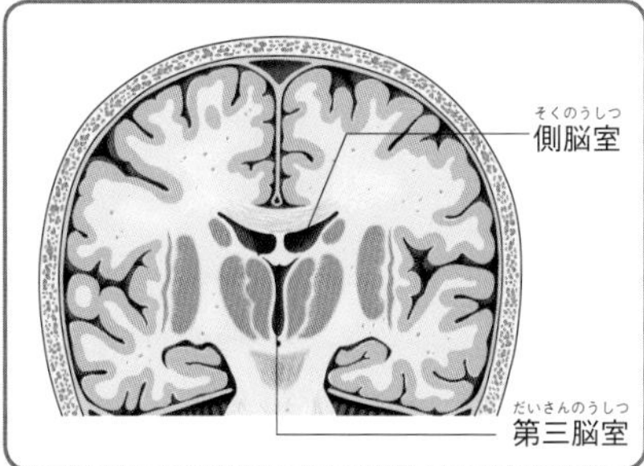

冠状断(冠状面)

切り方(断面)

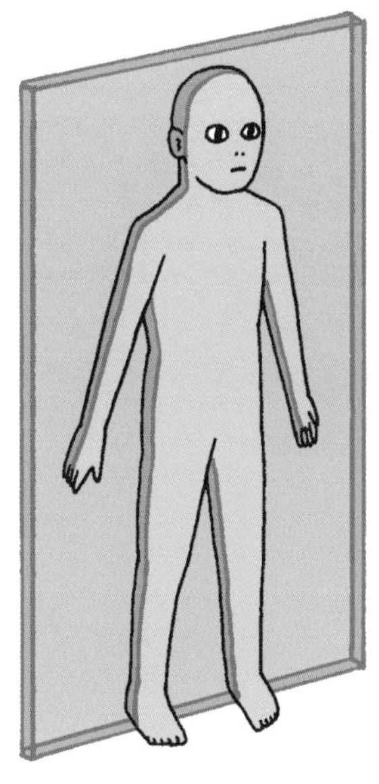

前額断(前額面)
または
前頭断(前頭面)

水平断(水平面)
または
横断(横断面)

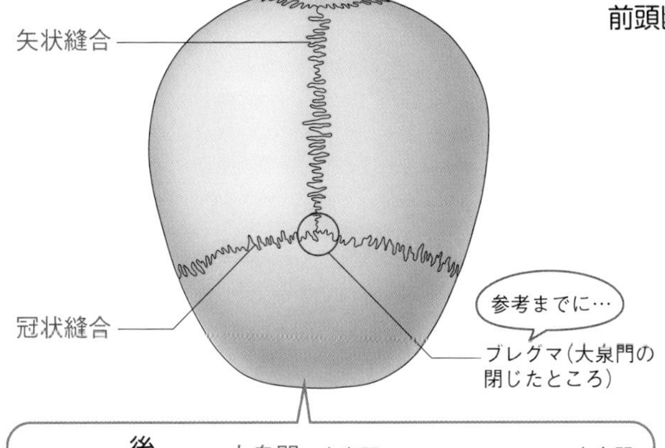

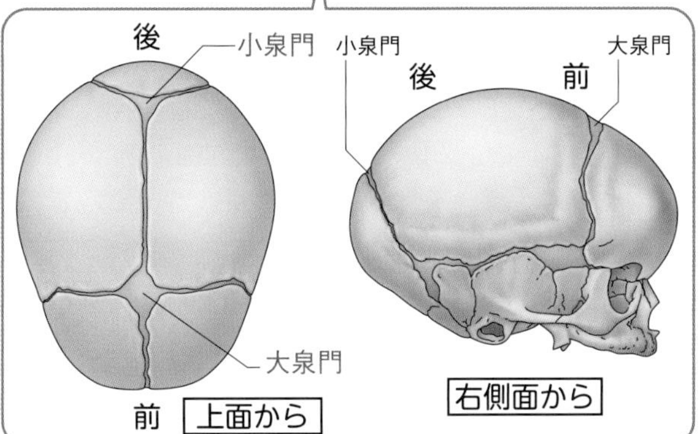

「解剖学用語」を確認してみよう！

解剖学用語も時代の流れとともに変わる場合があり，現在はそれが混在しているのが実情です．このあと p.47 で挙げる腹部の区分を表す言葉などは，その最たる例です．

解剖学用語も事あるごとに見直され，それが公表されているのですが，なかなか今までの慣習を変えられず，現場まで浸透しないのが実情，といったところでしょう．

現時点での標準的とされる解剖学用語は，日本解剖学会監修の「解剖学用語」（現在は改訂 13 版）という本に掲載されています．日本語の用語のみでしたらウェブ上でも確認できますので，ぜひ，検索してみてください．ウェブページ内に「公開データ一覧」という項がありますが，その中の「人体についての用語」に，今回の用語も記載されています．

■一般社団法人 日本解剖学会ウェブサイト
http://www.anatomy.or.jp/yougo.html

3 骨の目印としての重要性

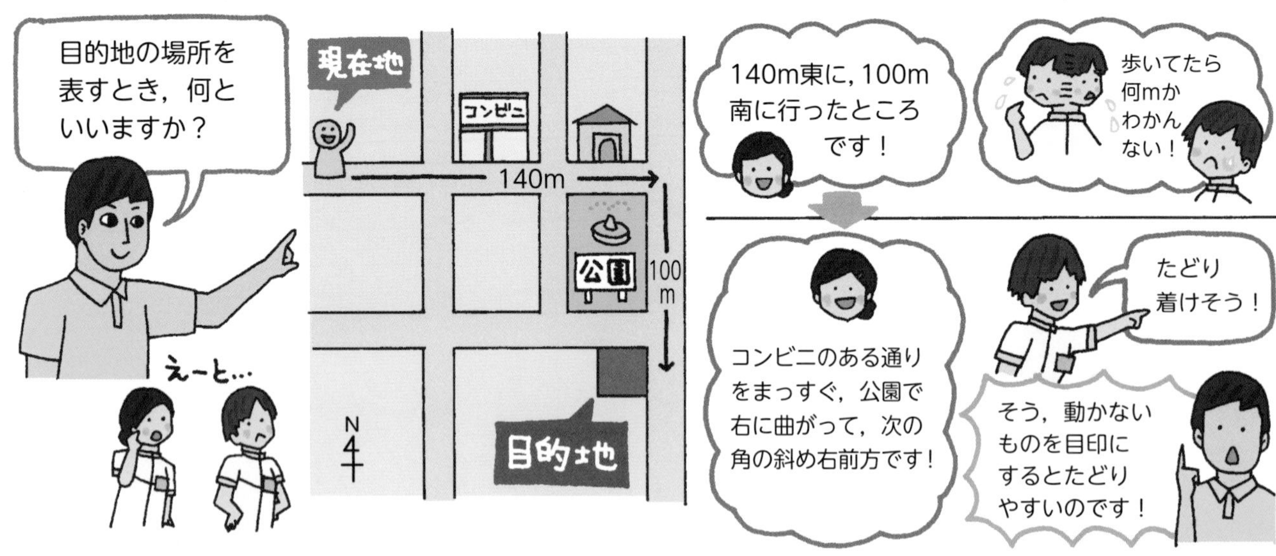

前項で，身体の中の場所をmm単位で指定できるのは確認できましたね！　では，もうちょっと大雑把に身体の中を見るにはどうすればよいでしょうか？　心臓は，「この基準から左に○○cm，下に△△cm，前に□□cm」なんていう人はいませんよね？

誰かに場所を尋ねられた時，どうやって教えますか？　「ここから140m東に，そして100m南へ行った建物」なんて答えるでしょうか？

おそらく「何本目の道を右に曲がって」とか「あのお店のところを」などと，目印を使って説明しますよね．道やお店などの動かないものは，そうやって目印にすることが可能なんです．身体も同じで，"動かない"ランドマーク，すなわち目印をとればよいわけです．

土地(ランド)の印(マーク)，みなさんもご存じだと思いますが，横浜にはランドマークタワーという，その名の通りのビルがあります．横浜で一番目立つ(と私は思います (^^;)) 背の高い建物だから，目印にできるわけです．

身体でも，そういう動かない目印からどれくらいか，と言えば，大体の場所が分かります．

では，身体での目印が何か，というと，**表2**を見てください．身体のいろいろな指標が挙げられていますが，これらを2つのグループに分けてください，と言ったら，どこで分けますか？

実は，点線のところで2つのグループに分けることができます．どういう基準で分けられているのでしょうか？　ちょっと考えてみてください (^^)！

表2　各種ランドマークの分類（体の表面または骨を基にしたもの）

体の表面	骨	
正中	鎖骨中線	肩峰
乳頭	第七頸椎	マックバーニー点
臍	第二肋骨	ランツ点
腋窩線	上前腸骨棘	ヤコビー線
乳頭線	腸骨稜	
	恥骨結合	

先ほども述べましたが，確かに乳頭や臍は目立ちますよね～．目印として最良かもしれません．ですから，左は「分かりやすい誰でも知っている指標」，右は「そうでもない指標」という分け方ですかね (^^;)．

確かにそうともいえなくもないです．というのも，左のグループは，「体の表面を見ただけで分かる」指標です．すなわち今回の2-①(p.37)で見たものですね．

それに対し，右のグループは，実は「骨を基にとっている」指標なのです (^^)．骨は普通，体表からは見えないですよね！　そのため，触らないと分かりません．だから，日常生活では使われないんです．でも，医療における最良の指標となります．その理由は，次のページでお話ししていきますね！

4 骨は姿形の基本！

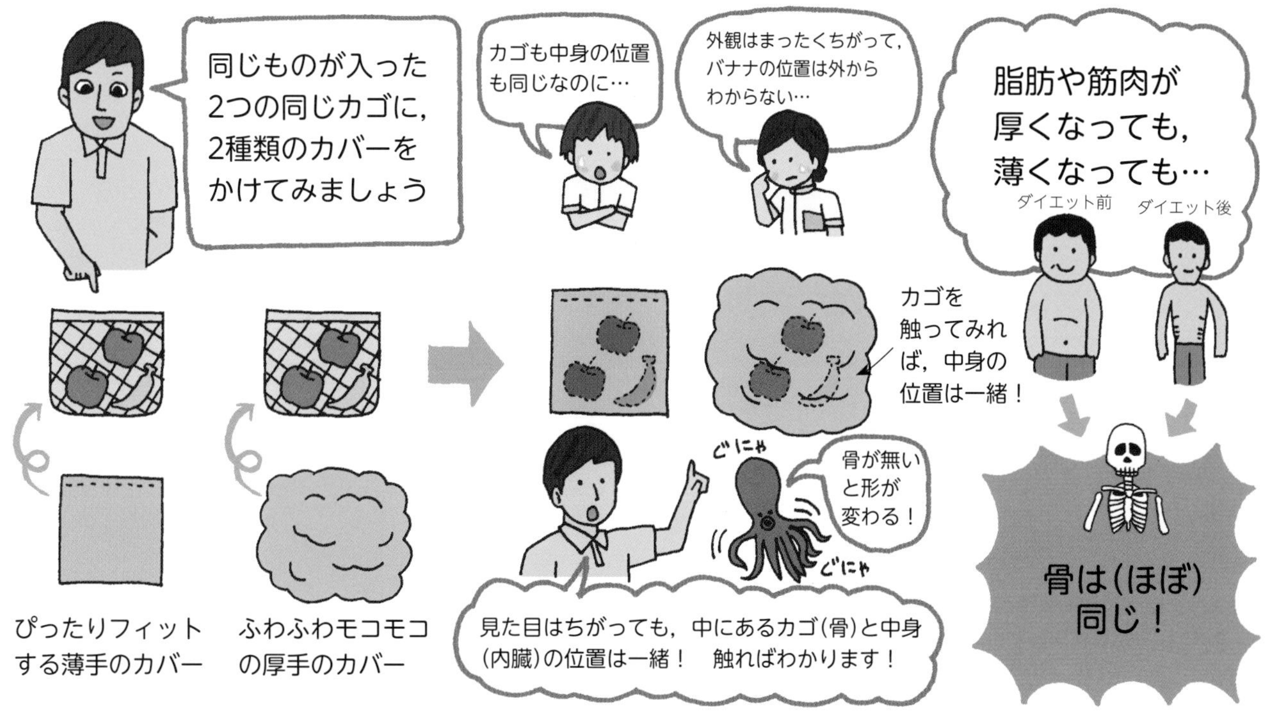

同じものが入った
2つの同じカゴに，
2種類のカバーを
かけてみましょう
カゴも中身の位置
も同じなのに…
外観はまったくちがって，
バナナの位置は外から
わからない…
脂肪や筋肉が
厚くなっても，
薄くなっても…
ダイエット前
ダイエット後
カゴを
触ってみれ
ば，中身の
位置は一緒！
ぐにゃ
骨が無い
と形が
変わる！
ぐにゃ
骨は（ほぼ）
同じ！
ぴったりフィット
する薄手のカバー
ふわふわモコモコ
の厚手のカバー
見た目はちがっても，中にあるカゴ（骨）と中身
（内臓）の位置は一緒！　触ればわかります！

先ほど述べたように，骨は，医療における最良の指標です．なぜならば，骨の大きさや形は，基本的に日々変化しないからです．

身体の外から触って分かる骨の位置を指標として，内臓等の位置を表すことができるのです．

人の体型は，成長してからも，痩（や）せたり太ったり，筋肉が付いたり落ちちゃったり，と変化します．そうすると，見た目もずいぶんと変わりますよね！

だから，内臓の位置を表すのに，体表，すなわち皮膚の上にある目印だと，変動してしまうことがあります．例えば，かなりふくよかだった人が急激に痩せた場合を想像してください．また，老化すると，皮膚が緩むだけでなく，悲しいことに筋肉も緩んできますよね．そうするとその上に乗っている皮膚も影響を受けてきます（涙）．

ところが，骨はこんな影響をまったくといってよいほど受けず，大きさや形は，基本的に変化しません（ただし，内臓にも脂肪が付きますし，加齢や疾病により骨の形や大きさも変わる場合があります．逆に，影響を受けていたら……それは病態ということになります）．

骨の上にのっている筋肉が厚くなったり薄くなったり，あるいは筋肉の上にのっている皮膚の皮下組織が増えたり減ったりして，見た目が変わっているんです．骨と内臓の位置は，皮膚のようには，ずれません．

また，内臓は骨に付着したもので仕切られていたり，血管や神経も骨を通っていたりしますよね．だから，骨の位置に対する相対的な内臓の位置はブレが少ないんです．

ちなみに絵の描き方を学んだことがある人は知っているかもしれませんが，人体を正確な構造で描く時は，まずは関節を押さえて，それを結んだものを骨とし，それに肉を付けていく，という風に描くそうですね！　これを聞いた時，私もこれで絵が上手くなるかも!?　と思ったものでした (^^) ！

こうしたことからもおわかりかと思いますが，“骨は姿形の基本”なんですよ (^^) ♪

グニョグニョ，グデグデした状態を骨抜き状態っていいますよね!?　タコには骨が無いから，あれだけ形を変えられるわけです．

人間の骨の数は？

みなさん，ご自身はいくつの骨でできていると思いますか？　10 ってことはないですよね～．手足の指先だけで最低 20 は（名前はともかく）考えられますよね！

では 100 !?　はたまた 1000 !?

正解は，きっかり 200 です．耳小骨（じしょう）を入れると左右 3 つずつで 206 個ですが，これは骨格を形成するものではないので 200 と覚えておけばよいでしょう (^^).

キリンの頸椎は何個？

キリンさんの首は長ぁ～いですよね～！　頸椎はいくつあるのでしょう？

実は哺乳類の頸骨は，一部の例外（ナマケモノやジュゴンなど）を除いて，人間と同じ 7 つです．クジラもイルカも哺乳類なので一緒で，頸椎は 7 つですよ (^^).

ちなみに哺乳類の心臓は，どんな動物でも 2 心房 2 心室で，人間と変わりません！　クジラもですよ！

シートベルトが凶器になる !?

今の自動車では 3 点ベルトが多いので問題はないかと思いますが，バスや飛行機は今でも 2 点ベルト，つまり，お腹にかけるだけのシートベルトが大部分を占めています．

今一度，交連骨格標本を思い浮かべてみてください．腹部の前面，骨は無いですよね !?

お腹の高い位置にシートベルトをかけたとしましょう．この状態で万が一衝突したとき，身体が前へ投げ出されそうになるのをシートベルトが防いでくれますが……シートベルトによって腹部にものすごい圧力がかかってしまうのです！　なぜかというと，腹部には骨が無いので，ひどい事故だとシートベルトが骨に当たるところ，すなわち脊椎骨付近まで入り込んでしまうからです．

では，どうしたらよいでしょうか !?　正しく着けることがポイントです．飛行機などでは，「シートベルトを腰の低い位置でしっかりとお締めください」と言われますよね．「低い位置」とは，「腸骨に掛かる位置」ということです．衝突したとき，シートベルトが腸骨（このあと p.46 で述べる上前腸骨棘）に引っ掛かれば，腹部への食い込みは避けられるからです．

ですから，みなさん！　シートベルトをする時は（ことに 2 点ベルトの時は），必ず腸骨（いわゆる腰骨（こしぼね））に掛けてくださいねっ！　それで命拾いもできます．解剖学を知っていると，役立つでしょ (^^)！

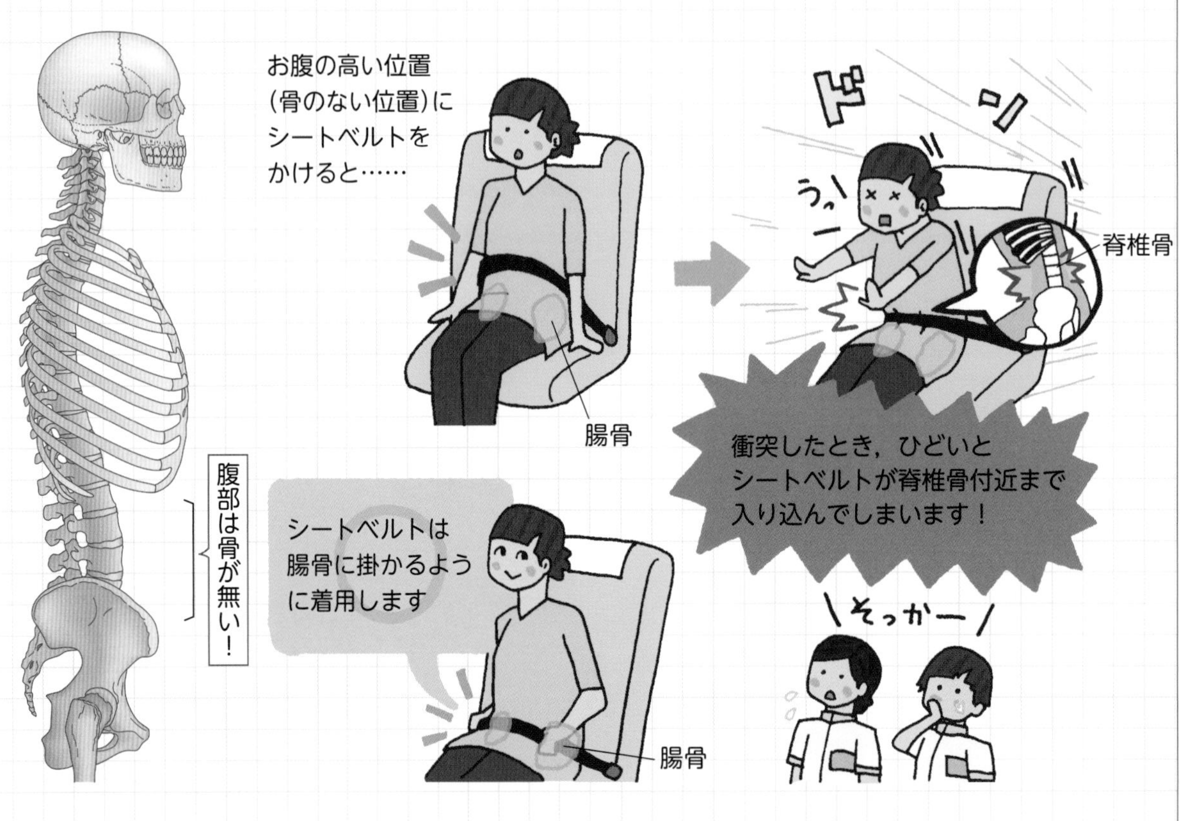
腹部は骨が無い！
お腹の高い位置
(骨のない位置)に
シートベルトを
かけると……
腸骨
ドンッ
うっ
脊椎骨
衝突したとき，ひどいと
シートベルトが脊椎骨付近まで
入り込んでしまいます！
シートベルトは
腸骨に掛かるよう
に着用します
腸骨
そっかー

5 実際に**身体**に**目印**を付けていこう♪

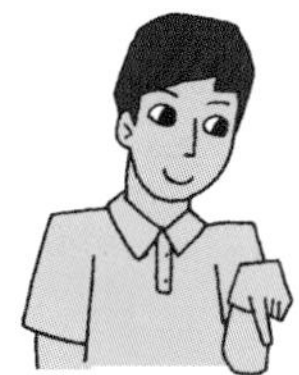

今までいろいろなことに知識を結びつけながら，身体で目印を付けるために重要な骨について考えてきました．ここからいよいよ，実際に骨を基とした目印を付けていきましょう♪
ここでは，以下の11個を見ていきます．どのあたりか，分かりますか？　写真に書いてみましょう！

①第七頸椎
②胸骨角
③第二肋骨
④鎖骨(中線)
⑤上前腸骨棘
⑥腸骨稜
⑦腹部の区分
⑧恥骨結合
⑨マックバーニー点
⑩ランツ点
⑪ヤコビー線

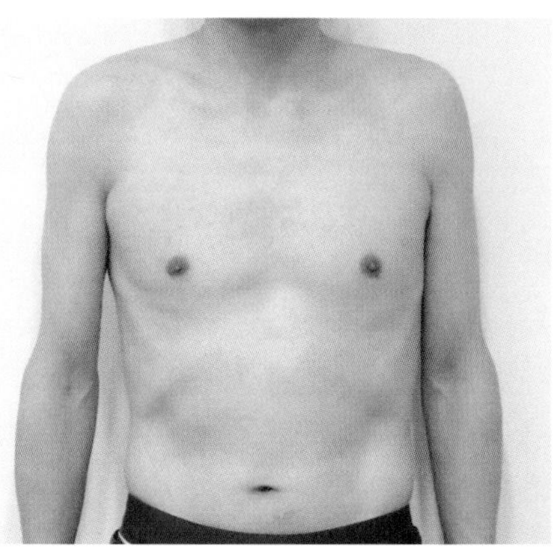

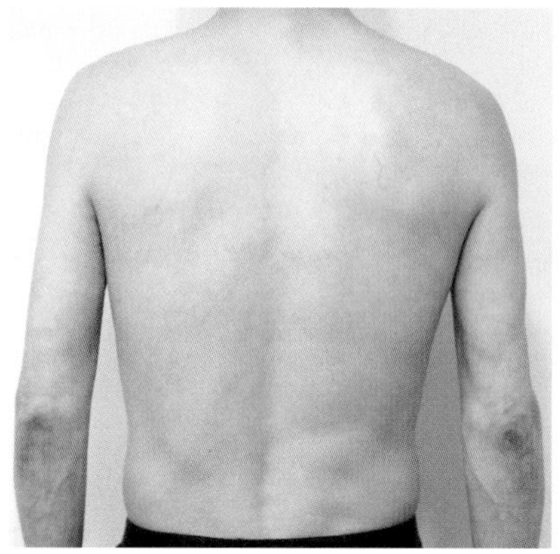

①第7頸椎

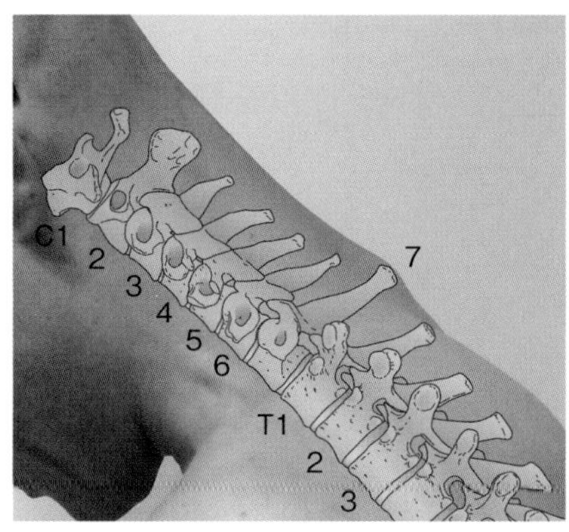

下を向いて，首の付け根あたりの1番出っ張ったところが第7頸椎．

ココ！

第7頸椎

そのすぐ下が，第1胸椎です！

みなさんも，友達同士や自分で身体に触れて確認してみましょう

頸の後ろ，最初に完全に触れる突起が第7頸椎(の棘突起)です．頭蓋骨のすぐ下が第1頸椎，頸椎は7つですから，第7頸椎の下の突起は第1胸椎(の棘突起)です．この第7頸椎を基準に順に椎骨を数えていくことができます．

この第7頸椎は，触れば分かるほど，見ても分かるほど，盛り上がっているので，“隆椎”とも呼ばれます．

ちなみに頸椎と胸椎の違いは何でしょう？　胸椎は“胸”を形成しています．胸には肋骨があります．ということで，肋骨と関節している(すなわち肋骨を出している(?!))のが胸椎です．頸椎は，肋骨を出しません！

その代わり頸椎にも特徴があり，横突孔という穴が椎骨の横の方に開いています．(第1～第6頸椎の)この中を椎骨動脈が走っています．これについてはまた血管走行のところでくわしくお話しますね！

ここで頸椎・胸椎・腰椎・仙椎・尾椎，それぞれの数を確認しておいてくださいね（順に，7，12，5，5，1）！

②胸骨角

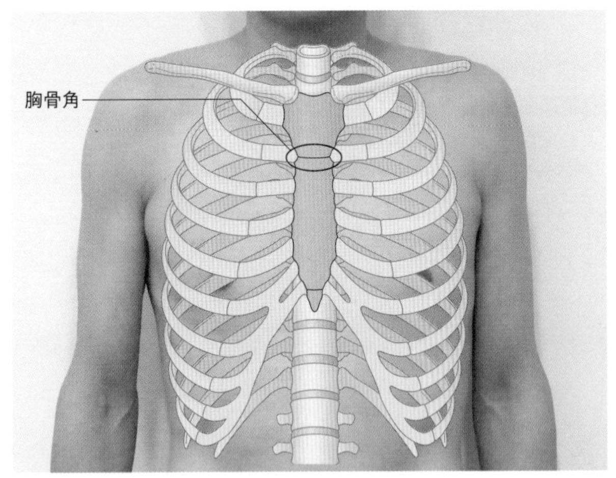

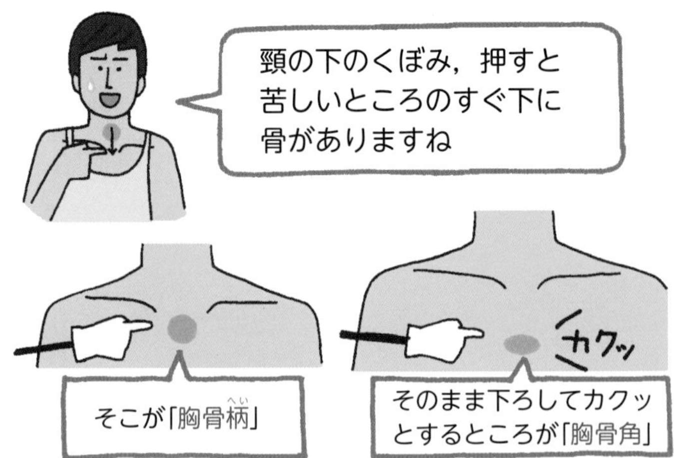
頸の下のくぼみ，押すと
苦しいところのすぐ下に
骨がありますね
カクッ
そこが「胸骨柄」
そのまま下ろしてカクッ
とするところが「胸骨角」

正中の，頸の下，胸の上の方に，くぼんだところがありますね！　あまり押すと「うげぇ〜っ (><) ！」ってなるところです．そのくぼみの真ん中に指を当て，下に皮膚に沿ってたどっていくと（といっても1cmあるかないか……(^^;))，すぐに骨にあたりますね！　これが胸骨柄です．胸骨柄に当たっても，そのまま下ろしていくと「カクッ♪」と平らでなく尖った部分にあたります．ここが胸骨角です．胸骨柄と胸骨体（2つあわせて胸骨）のつなぎ目です．ここもよい指標となります．

③第2肋骨（ならびにほかの肋骨）

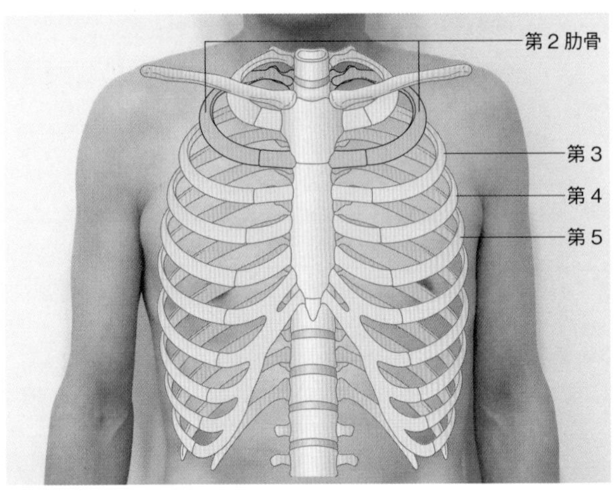

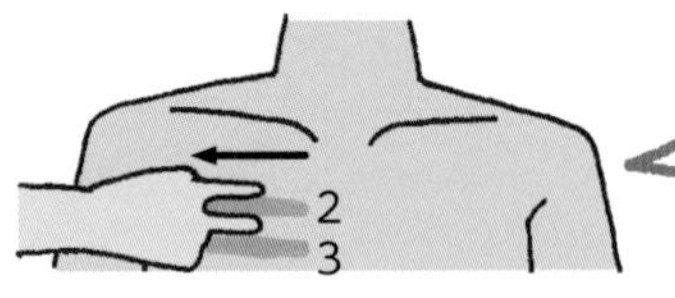

指を尺取り虫のようにして…

②の胸骨角をとった状態で指を2本にし，挟んで横にたどっていけるのが，「第2肋骨」．

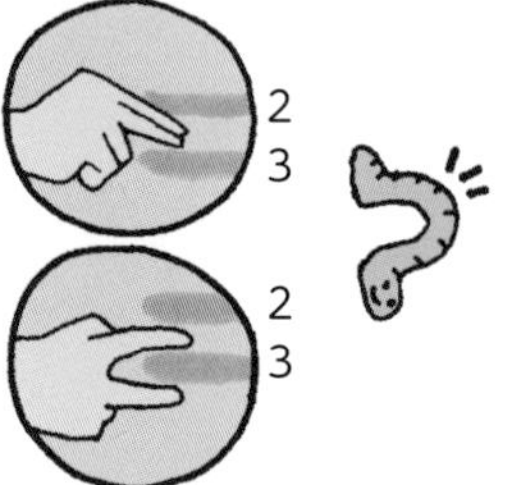

そのまま，中指のあったところを人差し指におきかえ，順番に挟んでいくと第3肋骨，第4肋骨…と肋骨を挟んでとることができます

胸骨角自体を人差し指と中指で横に挟み，そのまま横にずらすと肋骨のうちの1本を挟みますよね．これが第2肋骨です．第2肋骨，人の身体を横から見て，最初，というか一番上に見える肋骨です．

第2肋骨の1本下の肋骨が第3肋骨，その下が第4肋骨です．最低でも第5肋骨まではとれるようになっておきましょう．

ただ，人によってとりやすい体型の場合と，そうでない場合がありますから，できるだけ多くの人のをとらせてもらうと，実践で役立つでしょう．

ちなみに肋骨を数えていく時は，肋骨の上を指で押さえていると皮膚が動いてしまってブレて分からなくなってしまいがちです．なので，指と指の間で肋骨を挟むようにして，尺取り虫のように押さえていくと分かりやすいですよ (^^) ♪

乳頭の位置は目印になる？

乳頭の位置を，骨を基に表してみてください．骨に対して，動きまくりませんか？　とくに女性では顕著ですよね !?

男性でも実際にとってみると，すぐに理解できます！　腕を体側（たいそく）につけて仰臥位になった場合，大体，乳頭は第４肋間に位置します．その状態から，腕を頭の上に上げると，皮膚が引っぱられて乳頭は上方に移動し，第４肋骨の上に乗ってきます．立位だと第５肋骨の上に乳頭が乗りかけてくるはずです．

もっと言えば，仰臥位に寝て，肋骨をたどりながら，体表に肋骨の走行を書いてみてください．起きて直立すると，実際の肋骨の位置と書いた位置がずれていませんか？

このことからも，皮膚上の目安は，ブレが大きいことが分かりますね (^^) ！

できれば誰かに，仰臥位の状態で肋骨を書かせてもらうと，非常に勉強になりますよ♪

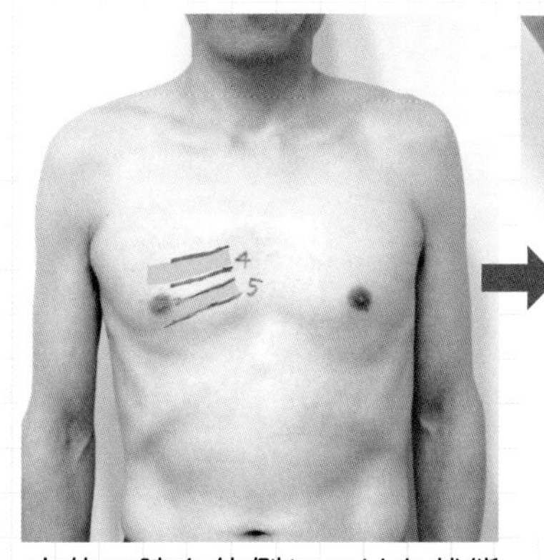

立位で腕を体側につけた状態では，乳頭は第5肋骨に乗りかけている（仰臥位では第4肋間）
（注：個人差はあります）

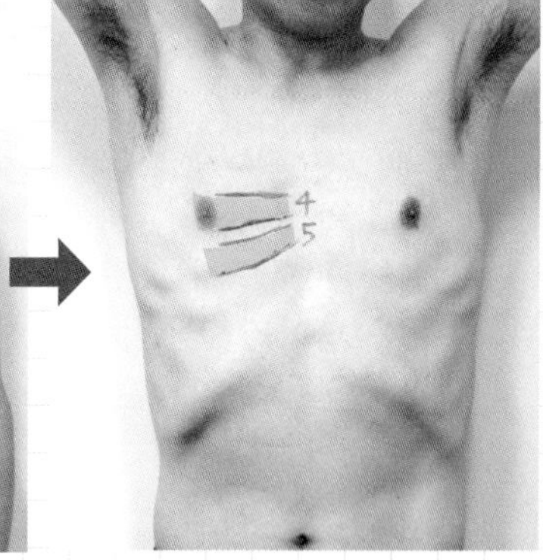

腕を頭の上に上げると，乳頭は第4肋骨上に乗りかける！（仰臥位では第４肋骨上に完全に乗ってくる！）

④鎖骨および鎖骨中線

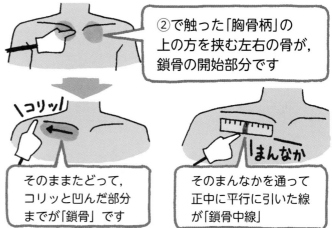

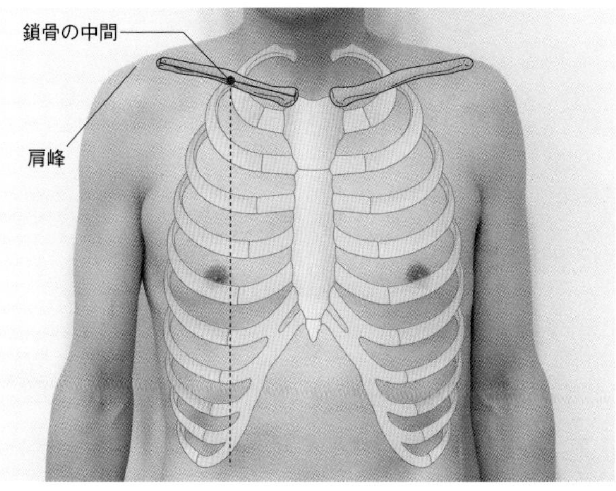

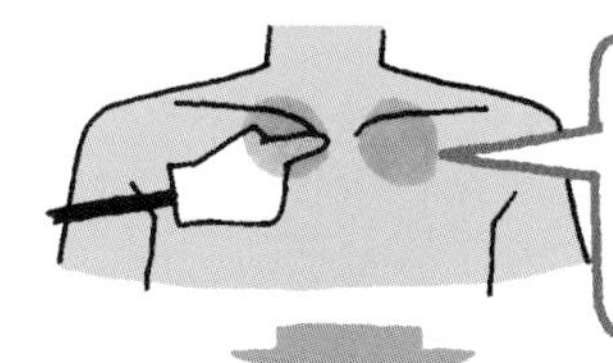

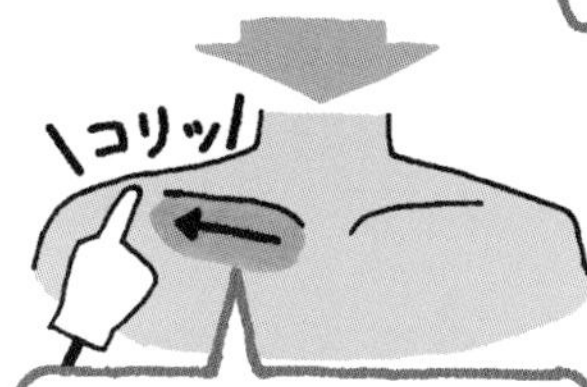

鎖骨の中間

②で触った「胸骨柄」の上の方を挟む左右の骨が，鎖骨の開始部分です

コリッ
そのままたどって，コリッと凹んだ部分までが「鎖骨」です

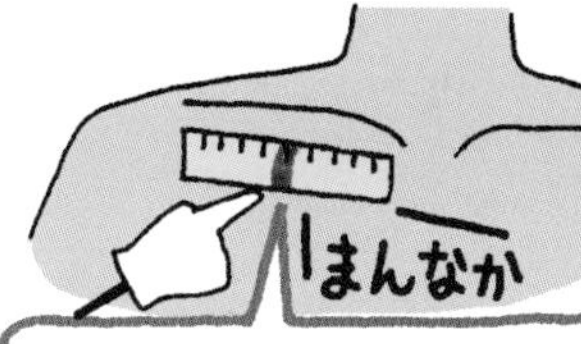

まんなか
そのまんなかを通って正中に平行に引いた線が「鎖骨中線」

先ほど見た胸骨柄の一番上の縁の部分を左右にたどるとすぐに骨にぶつかります．これが左右の鎖骨の始まりです．では，鎖骨の終わりはどこか……肩の一番外側ではありませんね．その鎖骨，指でたどっていってみてください．腕を下にだらぁ〜んと下ろした際，肩の一番外側の端に触る骨の部分，これは肩峰（けんぽう）と呼ばれる部分で，肩甲骨（けんこうこつ）の一部です．この肩峰の2〜3cm程度内側のところ，鎖骨を胸骨柄側からたどってくるとコリッ♪と凹（へこ）んでいませんか？　そこが鎖骨の終わりです．

鎖骨の始まりと終わりを結んで，その真ん中を通って，正中に平行に引いた線が鎖骨中線です．昔は乳頭線なども指標としましたが，乳頭の位置はブレが大きいので，今では鎖骨中線が主流です．乳頭の少し（男性であれば１〜 2cm）内側を通ることが多いです．

⑤上前腸骨棘

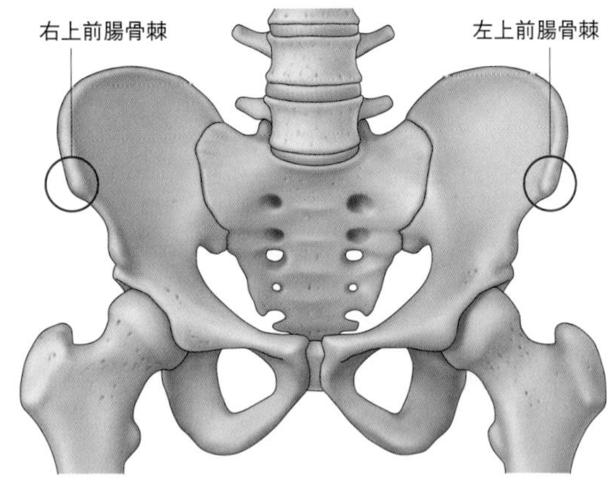

〈後側から見た図〉

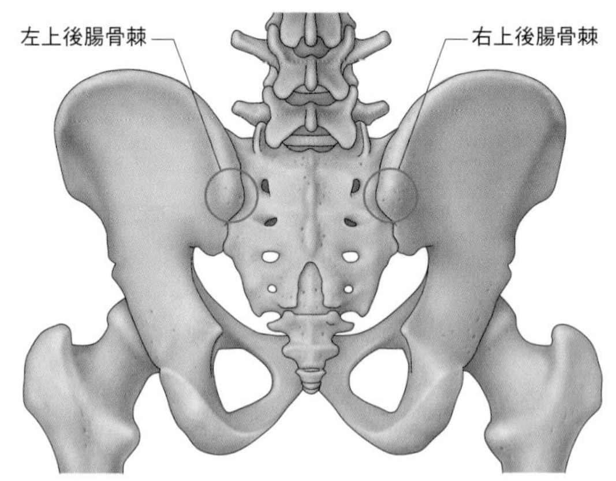

上前腸骨棘は図の赤丸印で，腰の前面，パンツをひっかける，ひっかけない，などという，簡単に触れる腰骨の出っ張ったところです．大変重要な目印なので，絶対に覚えましょう！

名前が難しいですか (^^;)？　難しく考えないでください (^^)♪　骨の特定の場所，というかそこの場所を含めた形を表すのにはルールがあります．

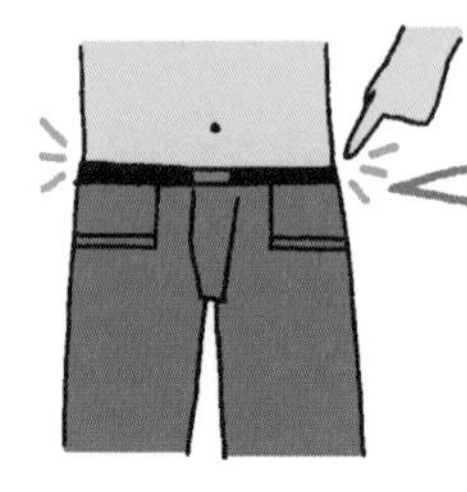

ジーンズを履いたときにひっかかる，かからないという腰骨の出っ張ったところです！

ルールがあるから簡単 (^^)♪（骨の場所と形を表す言葉のルール）

骨の特定の場所を表す言葉には，ルールがあります．まずは何という骨の場所か，「骨の名前」を置いてください．その前に「場所を表す言葉」，その後にそこの「形を表す言葉」が付いてきます．たったこれだけです (^^)♪

上前腸骨棘，これは腸のあるところにある“腸”骨の一部です．「腸骨」という骨の名前の前に腸骨のどこか，場所を表す言葉を付けます．

左，または右，というのは説明するまでもないと思いますが，まずは上か下か，そして次に前か後ろか，という場所を表す言葉が付くのです．

上前腸骨棘は図で見ると分かるように腸骨の中でも“上”の方の出っ張りです．それより上に出っ張りはありませんよね?!　前か後ろかといえばもちろん“前”です．

ということで，「腸骨」という単語の前に“上”の“前”の「腸骨」と付いてきます．そして，骨の名前の後ろにはどんな形か，といった言葉が付きます．上前腸骨棘のような尖った形を“棘”といいます．そこでこれを付けて“上”の“前”の「腸骨」の“棘”となるのです．右だったら，右の上前腸骨棘，左だったら，左の上前腸骨棘です．

「あれっ？　左右が最初ってのは分かるけれど，上下と前後，どちらが先だか忘れちゃうぅ～っ (><)！！」と，いう人は，紙に書いたグラフを考えて x，y，z の順だと思ってください (^^)．

横軸（左右に伸びていますね！）が x，縦軸（上下に伸びています）が y，グラフの奥行き方向（前後ですよね！）が z．ですから，その順です (^^)♪

では，上の図の緑色の丸の部分は何というでしょう？　上か下か，といえば“上”，前か後ろかといえば“後”，そして尖っている…．ということで上後腸骨棘ですねっ (^^)♪

この上前腸骨棘と上後腸骨棘，これを結んで殿部の筋肉注射の指標にしますよね！　大事ですね～っ！

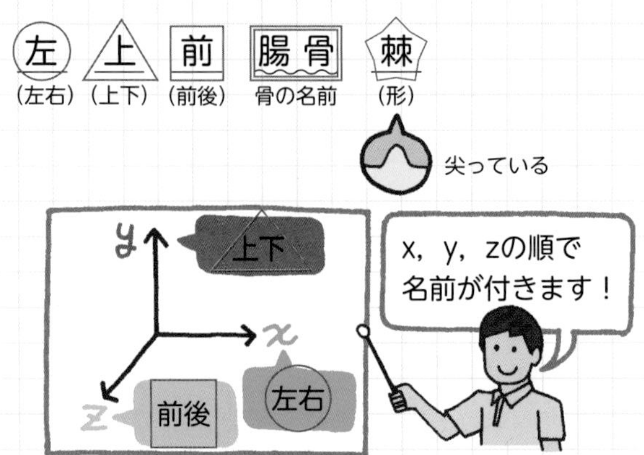

⑥腸骨稜

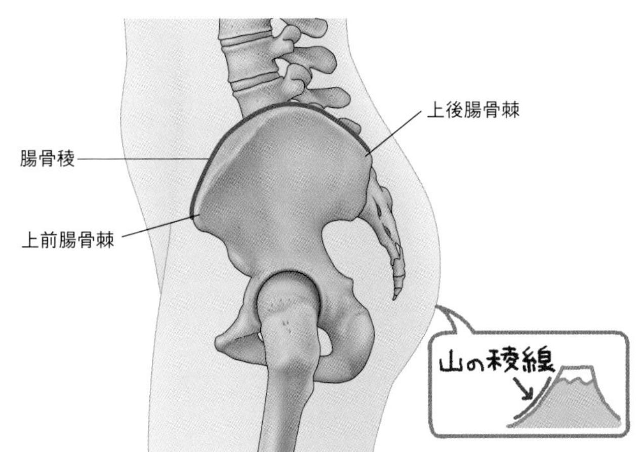

ん？　もう名前のルールから外れているって (^^;) ？　そんなことはないのです (^^). 腸骨稜は，図の赤線のところですね！「腸骨」の中で，そんな形をしたところはそこしかありません．なので，上も下も要らないですし，前から後ろまでつながっているので，前も後ろもありません．ですから，まず骨の名前，“腸骨”が来て，次に山の稜線のような形を表す“稜”が来て，「腸骨稜」となるのです．左右を区別する場合，その前に位置を表す言葉が来ますから，「左腸骨稜」と「右腸骨稜」となります．

⑦腹部の区分

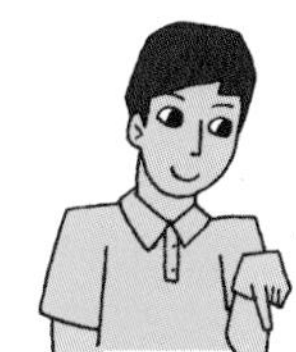
最初に，お腹が痛い時，どこが痛いか分からないと
困るということを述べましたね．
広いお腹をもうちょっと細かく分けるには，4つ，
または9つに便宜的に分ける方法があります

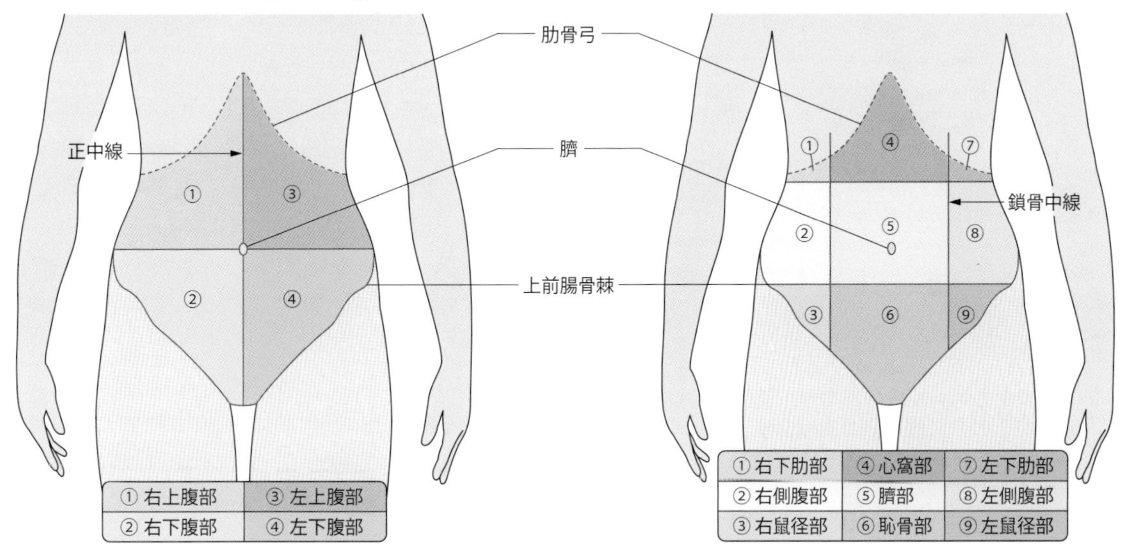

① 右上腹部	③ 左上腹部
② 右下腹部	④ 左下腹部

① 右下肋部	④ 心窩部	⑦ 左下肋部
② 右側腹部	⑤ 臍部	⑧ 左側腹部
③ 右鼠径部	⑥ 恥骨部	⑨ 左鼠径部

腹部4区分

これは一番簡単な分け方です．骨を基にせず，見て分かる「臍」を利用します(『さい』でしたね (^^)！『へそ』ではありません(笑)．臍を通ってバシッ，バシッ♪と縦と横に切ったら終わりです．

それぞれの区分の呼び方……問題ないですよね (^^)!?　そのままです(笑)．

腹部9区分

4区分と異なり，骨を基に区分しています．

3×3で9区分なので，縦に2本，横に2本，線を入れます．縦は左右の鎖骨中線，横は左右の肋骨弓（きゅう）（肋骨が弓のようになっているから肋骨“弓”）同士を結んだ線と，左右の上前腸骨棘同士を結んだ線，または，左右の腸骨稜の一番高いところ同士を結んだ線のどちらかです．

上前腸骨棘同士を結んだ線で分けることが一般的ですが，そうでない現場もありますので，そこのやり方にしたがってください．

この9区分，結構使いますので，よく覚えておいてください．それぞれの区分の呼び方には，いろいろありますが……(^^;)．現場に出て困らないように，ぜひとも知っておいてほしい言葉が「季肋部(きろくぶ)」です．

今，みなさんの教科書に大抵「下肋部」と書いてある場所の別名です．p.39で挙げた「解剖学用語」にも「下肋部」と書かれていますから「下肋部」を使うのが好ましいです．しかし，今でも季肋部と言う人は多いので，知っておいて損はないでしょう．

それから「心窩部」．これは今では「上胃部」とされていますが，今でも心窩部と言う人は多いです．「上腹部」という言い方もあります．

では，心窩部に心臓がありますか？　次回以降にお話ししますので，考えておいてくださいね (^^)．

そのほか，「恥骨部」に対して「下腹部」とも言い，これはいずれも現在でも推奨される言葉です．「鼠径部(そけいぶ)」に対して左右の「下腹部」や「腸骨部」，「側腹部」に対して「腰部」といった呼び方が混在していますが，これらはいずれも解剖学的に，最初に挙げたものが推奨される呼び方となっています．今の基準はあくまでも，先ほど挙げた「解剖学用語」の通りです．

⑧恥骨結合

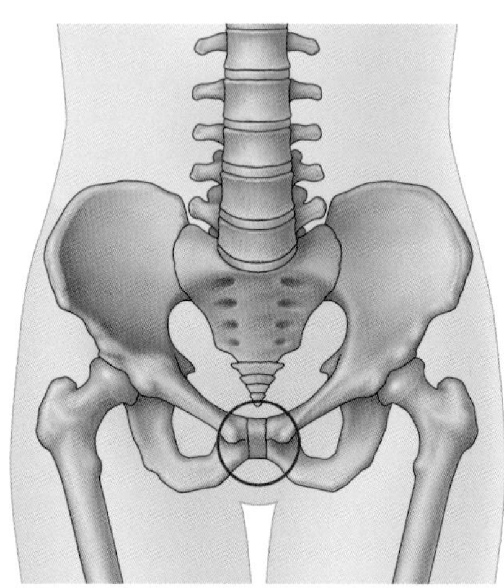

恥骨が左右でつながっている部分です．軟骨により左右の恥骨はつながっているので，先程述べたように，ある程度，動くことができます．

ちなみに，男性の場合，陰茎は恥骨結合の「上」についていますか？　それとも「下」ですか？

陰茎は恥骨結合の「上」にあると思う人が多いようなのですが，実は恥骨結合より「下」の位置で体幹についています．

これは，尿道の長さを考えるのに重要です．仮に，陰茎が恥骨結合よりも上にあったら……そのまま膀胱に向かって尿道はまっすぐ伸びていく方が素直ですので，もっと尿道は短いはずです．ところが実際には，陰茎は恥骨結合より下にあるため，尿道は恥骨の下側から膀胱に向かわねばなりません．そのため，男性の尿道は長く，尿道カテーテルも長さが要るのです．解剖図を見て，尿道カテーテルはどの向きで入れるべきか，1番適切な角度を考えてみましょう．

女性の尿道口も，恥骨より下にありますよね！　女性の尿道を，陰茎を通して伸ばしたものが男性の尿道なのです．女性と男性でかなり違って見えますが，本質的には一緒なんですよ (^^) ♪

男女とも恥骨結合のあたりに膀胱があり，
その下の方に尿道口があります！

■男性の尿道

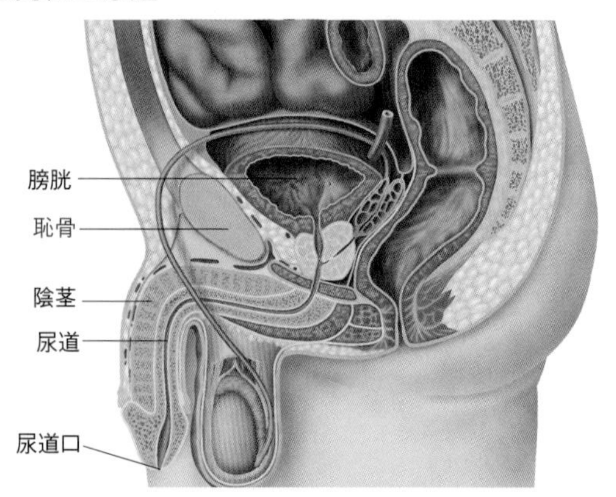

■女性の尿道

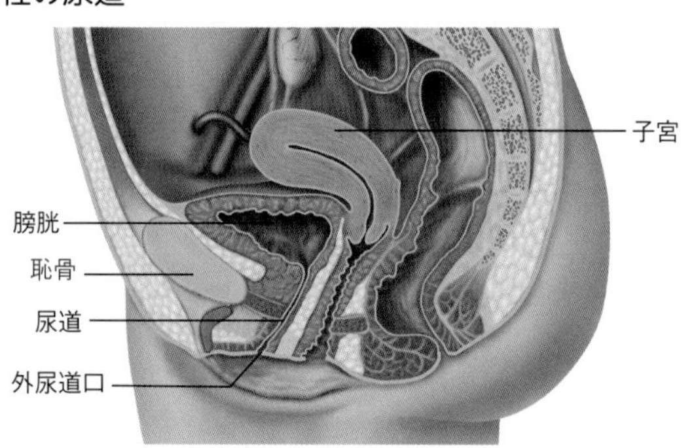

⑨マックバーニー点，⑩ランツ点

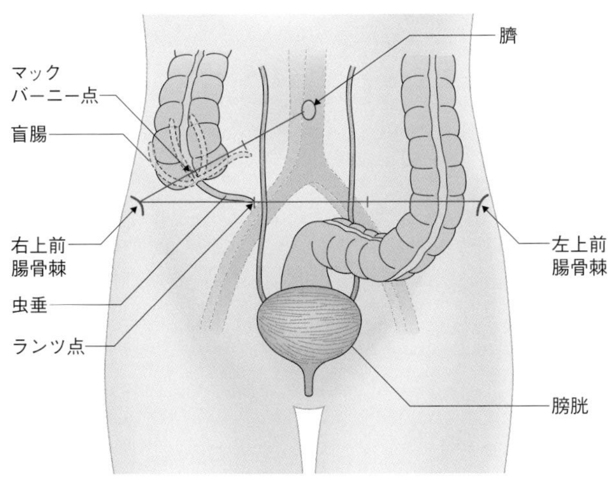

臍と右の上前腸骨棘を結んで3等分した点のうち，右側(外側)の点をマックバーニー点といいます．虫垂炎(ちゅうすいえん)の際，押すと痛む圧痛点でもあり，手術で開ける位置でもあります．

ん？　名前が覚えられないですか!?　だとしたら，自分の身体のその位置にマクドナルドがあって，この中にウサギさんが居ると思ってください(笑)！　でもマックバニーではないですよ！　マックバーニー（マックバーネー，とも言います)ですからね！　参考までに，左右の上前腸骨棘同士を結んで3等分した点のうち，右側の点をランツ点といいます．虫垂は，マックバーニー点からランツ点に向けてあるとされています．しかし，盲腸の位置も個人差がはげしい場合もあり，それに付いている虫垂の向きや大きさも個人差がとても大きいので，いろいろな場合があります．盲腸の裏を虫垂が上に向かっている例も多いんですよ！

⑪ヤコビー線

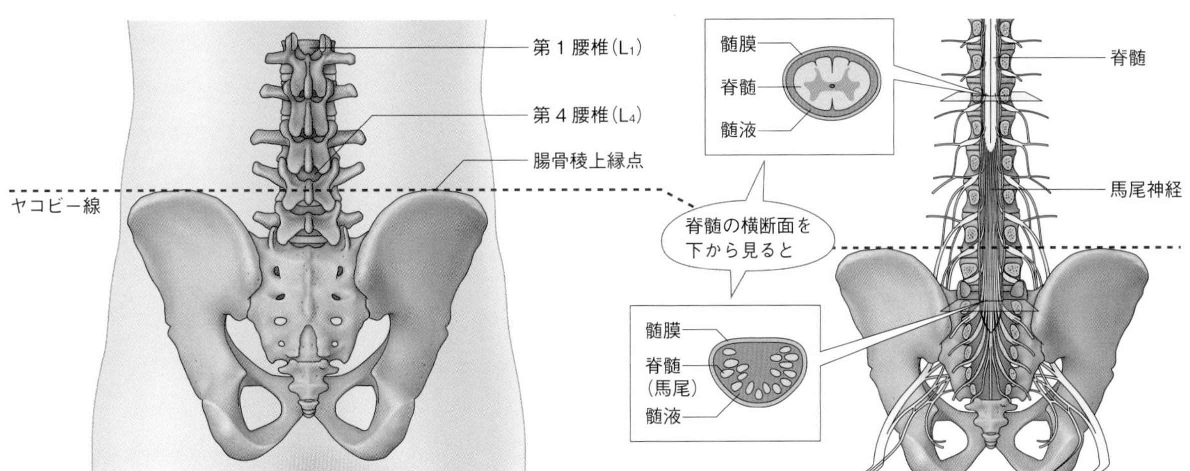

腸骨稜の一番上の点同士を結んだ線をヤコビー線といいます．脊髄は，このヤコビー線よりも下の方になると，「馬尾(ばび)」といって，馬のしっぽのように細～い神経に分かれています．そのため，ヤコビー線よりも下で腰椎穿刺すれば，脊髄に針が刺さってしまうことがないのです．

そうめんをボールに張った水に泳がせて，それを針で突くことができますか？　できないですよね！　これと同様です．反対にヤコビー線より(かなり)上のほうで穿刺すると，脊髄損傷を起こしかねません！

ということで，この線も超重要ですから，絶対に覚えておいてくださいねっ (^^)♪

このように，各種の目印は骨を基にとることができます．そしてこれはブレが最も少ない指標となるのです．
ただ，触れる骨は非常に限られています．なぜかといえば，先ほどお話したように筋肉，その中でも骨格筋に包まれているからです．
次回は，骨格の機能や，骨格の異常について見ていきましょう♪

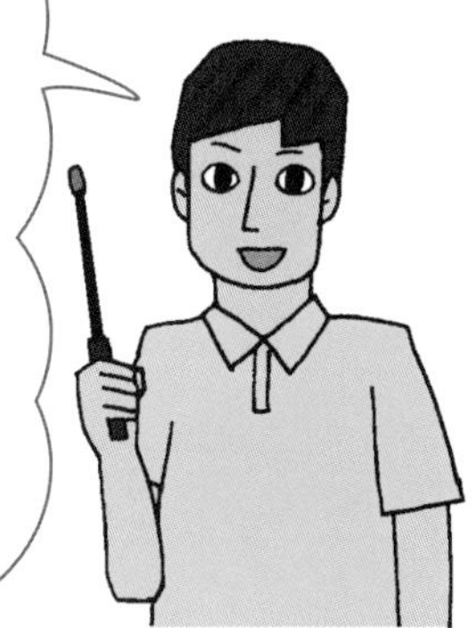

Memo

第5回 骨格 Part 2…骨格の機能と異常

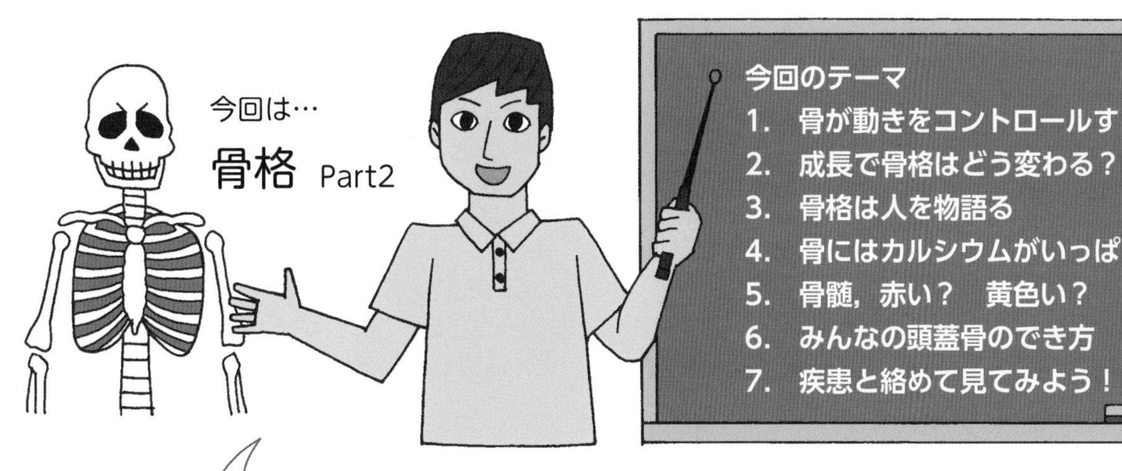
今回は…
骨格 Part2
今回のテーマ
1. 骨が動きをコントロールする！
2. 成長で骨格はどう変わる？
3. 骨格は人を物語る
4. 骨にはカルシウムがいっぱい！
5. 骨髄，赤い？ 黄色い？
6. みんなの頭蓋骨のでき方
7. 疾患と絡めて見てみよう！

みなさん，こんにちは！
前回は骨格を基にした身体の目印や，方向・断面を表す言葉などを学びました．
今回は，骨の機能を中心にお話しします．
骨の機能は大きく分けて，物理的な機能と生理的な機能に分けられます．
物理的な機能とは，骨の形そのものによるもので①運動器，②骨格，③内臓保護，の3つがあります．
①は，運動器としての働きです．これに関しては次回の筋肉とも関連します．
②は，前回お話ししたように，骨格として身体を支える重要性のことです．「骨は姿形の基本」でしたよね (^^)♪　③も前回お話ししたように，骨は腹部を除いて内臓を包んで保護しています．
生理的な機能は，④カルシウムの貯蔵，⑤造血機能，です．この2つ，メチャクチャ重要ですから，絶対に（！）覚えてくださいね！
今回も，いろいろな知識に関連付けながらお話ししていきます．知識は関連付けることで，どんどん広がっていき，かつ，覚えやすくなりますよ～ (^^)♪　ぜひ，「ふぅ～ん，それで，それで(ワクワクッ♪)!?」と興味を持てるようになってくださいね．
そうなれるよう，私もがんばりま～す！

物理的な機能
①運動器
②骨格
③内臓保護

重要

生理的な機能
④カルシウムの貯蔵
⑤造血機能

Ca
Ca

1 骨が動きをコントロールする!

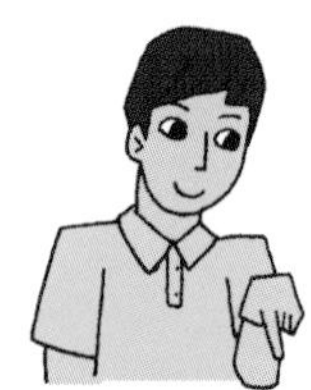

最初に，骨の機能の1つとして，「運動器」ということを挙げました．実を言うと，骨は人体の動きまでコントロールしています．いくつか見ていきましょう♪

①クルクル回る♪ 環椎(かんつい)と軸椎(じくつい)

前回で，頭蓋骨の下にある，頸椎と胸椎がつながっている図を示しましたね（p.43）！　頸椎，胸椎，腰椎，仙椎，尾椎，の数も，覚えていますか？　上から順に，7，12，5，5，1個でしたね（^^）！

さて，ここでちょっと首を回してみてください！　クルクルと回りますね！

これは，頭蓋骨が「環椎」と呼ばれる輪っか状の第1頸椎の上に乗っており，それが「軸椎」と呼ばれる軸が垂直に出ている第2頸椎に刺さっているので，クルクルと回せるわけです．

この第2頸椎の軸椎，輪っかに垂直に軸が出ています．これが，火葬の後，お骨を拾わせていただく時に言われる「喉仏(のどぼとけ)」です．輪っかの部分を，胡坐(あぐら)や座禅を組んでいる足，軸の部分を体幹と頭に見立てています．男性の頸部に飛び出しいる喉仏とは，まったく別のものです．

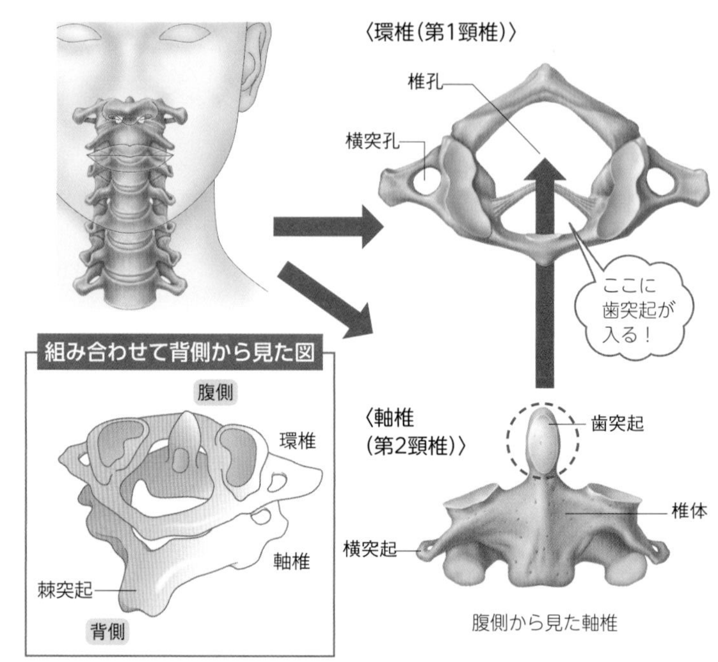

②まん丸(@@)の大腿骨頭!

大腿骨頭の図を見てください．まぁ〜ん丸ですよね！　こんなに丸いので，クルクルと脚を回すことができるのです．

なお，大腿骨頸部は，高齢者で骨折をしやすい部位です（p.63④参照）．交連骨格を考えてみてください．斜めになった大腿骨の頸部で下肢を除く全体重を支えているんです！　ということで，大腿骨頸部には負荷がすごくかかっています．

ちなみに肩関節も，大腿骨と似たしくみになっていて，クルクル回すことができますね！

人体の中で最大の可動域を持っているのは肩関節です．ただし，可動域が広いがゆえに，はずれやすい（すなわち脱臼しやすい）とも言えます．

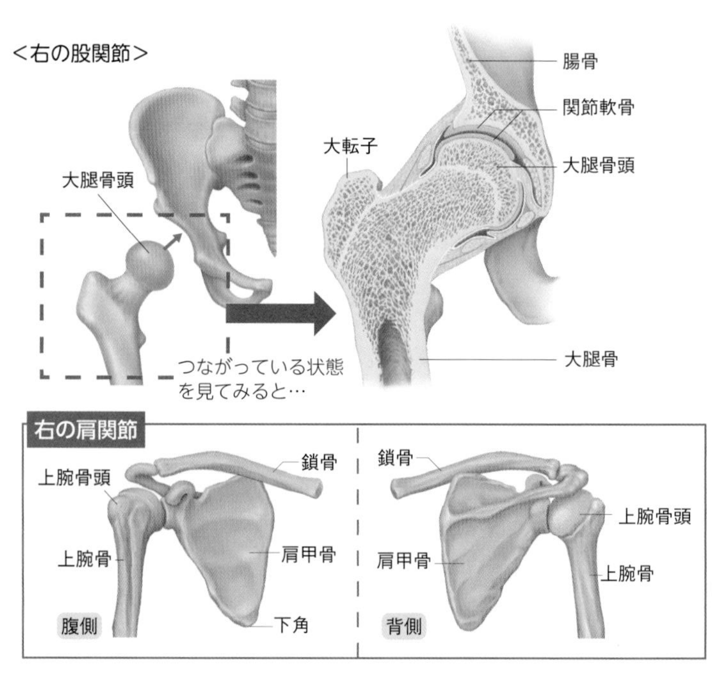

③どうして腕はそこまでしか回らない!?

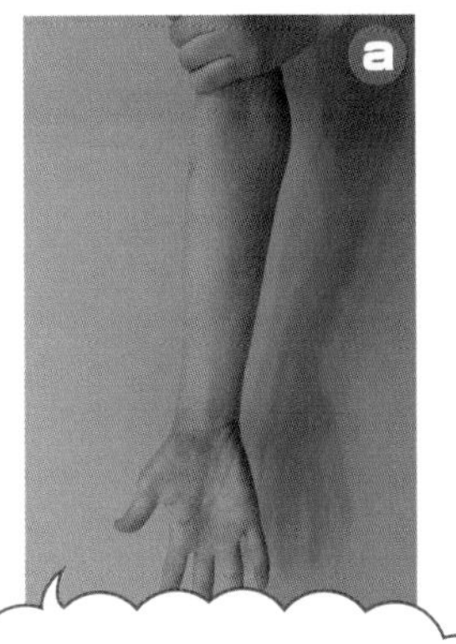

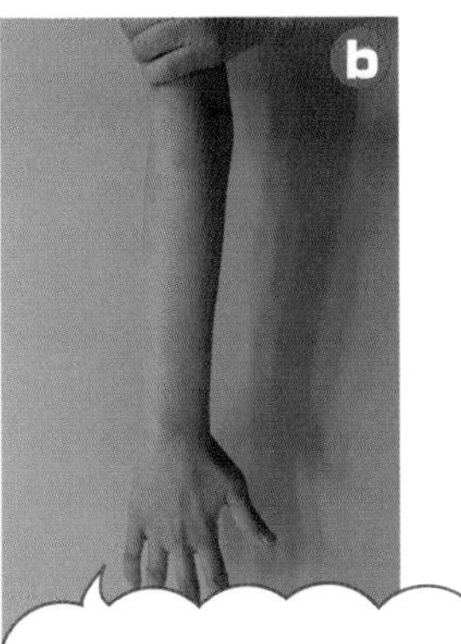

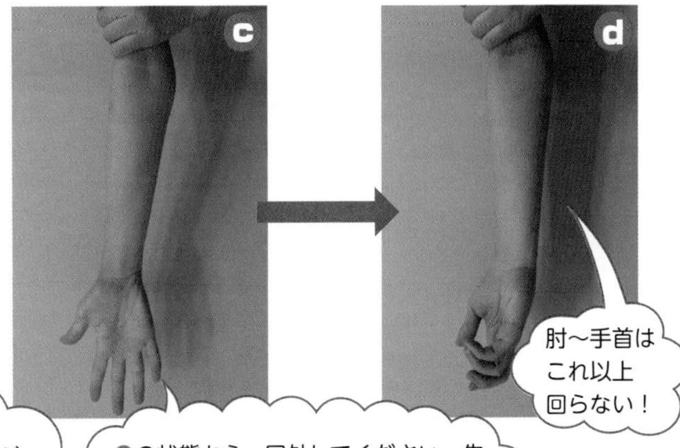

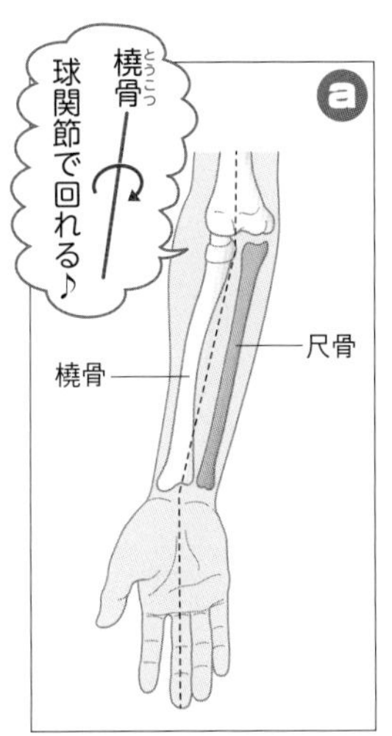

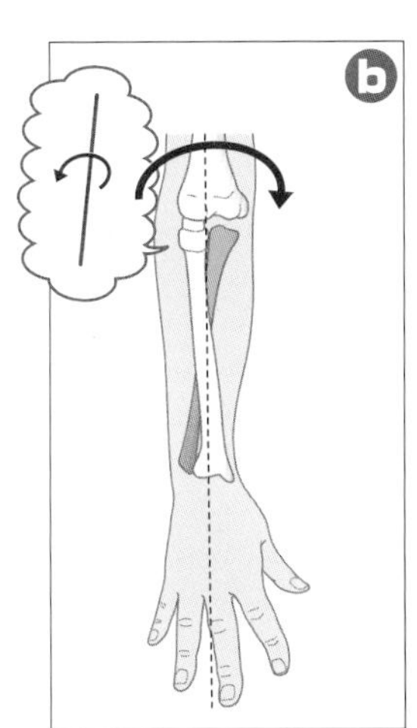

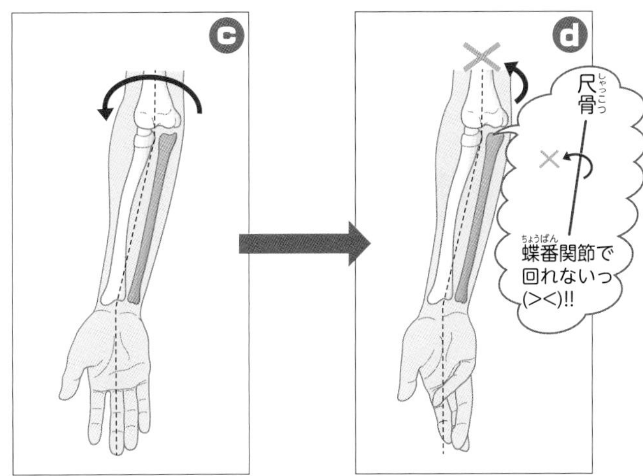

手のひらを上にし，腕を床と平行に前へ突き出してください.

その状態から，肘を押さえて回内(内側に捻る)してください. 手の甲が上に向くまでしか回せませんよね!?

ⓑの状態から，回外してください．先ほどの状態までしか回せませんよね.
肘〜手首はこれ以上回らない！

蝶番関節で回れないっ(><)!!

これも，骨格が関与しているんですよ(^^)！

ⓐの状態の時，腕の外側に橈骨が，内側に尺骨が平行に並んでいるのは分かりますか？　肘の外側から親指側に向けて橈骨，肘の内側から小指側に向けて尺骨です.

ん!?　橈骨がどっちか分からなくなった？？　お父さん指の方の橈(父!?)骨です(笑).

この状態から回内したⓑの時，親指は身体の内側，小指は身体の外側に来ます．橈骨は内側，尺骨は外側です．ところが肘は元のまま，つまり橈骨は外側，尺骨は内側です．とすると，橈骨と尺骨はクロスしてしまいますね！

ということで，それ以上，回内することはできません.

ⓒの理由も考えていきましょう．回内した後，回外して行くと，また元の位置までは戻ります．でも，それ以上は回りません．なぜか…….

橈骨の肘関節は球関節でクルクル回れます．ところが尺骨の肘関節は蝶番関節で曲げ伸ばししかできず回ることができません．だから回内の時は尺骨を軸として橈骨がクルリッ♪と肘のところで回れたものの，回外の時は橈骨を軸として尺骨がクルリっと肘のところで回ることができないのです.

ん？　難しいですか (^^;)!?　これは言葉ではなかなか説明しづらいですねぇ……．ぜひ，みなさんに直接お話ししたいところではありますが(^^;)，ひとまず友達同士で腕を動かしながら考えてみてくださいね(^^)！

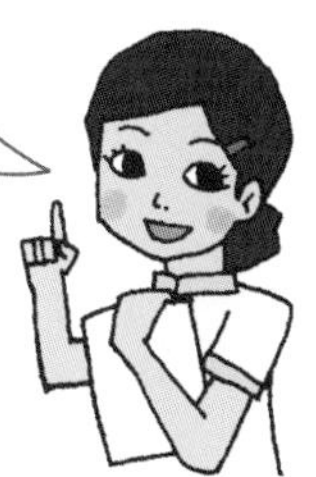
橈骨が球関節で
回転するから，
手のひらがひっくり
返ることができるのね！

2 成長で骨格はどう変わる？

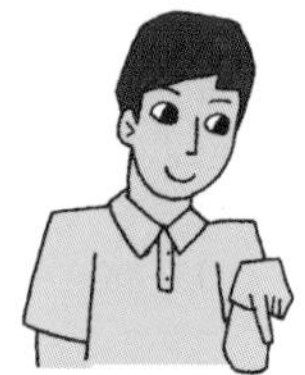

人間は生まれる前からハイハイまで，骨格は4足歩行動物と同じような状態です．そこから，だんだんと2足歩行の人間に適した形に変化していきます．
大きな変化では"脊椎骨に対する肋骨の出る方向"と"脊椎骨の前後の彎曲（わんきょく）の数"が挙げられます．こうした，成長とともに起こる変化について見ていきましょう．

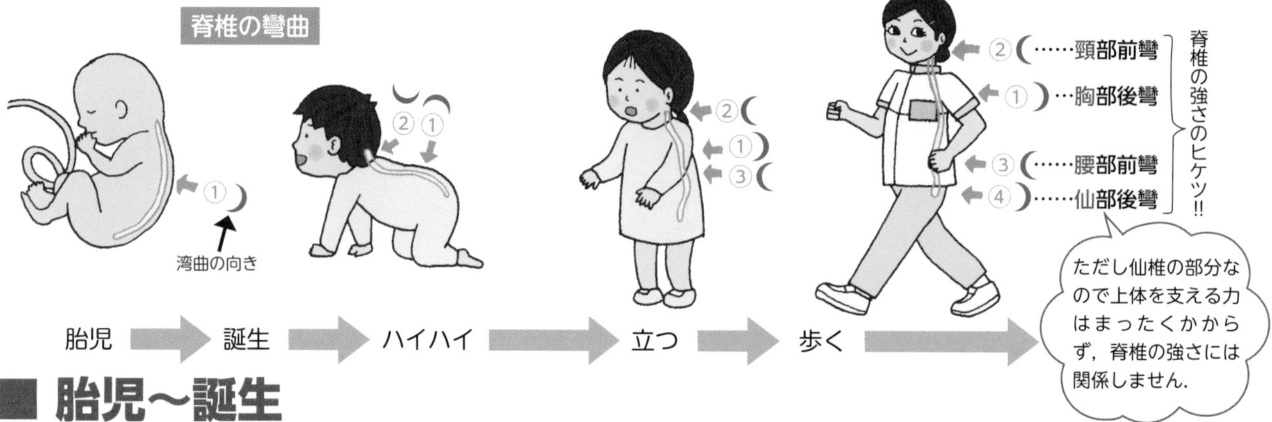

脊椎の彎曲

②……頸部前彎
①…胸部後彎
③……腰部前彎
④……仙部後彎
脊椎の強さのヒケツ!!
ただし仙椎の部分なので上体を支える力はまったくかからず，脊椎の強さには関係しません．

■ 胎児～誕生

まずは胎児の脊椎骨の彎曲を見てみましょう♪

胎児の骨格，背中は頸の部分を含めて，まぁ～るくなっています．まぁるい方が小さくなれますよね！　お母さんが苦しくないように協力してくれているのかもしれません．まぁるいので脊椎骨の彎曲は1つです．

およそ第6週，エコーで確認できる最初の時もそうです．この時点では，立つどころか，ハイハイや4足歩行もできそうにないように見えますね…….

4足歩行動物の骨格は，大雑把に見ると，地面に平行に脊椎骨があり，そこから垂直に近い形で肋骨が伸びています．4足で歩くときは，そのほうが安定した姿勢がとれますね．

人間の胎児の骨格も，これに近い形になっています．胎児を直立させて，成人とくらべて見ると，成人の肋骨は斜め下に向かって伸びていますが，胎児の肋骨は，前に向かって飛び出すような感じです．重心を考えるとこれは4足歩行から2足歩行に移った名残りかもしれませんネッ！

肋骨が脊椎骨に対して垂直近くに出るより下に伸びるほうが呼吸効率は良いのですが，胎児は肺呼吸をしていないので，その必要性も少ないのです．肋骨と肺呼吸の関係については，また次回以降にお話ししますね．

産まれたての赤ちゃんの身体の形は，「樽型」と言われます．そう，胸郭の前後径と左右径が大体1：1，まん丸です！

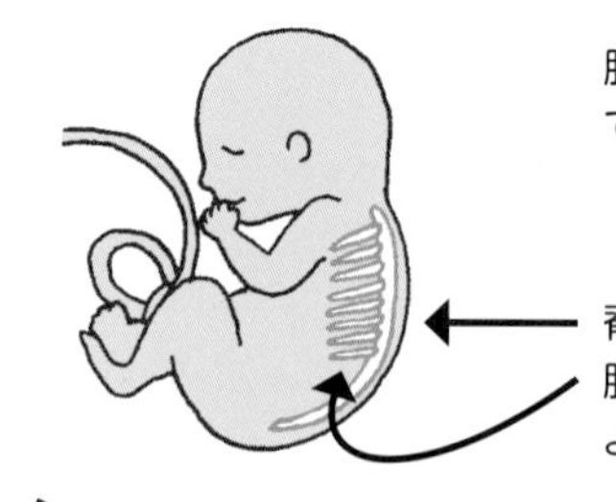

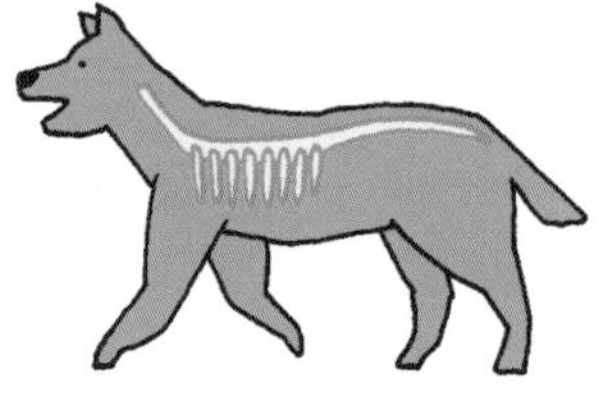

胎児はくるんと丸まった姿勢で子宮内に入っています

4足歩行動物は地面を平行に脊椎骨が伸びており，そこからほぼ垂直に肋骨が伸びています

■成人と小児の胸郭のちがい（横断）

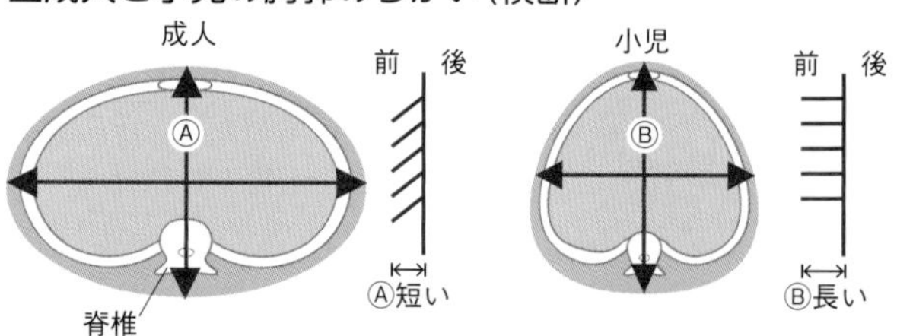

前後径：左右径＝1：2

前後径：左右径＝1：1

ハイハイをするころ

ハイハイをし出す時，顔を前に上げられるようになりますね．顔を上げないハイハイ…怖いですよね(^^;)

胎児のころはただの丸い背中…それが頸の所で背中と逆に彎曲し，頭を持ち上げられるようになるのです．これが背中の2番目の彎曲形成です．この状態までは，4足動物と同じです．

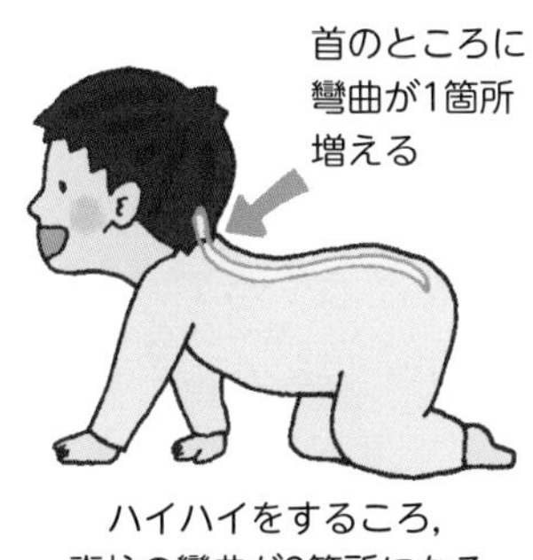

ハイハイをするころ，
脊柱の彎曲が2箇所になる

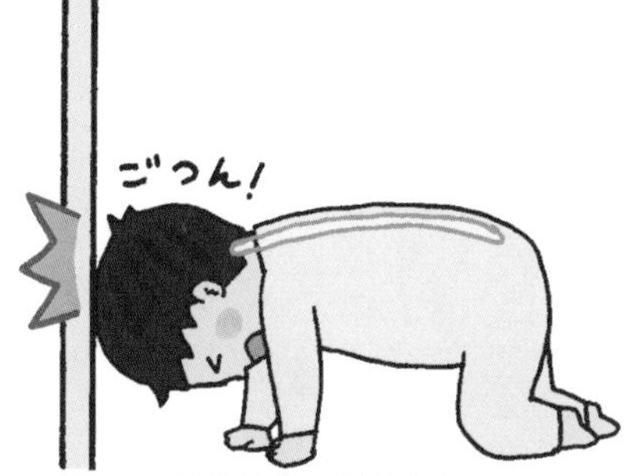

頭を持ち上げられないと，
ハイハイができませんね！

立って歩くころ

生まれた時は，肋骨が脊椎骨から前に飛び出しているとお話しました．そのまま直立したら前に倒れそうで，不安定ですよね．立って2足歩行をするには，前に倒れないよう，肋骨が下向きに降りてきます．

樽型の胸郭（左右径：前後径＝1：1）から，2足歩行に適した形（左右径：前後径＝2：1）に，自然と変わってくるんです！

さらに，直立すると大腿部（大腿骨頭部）で上半身の全体重を支えなければならないので，脊柱にもうひとつ彎曲ができます．これで，全部で3つの彎曲ができます．

脊椎骨の彎曲はバネのように働くので，ショックを和らげ，そして重さを支えます．彎曲が1つや2つだと上半身の体重は支えられませんが，3つで初めて支えられ直立することができるようになるのです！

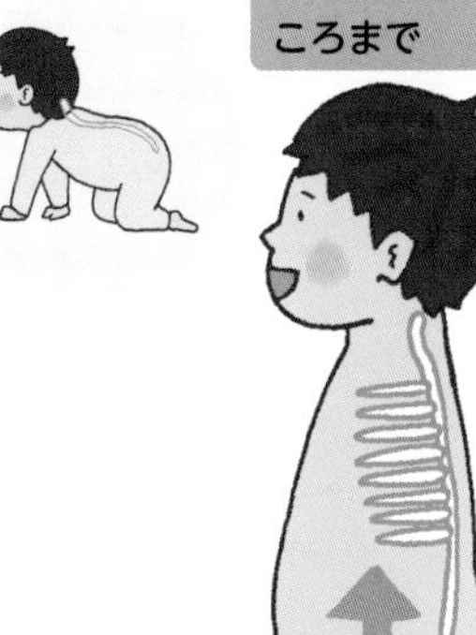

肋骨はまっすぐ
前に伸びている

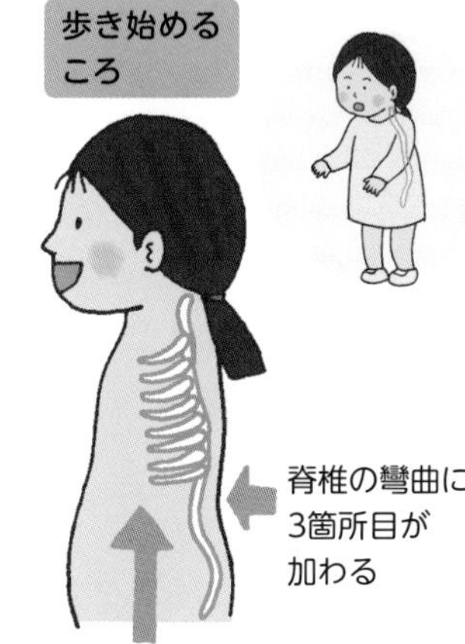

肋骨が斜め下
に降りてくる

胸郭が薄い人・厚い人の違い

胸郭が薄い人もいれば，厚い人もいます．この違いはどの辺にあるのでしょう？

肋骨は，脊椎骨から伸びて胸骨にくっついていますよね!? 脊椎骨から肋骨が出る向きはいろいろで，さまざまな角度をとれます．ということで，実は，肋骨の向きや角度を決めるのは，胸骨角の部分，すなわち胸骨柄と胸骨体の作る角度なんです．もちろん身体は立体的ですから，前後だけでなく脇にも出てきます．

骨の形は，遺伝します．血は争えないと言いますが，骨の形も争えません (^^;)．ただし，もちろん後天的なものもあります．例えば肺気腫で肺が膨らむと，胸郭が厚くなって「ビア樽状胸郭」などといいますね．このように，見て分かる（予想できる）疾患の特徴をおさえておきましょう！ フィジカルアセスメントで胸郭の視診を行いますよね (^^)！

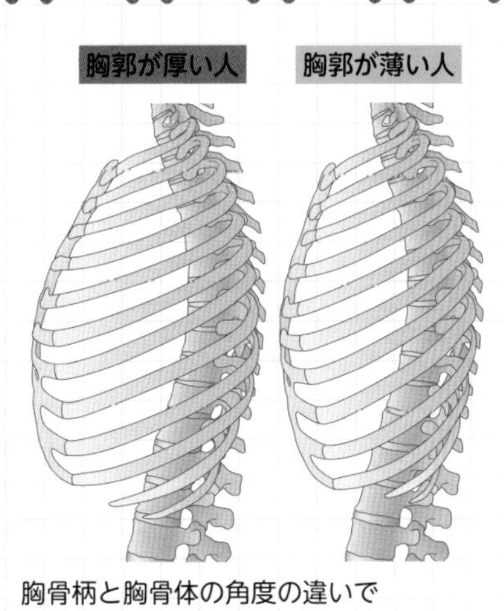

胸骨柄と胸骨体の角度の違いで
胸郭の厚さが決まる

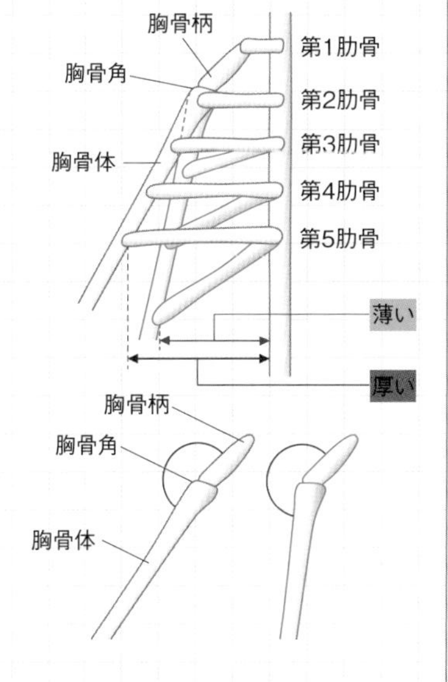

3 骨格は人を物語る

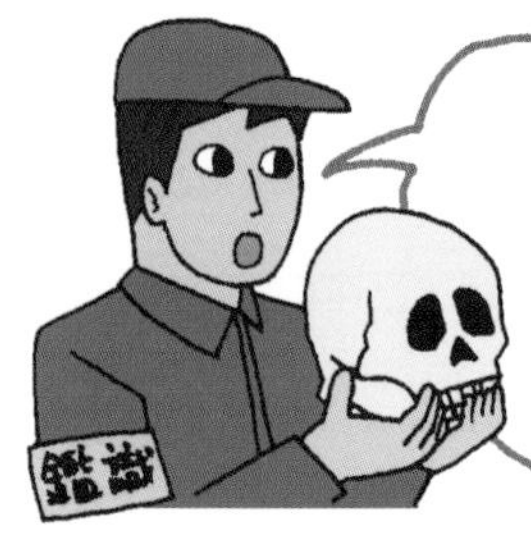

白骨死体が発見された時，
身長，年齢や性別をどうやって
判別するでしょうか？

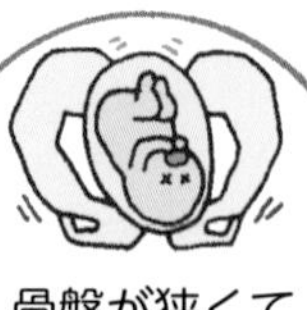

骨盤が狭くて
通れない！

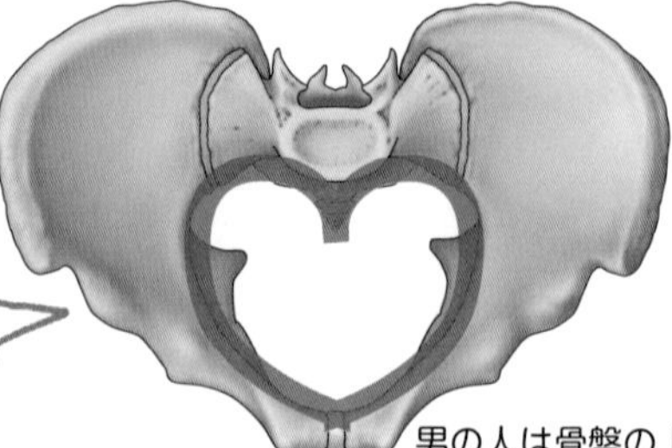

男性の骨盤
男の人は骨盤の上口が
♡のかたち！
しかも出口が狭い！

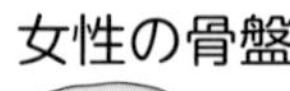

身長は長い骨をもとに…

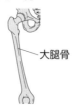

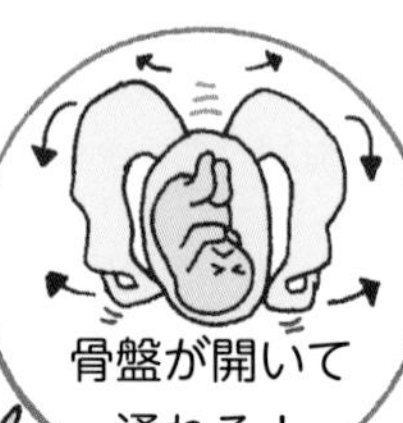

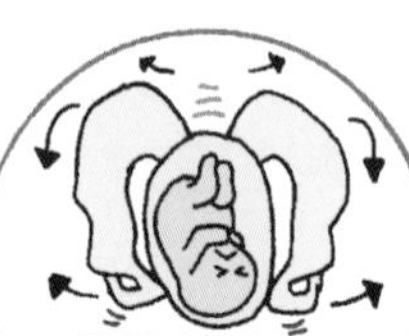

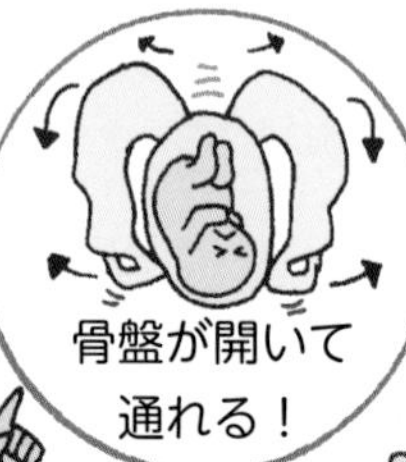

性別の違いがわかり
やすいのは骨盤です！
男性が仮に妊娠できて
も，骨盤を通れないの
で，帝王切開になっち
ゃいますね～(笑) ！

骨盤が開いて

年齢は恥骨結合などを
もとに判断します！

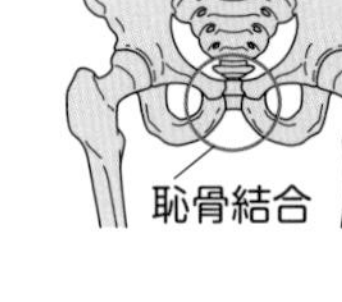

蝶の羽が開く

よく，ニュースなどで，「白骨死体が発見されました．身長は○～○cm，年齢は○～○歳」などと報道されますが，どうやって骨から身長や年齢を類推するのでしょう？

身長は，短い骨を基準にすると誤差が生じやすいため，上肢や下肢の長管骨（大腿骨などの，いわゆる“長い骨”）の長さを基に類推します．

年齢は，恥骨結合の状態等をもとに類推することができます．30歳くらいまでですと，2歳刻みでの推定が可能な場合もあるそうです．若い方の場合，女性の出産を考えてだと思われますが，恥骨結合は完全に骨化しておらず，仙腸関節とともに時に応じて若干動けるような構造になっています．ところが年齢とともにこの恥骨結合の骨化の程度が変化するので年齢類推に使えるのです．

女性の妊娠や分娩時などはホルモンによって恥骨結合と仙腸関節（仙椎と腸骨のつなぎ目）のゆるみが大きくなり，骨盤底がさらに開いて子どもの頭が通りやすくなります．さらに，骨盤は図のように男女で大きく異なるので，腰のあたりの見た目が男女で大きく異なるんですよ～！

頭蓋骨から顔が分かる !?

実は頭蓋骨でも 80 ～ 90％は性別の判定が可能なんですよ！

だから男顔，女顔と言われるのです．興味があったらぜひ調べてみてくださいね (^^) ！

法医学の分野では，白骨死体が見つかった場合，その骨格（ことに頭蓋骨）に，肉に見立てた粘土などを付けていって，生前の外見を類推する「頭蓋骨肉附法（または復顔法）」というのがあります．頭蓋骨から顔を類推しちゃうんですよっ！

姿形を表す際の骨の重要性，分かってもらえましたか？

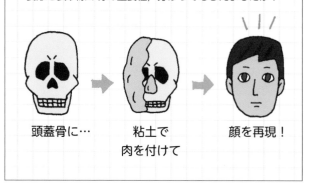

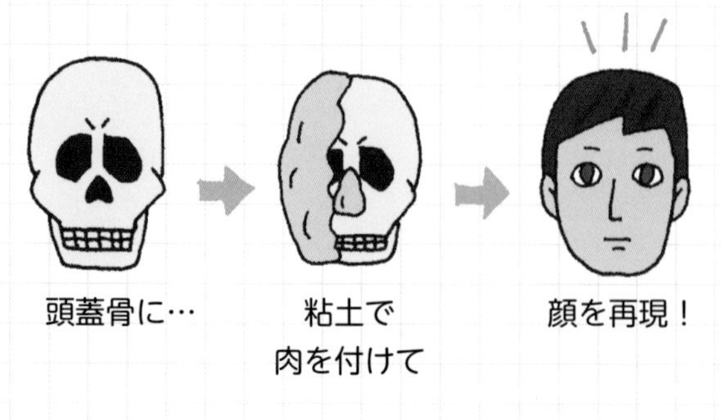

4 骨にはカルシウムがいっぱい！

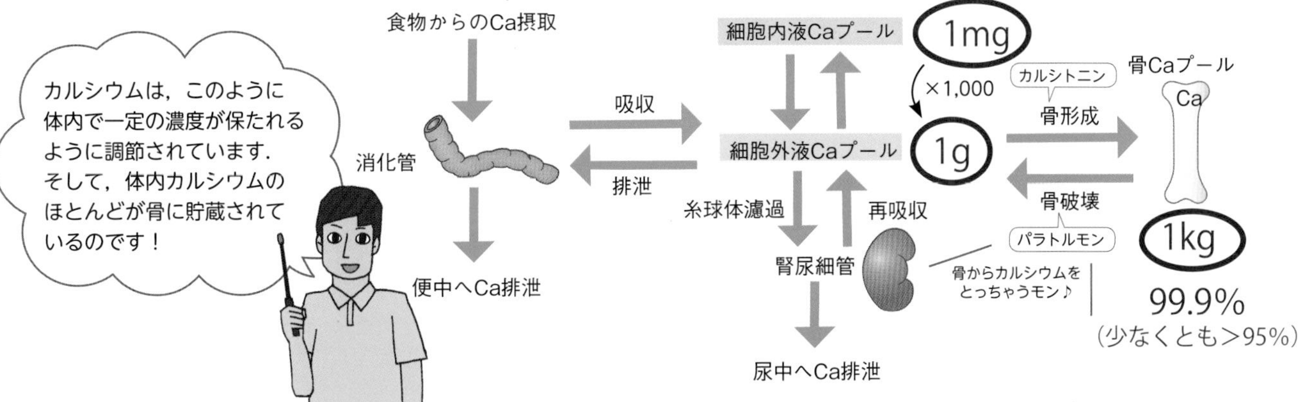

骨の生理機能のもう1つは，カルシウムの貯蔵機能です．身体の中のカルシウムの99.9％（99%，97％など諸説あります）は，骨や歯の中にあるとされています．重さでいうと，約1kgが骨の中，そしてその1/1,000の1gが細胞外に，そのまた1/1,000の1mgが細胞内に存在しているそうです．

細かい数字は諸説あるので，研究者に任せればよいです．みなさんが知っておくべきなのは，「身体の中のほとんどのカルシウムが骨の中にあるんだぞ，そして細胞内のカルシウムはメチャクチャ少ないんだぞ」ということです．

また，カルシウムはいろいろな生体の活動をコントロールする重要な物質であることを知っておいてください．これは絶対に必要な知識です！

細胞内と細胞外のカルシウムの量を比較すると……．先ほどお話ししたように，重量としてはおよそ1,000倍ですが，**濃度**（細胞外：1～2mM vs 細胞内：数十nM）で考えるとなんと10,000**倍**（！）よりももっともっと違って，細胞内にはほとんどカルシウムがありません．だから，細胞外から細胞内へカルシウムが流れ込み，細胞内のカルシウム濃度が上昇することによって，筋肉が収縮するといったコントロールも可能になるのです．これは一例ですが，それ以外にも，カルシウムは身体の中のいろいろな細胞内にある蛋白質を働く状態に（活性化）します．そのためにも細胞内カルシウム濃度は細胞外カルシウム濃度よりもはるかに低くコントロールされている必要性があるのです．

ですから，細胞外カルシウム濃度（ことに血中カルシウム濃度）は，生体において常に一定になるように保たれており，その調整は非常に重要なんです！

もし，血中カルシウム濃度が低くなりすぎて，低カルシウム血症になったら，どうなっちゃいますか？　テタニーを起こしたり，不整脈で一番重篤な心室細動を誘発したり，大変なことになりますよね！　逆に重度の高カルシウム血症でも大変です．

ここでは詳細は割愛しますが，ぜひ，国家試験までに確認しておくとよいでしょう (^^)♪　カリウムについても，同様です．これは生命に直結することなので，必ず押さえておいてくださいね (^^)！

カルシウムの調整（あくまで覚え方 (^^;)）

副甲状腺から，「パラトルモン」，甲状腺から「カルシトニン」というホルモンが出ています．血中カルシウム濃度を上げるのはパラトルモン（パラソルモンともいいますが，英語をカタカナで書いた時のブレの問題だけです），下げるのはカルシトニンです！

どちらのホルモンがどちらに働く（上げる or 下げる）のだったか忘れがちですが，私は「骨からカルシウムをとっちゃうモンッ♪」って覚えていました (^^;)．語尾が「モン」の方が血中カルシウムを上げる方です．骨からカルシウムを取って血中に入ってきたら，血中カルシウムは増えますよね！

骨からカルシウムをとっちゃったら……骨粗鬆症になっちゃいますよね (><)！　パラトルモンは影で悪いことをやってますね～（笑）！「影」だから「副」．パラトルモンが副甲状腺から，カルシトニンが甲状腺から出てきます．悪者も必要なんですよね (^^;)

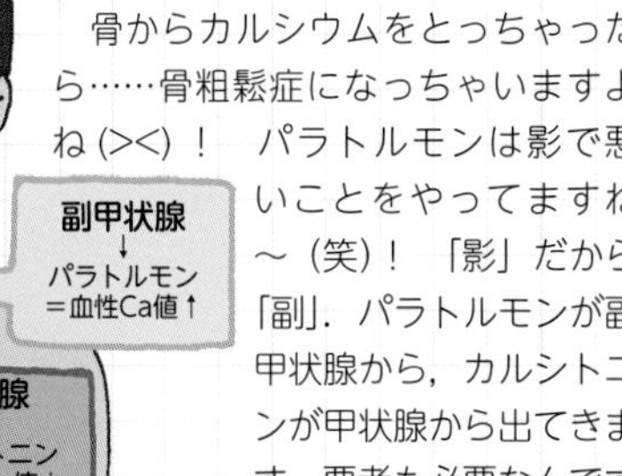

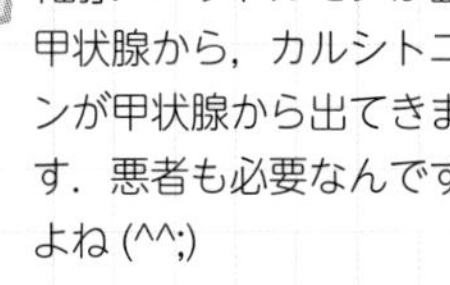

5 骨髄，赤い？　黄色い？

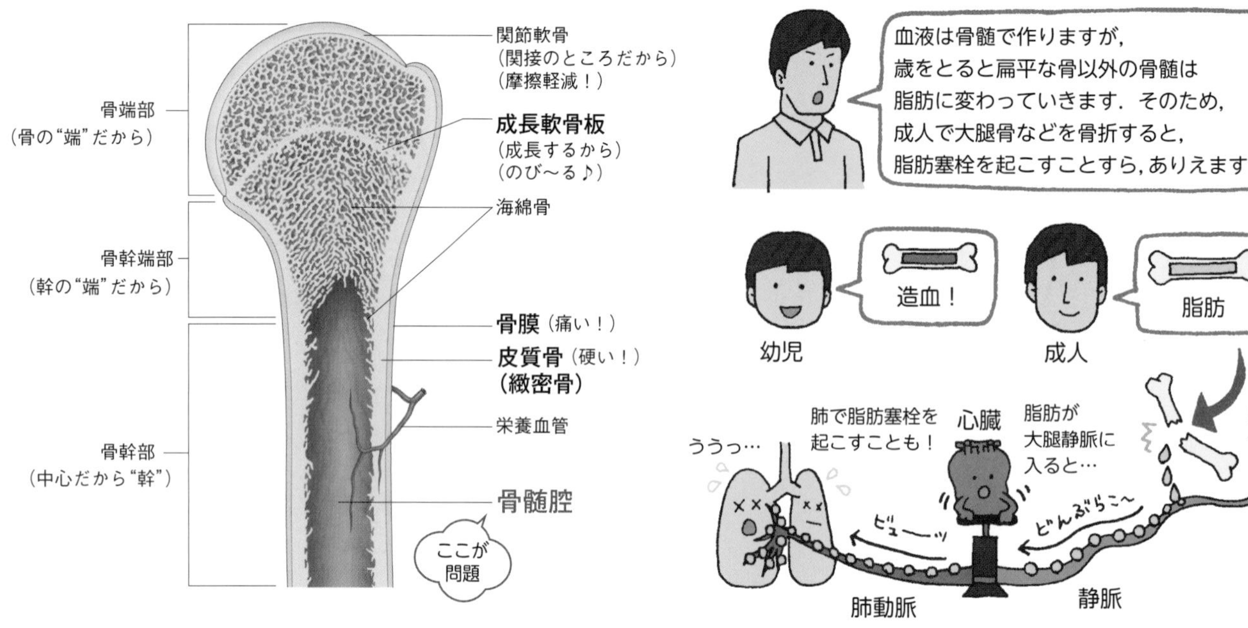

骨の造血機能，重要ですね～！　血液は骨髄で作りますねっ！

産まれたばかりでは，ほぼすべての骨髄で造血が行われますが，次第に骨盤などの扁平な骨以外では造血機能を失っていきます．私などはもう，扁平な骨以外ではほとんど造血機能がありません（涙）．ちなみに胎児のころは，成人では赤血球を破壊するだけの脾臓でも血液を作っているんですよ！

造血機能を失った骨髄は黄色骨髄，すなわち脂肪に置き換わります．ということで，私の大腿骨の骨髄はほぼ脂肪だけになっているはずです．

さて，ここで事故による大腿骨の骨折といった事態を考えてみましょう．骨は骨折したらくっつけばよいのですかね？

確かにその通りですが，その骨がくっつくまでに注意することがあるんです！

私の大腿骨の骨髄はほぼ脂肪組織に置き換わっていると述べましたが，骨折して中の脂肪が出ちゃって，それが血管内に入ってしまったら，どうなるでしょうか？

大腿静脈から大静脈へ，ドンブラコ♪　と，脂肪は脂肪滴となって流れていきます．静脈がどんどん広くなって，たおやかな流れだなぁ～と思っているうちに，心臓まで行くと，ビュゥ～ッと勢いをつけて送り出されて，肺や，下手をすればそれを抜けて脳の細かぁ～い血管にその脂肪滴が詰まってしまうことがあるんです（><）！　そうです，脂肪塞栓です．不幸にも，これで亡くなってしまう場合だってあるんです．「たかが骨折，されど骨折（><）！」なんです．

■造血機能の変化

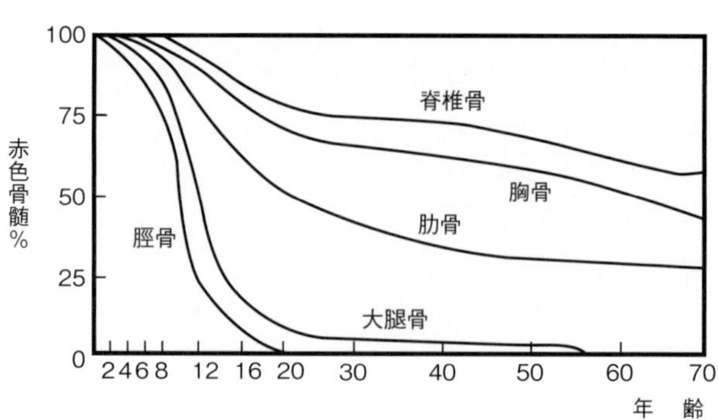

Whitby. L.E.H, Briton. C.T.C.:Disorders of the Blood, 10th ed., Churchill-Livingstone, 1969.

リンパの流れ

ここで質問です (^^)．三大栄養素，分かりますね？！

炭水化物・蛋白質・そして脂質ですよね (^^) ！いずれも，生きていく上では必要なエネルギーで，足りないと補完し合います．

では，腸管から分解されて吸収された時，どこに入っていくでしょうか？　ことに脂質はどこに入っていきますか？　血管に入って脂肪塞栓を起さないようにしなくてはいけませんよね !?

ということで，炭水化物と蛋白質は毛細血管，脂質だけは毛細リンパ管に入っていきます．

実は，脂質は大き過ぎるので，毛細血管の壁を通って吸収されないんです（脂肪酸も大きいほど水になじみにくいですし，脂質は吸収される時には，水になじみやすいキロミクロンという蛋白体を形成する［これを乳化といいます］ので，大きい塊となっています）．一方，リンパ管の壁は穴だらけですから，自然と脂質は毛細リンパ管に入ってくれるのです．この結果，脂肪塞栓を起こしません．うまくできているでしょ !?

ついでに身体のリンパ管の走行も見てしまいましょう．極めて大雑把に言って，身体を正面から左右と上下に２分して４つに分けます．右上の 1/4 の範囲にあるリンパ管だけは右の鎖骨下静脈に入りますが，後の 3/4 のリンパ管はすべて左の鎖骨下静脈に入っていきます．

ということは腹部の癌がリンパの流れに乗って転移したとすると……右よりも左の頸の根元のリンパ節にとんでしまうことが多いんです．「ウィルヒョウ転移」って聞いたことがあると思いますが，まさにこれです！

ちなみに，このリンパの流れで転移することをリンパ行性の転移といいます．血液に乗っての転移は血行性の転移です．癌の転移はこの血行性とリンパ行性，そしてバラバラと播かれる播種性の３種類があります．血行性は血液に乗るので遠くまで，リンパ行性はリンパ節があるので隣のリンパ節にだんだんと，播種性は播かれて到達するところに転移します．

ちなみに，腸管からのリンパ管が集まったところが，腹部で太くなって大きな涙の形をした袋状になっています．これを乳糜槽と呼びますので，覚えておいてくださいね♪

先ほど乳化という言葉を使いましたが，牛乳は脂肪分があるのに（○%って書いてありますよね！），脂肪と水が分離していないですよね．これが乳化です！

乳糜とは，吸収された脂肪や脂肪酸など油的なものが乳化され，リンパ液（水的なもの）に混ざった，乳白色の体液のことです．乳糜槽，まさしくこの状態です！

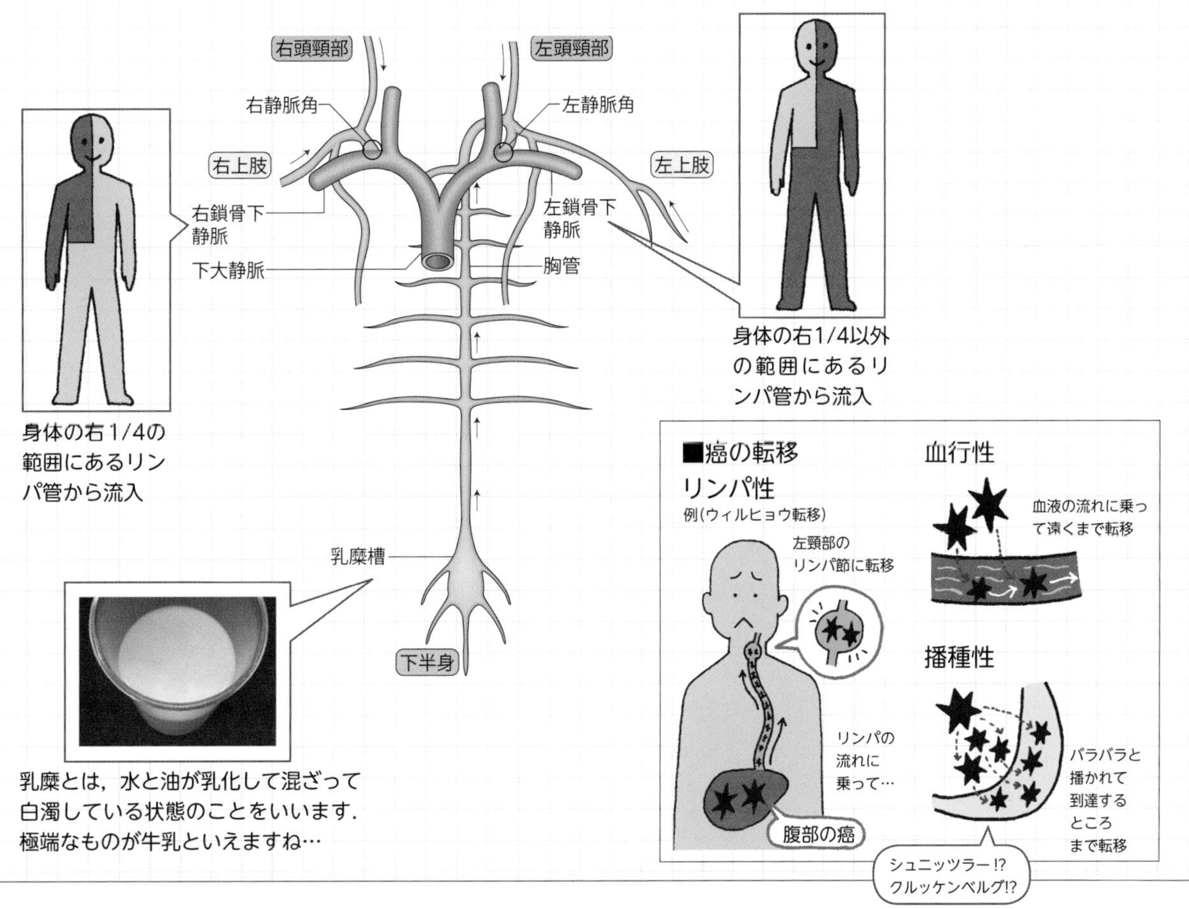

身体の右 1/4の範囲にあるリンパ管から流入

身体の右1/4以外の範囲にあるリンパ管から流入

乳糜とは，水と油が乳化して混ざって白濁している状態のことをいいます．極端なものが牛乳といえますね…

6 みんなの頭蓋骨のでき方

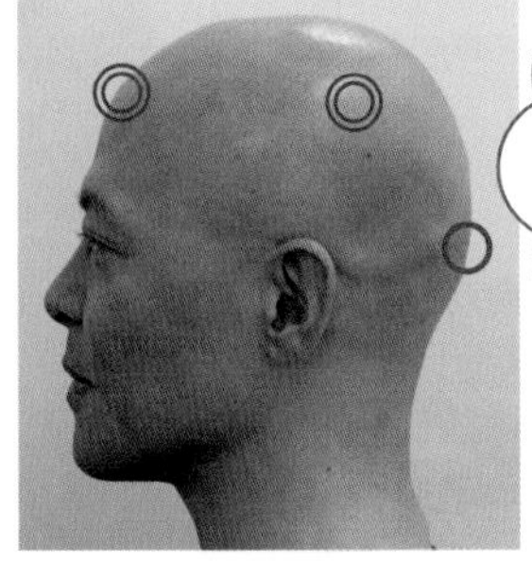

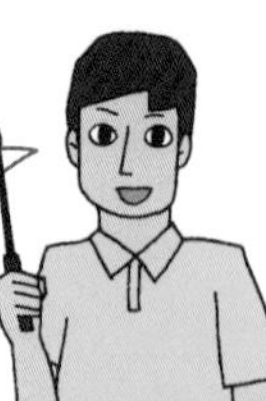

みなさん，頭を触ってみてください．尖った部分が5箇所ありませんか？
(←◎は左右に1箇所ずつ)

実は，胎生期にここから頭蓋冠が発生しているのです．このように<ruby>できる骨を「膜性骨」<rt>まくせいこつ</rt></ruby>といいます

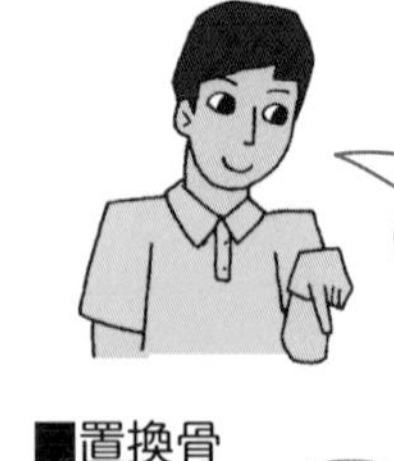

一方，大腿骨は軟骨が硬骨に置き換わって伸びていきます．このようにしてできる骨を「置換骨」(ちかんこつ)といいます

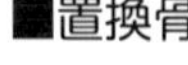

■置換骨

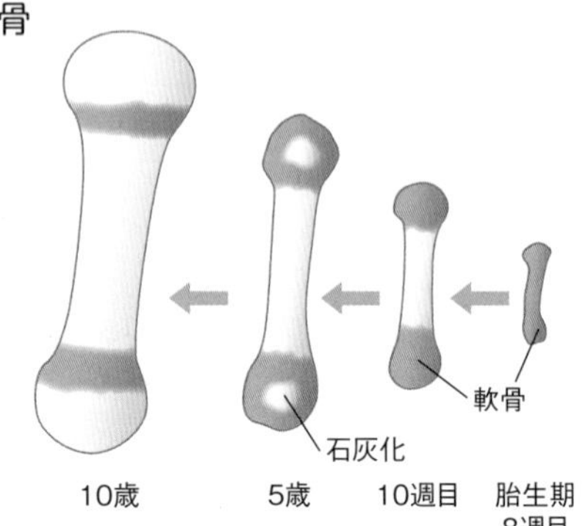

■膜性骨

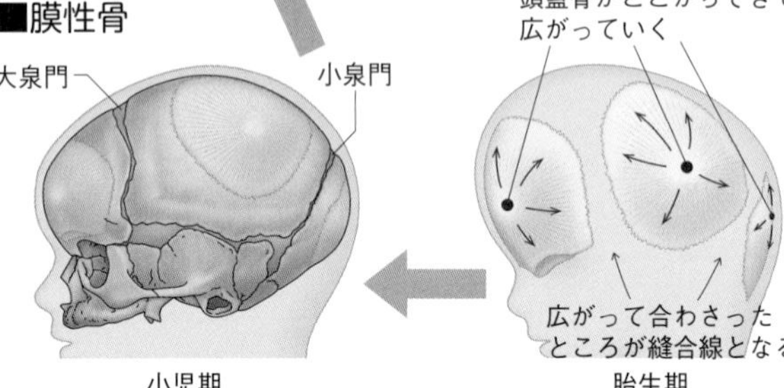

骨のでき方は2種類あり，そのでき方の違いから，「置換骨」，「膜性骨」に分けられます．

置換骨は，骨の端の方にある軟骨が硬骨に置き換わってどんどん伸びていく骨で，代表例は大腿骨などの長い骨です．

腕も足も，軟骨が硬骨に置き換わって，どんどん伸びていくんです．これらはみなさん，想像に難くないですよね(^^)！

一方，膜性骨と呼ばれる骨の種類があります．これは膜の中に骨の元ができて，それがフワァ〜ッと周りに広がっていくものです．代表例を挙げると，頭蓋冠(とうがいかん)です(長い骨ではありますが，鎖骨もその一例です)．

みなさん，自分の頭を触ってみてください．頭の中で尖った部分が5か所ありませんか (^^)？

まず，目尻をそのまま垂直に上にたどってみてください．髪の生え際からそのちょっと上，尖っていませんか!? 左右とも同じようにあるので，これでまず2つ．

次に耳の後ろをそのまま垂直に上にたどってみてください．そこにも尖った部分がありませんか!? これも左右ともにあるので，この2か所を足して，これで全部で4か所．

最後に正中のラインで頭の後ろを上から下に，あるいは頸の真ん中から上にたどってみてください．ちょうど髪のお団子をつくる辺り(違いますかね (^^;) ？)に尖った部分がありませんか？ これは真ん中なので1つしかありません．これら全部で5か所．

この5か所から骨はフワァッ，フワァッ，フワァ〜ッ♪と広がっていって，頭蓋冠が形成されるのです．このフワァ〜ッと広がっていったものが，隣のフワァ〜ッと広がってきたものに接した部分が，縫合線となるのです．

大泉門，小泉門は，骨の広がりが中途半端で，縫合線が完全に閉じ切っていない時にあるものなのです．個人差はありますが，だいたい大泉門は1歳半，小泉門は6か月で閉じます．それまでは縫合線はまったくカチッとは固まっていないため，頭蓋冠はヤワヤワで形を変えられます．だから赤ちゃんは自身の頭蓋冠の形を変えさせられながら産道を抜けて産まれて来られるのですよ (^^)．

1歳半くらいで大泉門が閉じると，縫合線もだんだんと硬く結合してくるのです．縫合線がカチッとはまると揺るがない強い頭蓋冠となり，外力に負けなくなるのです．

大人になると左右の前頭骨の間の縫合線は消えてしまいます．ほかの縫合線も，年齢とともにゆっくりとですが消えていってしまいます．縫合線の状態から年齢を類推する方法もあるのですが，個人差が大きく，加齢よりも遺伝による要素が強いとも言われており，法医学の分野でも見解が分かれているようです．

7 疾患と絡めて見てみよう！

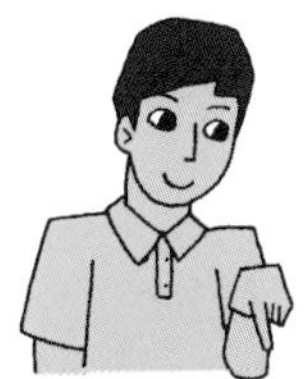

骨格の異常から起こるさまざまな疾患を見ていきましょう．①無脳症，②水頭症は，前の項目で解説した，発達過程にかかわる異常です．ほかにも，みなさんが臨床でよく出会うと考えられる，③椎間板ヘルニア，④大腿骨頸部骨折についてもお話しします．
他にもたくさんありますので，気になるものは，この機会にぜひ調べてみてくださいね！

①無脳症

脳が無い，と書きますが，すべての脳が無い，というわけでもありません．ただ，大脳皮質でかなりの部分が形成されない例もあります．そういった脳の形，想像できますか？

神経は神経管からできてきます．その神経管の下の方は「馬尾」といい，馬の尻尾のようにこまかぁ～く割いたように分かれていきます(p.49参照)．一方，上の方が脳になるわけですが，ボン，ボンッ，ボォ～ンッ♪っと三段階に膨れます．極めて粗い言い方をすれば，最初が植物的な脳，次が動物的な脳，最後が人間を人間たらしめる大脳皮質となります．その途中で，何らかの要因で膨れなくなってしまったのが無脳症です．

前ページで，頭蓋冠は膜性骨だとお話ししました．ということで，大脳皮質が形成されていないと，その下までしかできていない脳のすぐ上に，骨がかかってきてしまいます．あるいは，骨すら形成しないこともあります．結果，大脳皮質がほとんどできていないと，目のすぐ上，そして耳の上，このラインを結んだ上には何にも無いことになってしまいます．

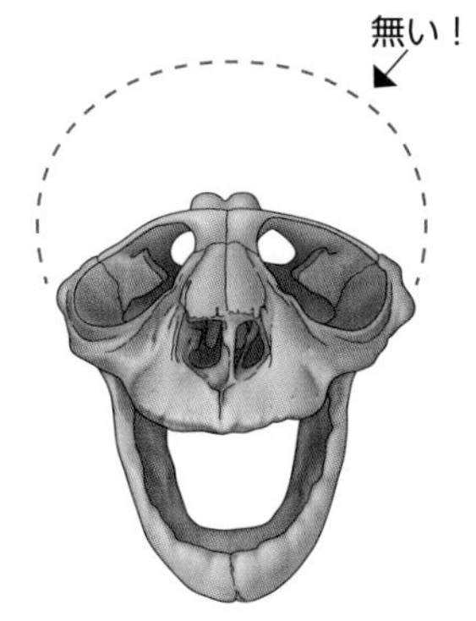

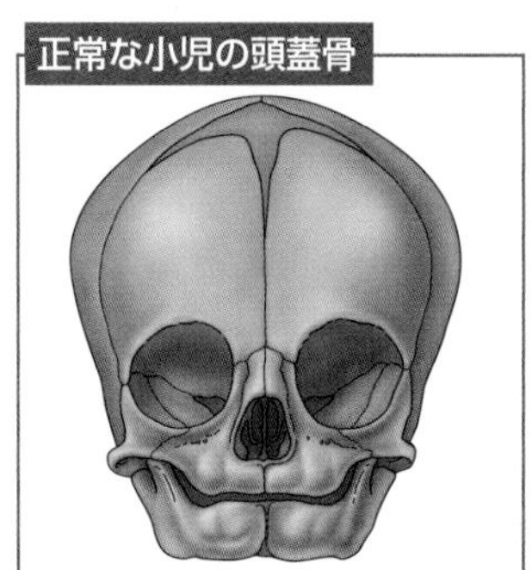

形成された脳のすぐ上に頭蓋冠がかかってしまうので，大脳皮質などができないと，このような頭蓋骨となってしまう

②水頭症

前ページで膜性骨のお話をしたとき，縫合線がカチッと結合する前は，頭蓋冠はやわらかいとお話ししました．頭の中に水が溜まってしまったら，どうなるでしょうか？　これは，細菌感染をして炎症を起こした，あるいは脳脊髄液の流れが悪い，といった場合に起こり得ます．

頭蓋内に水が溜まってくると，結合していない縫合線の隙間が，だんだん伸びてきます．結果として，頭が大きくなり，ひどくなると眼球が飛び出してきます．これが水頭症です．

母子手帳には，頭囲を測って記録しますよね．これは水頭症の徴候がないかを見極める指標ともなるからです．

頭蓋内に水が溜まったときに，頭蓋冠が膨れることができるのは，不幸中の幸いです．頭蓋冠が膨らんだ分，圧を逃がすことができるからです．

カチッと縫合線が結合してしまった大人の頭蓋冠は，水が溜まってきても，膨れることができません．すると，どんどん頭蓋内圧は亢進します．そうすると，脳ヘルニアを起こし，致命的になってしまいます．

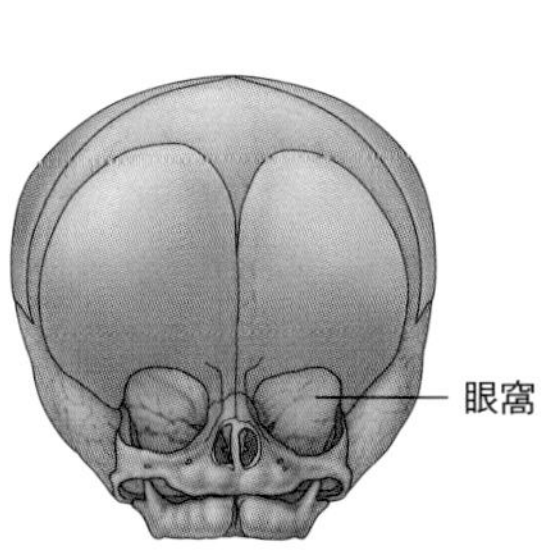

縫合線がまだカチッと堅固に結合していない場合，頭蓋内に水が溜まると頭蓋冠が大きく膨らみ，眼窩も飛び出してくる

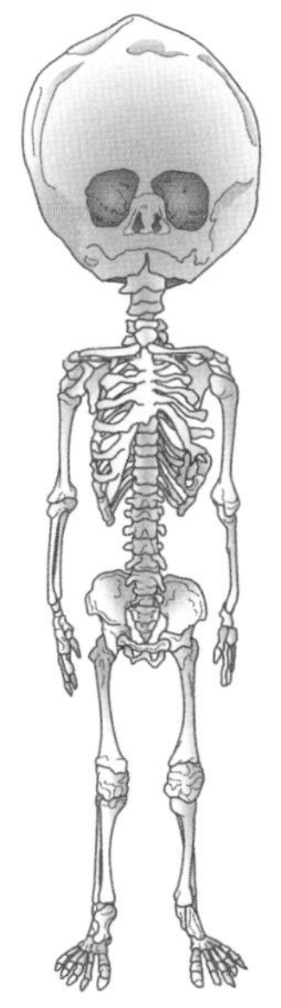

頭蓋内圧亢進と脳ヘルニア

頭蓋骨には「大後頭孔（だいこうとうこう）」という，脊髄などを脳から通す大きな穴が開いています．大人の頭蓋内に水などが溜まった場合，そこから流れ出そうとすることは，想像に難くないですよね!?　それが結果として，脳（ことに小脳と，その下についている橋や延髄）を頭蓋内から出そうとする力になってしまいます．これが脳ヘルニアです．

「ヘルニア」とは，あるべき所から飛び出してしまうことを言います．脳ヘルニアは，残念ながら致命的です．子どもでも頭蓋骨の膨れ方が少なければ，頭蓋内圧が高くなるので，脳ヘルニアになってしまいます…大変なことです．

感染症の一例として「クリプトコッカス髄膜炎」というのがあります．クリプトコッカスは，ハトなどの鳥が持っている可能性のある菌です．クリプトコッカスを持っている鳩の糞が公園の砂場に入り，それに子どもが触れて，その手を口に持っていったり，飛ばされた砂が口に入ったり…といったことがあります．

このとき，その子の免疫が弱ければ，脳でクリプトコッカスが原因で炎症が起き，クリプトコッカス髄膜炎となることがあります．すると炎症部位には水が溜まりますから，水頭症を引き起こします．緊急手術により水を抜き，ドレーンを入れますが，間に合わずに亡くなってしまうこともあり得るのです．

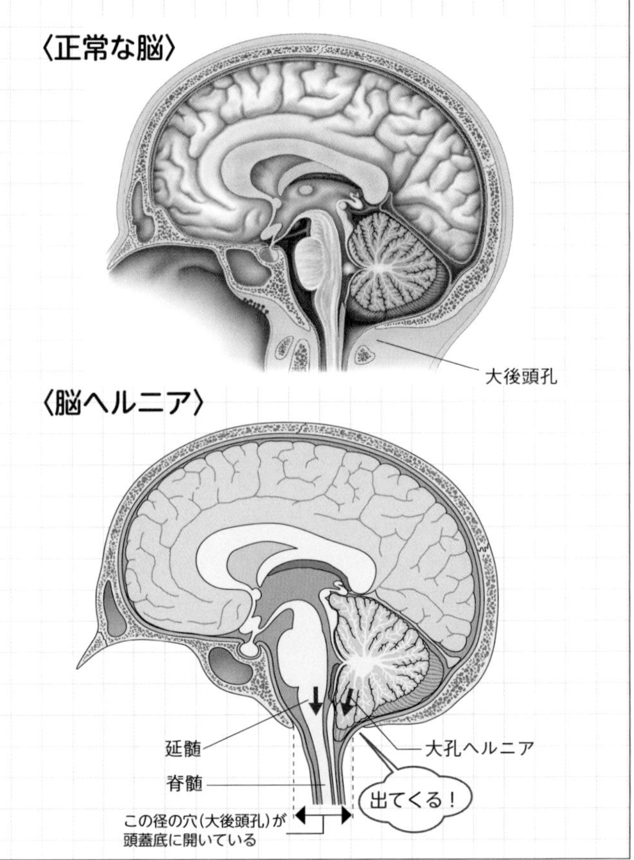

③椎間板ヘルニア

看護師の職業病ともいわれる疾患です．看護師のみなさんは「仕事のため」と無理をしがちですが，こうなってしまうと一生苦しめられますし，看護する時も最善の状態でできなくなります．ですから，本当に気を付けてくださいねっ！

脊椎骨を上から見ると次のページの図ⓐのようになっています．よく，このまぁるい部分（図の➡）に脊髄が通っていると勘違いされますが，脊髄は，そのまぁるい部分の後ろの穴の部分（図の➡）を通っています．

脊椎骨を横から見たのが図ⓑです．図ⓐを横から見たものが椎間板（軟骨組織）を挟んで積み重なっています．

背中を丸めると，脊椎骨の前側はあまり隙間がありませんが，後ろ側は大きく隙間が開きます．その状態で重い物を持つと，上からギュッと圧力がかかります．すると椎間板は後ろに飛び出そうとしますよね！

椎間板が後ろに飛び出すと，その後ろを通っている脊髄を圧迫します．結果，強い痛みが生じるのです．

飛び出してしまうことを「ヘルニア」ということは，先ほど述べましたよね!?　鼠径（そけい）ヘルニアは，鼠径部から腸が飛び出てしまうことを言います．脳ヘルニアは大後頭孔から脳が頭蓋外に飛び出してしまうことでした．

では，胃の噴門部（ふんもんぶ）のヘルニアとは，一体どのような状態でしょう（^^）？　答えは後の回で，内臓の位置関係を示す時にお話ししますねっ（^^）！

では，重い物を持つ時は何に気を付ければよいか….

椎間板ヘルニアを防ぐためには，背筋は伸ばした状態で膝を曲げて重い物を持ち上げるようにすることが必要です．この状態であれば，脊椎骨の前後の隙間は変わりません．この状態なら，重い物を持って脊椎骨の上から力がかかっても，椎間板が後ろに飛び出すことなく，クッションとして働きます．

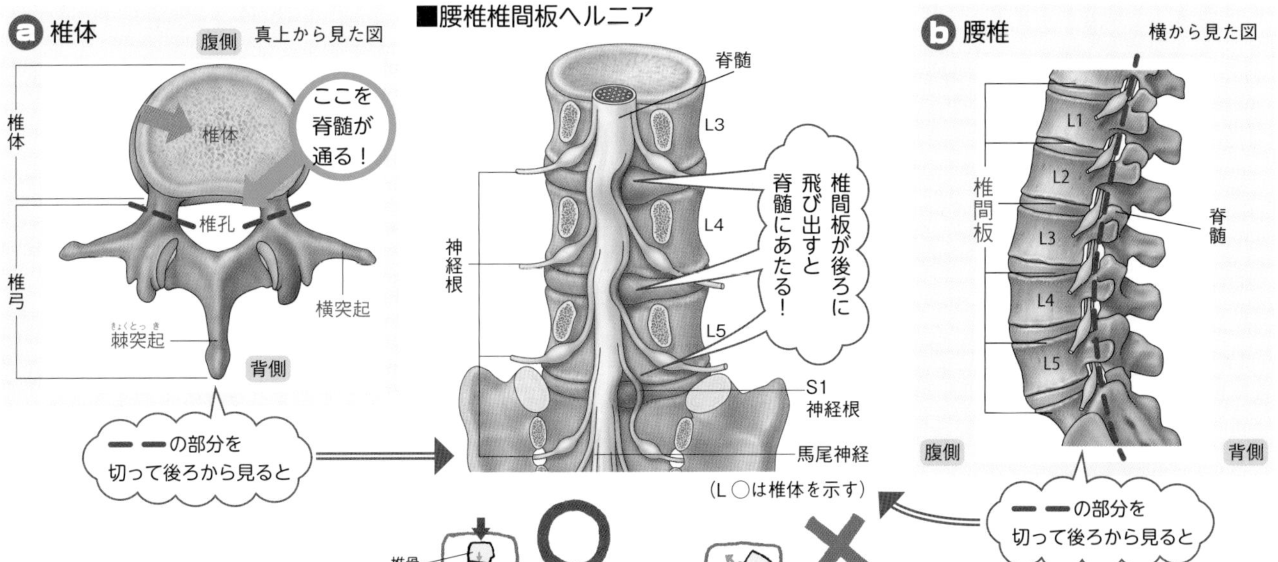

■腰椎椎間板ヘルニア

ⓐ椎体　真上から見た図

腹側

椎体

ここを脊髄が通る！

椎体

椎孔

椎弓

横突起

棘突起

背側

━ ━の部分を切って後ろから見ると

脊髄

L3

L4

L5

神経根

椎間板が後ろに飛び出すと脊髄にあたる！

S1神経根

馬尾神経

（L○は椎体を示す）

ⓑ腰椎　横から見た図

L1

L2

L3

L4

L5

椎間板

脊髄

腹側

背側

━ ━の部分を切って後ろから見ると

○

椎骨

椎間板

椎間板がクッションに！

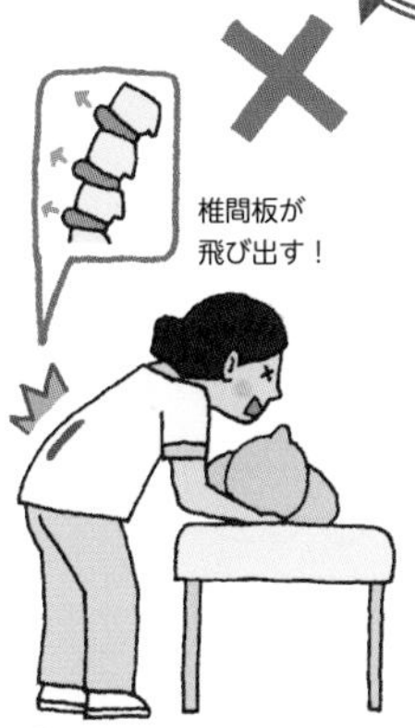

椎間板ヘルニアを防ぐ姿勢

背中を伸ばして持つことで，椎間板が飛び出さないためヘルニアを防げる！
背筋はまっすぐ！

×

椎間板が飛び出す！

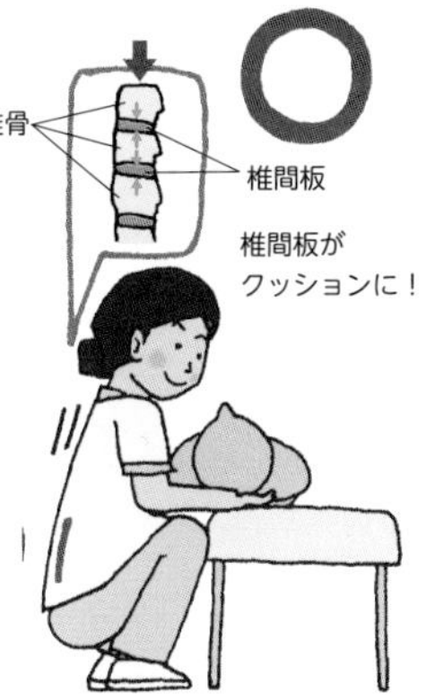

椎間板ヘルニアを起こしやすい姿勢

重い物を持つ時に背中を丸めると，椎間板が飛び出してヘルニアを起こしやすい！

④大腿骨頸部骨折

これは，看護する上ではよく出会う疾患でしょう．高齢化とともに骨粗鬆症が増えているからです．

骨粗鬆症になったら，ここもスカスカになります…（涙）．そのため，大腿骨頸部骨折は，高齢者で本当に多く見受けられる疾患です．

では，なぜ高齢化とともに骨粗鬆症が増えるのでしょう？

これは，女性では閉経と関係しています．閉経すると，女性ホルモンのエストロゲンが減少し，骨密度が減少するからです！

女性の身体は，出産･子育てができるようになっています．子どもが産まれたら，子どもを抱っこやおんぶしなくちゃなりません．ですから骨が丈夫でなければなりません．そう考えれば，エストロゲンが骨密度を増加させる，逆を返せば，閉経を迎えエストロゲンが減少すると骨密度が減少する，ということはイメージで理解できますよね（^^）．

最近では，大腿骨頭がすり減る，変形性股関節症も問題になってきていますので，合わせて確認しておいてくださいね！

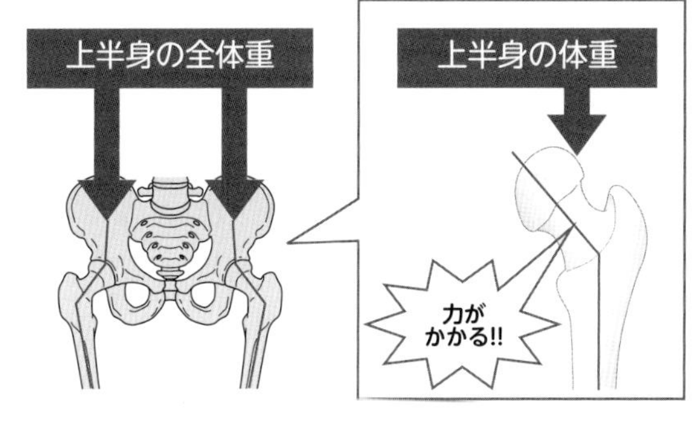

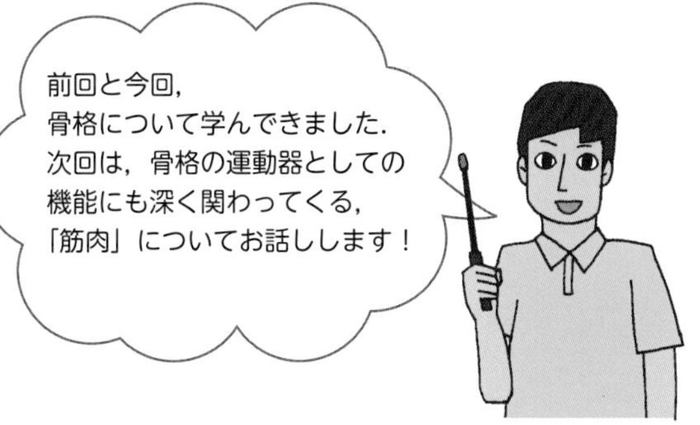
前回と今回，
骨格について学んできました．
次回は，骨格の運動器としての
機能にも深く関わってくる，
「筋肉」についてお話しします！

Memo

第6回

筋肉と神経

Part 1 …筋肉の種類と動きを制御するしくみ

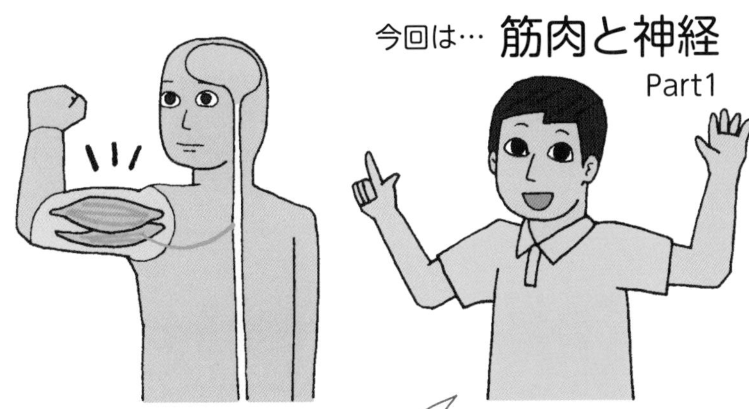

今回のテーマ

1. 筋肉って何種類あるのっ？
2. 骨格筋の変わり者!?
3. どうやって制御するのっ？
4. 運動するぞっ♪　中心前回と中心後回
5. 出た刺激の伝わり方は？
6. 錐体外路ってよく分からなぁ～い(><)！
7. シナプス……海峡のような物!?

前回まで身体を形作る目印としても重要な骨格を見てきました．皮膚は骨格の上(というか外)で，かなり動くことは理解していただけましたよね (^^)!?　乳頭の位置や，いきなり痩せた時の皮膚を考えてみてください (^^) ！

また，内臓は骨格の中にあり，骨格を抜けて神経や血管が走行していることも多いので，その位置はあまり動きません．ですから，内臓の位置を表すには，皮膚ではなく骨格を用いるのでしたよね！

では，自分の骨に触れてみてください．触れる骨は限られていませんか？　なぜ？？

そうです，骨はそれを動かす筋肉に包まれているんです．たまたま筋肉が薄いところの骨が，筋層や皮膚を通して感じることができるのです．

身体のランドマークをとる際，筋肉が厚い人，あるいは皮下組織が厚い人では，骨がそれらに覆われてしまっていて，分かりづらいですよね．

今回は，筋肉の種類と，その動きを制御する神経系のしくみを合わせて見ていきましょう♪

いつものように関連することを多々入れていきますので，名前を覚えるよりも，つながりをイメージして理解してくださいねっ (^^) ！

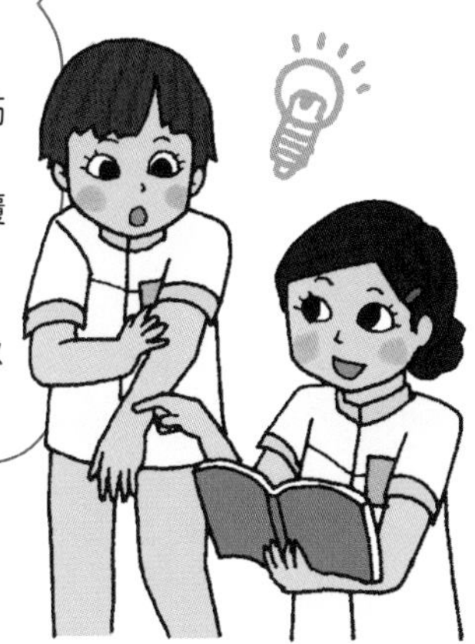

1 筋肉って何種類あるのっ?

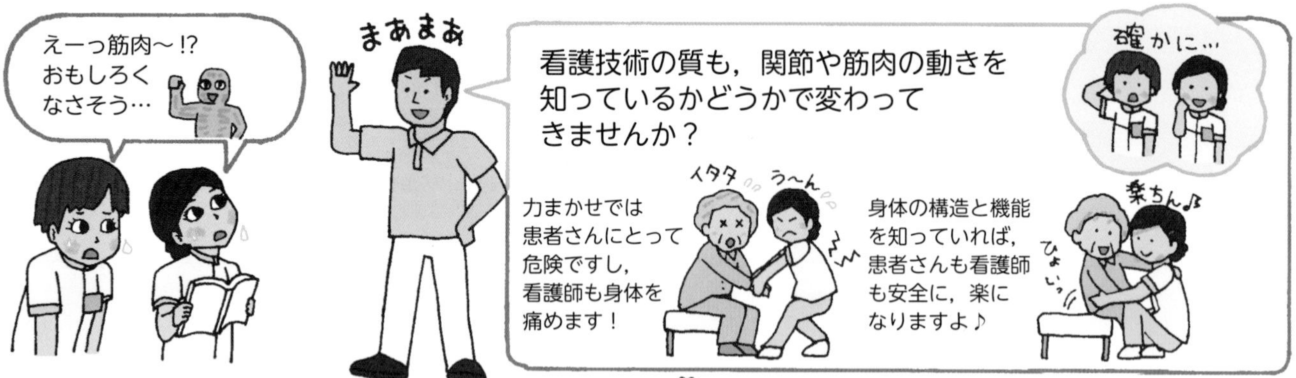

えーっ筋肉～!?
おもしろく
なさそう…

まあまあ

看護技術の質も，関節や筋肉の動きを知っているかどうかで変わってきませんか？

確かに…

イタタ
う～ん
力まかせでは患者さんにとって危険ですし，看護師も身体を痛めます！

楽ちん♪
ひょいっ
身体の構造と機能を知っていれば，患者さんも看護師も安全に，楽になりますよ♪

■ 筋肉の種類

横紋筋
明
暗
明
横紋が
見える
明
暗
やや明
暗
明
ミオシン
アクチン
平滑筋
横紋がない
骨格筋
心筋
心臓
平滑筋
腸
膀胱
随意筋
自分の意思で
動かせる
動け～♪
ハーイ
不随意筋
命令が
なくても動く
言われなくても
わかってます～！

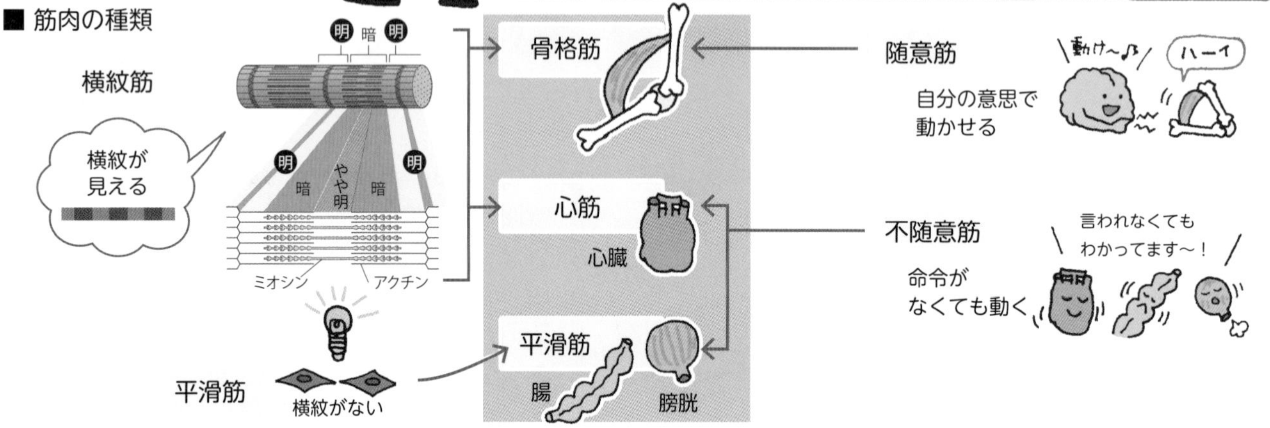

みなさんが今これを読んでいる時も，みなさんの筋肉が頑張って収縮·弛緩してくれているから，姿勢を保ったりページをめくったりできるんですよ！ これは骨格筋の働きです (^^).

ん？ ごはん食べたばっかりで眠い!? 仕方ないですね～．腸に「休め！」とは言えませんから (^^;)．みなさんの腸管が「今，身体に必要なのは自分の収縮弛緩だ」と頑張っているんです．こちらは平滑筋の頑張りです (^^) ♪

また,みなさんは生きていますから,心臓がドキドキと打っていますよね (^^) ！ これは心筋の働きです.

このような，影の頑張り屋さんでもある筋肉を，ちょっと見てあげましょう♪ そうです！ 名前を覚えるのではなく，自分の身体を(動かせる筋肉は自分で)動かして，どうしてその身体が動いているかを考えていきましょう♪

筋肉は大きく分けてずばり3種類のみ！ ①**骨格筋**，②**心筋**，③**平滑筋**(へいかつ)です(^^).

3つのうち骨格筋と平滑筋は，まったく相容(あいい)れません (^^;)．お互い，個性的なのです．どちらの性質も少しずつ持っているのが心筋，といったような感じでしょうか.

①骨格筋は自分で動かせる!

骨格筋とは，原則的には「骨と骨を関節をまたいで結んで，その距離を短くする筋肉」です．一方の端が骨に付いて，もう一方の端がほかの骨(など)について，その距離が短くなることにより関節を動かすものです．そう，骨にくっつくから骨格筋 (^^) ！

さらに言えば，この骨格筋，顕微鏡でみると横紋(おうもん)(横の“縞(しま)”)が見えますから，「**横紋筋**」です．アクチンとミオシンという線維が規則正しく並んでいて，両者が重なっているところが暗く見え，それが無いところは明るく見えることで，横紋に見えるんです．これは構造で見ていますので，解剖学的な見方です.

また，骨格筋は自分で動かせますよね．手や足を動かしてみてください．ちゃんと動きますね (^^)．自分の意思で動かせるから「**随意**(ずいい)(自分の“意”思に“随(したが)”う)**筋**」です．これは機能で見ていますので生理学的な見方ですね.

これらをまとめると，「骨格筋」は「横紋筋」であり，かつ，「随意筋」であることが分かりますね！

②止まったら困る心筋!

心臓を顕微鏡で見ると，横紋があります．骨格筋のようです．

心臓に「動け！」「止まれ！」「もっと遅く！」と思っても，その通りに動いてくれません．動かせたら……（笑）．自分の意思でコントロールできないので，随意筋ではなく不随意筋です．

ということで，「心筋」は「横紋筋」であり，かつ，「不随意筋」となります．

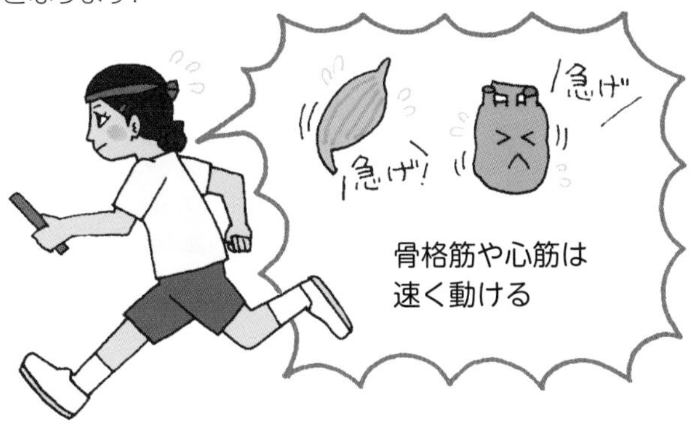

ちなみに平滑筋は，横紋筋と違って動きが遅いです．
心臓や骨格筋，動きが遅くて，もっさりもっさり
動いていたら役目を果たしませんよね (^^;).
オリンピックも，すべてスローモーションで
見ているみたいになってしまい退屈で
仕方なくなりそうです(笑).
逆に胃や腸，はたまた子宮等が100m9秒台って
感じで動かれたら
……お腹，痛くてたまりませんよね (^^;).

③骨格筋と相容れない平滑筋

では残りの1つ，平滑筋はどうでしょうか？　平滑筋は，血管や消化管などの管，また，膀胱や子宮などの袋を形成していることが多いので，取り出すとぺちゃぁ～っと平らで滑らかです (^^).

だから平滑筋!?　いや，本当はなぜ平滑筋と呼ぶかといえば，横紋が無いことによります．顕微鏡で覗いた時，横紋筋のように横紋があってメリハリのある見え方でなく，ヌメ～ッと滑らかだからです(笑).

内臓を作っているため，別名「**内臓筋**」といいます(ただし，心臓は②の心筋ですので除きます).

では，内臓は自分の意思で動かせますか？　お腹が痛い時，「腸，おとなしくなれ～っ！」って思ってお腹が痛くなくなったらいいですよね(笑)．でも，残念ながらできません．ということで「**不随意筋**」です．

以上をまとめると，「平滑筋」は「横紋筋」ではなく平滑な「内臓筋」であり，かつ，「不随意筋」ですね！

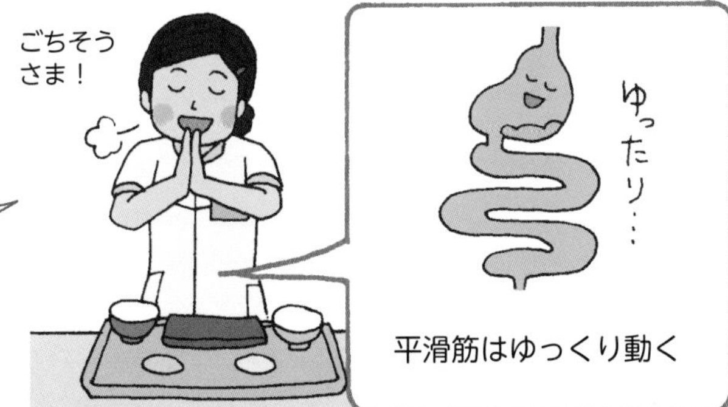

ごちそう
さま！
ゆったり…
平滑筋はゆっくり動く

3つの筋肉についてまとめると，

「骨格筋」は「横紋筋」であり，かつ，「随意筋」
「心筋」は　「横紋筋」であり，かつ，「不随意筋」
「平滑筋」は「横紋筋」でなく，かつ，「不随意筋」

となります．

先ほど，名前の由来を書いたように，本来であれば，「骨格筋」という言葉に対しては「内臓筋」，「横紋筋」という言葉に対しては「平滑筋」が相対する言葉です．

ですから付いている場所や，存在する場所から「骨格筋」「内臓筋」，または顕微鏡で見た感じから「横紋筋」「平滑筋」と言いたいところです．ん？　心筋が中途半端!?

心臓は内臓ですから平滑筋と同じく「内臓筋」と言えてしまいますし，また，横紋を持っていますから，骨格筋と同じく「平滑筋」に対して「横紋筋」と言えてしまいます．

そこで3種類の筋肉を区別するために，「骨格筋」「心筋」「平滑筋」と言います．

これで3者は区別できますね (^^)！

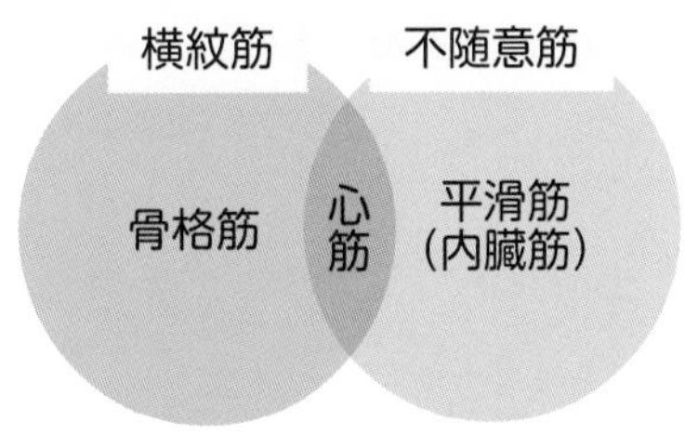

2 骨格筋の変わり者!?

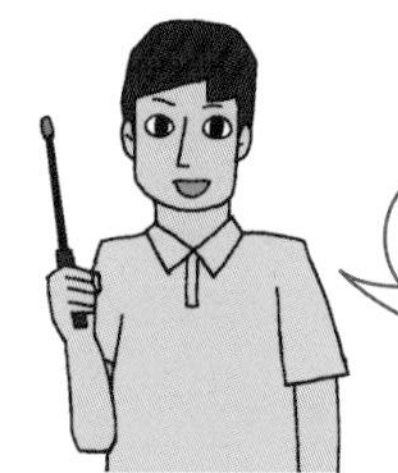

それではまず，みなさんの皮膚を剥いたら最初に見えてくる，骨格筋を見ていきましょう♪
骨格筋は「骨と骨を関節をまたいで結んで，その距離を短くする筋肉」が大原則でした (^^) ！
ところが！　世の中では多くのことに例外が存在します．
ここでは骨格筋の2つの例外，①表情筋，②横隔膜を知っておいてください．

①みんなで笑顔 (^^) ♪の表情筋

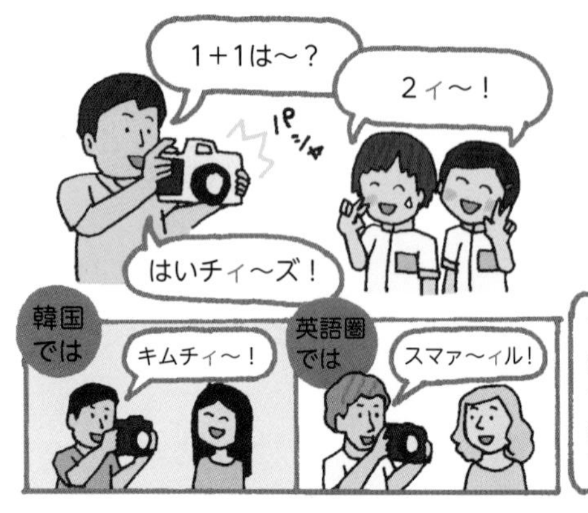

1＋1は〜？
2ィ〜！
はいチィ〜ズ！
韓国では
キムチィ〜！
英語圏では
スマァ〜ィル！

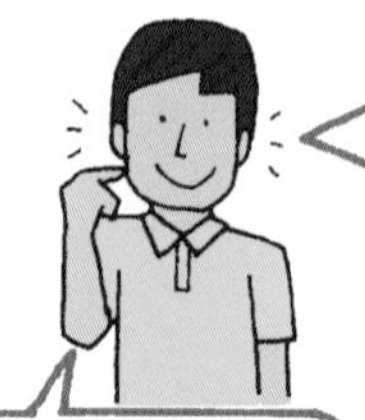

母音の「イ」と発音すると，口角が上がりますね．笑った時と一緒です

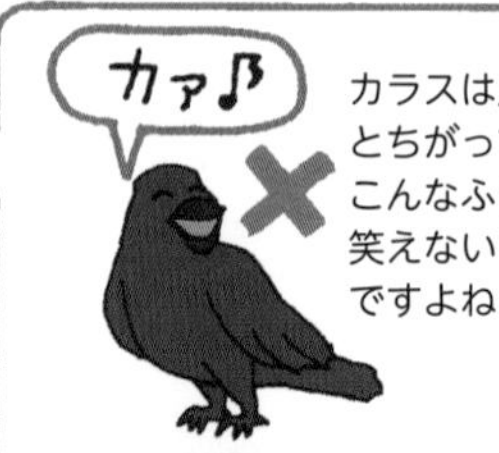

カァ♪

カラスは人間とちがって，こんなふうに笑えないですよね

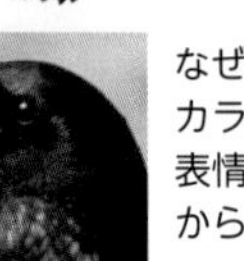

なぜなら，カラスには表情筋がないからです

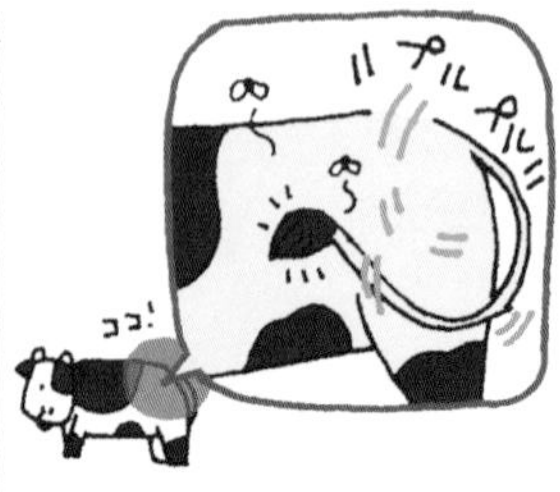

プルプル
ココ！

牛などでは，“皮筋”という筋肉があり，皮膚をプルプルッと動かせます

はい，みなさん，笑ってみてくださいっ！　笑顔は基本ですよ〜(笑)！　笑えば，なんでも(!?)クリアーできる……笑いは最高の薬です (^^) ♪

笑った時，口角が上がりませんか (^^) ？　「イ」と発音する時は口角が上がりますので，一緒ですね．ですから，カメラを向けられて緊張した際，みなさんの笑顔を引き出すのに「はい，チ(ィ)ーズ」など，「イ」と発音してもらうようになったんです．

さて，もし道端のカラスが「カァ〜ッ♪」って鳴きながら笑って愛想を振りまいていたらどう思います？　怖いですよね(笑)．というか頭にきます(^^;)．カラス，笑えません．

人間にあってカラスに無いもの，何か分かりますか？

そうです，鳥，というか人間以外には，表情をつくる筋肉，すなわち表情筋がありません！

細かいことを言うと，哺乳類には，目や鼻，口，そして耳などの穴を閉じる筋肉があります．これらも本来であれば表情筋と言いますが，ここでは感情を表す表情をつくる筋肉という意味で使います．

では，牛などが腰の辺り，しっぽが届かないところの皮膚をプルプルッ♪　とするのを見たことがありませんか？

人間だったら腰の辺りに虫とかが来たら手で払えますが，牛は，前足や後足，それに尾も届かないところは払えませんよね．そこで，皮筋という皮膚をプルプルさせる筋肉があり，これによって虫を払うことができるんです．

人間にはこのような皮筋は無く，逆にコミュニケーションツールとしての表情筋が発達しているのです．

骨格筋は，「骨と骨を関節をまたいで結んで，その距離を短くする筋肉」というのが大原則でしたが，表情筋や皮筋は，骨などと皮膚を結んで，その距離を短くすることにより皮膚を動かす筋肉なんです．

表情筋によりいろいろな表情が作れますが，笑う門には福来る．ぜひ，笑顔をいっぱい作っていきましょう♪

私も入院経験が何度かあるのですが，一番身近にいてくれる看護師さんたちが暗い顔をしていると，患者さんは不安に思っちゃいます．だから，笑顔を絶やさずにいてくださいね　(^^)♪　技術的に高度なだけでなく，心の通った医療を受けたいものです．お時間がとれたらぜひ，「パッチ・アダムス」という映画を観てください(^^)！　真の患者さんのための医療とは何か，考えさせられることが多いと思います．念のため……利害関係はありません……(^^;)．

さらに，笑顔を絶やさないために，ご自身の健康も大切にしてくださいね(^^)！

②ハラミ？　サガリ？　横隔膜！

焼き肉の「ハラミ」「サガリ」は横隔膜です！

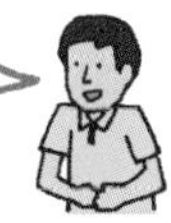

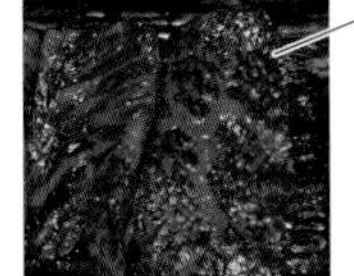

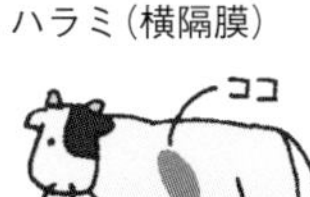

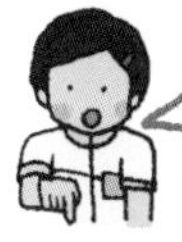

同じ骨格筋だから脂（白いところ）の多少は別として見た目が似ているね！

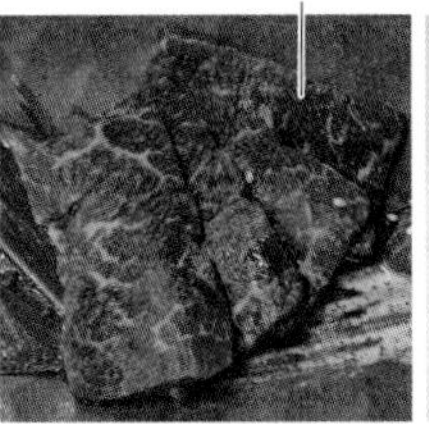

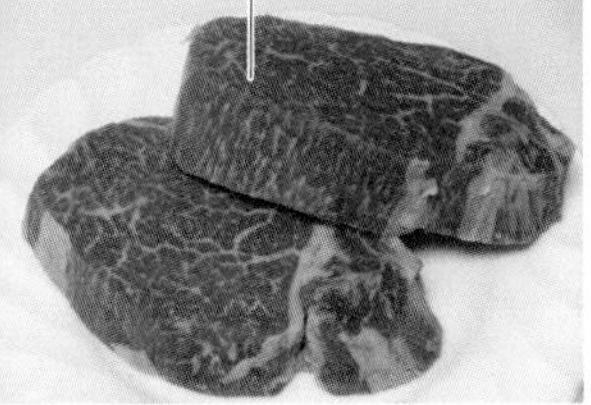

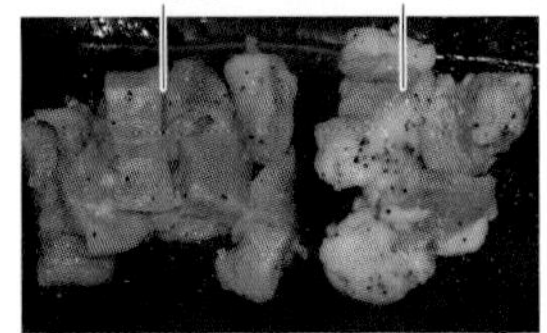

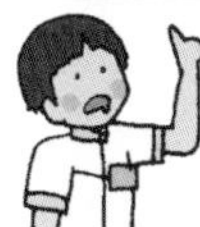

ホルモンは内臓だから…平滑筋！
骨格筋とは見た目も違うね

■横隔膜

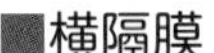

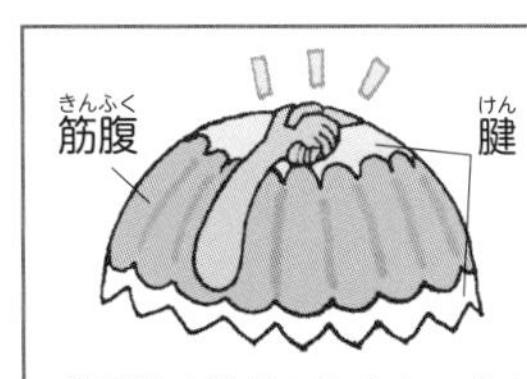

横隔膜は肋骨から中心に向かっていて，中心で互いに握手をしているような状態です

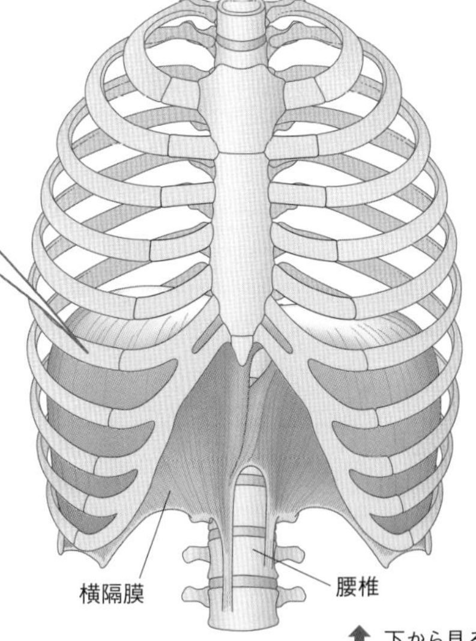

⬆ 下から見ると……

肋骨

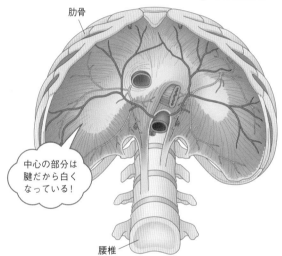

中心の部分は腱だから白くなっている！

腰椎

骨格筋の例外の2つ目は，横隔膜です．横隔膜，“膜”と言いますが，どんな膜ですか？　焼肉屋さんで出てくるハラミやサガリ，あれが横隔膜です！　身体の中に「膜」と名のつくものは多々ありますが，膜にはいろいろな種類がありますよね．横隔膜は筋肉なんです！　しかも…….

みなさん，大きく息を吸ってくださ～い！　はい，吐いてくださぁ～い！　呼吸するとき，横隔膜は自分で考えて意のままにできますよね (^^)．そうです，随意筋，すなわち横隔膜は骨格筋です！

骨格筋は，骨に付く筋肉でしたね．横隔膜は，一方は骨に付くのですが，もう一方は，筋肉同士で握手しています．

肋骨はぐるっと胸郭を取り囲んでいますよね．横隔膜はその肋骨（等）のところから出て真ん中に伸びていき，お互い同士が握手しています．これが，骨格筋なのに骨と骨を関節を通して結んでいない，例外その2です．

横隔膜が肋骨についているところは腱（けん）で，白いです．そこからピンクというか赤っぽい筋腹（きんぷく）になって，そしてまた白い腱になって中心に向かいます．そのため横隔膜は，中心腱状態と言われます．横隔膜を上や下から覗き込むと，真ん中が腱なので，白くなっています．

腱は骨つきの鶏肉とかで見たことありませんか？　だいぶ前から，ロティサリーチキン（鶏の丸々あぶり焼き）が流行りですから，結構よく見られると思います (^^;)．

では，この例外その2の横隔膜，みなさんの身体のどこにありますか？　後の回で内臓の位置関係を見るまでに，考えておいてくださいねっ (^^)！

3 どうやって制御するのっ?

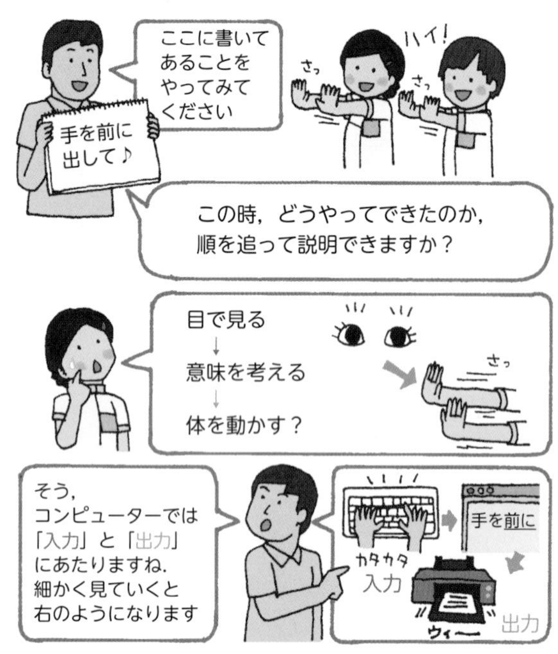
ここに書いてあることをやってみてください
手を前に出して♪
ハイ！
さっ
さっ
この時，どうやってできたのか，順を追って説明できますか？
目で見る
↓
意味を考える
↓
体を動かす？
さっ
そう，コンピューターでは「入力」と「出力」にあたりますね．細かく見ていくと右のようになります
手を前に
カタカタ
入力
ウィ〜ン
出力

■情報の入力と出力の流れの大まかなイメージ

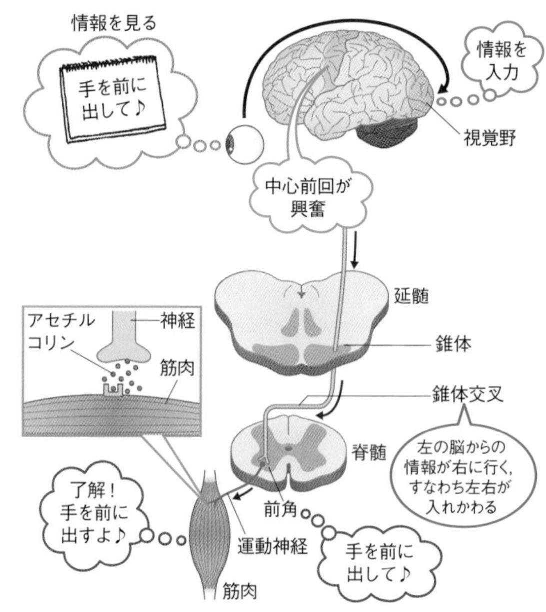

さて，これら骨格筋は(正常であれば)自分の意のままに操ることができますね (^^)♪　では，どうやって動かすことができるのでしょうか？

ここでみなさん，お勉強で疲れたでしょうから気分転換に体操をしましょう♪

首を回して〜♪　肩の上下〜♪　大きく伸びをして〜♪

手を前に出してブラブラァ〜♪

みなさん，できましたね (^^) ！

では，どうやってこれらができたのか，ちゃんと順を追って説明してみてください♪　考えられましたか？

大雑把に言えば，まずはこの文章を読むことができ，そしてそれを脳で判断することができ，やってみようと思って筋肉を動かした……こんな流れになります．

情報を入れたら(入力)，それに対して対応した(出力)，ということです．この辺も機械と変わりませんね (^^)．キーボードで文字を打ち込んだら(入力)，その文字が画面に表示されたり印刷されたりする(出力)のと同等です．

身体は，自然とそれができるように，その機能を駆使しているのです．

まずは本を読むための姿勢を作ります．これも座ってとか寝ながらとか，自然に自分の思う通りの姿勢をとっているわけです．

次に，眼に関する筋肉を駆使して，文章を情報として適切に眼の中に入れられるようにします．眼に入った(網膜(もうまく)に投影された)情報は視神経を通して脳に伝えられ，脳の後頭葉にある視覚野に投射されます．これを見ながら自分のどこが視覚野か，手を置いてみてくださいね (^^)♪

そして，視覚野に投射された情報を元に，何をすればよいのかを判断し，腕や手を動かそうと考えます．すると大脳皮質の中心溝の前，そうです，中心前回の運動野の腕や手を動かす部分の神経が興奮し，その刺激が**錐体路**を通って，延髄下部で**錐体交叉**し，**左の情報は右に**，右の情報は左に交叉して伝えられていきます．そのまま脊髄を下降し，脊髄前角の腕や手を動かす筋肉を支配する脊髄神経(運動させるから運動神経)が出ているところでニューロンを乗り換えます．

脊髄前根(ぜんこん)から脊髄を出た運動神経は，目的とする筋肉自体とシナプスを形成しており，運動神経の終末(終わりのところ)から出たアセチルコリンが筋肉にある受容体にくっつくと筋収縮が起こり，各種運動をすることになります．もちろん，どれくらい動かしたか，といった情報もフィードバックされており，適切な運動がなされるようになっているわけです．

あっ……ちょっと眠くなっちゃいました (^^;)？　次のページから，もうちょっと分かりやすく順を追って見ていきましょう♪

4 運動するぞっ♪ 中心前回と中心後回

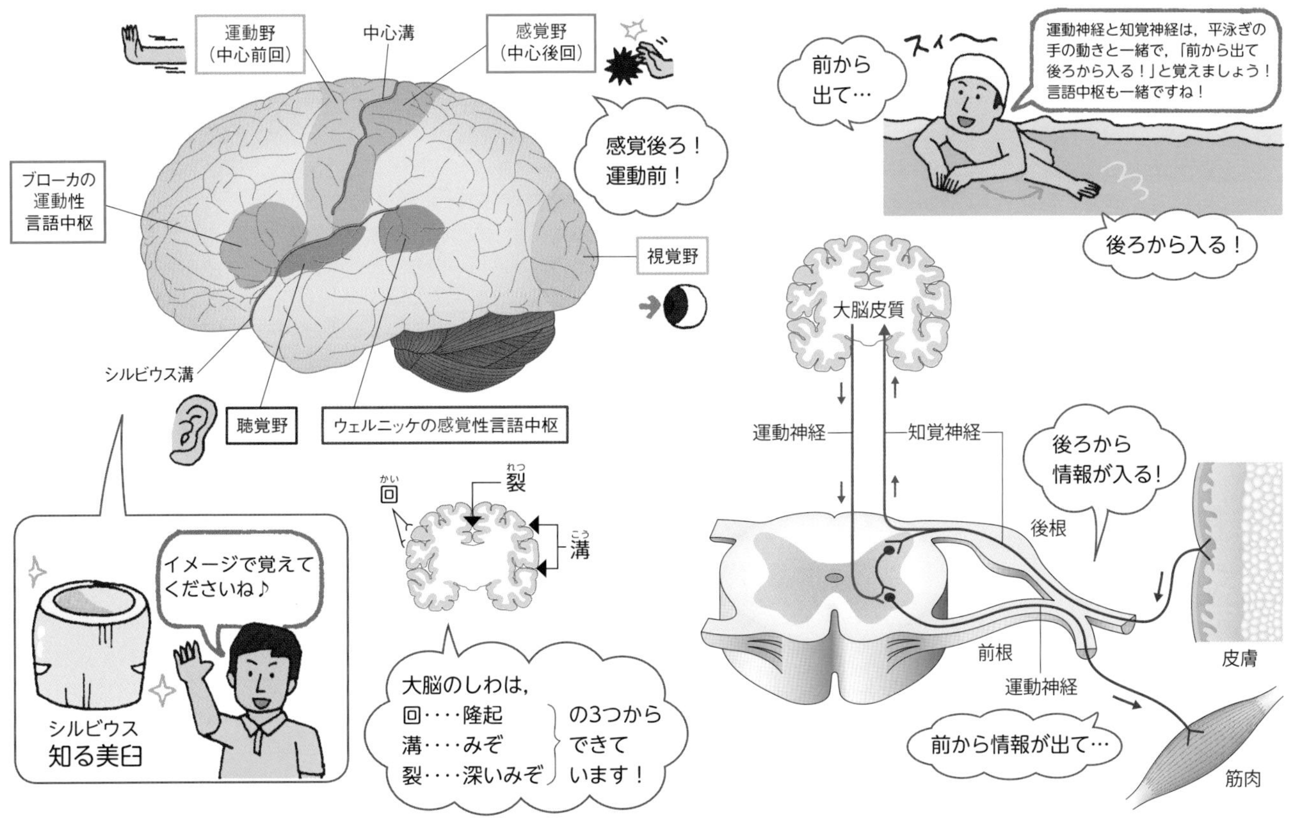

脳の大きな溝，2つほど，名前を覚えていますか？ **シルビウス溝**と**中心溝**です．

シルビウス溝，できれば名前を覚えてくださいね (^^)！ シルビウスという有名な解剖学者の名前から付けられているのですが，みなさんには馴染みのない名前かもしれませんね……．「美しい臼を知る」というイメージで，「知る(シル)＋美臼(ビウス)」と覚えられないでしょうか (^^;)．美臼(^^;)!? 名前を覚えるのって大変ですよね……10回くらい書けば覚えられる人も多いかと思いますが，どんなイメージだと覚えやすいか，私はいつも結構真剣に考えているんですよ〜 (^^;)．覚え方は人それぞれ．今のうちに自分の"覚え方"を習得しておくと，一生役立ちますよ (^^)♪

シルビウス溝は別名「外側溝」とも言います．こちらは覚えやすいですね (^^)．脳の外側の溝，ということです．

脳の2つの大きな溝のうちのもう1つである中心溝，この前の盛り上がりを**中心前回**，後ろの盛り上がりを**中心後回**といいます．大脳の特徴である「溝」と「隆起」，これをそれぞれ「溝」と「回」って言うんです．中心溝の前でウネウネ回って隆起しているから中心前回，後ろをウネウネ回って隆起しているから中心後回とでも覚えてください．

脳の皺は，溝と隆起，すなわち溝と回でできているんです．ちなみにもっと深い溝は「裂」と言います．脳が裂けちゃっている(！)んですね (^^;)．大脳って，大脳半球って言うくらいですから，左右に分かれていますよね!? この左右を分ける溝が大脳縦"裂"です．脳を縦に矢の向き，そうです，矢状方向に割っています．

中心前回と中心後回は，自分の頭のどの辺かイメージしておいてください (^^)！ 前(中心前回)が運動野，後ろ(中心後回)が感覚野です．脊髄から出る神経も，脊髄の前根から運動神経が出て，後根に知覚神経(感覚神経)が入ってきますよね！ これも前が運動，後ろが感覚！ 前から出て，後ろから入る！

平泳ぎの手を考えてみてくださいね (^^)．前から出て，後ろから入る！ 身体の中，共通なことって結構多いんですよ〜 (^^)♪

中心前回・中心後回
どの部分が，身体のどこを支配している？

中心前回も中心後回も，その中のどこが身体のどこをコントロールする，あるいは身体のどこの感覚を受け取るか決まっているのは理解できていますか (^^)？　下のような図，見たことありますよね!?　これをペンフィールドのホムンクルスと言います．名前はどうでもよいので，「こんな絵があって，何を意味しているか」が分かれば構いません (^^).

この絵は脳の中心前回のどこが，身体のどこを支配しているかを示したものです．中心後回であれば，身体のどこの感覚がそこに投射されてくるのか（つまり伝わってくるのか）を示しています．

描かれている顔や身体の各部位の絵の大きさは，中心前回で言えば各部位への出力が，どれぐらいの領域からされているのか，その面積比を表しています．

これは人間の身体の形とは大きく異なり，唇や顔，手など細かい動きを必要とする部分の面積は大きく，背中やお尻などのあまり動きを必要としない部分の面積は小さいといった特徴を持っています．こうした面積の大小がそれぞれの場所の運動や感覚の繊細さに対応しているわけです．

大雑把に言って，先程の大脳を左右に分ける深い溝（大脳縦裂）のところに膝を置き，下腿を左右に大脳を分ける溝にちょっと落として，そのまま中心前回に沿ってシルビウス溝の上までダラァ～ンと寝てしまった状態，とでも言いましょうか……．自分自身のイメージでとってくださいね (^^).

大事なのは，このように身体の各部位をコントロールする場所，そして情報が入ってくるところは決まっているんだよ，ということだけですかね．あとは，逆さになっていること．これ以上，細かいことは要求されないと思います．この図を参考にできればよいのですから (^^).

シルビウス溝のすぐ上が舌や咽頭，それから左右を分ける大きい溝に向かって徐々に身体の下の方をコントロールするようになり，大体ですが頭のてっぺんあたりで膝のコントロール，左右の脳を分ける溝の中まで入っていって，足をコントロールといった感じです．

感覚野の方も，身体の各部位の感覚を受け取る領域は，中心溝を挟んで大体は運動野と一緒です．ただし，中心後回にあります．

■ペンフィールドのホムンクルス

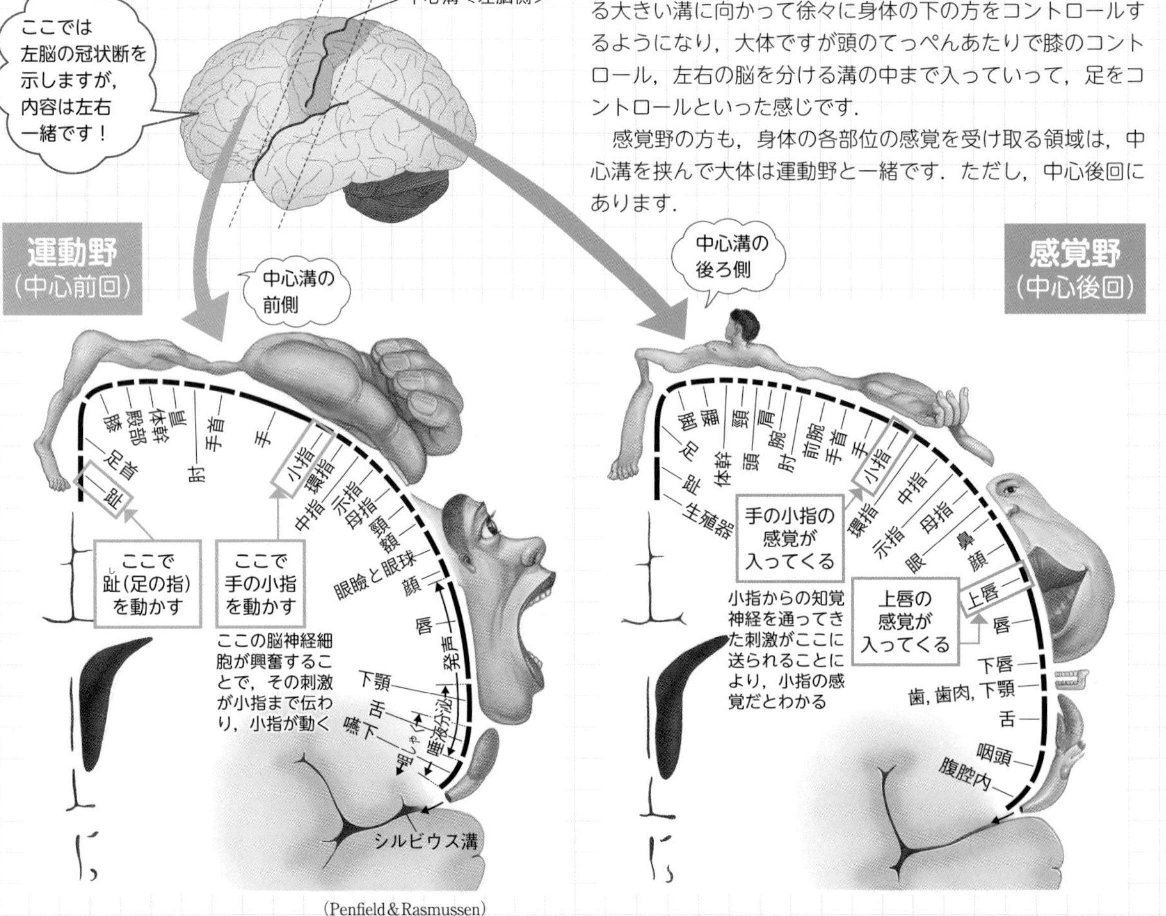

(Penfield & Rasmussen)

5 出た刺激の伝わり方は？

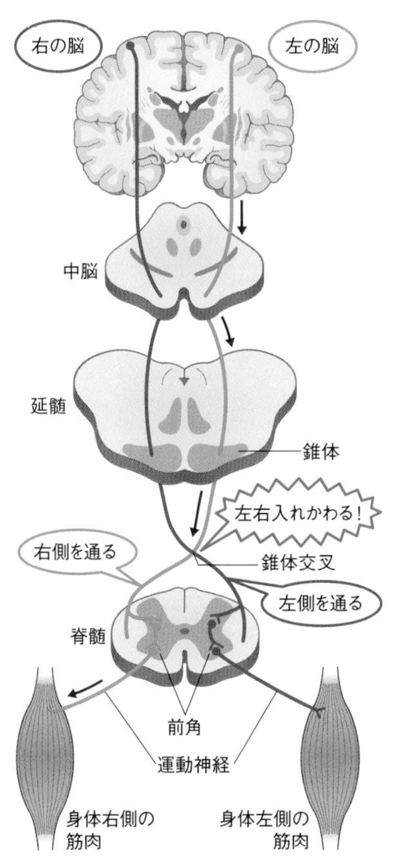

中心前回から出た刺激は左のように伝わり，脊髄前角から運動神経を通って筋肉を収縮させます

脊髄の前角と後角，前根と後根は下のとおりです

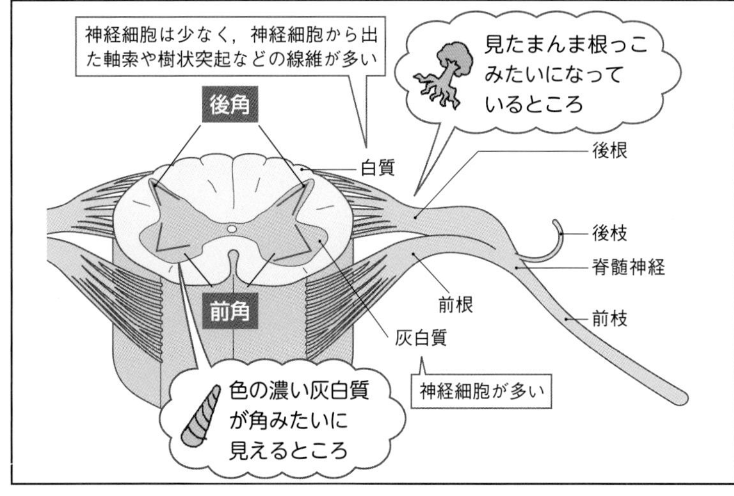

では，実際，中心前回から出た刺激は，どうやって筋肉を収縮させるのでしょう？

例えば，腕を動かそうと思って中心前回の腕を担当するところから出た刺激（神経の興奮）は，脳内の**錐体路**（p.71）を通ります．このとき延髄下部で錐体路が交叉するので（錐体交叉），右脳から出たものは脊髄の左側を，左脳から出たものは脊髄の右側を降りてきます．それから腕に分岐するところまで来ると，脊髄前角の中で神経を乗り換え，運動神経に入ります．この運動神経は脊髄から前根を通って出て，腕の筋肉を収縮させます．これだけです (^^).

もうちょっと言えば，どれくらい動いたか，どんな状態かが知覚神経を通して脊髄後根から入り，それが脊髄から脳の中心後回に伝わり，適切な動きをするわけです．

とにかく，これだけは覚えておいて欲しいこと，それは「**中心前回**から出た指令は**錐体路**を通って**左右反対側の脊髄前根**から出る**運動神経**に伝わり，結果として筋肉を収縮させる．収縮度合いは**知覚神経**を通して**脊髄後根**から入って，**左右反対側の中心後回**に伝えられる」ということです．つまり指令を出した側と受け取り側は同側になります．

ん？ 前角と前根，後角と後根，ごちゃごちゃ（笑）!? これも難しく考えないでください！ 前根と後根は，脊髄から根っこのように細かく出ているから，そのかたちのことを言っています．前角と後角は，脊髄の中の中心前回や中心後回から出てきたニューロンが，次の運動神経に情報を伝える所です．ここは運動神経の細胞体がある所で，脊髄の中で灰白質（かいはくしつ）が角みたいになっているところだから，前角と後角と言うのだと思っていてください．イメージで覚えれば簡単でしょ (^^)!?

まずはここからです (^^)♪ この基本だけ覚えておいて，ここからどんどん掘り下げていきましょう．まずは基本，そしてそこから派生していることを覚えていけば，理解は深まりますよ (^^)♪

6 錐体外路ってよく分からなぁ～い (><)！

■ 錐体路と錐体外路の大まかなイメージ

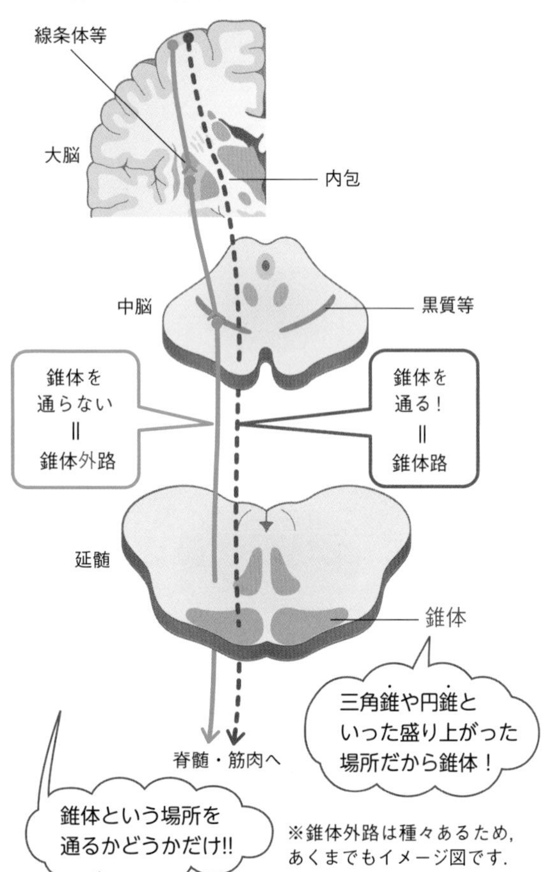

三角錐や円錐と
いった盛り上がった
場所だから錐体！
脊髄・筋肉へ

通るかどうかだけ!!
※錐体外路は種々あるため，
あくまでもイメージ図です．

錐体路は「錐体を通るから錐体路」
錐体外路は「錐体の外（すなわち錐体以外の部分）を通るから錐体外路」
と覚えておいてください！

それぞれの働きを大まかに掴むなら……
錐体路は「筋肉を意のままに操（あやつ）る経路」
錐体外路は「意のままに操られている筋肉を補佐する経路」
という感じでよいでしょう

■「空気椅子」をしている時を考えると…

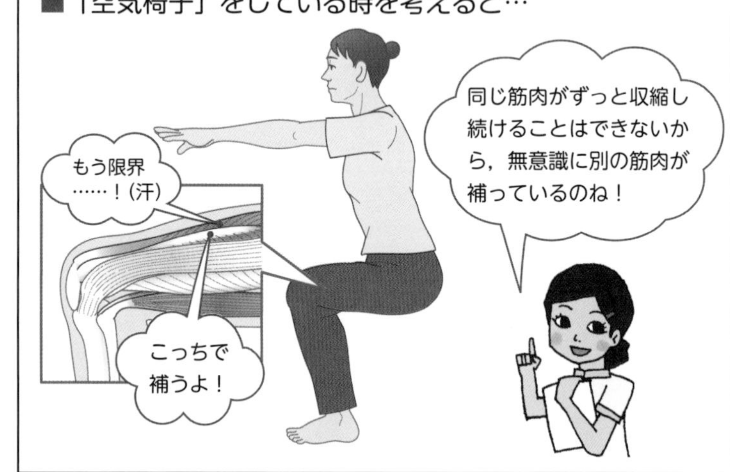

もう限界
……！(汗)
こっちで
補うよ！
同じ筋肉がずっと収縮し
続けることはできないか
ら，無意識に別の筋肉が
補っているのね！

錐体路，理解していただけましたか？　ただ錐体という場所を通っているのが錐体路です．

では，錐体外路って？　錐体路と錐体外路，わけが分かんなくて難しい，という方は多いのですが，そんなに難しく考えないでください (^^).

錐体という場所が脳内にあります．ここを通るから，錐体路です．錐体を通らない，すなわち錐体の外（錐体外）の神経回路を通って骨格筋をコントロールするものが，錐体外路です．ただそれだけです (^^).

錐体路は先ほどお話ししたように，思ったことを中心前回から伝え，錐体路を通って意のままに操る経路です．

錐体外路は，意のままには操れないけれど，意のままに操りたいことを補佐する経路，というイメージを持っておいてください．

ん？　分かんないですよね（大汗）．たとえば空気椅子，これはみなさん，やろうと思えば，いくらかはできますよね．ところが筋肉って，ずっと収縮を続けることはできないんです．なので，今まで収縮していた筋肉（筋線維）は持ちこたえられず弛緩してしまい，それを補うためにほかの筋肉（筋線維）が収縮します．それで空気椅子ができるのです．

この時，「疲弊（ひへい）した筋肉が居るからそのほかの筋肉が収縮しろ」とかと思わずとも，勝手にやってくれますよね．この不随意なことをしてくれているのが錐体外路系です．

細かく言えば，突っ込みどころも多々あるかと思いますが，まずはこのようなイメージで理解して構いません．

とにかく錐体路で意のままの行動をしようとし，錐体外路がそれを補っている……こう考えてくれればよいと思います．

7 シナプス……海峡のような物!?

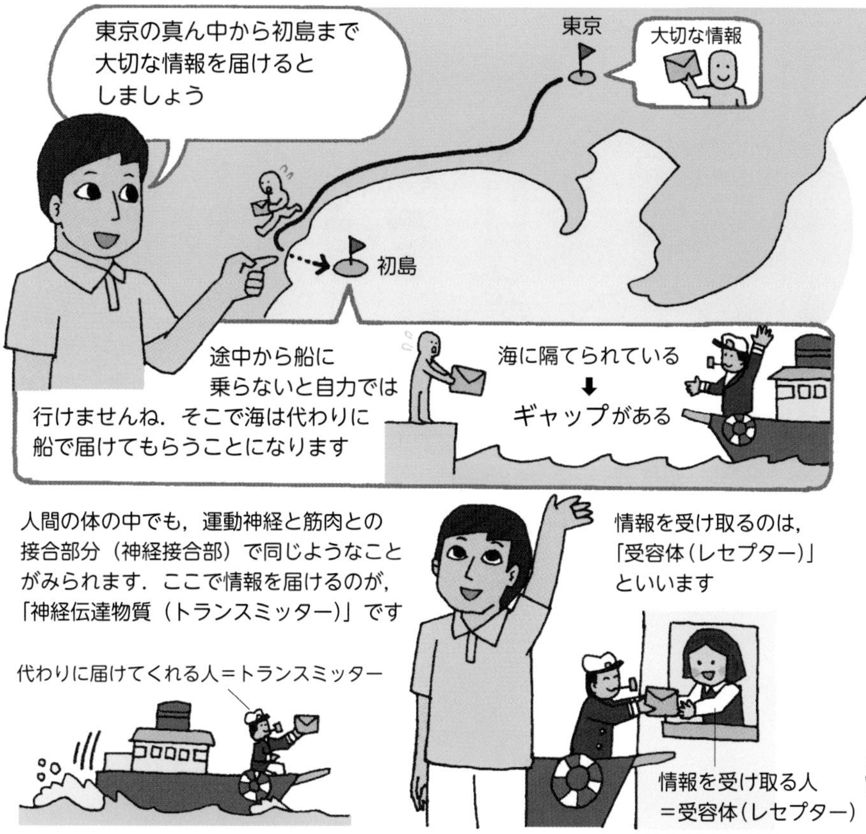

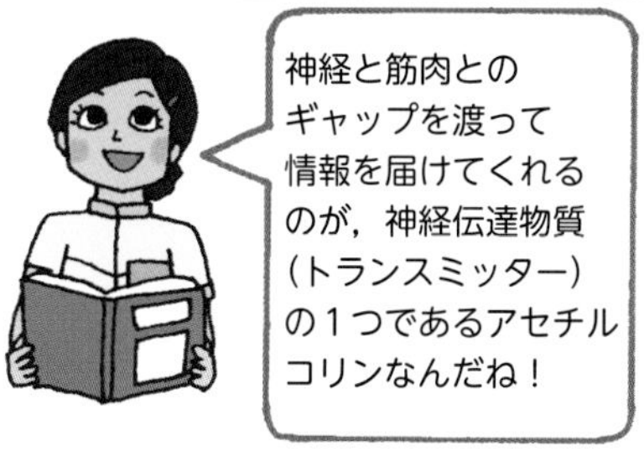

東京の真ん中から初島まで大切な情報を届けるとしましょう

東京

大切な情報

初島

途中から船に乗らないと自力では行けませんね．そこで海は代わりに船で届けてもらうことになります

海に隔てられている
⬇
ギャップがある

人間の体の中でも，運動神経と筋肉との接合部分（神経接合部）で同じようなことがみられます．ここで情報を届けるのが，「神経伝達物質（トランスミッター）」です

代わりに届けてくれる人＝トランスミッター

情報を受け取るのは，「受容体（レセプター）」といいます

情報を受け取る人＝受容体（レセプター）

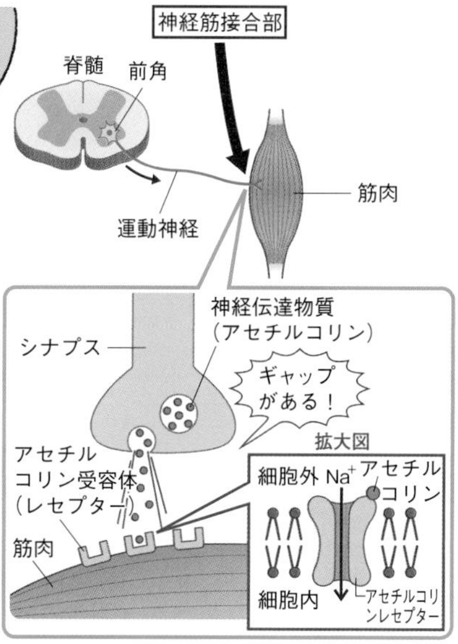

神経筋接合部

脊髄　前角

運動神経

筋肉

シナプス

神経伝達物質（アセチルコリン）

ギャップがある！

アセチルコリン受容体（レセプター）

筋肉

拡大図

細胞外　Na^+　アセチルコリン

細胞内　アセチルコリンレセプター

神経と筋肉とのギャップを渡って情報を届けてくれるのが，神経伝達物質（トランスミッター）の1つであるアセチルコリンなんだね！

錐体路と錐体外路が理解できたら……もうちょっと深く，次の段階を学習しましょうねっ（^^）！

運動神経が脊髄前根から出ていきます．その運動神経は筋肉と神経筋接合部と言うシナプス（接合部位）を作ります．ここではギャップ（隔たり）があり，つながっていないんです．

神経の情報伝達には「すべて」，伝える先との間にこのようなギャップがあります．

今の日本は，本州と北海道はトンネルでつながっており，本州と四国は瀬戸大橋等でつながっていますね．だけど昔は，どちらも本州からは連絡船で渡らないといけませんでした．

あなたの住んでいるところの近くで，船でしか行けない島を思い浮かべてください．東京都からだと，静岡県の初島ですかね？　今でも，陸路で熱海まで行って，熱海から船で渡るしかありません．

東京のど真ん中から初島まで，情報を記載した手紙を届けるとします．歩いて行けるのは陸路までで，自分の力だけでは，海を越えて届けることはできません．

そこで，代わりに情報を届けてくれる子，それが，**神経伝達物質**です！

情報を伝える，として，「伝える」が「transmit」ですから，伝える子は「-er」という人を表す接尾詞がついて「transmitter（**トランスミッター**）」です．

このトランスミッター（伝える子），神経筋接合部（“神経”と“筋肉”の情報を伝える接し合った部分）ではすべて**アセチルコリン**（Acetylcholine；略してAch）です！

そして，情報をちゃんと受け取る子である「**受容体**（**レセプター**；receptor）」も必要です．情報は活かされてなんぼですからね～（笑）．

筋肉にある受容体（レセプター；receptor）はアセチルコリンを受け取る（受け容れる）ので，アセチルコリン受容体（アセチルコリンレセプター：Acetylcholine Receptor；略してAchR）です．

アセチルコリンレセプターには2種類あります．そうなん

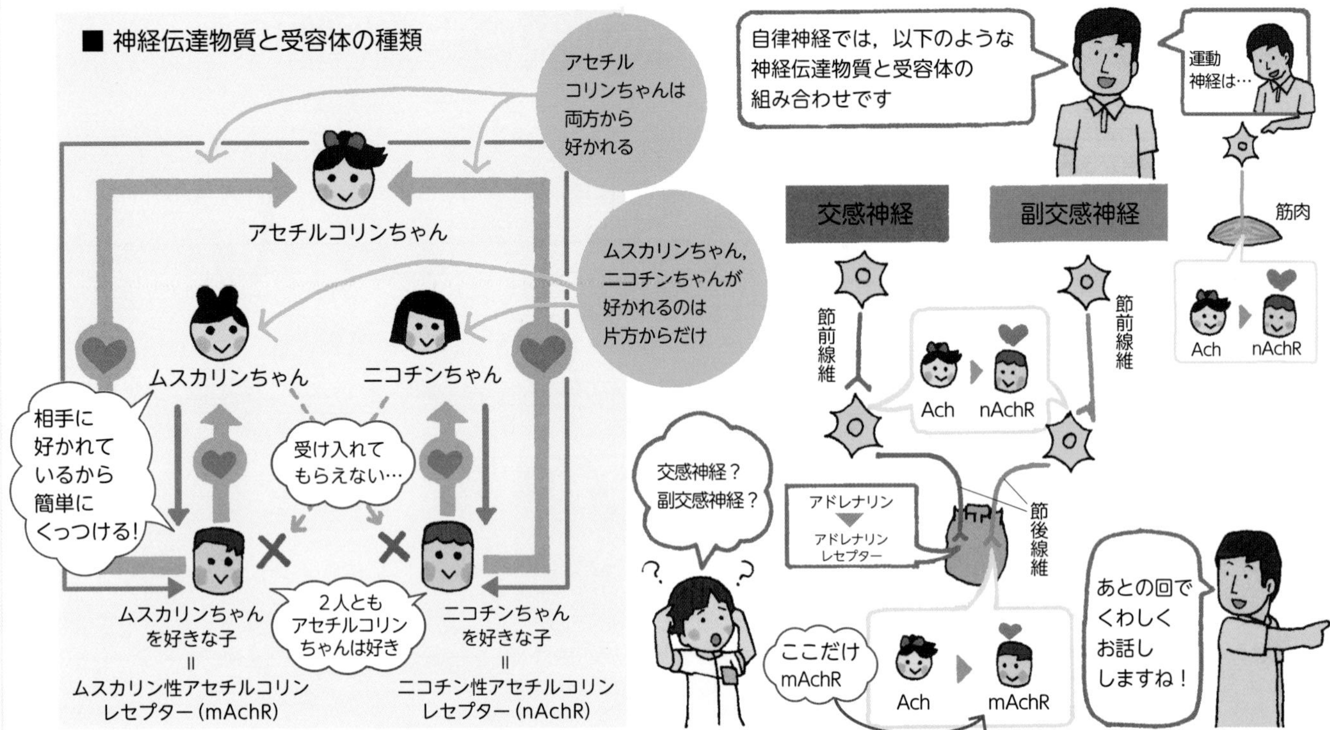

相手に好かれているから簡単にくっつける！
受け入れてもらえない…

自律神経では，以下のような神経伝達物質と受容体の組み合わせです

ここだけmAchR

あとの回でくわしくお話ししますね！

です，アセチルコリンちゃんを受け入れてくれるタイプが2種類あるんです．アセチルコリンちゃん，人気者だから2つのタイプに好かれるんですよ～．

アセチルコリンちゃんと似ているけれども，タイプが異なる子が2人います．ムスカリンちゃんとニコチンちゃんです．アセチルコリンちゃんは，このムスカリンちゃん，ニコチンちゃんのどちらを好きな人からも好かれるのです．

ところが！　ムスカリンちゃんとニコチンちゃんは，似ているようでまったく性格が違います．そのため，ムスカリンちゃんを好きな人（ムスカリン性アセチルコリンレセプター）は，ニコチンちゃんをまったく受け入れません．反対に，ニコチンちゃんを好きな人（ニコチン性アセチルコリンレセプター）は，ムスカリンちゃんをまったく受け入れません．

一方アセチルコリンちゃんは，ニコチン性アセチルコリンレセプターにも，ムスカリン性アセチルコリンレセプターにも，どちらにも好かれます．うぅ～ん，うらやましいのか（笑）!?

これは自律神経系のアドレナリン（エピネフリンとも言います）受容体（α_1，α_2，β_1，β_2，β_3受容体）や，さらに応用すればヒスタミン受容体（H_1とH_2受容体）などを考える時に役立ちますので，ちょっと頭の片隅にでも置いておいてください．

例えば自律神経については後の回で述べますが，交感神経と副交感神経がありますね．それぞれどちらも節前線維（せつぜんせんい）と節後線維（せつこうせんい）で構成されますから，節前と節後の間，節後と影響を及ぼすもの（効果器（各種内臓等））の間にシナプスがあります．

このうち，交感神経節後線維終末はアドレナリンレセプター，副交感神経節後線維終末のシナプスだけはムスカリン性アセチルコリンレセプター，残りの節前線維と節後線維の間のシナプスはどちらもニコチン性アセチルコリンレセプターしかありません．神経と筋肉の接合部（シナプス）は，ニコチンちゃんのことが好きなニコチン性アセチルコリンレセプター（nAchR）しかいません．

これらのことは薬理学で重要になってきますが，今は，こんなこと話していたなぁーくらいに頭に置いておいてくださいネ！

運動神経終末からギャップジャンクション（ギャップのある接合部）と言われる海を伝わるべくアセチルコリンが放出され，それが筋肉にある受容体（ニコチン性アセチルコリンレセプター：nAchR）にくっつき，筋肉が収縮するのです．

みなさんの筋肉が収縮するためには脳から出た刺激が筋肉まで伝わるわけですが，こういったことが自然と行われているのですよ（^^）！

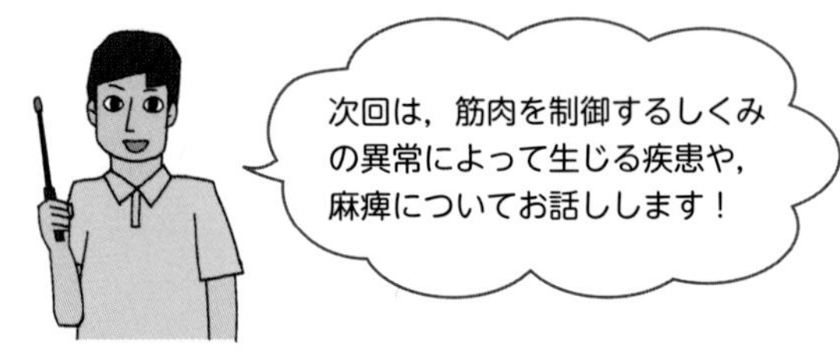

次回は，筋肉を制御するしくみの異常によって生じる疾患や，麻痺についてお話しします！

第7回 筋肉と神経

Part 2 …神経疾患と麻痺

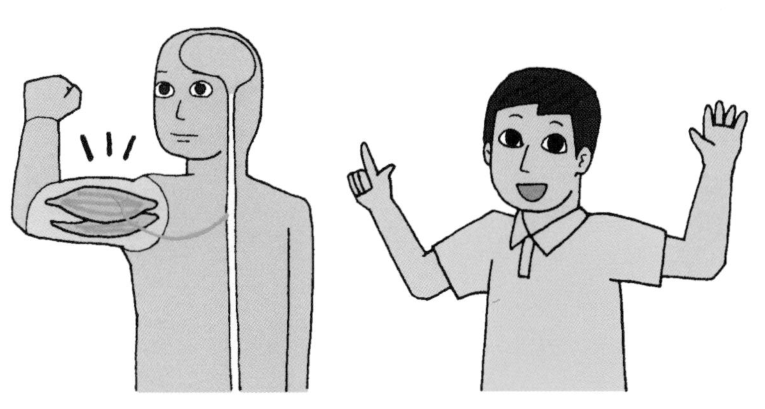

今回のテーマ
1. 錐体外路障害の典型例！　パーキンソン病
   ①パーキンソン病とは？
   ②パーキンソン病の治療薬は!?
   ③ドパが変身！
2. 麻痺の種類
   ①単麻痺　③対麻痺
   ②片麻痺　④四肢麻痺

前回で，みなさんが意識しなくとも運動できるしくみ（錐体外路系）についてお話ししました．このしくみの“どこか”に異常があると，うまく運動できなくなってしまいます．今回はまずそうした状態について，一緒に見ていきましょう！

また，前回では，書かれている文字を読んで，そのとおりの動作をしてもらい，それができるしくみも考えましたね(p.70)！　今回は，それができなくなる場合についても順に考えていきましょう．

まず，眼球などの感覚器や，脳の中の情報が投射される部位に障害がある場合，書いてあることが読めない，あるいは理解できない，ということになりますよね．

次に，例えば，脳内出血，脳梗塞，脳腫瘍など脳の病変や，その下の脊髄の病変が起きた場合，脳から運動神経へ刺激を伝える経路が障害されます．

そして，運動神経が障害されている，あるいは神経筋接合部で問題が起きている場合．脊髄から筋肉に刺激を伝える経路が障害されます．さらには，筋や骨自体が損傷している場合も，動かしたいのに動かせない(><)！　となりますね．

難しいですか (^^;)!?　難しいと思う方，まずは自分の身体の中で，経路を考えてみましょう！　そうすれば，系統立てて理解できるようになってきますよ～ (^^)　まずは自分の身体で考えてみる，という訓練を積んでいきましょう♪　今回は参考程度に！　ちょっと難しいことも話しますが，「ふぅ～ん，解剖生理を知るとそんなことが考えられるんだ～！」と思っていただければ幸いです (^^).

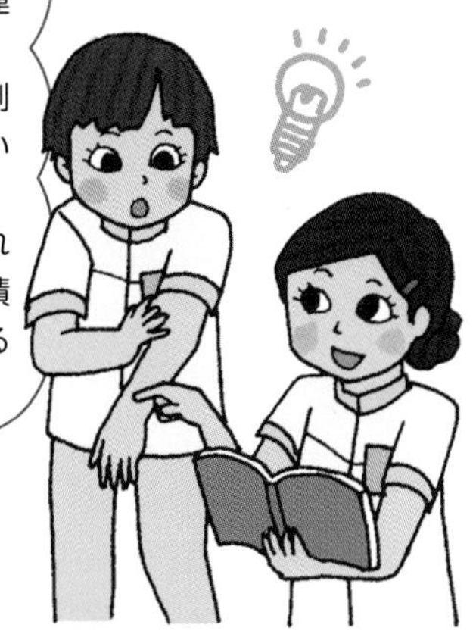

1 錐体外路障害の典型例! パーキンソン病

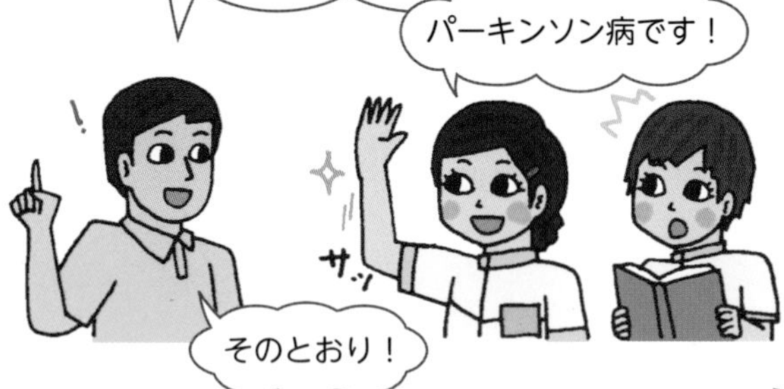
前回，錐体外路の話が出たので，
錐体外路障害からみていきましょう！
メジャーなものは何がありますか？
パーキンソン病です！
サッ
そのとおり！

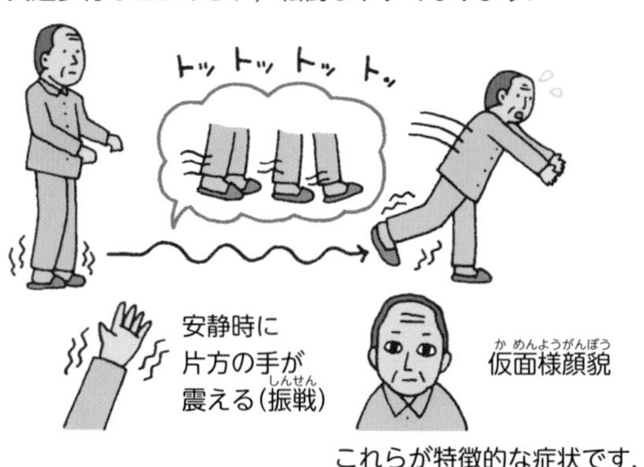
パーキンソン病では，最初の一歩が踏み出しにくく，
歩き出しても歩幅が小さく「小刻み歩行」と
呼ばれる状態になります．さらには小刻み歩行のため，
足が身体に追いつかなくなり，前のめりになる
突進歩行などがみられ，転倒しやすくなります．
トッ トッ トッ トッ
安静時に
片方の手が
震える(振戦)
仮面様顔貌
これらが特徴的な症状です．

①パーキンソン病とは?

パーキンソン病は錐体外路の一部が機能できなくなった状態なんです．

パーキンソン病で特徴的な症状は，トットットットットッ，と歩いて，パタッ，と倒れてしまう……まずは最初の一歩を踏み出すのが大変なんです．あとは安静時の振戦とか，仮面様顔貌も有名です．錐体外路が働かないので，うまくコントロールができないのです．

脳内で非常に重要な，**黒質線条体路**という神経の伝達路があります．脳の黒いところ(黒質)と線条体というところを結んでいる神経の道です．黒質の神経細胞から伸びて線条体という場所でシナプスを作っているのですが，そこでは**ドパミン(ドーパミン)**と**アセチルコリン**という物質が拮抗して(相反して)情報を伝えています．ところがドパミンを出す力がアセチルコリンを出す力に比べて弱くなってしまうことがあります．つまり，ドパミンとアセチルコリンの量のバランスが取れなくなった状態(ドパミンがアセチルコリンに比して足らなくなった状態)，これがパーキンソン病です．

右の実物大の図を見てもらうとわかるように，黒質ってたったこれだけのところなんです．これがおかしくなっただけで，パーキンソン病になってしまうんですよ！ 脳の機能局在がよくわかりますね．

パーキンソン病では，ドパミンがアセチルコリンに比して少ないのですから，ドパミンを増やしてやるか，はたまたアセチルコリンを減らす，というかアセチルコリンの伝達をブロックしてやればよいわけです．

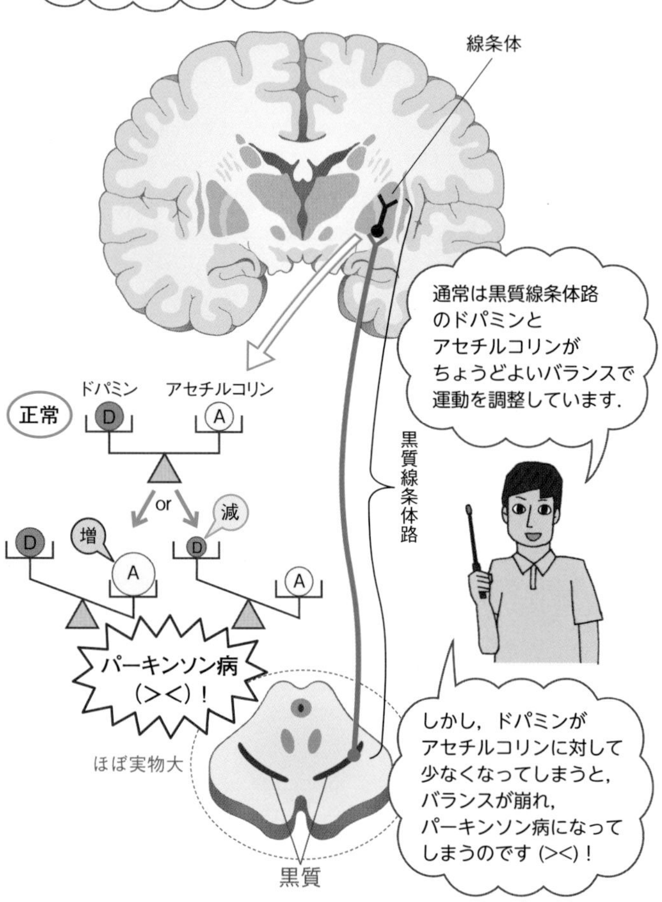

生じるかというと……

ちょうどよいバランスで
運動を調整しています．

ほぼ実物大

②パーキンソン病の治療薬は!?

では，ドパミンの量を増やしてやるにはどうすればよいですか？　パーキンソン病の治療薬は，L-ドーパ(別名：レボドパ)です．この薬の名前は，L体のドーパ(ドパ)という意味です．L体のLは，「levo-：レボ(ギリシャ語で"左の")」のLです．

L体という言葉と対になるのがD体で，D体のDは「dextro-：デキストロ(ギリシャ語で"右の")」のDです．LとDのうちのL(レボ)ドーパだからレボドパです．

図1を見てください．L君とD君は一卵性双生児で，見た目は一か所を除いて一緒，唯一，鼻と唇の間にあるほくろの位置が違うとしましょう．L君は正中から2cm左にほくろがあり，D君は正中から2cm右にほくろがあるのです．

この2人，鏡に映したような状態ですが，完全に違う人だと分かりますよね！　すなわち構成要素は一緒でも，決して交わることのない2人，そして鏡で映したような2人です．

では，ここで次の**図2**の2つの物質を見てください．構成している要素は一緒ですが，いくら回しても，決して完全には重なりませんよね！　まるで鏡に映しているみたいです．だから鏡像異性体と言います (^^)．右手と左手みたいだから対掌体(対になる掌みたいなもの)とも言います．はたまた，その性質から光学異性体とも言います．面倒ですが，その分野の言い方からするといろいろな表現があるのです (^^;)

要は，真ん中のものに付いているものがすべて違えば起こりえることなんです．だから，アミノ酸でいえばグリシン以外はすべて鏡像異性体が存在します(細かいことを言うと他にもありますが，ここでは割愛します)．

D体とL体，似て非なるものです．不思議なことなのですが，生体内ではL体のアミノ酸しか利用しません．D体のアミノ酸と老化との関係も指摘されています．

それに，D体とL体の両方を含んだ薬剤は重篤な副作用を起こすものの，L体のみしか含まれていない薬剤だと副作用が起きにくい，といったことも報告されています．

例えばここ15年以内ですと，「ジルテック®」という薬剤はセチリジン(正確にはセチリジン塩酸塩)という薬物のD体とL体が同じ量混ざった混ざり物ですが，副作用を抑えるために，その中のL体のみにした「ザイザル®」(レボセチリジン塩酸塩)という新薬が売り出されました(2010年)．

その他，現在までにタリビッド®(オフロキサシン)に対するクラビット®(レボフロキサシン水和物)，オメプラール®(オメプラゾール)に対するネキシウム®(エソメプラゾールマグネシウム水和物)等が出てきています．

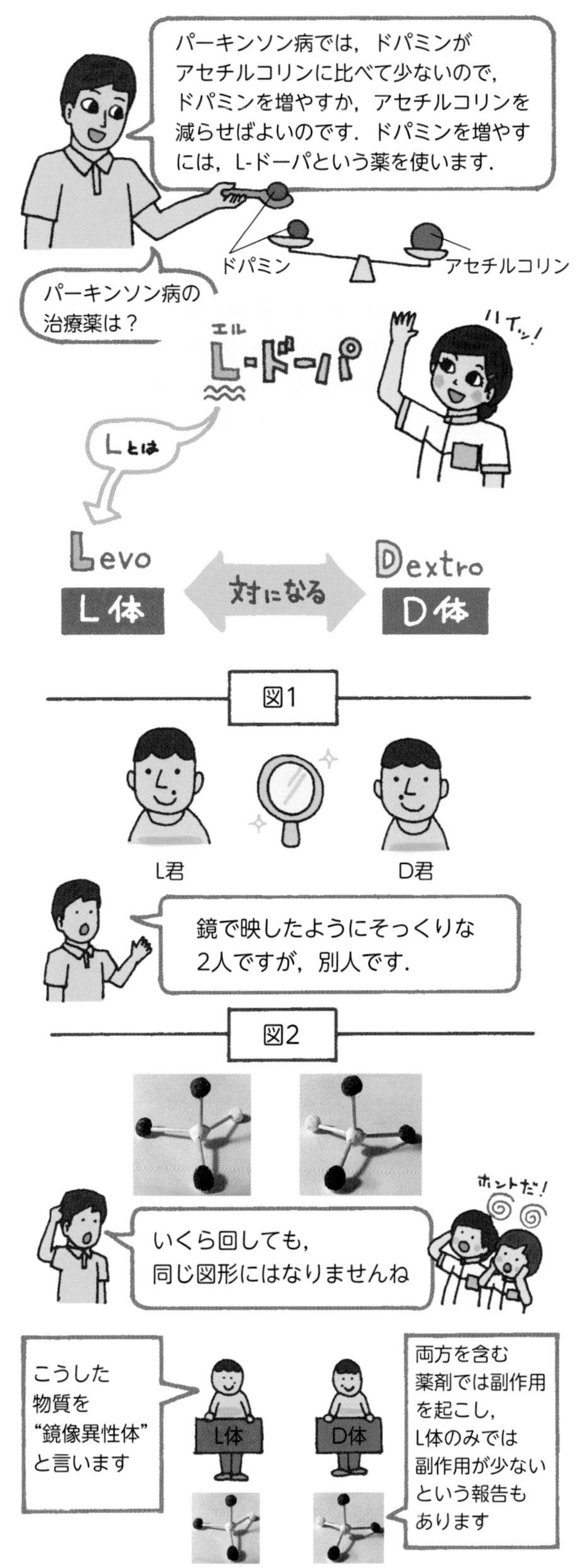

薬にはリスク（危険性）とベネフィット（有益性）がある！～サリドマイドの話

サリドマイドは，睡眠薬や胃薬と配合して妊婦さんの悪阻（つわり）の防止薬として，1960年頃に売られていました．サリドマイドもD体とL対の等量混合物でした．ところが，発売当時は知られていなかったのですが，実はこのD体とL体のうちの片方は催奇形性（妊婦さんが服用することにより，奇形児が生まれる可能性）も持っていたのです．

そのため，妊婦さんが眠れない，または悪阻を抑えるためにサリドマイドを服用した結果，いわゆるサリドマイド・ベビーという，奇形を持った子どもたちが世界規模で生まれてしまったのです．四肢の長管骨（大腿骨などの長い骨）が短かったり無かったりして，手や足が直接胴体についているような容姿のため，アザラシ肢症と呼ばれました．このような呼び方自体，本当に悲しい事実だと思います．

サリドマイドは当然ながら販売停止ならびに回収が行われましたが，その時までに日本では販売期間は約4年，認定患者数だけでも300人を超えてしまいました．

薬には催奇形性のないほうだけを入れればよい，と思うかもしれませんが，残念ながら生体内で速やかに催奇形性のある形に変化してしまうこともあり，そうもいきません．

ところが！　サリドマイドは2008年より再度販売されています．なぜ，そんな問題のある薬を使うのでしょう？

どんな薬にもリスク（危険性）とベネフィット（有益性）があります．多くの場合，作用がベネフィット，副作用がリスクとなります．リスクをベネフィットが上回った時，それは使う価値があるとされるわけです．

例えば，抗ヒスタミン薬はアレルギー反応を抑えて花粉症などの症状を和らげてくれますが，同時に眠気などの副作用もあります．また，抗生物質は病気を引き起こす細菌を殺してくれますが，同時に腸内細菌まで殺してしまうので，下痢になる可能性があります．

ステロイドなどは非常に多様な有益性（免疫が強過ぎる人の免疫を抑えたり，炎症を抑えたり，そのほか多種多様な作用）がありますが，免疫を抑えるので感染しやすくなったり，はたまた脂肪沈着したり，タンパク質（筋など）を分解してしまったり，骨をもろくしたり，浮腫を起こしたり，高血圧，高血糖といった，生活習慣病のような方向に向かわせてしまう副作用があります．でも，使用したほうが患者さんにとって確実によいと思われる場合も多いのです．

サリドマイドは先ほどお話ししたとおり，胎児に影響して，奇形を生じさせてしまいます．これは，胎児の各種器官が作られる時期に服薬することで，その器官の発達が妨げられてしまうためです．しかし，そのような時期でなければ，（極端な例として，大人であれば），そこまで大きなリスクはありません．それどころか，多発性骨髄腫やHIV等広範囲に効くというベネフィットがあるのです．こうなると，睡眠薬として使う場合と異なり，妊婦さんに使用しない限り，リスクよりベネフィットが上回るので使用する価値が出てくるわけです．

薬は使用方法を誤ると大変なことになりますが，そうでなければ有益性をもたらしてくれます．リスクを知り，正しく使用することが大切なのです．

抗がん薬系は，その作用機序としてDNAに影響する場合が多いので，催奇形性があることが多く，添付文書中で妊婦には禁忌とされているものが多いです．

みなさん，p.17の『「薬」「剤」について』でお話しした添付文書は，1つでも見てみましたか？　添付文書の中には「妊婦，産婦，授乳婦等への投与」というような項が必ずあります．薬剤の胎盤通過や母乳移行の割合，胎盤通過がある場合はその胎児への影響，母乳中への移行がある場合は乳児への影響を記載しています．これは薬によって違いますし，わざわざ危険を冒して投与することはありませんから，はっきりしたことが言えない場合も多いんです．ですから，ここにも「治療上の有益性が危険性を上回ると判断される場合にのみ投与すること」と記載されていることが多いですね～．

サリドマイド製剤の場合は……一度確認されることをおすすめします．ほかの製剤と比べてどのくらい妊婦にとって危険なのかが分かると思います．

これは医療従事者として知っておいて欲しいことなのですが……，薬害を含めた医療行為が原因となる疾患（これを「医原性疾患」と言います）は，残念ながら今後も0にすることはできないと思われます．

ただ，日常的に行っている行為を見直し，いつもやっているから良い，のではなく，エビデンスに基づいた行為か否かを考えていくことで医原性疾患を少しでも減らしていくことは可能だと思います．ですからみなさんにはぜひ，常に考える看護師になっていただきたいと思っております．

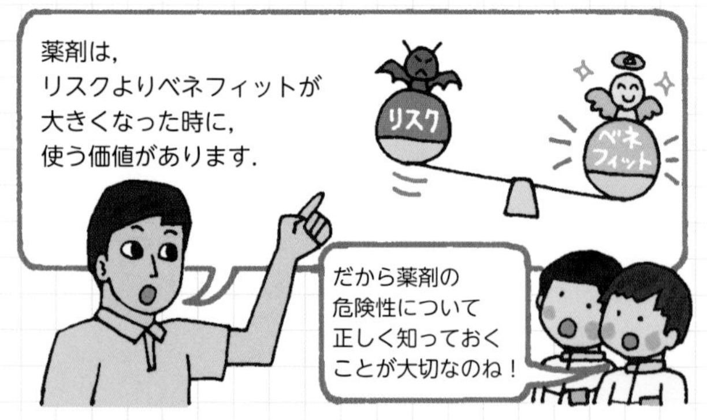
薬剤は，
リスクよりベネフィットが
大きくなった時に，
使う価値があります．
リスク
ベネフィット
だから薬剤の
危険性について
正しく知っておく
ことが大切なのね！

③ドパが変身!

パーキンソン病の治療薬は，L－ドーパ(L体のドーパ)ですね．でも，なんでドパミン(ドーパミン；もう，長音記号で伸ばす伸ばさないは一緒だと考えてください．ただの英語の日本語表記の違いです！)が足らないのに，ドパミンを使わないでドパを使うのでしょうか？　ここで，ドパとドパミンの関係を見てみましょう．生体内で足らないものは，摂取したもの，あるいは蓄えられているものから，合成できるならばどんどん作り出していきます．ドパミンもそうです．

チロシンを摂取すると生体内ではドパに変わります，チロシンは，チーズやかつおぶしなどにたくさん含まれます．チーズから析出するくらいなので，チーズを表すギリシャ語からチロシンと命名されたのです．ドパはドパミンに変わり，ドパミンからノルアドレナリン(ノルエピネフリン)に，ノルアドレナリンからアドレナリン(エピネフリン)に変わります．ともかく，生体内でドパがドパミンに変換されるわけです．

パーキンソン病患者には，ドパミンを脳に作用させたいわけですが，脳は厳重に守られたところです．見て分かる外から順に見ていくと，頭髪，頭皮，頭蓋骨，ここから中に入って3層の膜，そうです，**硬膜**，**クモ膜**，**軟膜**，と合計6層(3＋3！)にもわたって守られています．

3層の膜のうち，1番外側は硬い頭蓋骨にも接するから硬い膜(実際はカチカチでなく厚みがある膜)で守っていて，1番内側は軟らかい脳に接するので軟らかい膜，その間にクモの巣のように小柱を出したクモ膜があるとイメージしてください．クモ膜下出血は(うれしくないですが)よく聞きますよね！この3層の膜の名前は覚えておいてくださいね (^^)！

とにかく脳は，厳重に守らないといけない重要なところなんです！　外からも上記のように守られていますが，中から入っていくものからも守られています．口から脳に入っていくには，その前にいろいろなバリア(ワルダイエルの扁頭輪(へんとうりん)，胃酸，吸収過程など)をくぐり抜けて来なければならないのです．そのあとの最終関門，**血液脳関門**も通り抜ける必要があります．血液(Blood)脳(Brain)関門(Barrier)，略してBBBです．この関門，すごく優秀なんです (^^)．

メチャクチャ粗い言い方をすると，水に溶けやすい物質は一切中に入れません．ただし，例外がグルコースです．これは栄養として必要なので運び屋さんがいて常に運び込んでいますが，それ以外，水に溶けやすいものは一切入れないんです．身体の60％が水分である人体にとって，水に溶けやすいものは要注意なんですよ(ただし，現代では，人工的な脂溶性

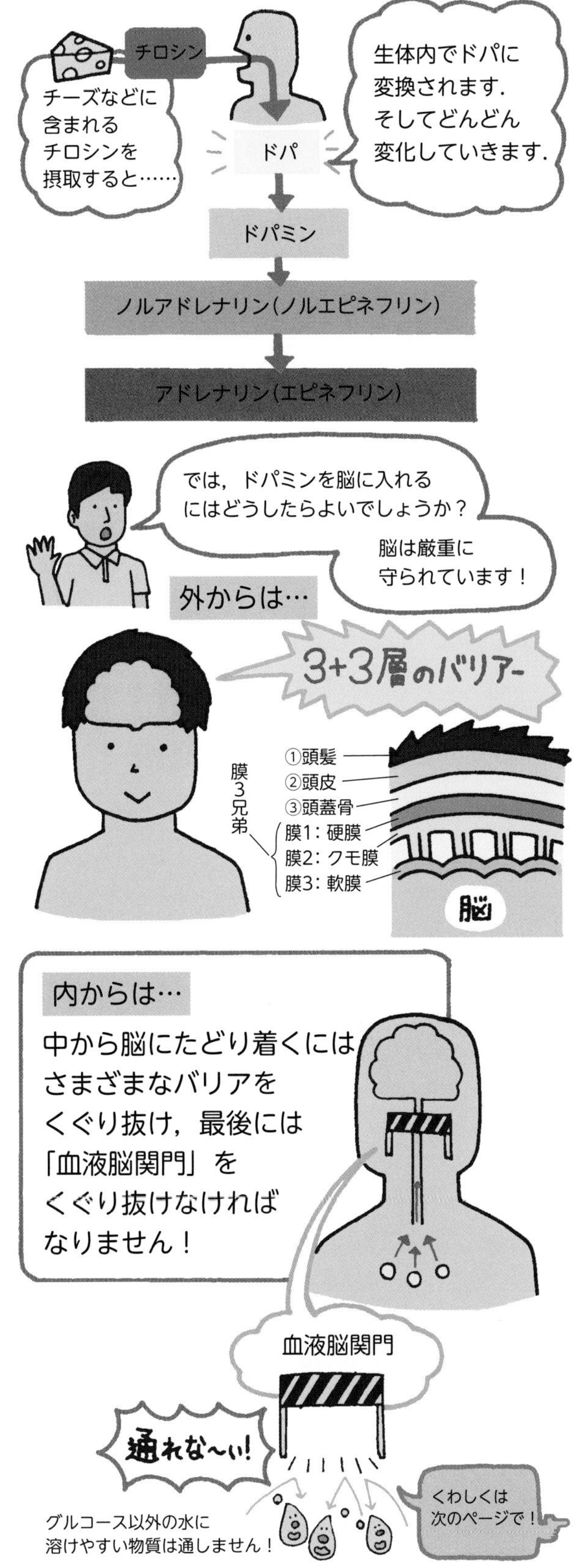

チロシン
チーズなどに
含まれる
チロシンを
摂取すると……
生体内でドパに
変換されます．
そしてどんどん
変化していきます．
ドパ
ドパミン
ノルアドレナリン(ノルエピネフリン)
アドレナリン(エピネフリン)
では，ドパミンを脳に入れる
にはどうしたらよいでしょうか？
脳は厳重に
守られています！
外からは…
3+3層のバリア－
膜3兄弟
①頭髪
②頭皮
③頭蓋骨
膜1：硬膜
膜2：クモ膜
膜3：軟膜
脳
内からは…
中から脳にたどり着くには
さまざまなバリアを
くぐり抜け，最後には
「血液脳関門」を
くぐり抜けなければ
なりません！
血液脳関門
通れな～い！
グルコース以外の水に
溶けやすい物質は通しません！
くわしくは
次のページで！

の物質が人体に危険をおよぼすことも問題となっています)．

パーキンソン病ではドパミンを補充したいのですが，ドパミンは水に溶けやすい性質なんです．すると，経口投与はもちろん，身体の末梢から注射でドパミンを入れても，すなわち静脈注射や筋肉注射をしても血液脳関門で弾かれて脳まで到達しないことになります．

一方，ドパは生体内でドパミンになるドパミンの前駆物質（ドパミンの前段階に駆けているものとでも思ってください(^^;)）です．言い換えればドパミンの元となる物質です．このドパは水には溶けにくく脂に溶けやすい性質のため，血中に投与すると循環して頭に到達し，血液脳関門を抜けて脳まで移行できるんです．そして脳内でドパがドパミンへ代謝されてドパミン補充ができるようになるのです．

このような理由でL-ドパがパーキンソン病の治療には使われます．ただ，今後，パーキンソン病は遺伝子治療で治すことができるようになるかもしれません．この件に関しては，また時間があったら，後でお話ししますね！

錐体外路障害の話から，ずいぶん横道にそれましたが，こうやってつながりをつけていくと，解剖生理から病理，そして薬理まで，つなげて考えていくことができますよ(^^)♪

■ 血液脳関門（BBB）

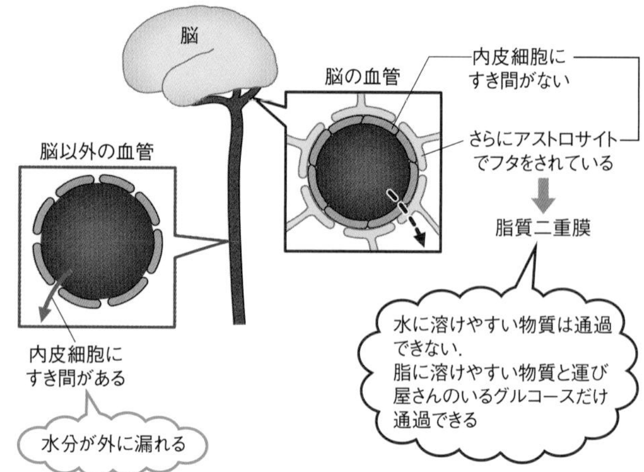

頭蓋内の出血の呼び方と出血像

クモ膜と軟膜の間には主要な太い血管が通っていますが，ここから出血した状態を「クモ膜下出血」といいます．

出血部位は「膜に対する位置」で表します．頭蓋骨と硬膜の間の出血が頭蓋骨下出血ではなく，硬膜の外側だから硬膜外出血，硬膜とクモ膜の間は硬膜下出血，クモ膜と軟膜の間はクモ膜下出血，軟膜の下は脳なので，脳内出血です．

それぞれの出血によるCT像やMRI像，確認しておいてくださいね！　頭蓋骨と硬膜の間，つまり硬膜外は，ベタァ〜ッ♪　と貼りついたような感じになっており，隙間が無いので，出血部位から血液がなかなか広がらず凸レンズ型になります．皮膚に生じることがある水疱を考えてみてください(^^).

一方，硬膜とクモ膜の間は隙間があるので，硬膜下出血だと，その隙間にサァ〜ッと広がり三日月形になります．

さらに言えば，クモ膜下出血だと脳溝にまで出血した血液が入り込んでくるので，頭蓋骨から脳内に線状に入り込んでいる，はたまた脳室に広がるので分かります．

このように構造を考えれば，暗記しなくとも出血像を推測することができますね！　これもイメージでつかんでください(^^)！

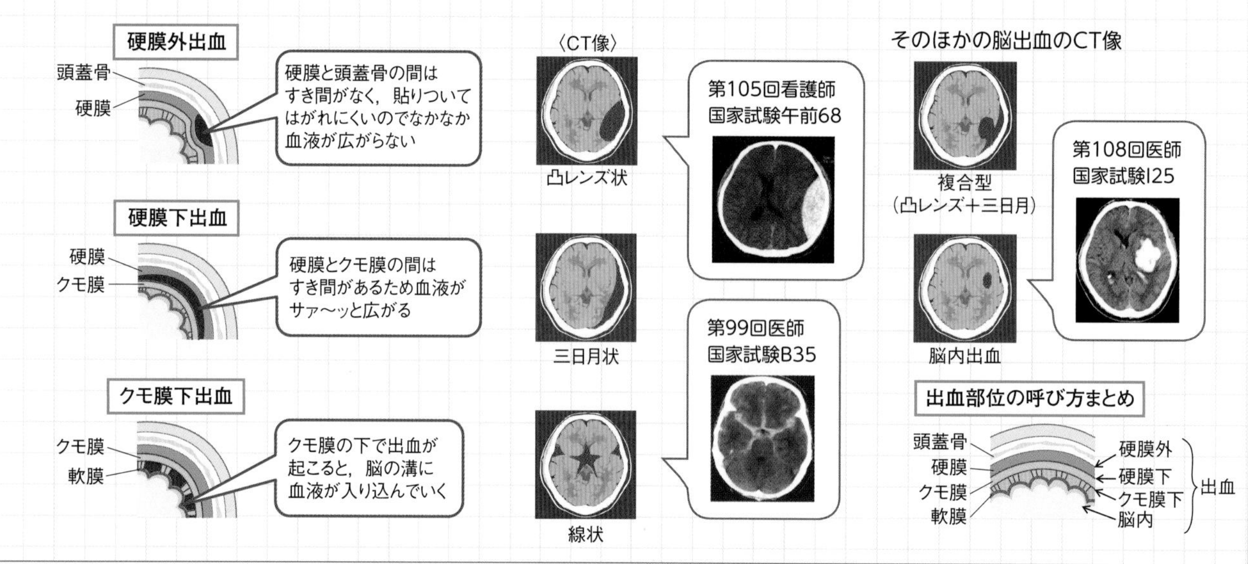

薬はどう吸収され，どこに効く？ 〜カナマイシンの話

ここまでお話ししてきたように，薬の効き方は，どれくらい吸収されるか，そして目的とする場所にどれくらい分布するかも考えねばなりません．

例えば，カナマイシンという薬について考えてみましょう！

カナマイシンは，「アミノグリコシド系抗生物質」と呼ばれます．アミノグリコシド!?

「アミノ酸」って名前は聞いたことが当然ありますよね(^^)！　このアミノ酸，“アミノ”基という塩基とカルボキシル基という“酸”が１つの分子の中にあるものだから“アミノ酸”なんです．この「アミノ」基というものが糖（グルコースもブドウ糖です）にくっついているから「アミノグリコシド（アミノ糖）」という名前になっています．

アミノグリコシド系抗生物質は，アミノ基や糖の構造があるので，水に溶けやすいんです．逆に脂にはほとんど溶けません．ということで，腸管からはほとんど吸収されません（物質によりますが摂取した量の1/600以下といった感じです）．だから通常は，注射で投与する必要があります．経口投与しても腸管吸収が無ければ，全身に行きわたりませんから．

一方，この類の抗生物質には，副作用として**聴神経（第８脳神経）障害**を起こす可能性があり，投与を続けると難聴になる確率が非常に高いのです．ですから，投与する際は慎重を期し，リスク（危険性）とベネフィット（有益性）を天秤にかけ，有益性が上回れば投与することもあるわけです．

これくらい慎重さを要する薬なのですが，現在でも多量に投与する場合があります．それは肝障害（肝不全）などの肝臓の働きが弱い場合での経口投与です．

みなさんの腸の中には細菌がいぃ〜っぱいいます．だから万が一（こんなこと，絶対にあって欲しくないですが），殺されちゃって重りをつけられて海に沈められたとしても，腸内細菌が異常に発酵してガスを産生するので，そのうちに浮いてきてしまいます．

それはさておき，この腸内細菌は，食べて腸に入ってきた蛋白質を分解し，蛋白質を構成しているアミノ酸のアミノ基から，**アンモニア**を産生します．アンモニアは，生体にとっては毒です．毒は排除しなくてはいけません！

通常だったらアンモニアは産生されると血中に溶け込み，肝臓に運ばれて解毒されます．ところが，肝機能が低下していると，アンモニアが解毒されずに脳まで運ばれてしまい，脳の神経細胞が障害されることがあります．これが**肝性脳症**です．これは，本当に気をつけねばならないところです．

では，肝機能が落ちている時，アンモニアを脳に行かせないためには，どうしたらよいでしょうか．アンモニアは腸内細菌が作り出すとお話ししましたね．だから，その腸内細菌を殺しちゃえ〜っ！　となるわけです．

細菌は抗生物質で殺せるので，抗生物質を投与します．だから抗生物質で下痢になることがあるわけです．

カナマイシンも腸内細菌を殺し，アンモニア産生を抑えることができます．カナマイシンなどのアミノグリコシド系抗生物質は，腸管内の細菌は殺しますが，腸管からはほとんど吸収されないので，難聴などの副作用の危険性は極めて低いことになります．

一方，アミノグリコシド系以外の，腸管で吸収されてしまう抗生物質を投与すると，全身に運ばれて，ほかの効果を（望まないことも含めて）起こす可能性が出てきてしまいます．あまり好ましいとは言えませんよね．ということで，肝性脳症を防ぐためにカナマイシンを経口投与するのは，理にかなっているのです．

話は変わりますが，バンコマイシンも，腸管から吸収されない抗生物質です．難治性中耳炎となった時，バンコマイシンが経口投与で処方されたら……効果が出るでしょうか!? 出ませんね(^^;)

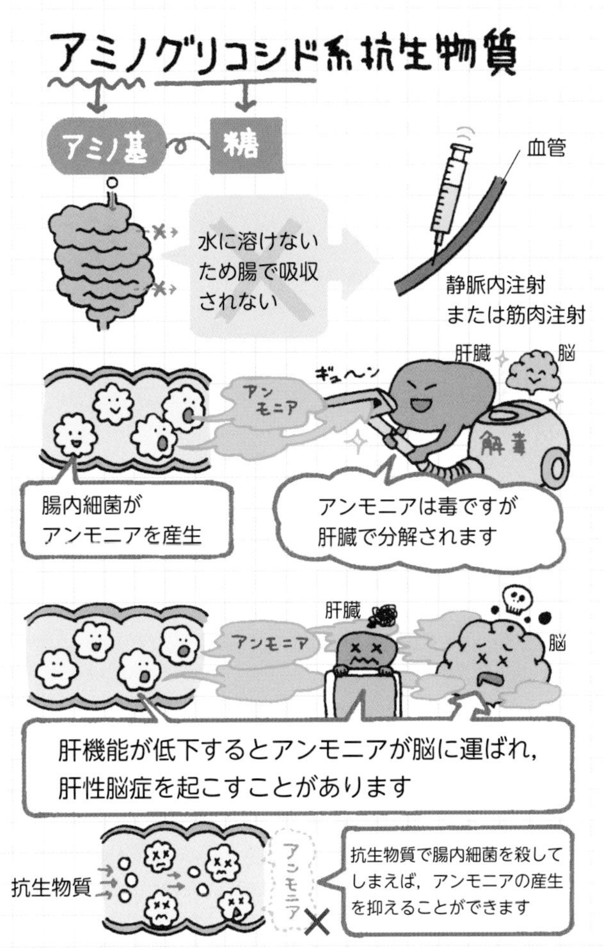

アミノグリコシド系抗生物質
アミノ基
糖
水に溶けないため腸で吸収されない
血管
静脈内注射または筋肉注射
肝臓
脳
ギュ〜ン
アンモニア
解毒
腸内細菌がアンモニアを産生
アンモニアは毒ですが肝臓で分解されます
肝臓
アンモニア
脳
肝機能が低下するとアンモニアが脳に運ばれ，肝性脳症を起こすことがあります
抗生物質
アンモニア
抗生物質で腸内細菌を殺してしまえば，アンモニアの産生を抑えることができます

2 麻痺の種類

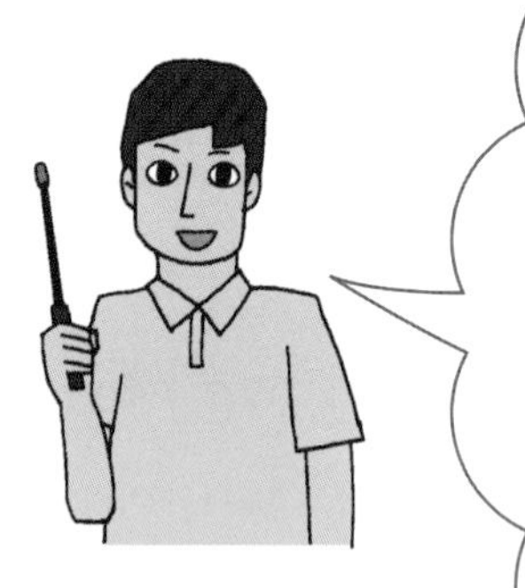

体を動かしたくても動かせないのは，おそらくすごいストレスですよね～．この状態が麻痺です．麻痺とは，うまくコントロールできない状態です．麻痺には，右の4種類があります．これらをくわしく見ていきましょう！

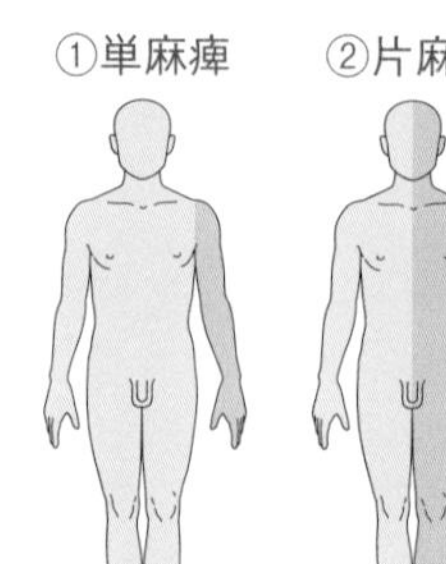

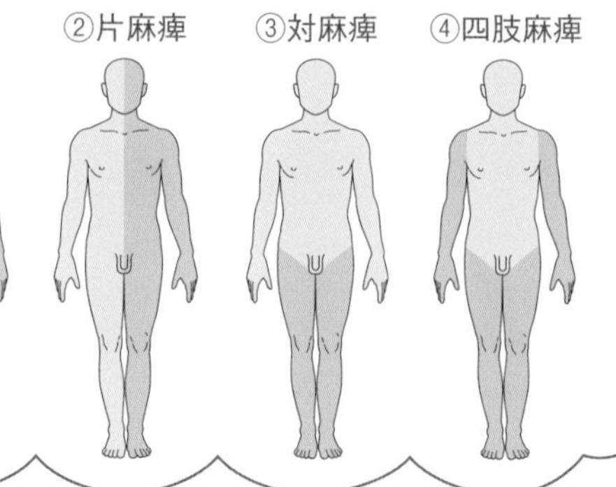

①単麻痺

これは四肢に走っている運動神経のどこかが偶然にもやられてしまったものです．試験に出しやすいのは片腕の麻痺ですかね(笑)？　前腕(肘から手首)に通っている主要な運動神経3本(！)を考えてみましょう♪　肘から手首にかけて，2本の骨に触れることが出来ますね．橈骨と尺骨です！　これらに「神経」がついて，「**橈骨神経**」と「**尺骨神経**」です．この2本に加えて，ほぼ真ん中を通る「**正中神経**」，これで全部で3本です！　それぞれ麻痺すると，手が特徴的な状態となります．

■ 腕の神経

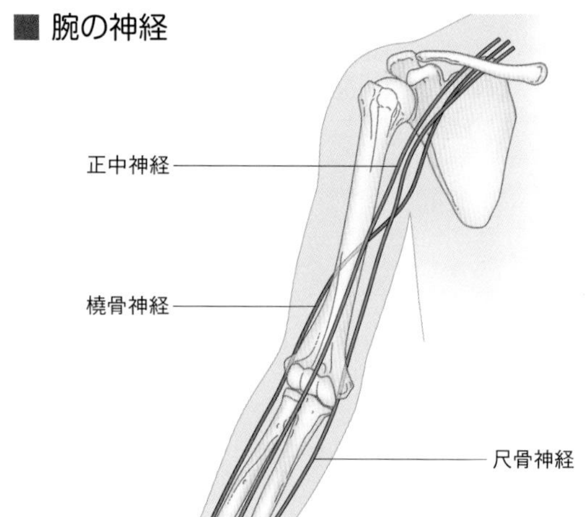

＜橈骨神経麻痺＞

一番分かりやすく重要なのが**橈骨神経麻痺**！　これは真っ先に覚えておいてください！

大雑把に言うと，橈骨神経は手のすべての伸筋を支配しているので，それが麻痺すると全伸筋麻痺となってしまいます．結果，伸ばすことが出来ないので**下垂手**という，手首から手がブラブラして，だらぁ～んと垂れ下がった状態になってしまいます．

これが起こりがちな最たる例は，松葉杖を使用している時です．松葉杖によって橈骨神経が押さえつけられると，この麻痺が起こります．松葉杖は脇の下に入れますが，上の図でその部位の神経の走行を見ると，圧迫されるのは橈骨神経であることがわかりますね．

ちなみに腋窩神経が圧迫されると，腋窩神経の主な支配は三角筋ですから，腕が上がらなくなります．

■ 下垂手←橈骨神経麻痺

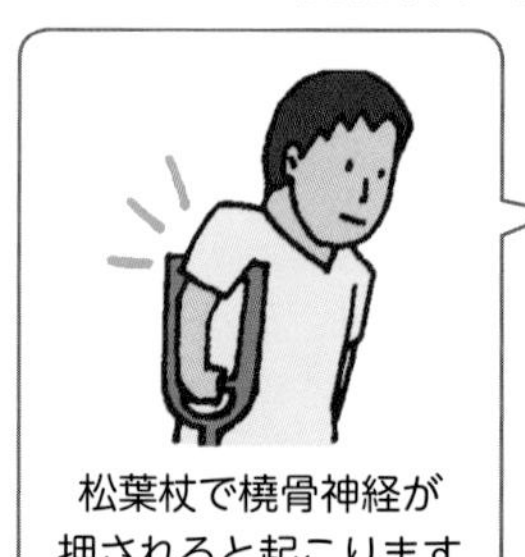

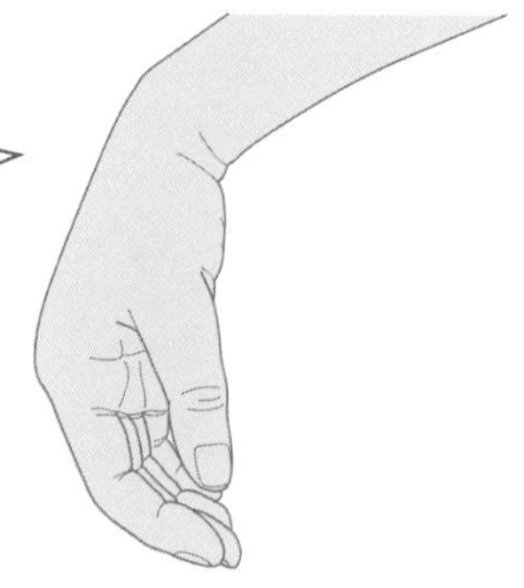

＜尺骨神経麻痺＞

次は，**尺骨神経麻痺**．尺骨神経は手の多くの屈筋を支配しているので，麻痺すると指を曲げられず鷲手といわれる，鷲の手のような状態になってしまいます．病的なものでは肘部管狭窄症などで生じます．

尺骨神経は骨よりも外側を走っており，さらに筋肉にも守られていないところを走っているので，外部からの障害を受ける可能性も高いのです．

例えば肘を曲げて内側の部分をコリッ！ と親指でやると，指先に向けて「ビィ〜〜ンッ！」って刺激が走りませんか？ これが尺骨神経です．そんな名前も何も分からず，小学校の頃，よく友達にいたずらされた（した!?）ものです（笑）． このビィ〜ンッ！ とくる所が，まさしく尺骨神経が通っている所です！ あまりやっちゃ，いけませんよ (^^;) ！

＜正中神経麻痺＞

残るは**正中神経麻痺**．正中神経は親指（母指）や人差し指（示指）の屈筋を支配しています．正中神経が麻痺すると，親指や人差し指が曲げられず，これらの指で輪っか（"パーフェクトO"と言われます）を作ることが出来なくなります．猿の手に似ているので，猿手と言われます．正中神経の障害部位によっては，いわゆる「涙のしずくサイン」と呼ばれる形を示すこともあります．病的なものでは手根管症候群などでなります．

＊　＊　＊　＊　＊

この前腕を通っている主要な3つの神経と，それが障害された時の手の形，これはぜひとも覚えておいてくださいねっ (^^) ！ 下垂手の橈骨神経麻痺をイメージで覚えれば，あとは大丈夫！ 尺骨神経麻痺の鷲手と，正中神経麻痺の猿手だけです．どちらがどちらか分からなくなっちゃいますか？「"猿"が"正"座してる！」というイメージを持てば「猿手は正中神経！」と覚えられるでしょ!? 残りの鷲手が尺骨神経麻痺です (^^) ！

ここでは前腕部を通る神経による麻痺を考えましたが，脚の単麻痺も変わりません．誌面の都合で割愛しますが，考え方さえ知っていれば，教科書等を参照して，理解することが出来ると思いますよ (^^) ♪

■ 鷲手←尺骨神経麻痺

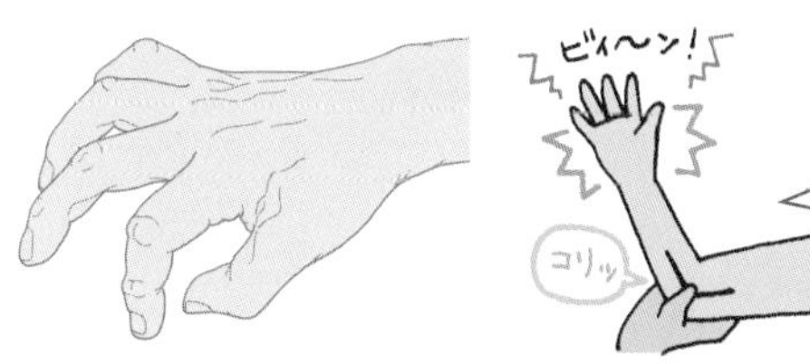
ビィ〜ン！
コリッ
肘の内側を押すと，指先に向けてビィーンと刺激が走ります．この際刺激しているのが，尺骨神経です！

■ 猿手←正中神経麻痺

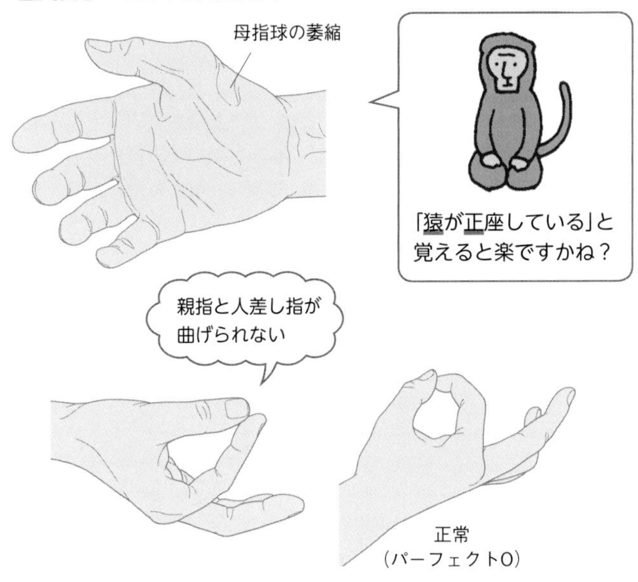
母指球の萎縮
「猿が正座している」と覚えると楽ですかね？
親指と人差し指が曲げられない
正常
（パーフェクトO）

②片麻痺

次に片麻痺．左右どちらか片側が麻痺するのでしたね！

一番起こしやすいのは脳の実質内での出血や脳腫瘍などです．いずれも容積が増えて，その近傍の神経を圧迫しますので，その下流の麻痺が起こるのです．

前回お話しした通り，脳の中心前回から出た「どこどこ，動けっ！」という指令は，視床，錐体路を通って，錐体交叉した後，脊髄を下っていきます．ということで錐体交叉前に障害された場合，左脳の中で障害が起きれば右の上肢と下肢が，右脳の中で障害が起きれば左の上下肢が麻痺してしまいます．

交代性片麻痺と交叉性片麻痺

これは参考程度，というか，こんなこともあるんだなぁ〜と軽く知っておいてくれれば良いのですが，交代性片麻痺と交叉性片麻痺というものがあります．

交代性片麻痺は，片側の上下肢麻痺に加え，反対側の脳神経麻痺を起こすものです．これは脳幹部に異常があることを示しているので要注意です．名前はどうでも良いですが，例えばウェーバー症候群とかの場合です．調べると，なるほどなぁ〜と分かると思います．

交叉性片麻痺は右または左の上肢麻痺と反対側の下肢麻痺を起こしているものです．錐体交叉のところ，ピンポイントに起きた病変なので，頻度としては非常に低いです．落ち着いて神経の流れを考えれば分かるはずです．錐体交叉は延髄の部分にありますから，これも当然，あまりありがたくは無いですね……（涙）．

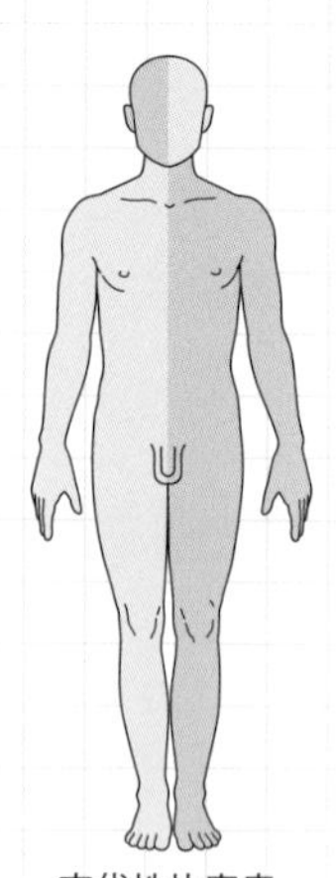

交代性片麻痺

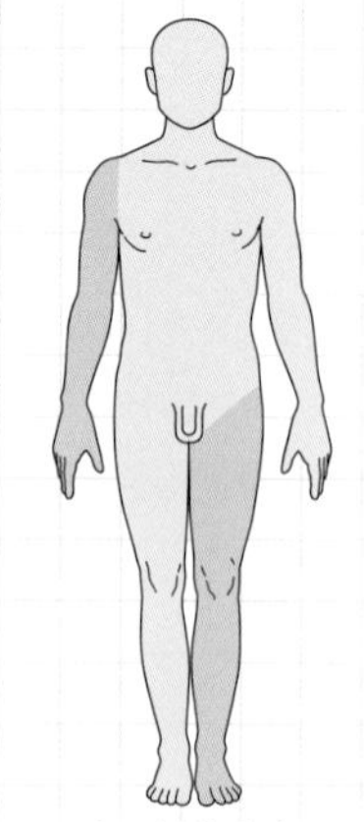

交叉性片麻痺

③対麻痺

次に対麻痺．両下肢の麻痺です！　どこがやられると両下肢が麻痺するか，分かりますよね（^^）！

腕に行く神経が脊髄から分岐するところ(胸髄)より下の脊髄がやられてしまった場合に一番可能性が高いですよね！

脊髄がそのレベルでケガにより障害された，あるいは脊髄のところに腫瘍ができた，椎間板ヘルニアになった，果ては脊髄が通っている脊柱管が狭くなった……などなど，いろいろな要因が考えられますが，基本は1つ！　他にもありますが，まずは基本からいきましょう（^^）．

原因は何であれ，先ほど述べたように胸髄以下の脊髄が何らかの要因で障害された場合です．

ん？　あっけなさすぎますか？　では，ついでにもう1つだけ挙げておくと，中心溝の頭頂部から大脳縦裂内にかけて(出血や腫瘍などで圧迫されて)障害を受けても，起こり得ます．前回(p.72)の図「ペンフィールドのホムンクルス」を見てください．その部分は脚をコントロールしていましたね．だからここがやられても対麻痺となる可能性があります．ほとんど実際にはありませんので，これは参考程度に，ねっ！

あっ……あと最終的には次の四肢麻痺に移行する可能性の高いギラン・バレー症候群といった病変の初期でも起こります．これは知っておいた方が良いでしょう（^^;）．ぜひ，調べてみてください．

この際も病気の名前と症状だけをただ単に覚えるのではなく，「どうしてそういう症状が現れるのか？」を考える方が重要ですからね（^^）！

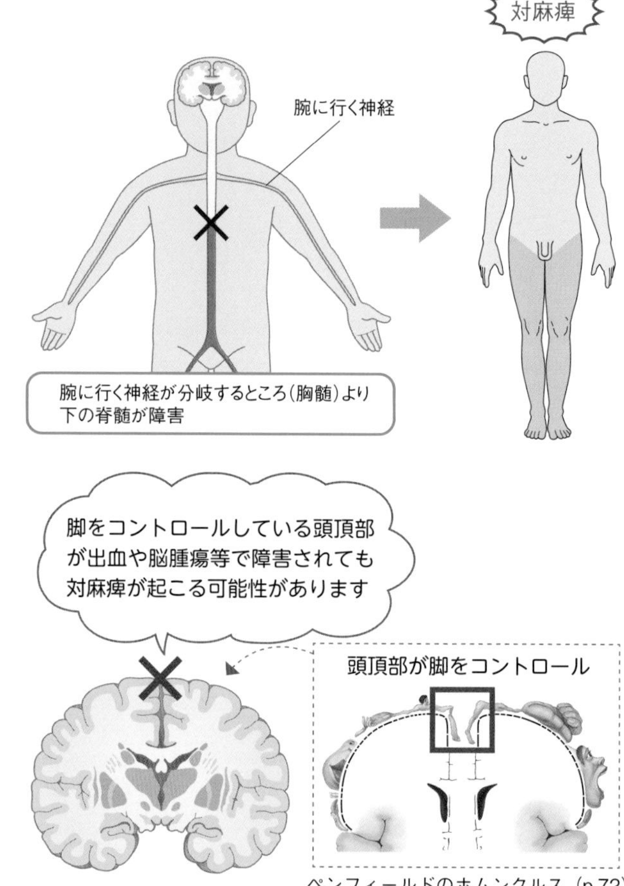
対麻痺
腕に行く神経
腕に行く神経が分岐するところ(胸髄)より下の脊髄が障害
脚をコントロールしている頭頂部が出血や脳腫瘍等で障害されても対麻痺が起こる可能性があります
頭頂部が脚をコントロール

ペンフィールドのホムンクルス（p.72）

④四肢麻痺

最後に四肢麻痺．四肢がどれも麻痺してしまいます．対麻痺と違い，脊髄から腕への神経が分岐する前，すなわち，もっと中枢側で脊髄が障害された場合に起こることが多いです．この要因も対麻痺と同様，多々ありますが，とにかく対麻痺よりももっと上にある腕への指令も送れなくなる部分での障害ということです．

ちなみに先ほど述べたようにギラン・バレー症候群は対麻痺だけでなく進行して四肢麻痺も起こす可能性があります．

中脳のあたりでの障害は，**除脳硬直**という特異な状態を示してしまいます．

ちなみに脊髄損傷で対麻痺になるか四肢麻痺になるか……．これは本来であれば，脊髄のどこからどの筋肉をコントロールしている運動神経が出ているかを知らないと分かりませんが，基本，皮膚感覚のデルマトームと似ていると思ってください．逆に皮膚感覚の有無とデルマトームを比べれば脊髄の損傷レベル（脊髄の損傷の場所）が分かります．

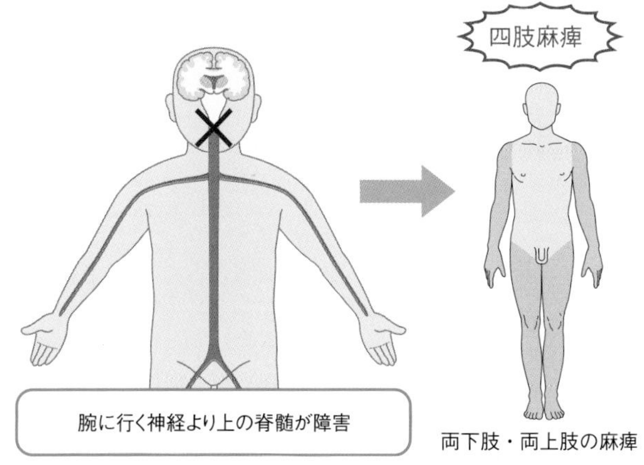

■ 除脳硬直

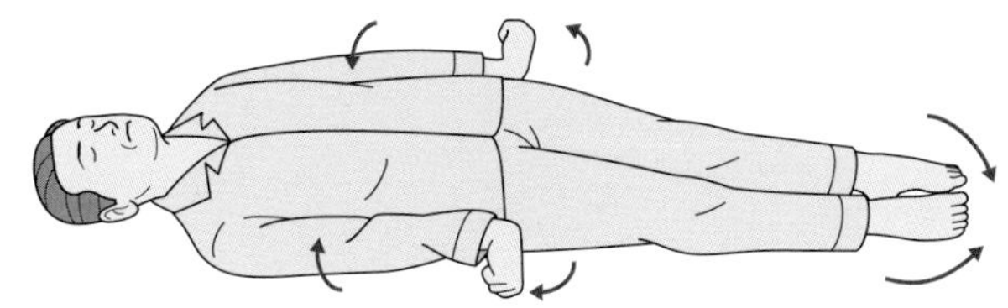

デルマトーム

デルマトームとは，１つ１つの脊髄神経根から伸びている感覚神経が支配する領域をそれぞれ示したものです．

大雑把に言うと……．胸は脊椎骨と肋骨，そして胸骨から形作られていますよね！　イメージしてください！　鳥かご状態です．ということで，その上にある場所へは，胸より上から分岐しないといけません．ですから腕へ行くには頸髄から出た神経しか行けません（例外：腕の腹側にT1が少し入る）．

脊髄は背中側にありますから，その場所から見て肋骨の流れに沿って下がり，前面でもそのままの方向に進みます．そのため前面から見ると，胸髄から出た神経に支配される場所が広くなります．脚は腰からというのはイメージで分かると思います．足腰を鍛えるとか言いますよね (^^) ！

仙髄からの神経は，いわば知らない人には触れられたくないような場所に行っています．自分の脚を触ってみてください．脚の背側って，腹側を触る感じとちょっと違いませんか？

太赤文字くらいは知っていると便利ですよ (^^) ♪

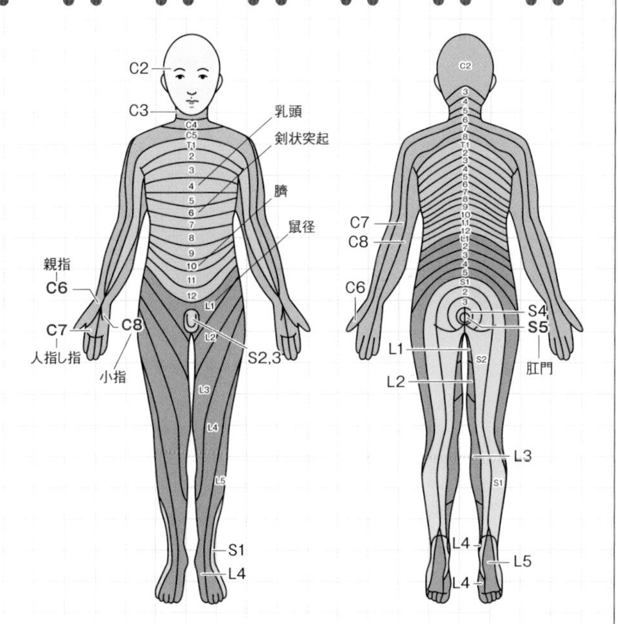

＊　＊　＊　＊　＊　＊　＊　＊　＊　＊　＊　＊

以上，麻痺の４種を見てきましたが，いずれも大変ですよね……．

そんな患者さんを受け持った時，どうすればよいか，何が出来るか，ぜひ，今のうちから考えてみてください♪　考えていくことは，きっと皆さんの力になりますから (^^) ♪

ちょっと難しかったですかネ (^^;) !?
難しいとか，もっと簡単に，あるいはもっとくわしく，など，ご意見お待ちしています！
次回も，神経の障害とそれによって生じる症状について見ていきます．視覚や嗅覚にかかわる神経などが登場しますよ♪

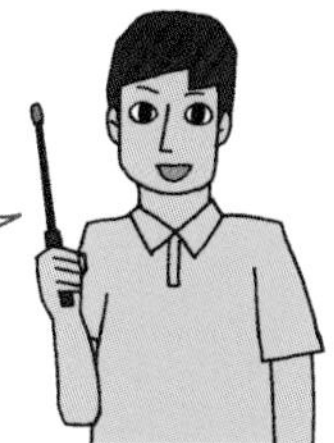

Memo

第8回
筋肉と神経
Part 3 …末梢神経

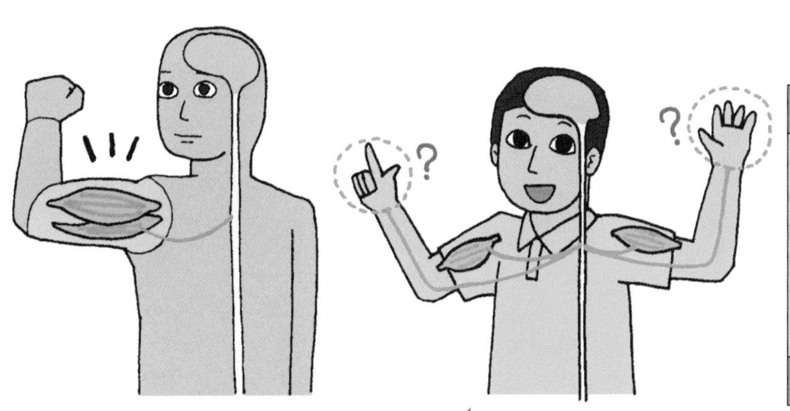

今回のテーマ
1 まずは，頭蓋骨の「穴」を見ておこう！
2 交感神経と副交感神経，
　どっちが支配？？
3 迷走神経，超重要!!
4 瞳孔による疾患の見分け方
5 脳神経をもうちょっと♪

「え～っ!? また筋肉と神経 (^^;) !? 難しいし，早く身体の中のことが知りたぁ～い！」ですか(^^;) ？ いやいや，そう思われるのはごもっともなのですが，臨床の現場に出ても重要だと思われることなので，ぜひ，今回含めてあと3回，筋肉と神経に関してお付き合いくださいネ (^^) ♪

前回，神経が圧迫されると，その神経の下流のコントロールが利かなくなることで，疾患や麻痺が生じるしくみを見てきました．

今回は，同様のしくみで，瞳孔などに起きる変化について見ていきます．神経は押されて（圧迫されて）しまえば，麻痺してしまいます！ だから患者さんの主観的・客観的な状態を見ても分かることが結構あるんですよ (^^)！

さらに今回は，交感神経と副交感神経についてや，12の脳神経についても見ていきます．神経の細かい話が続いて，ちょっと難しいかもしれませんが，ぜひ，自分が全速力で走っている時を想像しながら，そして友達同士で瞳孔反射を見たりしながら，身体に起きていることをイメージしてくださいね♪

何度も申し上げておりますが，重要なのは，暗記ではなく理解です．自分の身体の中で交感神経優位になったらどうなるか，そしてこの神経が何をどうすることを司っているから，それが圧迫されて働かなくなるとどうなるか，そういう流れを理解してください♪

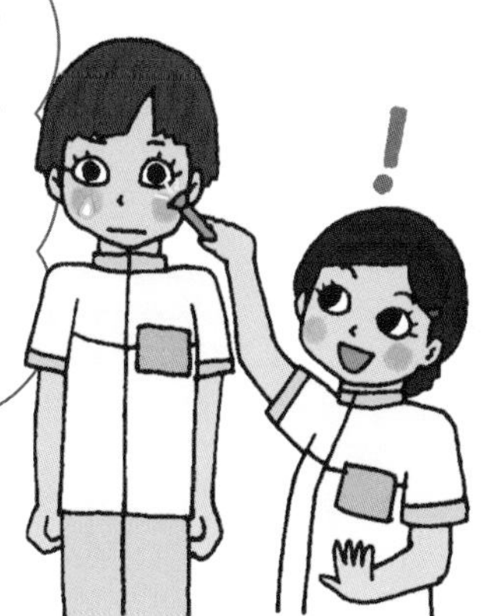

1 まずは，頭蓋骨の「穴」を見ておこう！

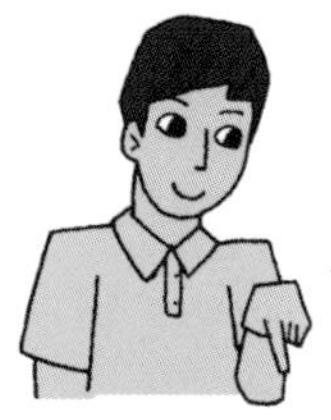

頭蓋骨を見てみましょう．
上から見ると脳を覆っているだけですが，
下から見ると，こんな感じで穴が開いています．
この，頭蓋骨に開いている“穴”について見ていきましょう！

■ 図1　頭蓋骨の穴

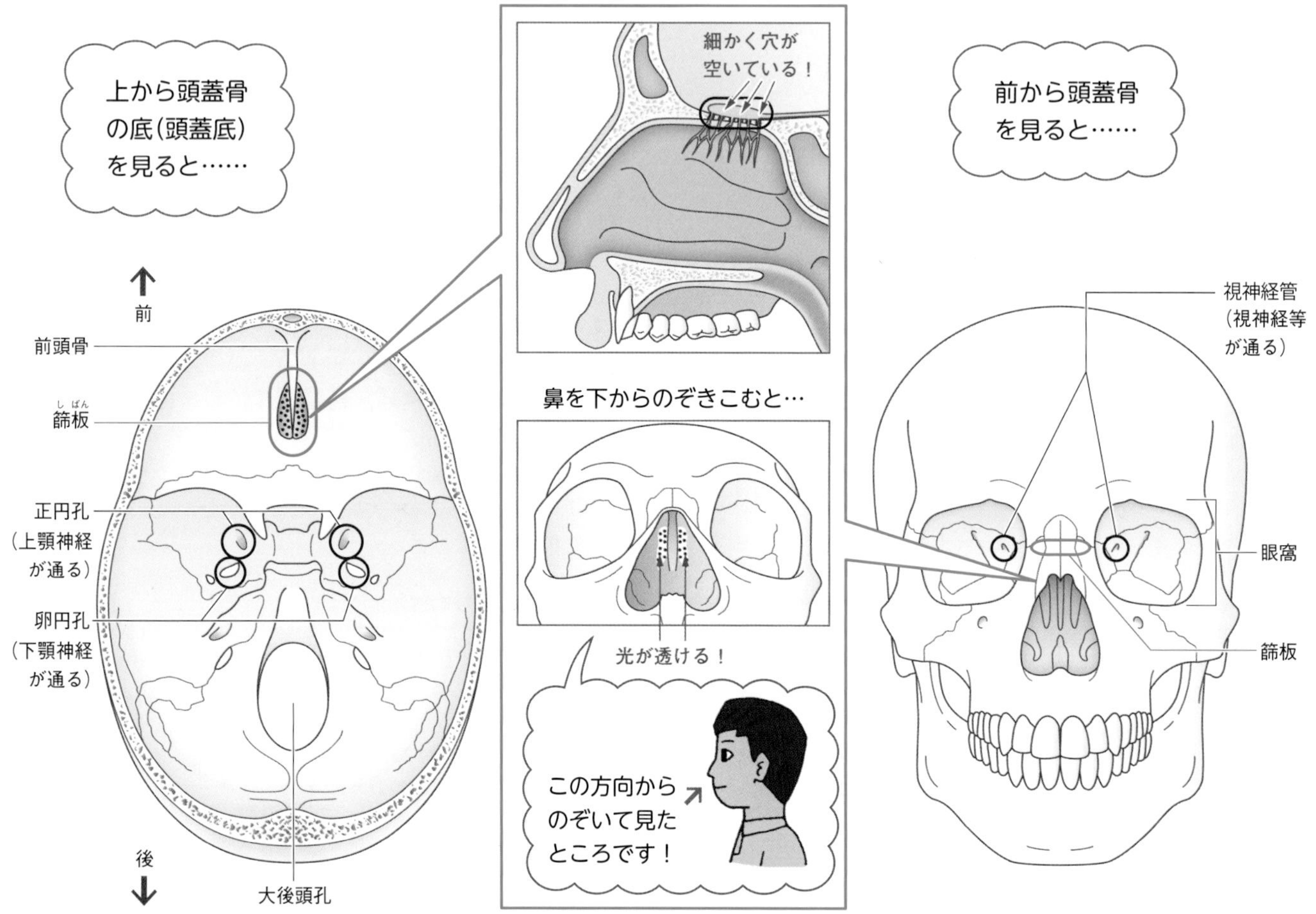

上から頭蓋骨の底（頭蓋底）を見ると……

前
前頭骨
篩板（しばん）
正円孔（上顎神経が通る）
卵円孔（下顎神経が通る）
後
大後頭孔

細かく穴が空いている！

鼻を下からのぞきこむと…
光が透ける！
この方向からのぞいて見たところです！

前から頭蓋骨を見ると……

視神経管（視神経等が通る）
眼窩
篩板

①脳ヘルニアと関連する「大後頭孔」

まず，一番目立つ「大後頭孔」．これは，第5回の脳ヘルニアについての解説（p.62）で述べましたよね！　ここから脳が飛び出しそうになる……これが脳ヘルニアの最たるものでした．小脳テントの下で出血が生じた場合など，この穴から脳が飛び出そうとしてしまいます．

「ん？　小脳テントって？」ですか（笑）？　では，大脳鎌はご存じですか!?　いずれも脳の硬膜の一部です．知らなかったとしても構いません (^^)！　今，この場で自分の頭の中のどこかをイメージしてください．最初は誰も知りません．今，ここで覚えれば，というか理解すれば良いのです (^^)！　わざわざ，読んでくださっているのですから (^^).

■ 図2　脳梁（のうりょう），大脳鎌（だいのうかま），小脳テント

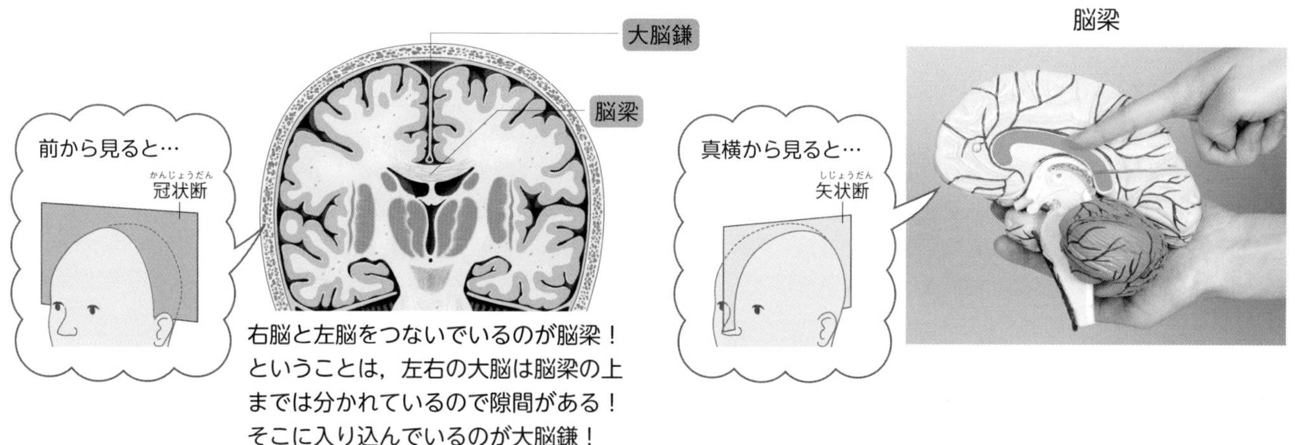
大脳鎌
脳梁
前から見ると…
冠状断（かんじょうだん）
右脳と左脳をつないでいるのが脳梁！
ということは，左右の大脳は脳梁の上までは分かれているので隙間がある！
そこに入り込んでいるのが大脳鎌！
脳梁
真横から見ると…
矢状断（しじょうだん）

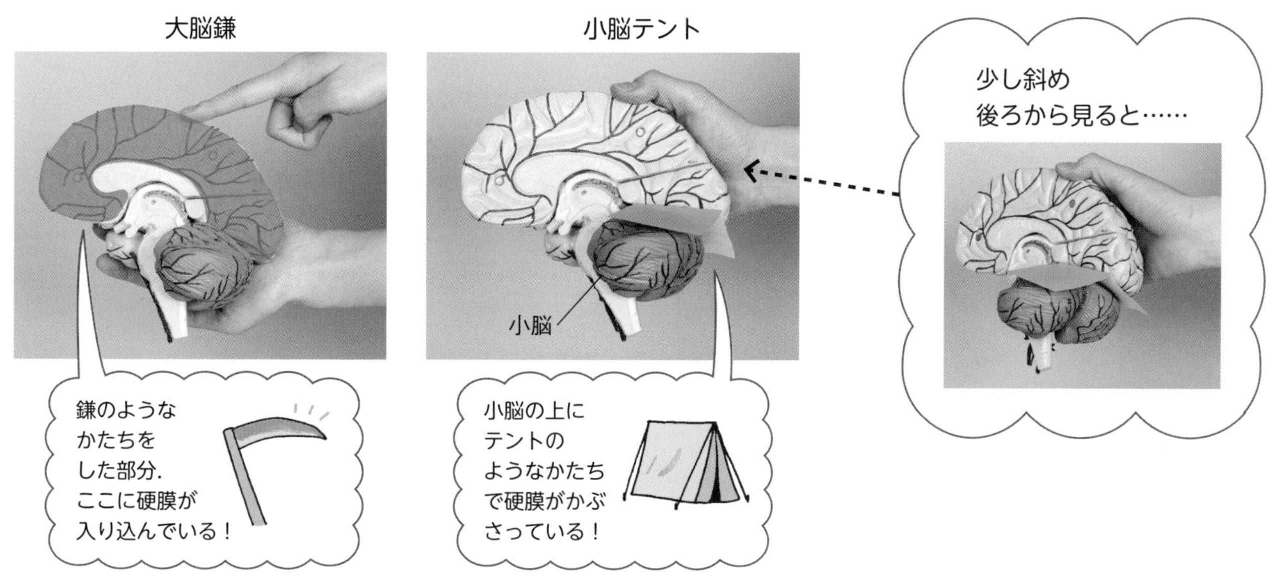
大脳鎌
小脳テント
少し斜め
後ろから見ると……
小脳
鎌のような
かたちを
した部分.
ここに硬膜が
入り込んでいる！
小脳の上に
テントの
ようなかたち
で硬膜がかぶ
さっている！

大脳皮質にも正中線に沿って隙間がありますよね!?　第6回(p.71)で出てきた，大脳に縦に走っている裂け目，大脳縦裂ですね！ 小脳と大脳の間にも隙間がありますよね！

前回(p.81)，脳を覆っている膜は硬膜・クモ膜・軟膜の3層とお話ししました．だから，硬膜は当然ながら脳に沿ってすべての部分を覆っています．だから，これらの隙間にも入り込んでいます．

左右の脳は脳梁（のうりょう）という部分でつながっています(**図2**)．そのため，左脳と右脳が分かれているのは，脳梁の上の部分までです．その分かれている部分の形は……鎌のようですよね！大脳皮質の部分にある鎌のような形なので，「大脳鎌（だいのうかま）」です．

小脳と大脳の間も同様です．小脳の上にかぶさるように入ってきますので，「小脳テント」，いわば小脳にかぶさっているテントです！

テントが上から落ちてきたら，なかなか持ち上がらないですよね．だから小脳テントより下で出血すると，小脳テントを持ち上げられず，圧力が高まります．結果，脳をどこかに出そうとしてしまいます．すると，ちょうどそこにあった大後頭孔から脳が飛び出そうとして，脳ヘルニア，すなわち脳がそこから飛び出す状態となってしまいます．

大後頭孔を下から見た時，そこからは小脳，そして主として延髄が見えます．これらが押し出されて圧迫されるのです．どれくらい大変かは想像出来ますよね！

②穴が無ければ見えない！「眼窩」の奥は？

ドクロの絵(!?)などでも分かるように，眼球が入っているのは，頭蓋骨の“眼窩”といわれるところです．あっ，眼球の周りが脂肪だらけってことは覚えてますよね!?　そして，眼球をクリクリ回さないといけないですから，眼球を動かす筋肉が6個付いています(**図3**)．おおざっぱに言うと，上下左右，すなわち4方向に真っ直ぐ引っ張る4つの筋肉(**上**直筋・**下**直筋・**外**直筋・**内**直筋)と，斜め方向に引っ張る2つの筋肉(**上**斜筋・**下**斜筋)です．

それはさておき，眼球に入ってきた情報，すなわち視覚情報は，脳まで伝えないとならないですよね！　これを伝える神経が，第2(前から2番目の)脳神経の視神経です．

p.90 **図1**のように，視神経は，眼窩の奥の○の部分(視神経管)から頭蓋内に入ってきます．そして視交叉が起こるわけですが，その経路の近傍に下垂体があります．

ここで，視覚の脳への投射を見ていきましょう．投射とか言うと難しいかもしれないですが，たどって行った先ということなので，たどって行けば大丈夫ですよ(^^)

まずは正常の神経経路，すなわち“つながり”を説明します．基本は「網膜に映った像は，外側は同側に投射，内側は視神経交叉を通って反対側に投射」です．もうちょっとくわしく見ていきますが，図に載っている通りですので，指でたどって行ってくださいね．

■ 図3　眼球を動かす筋肉

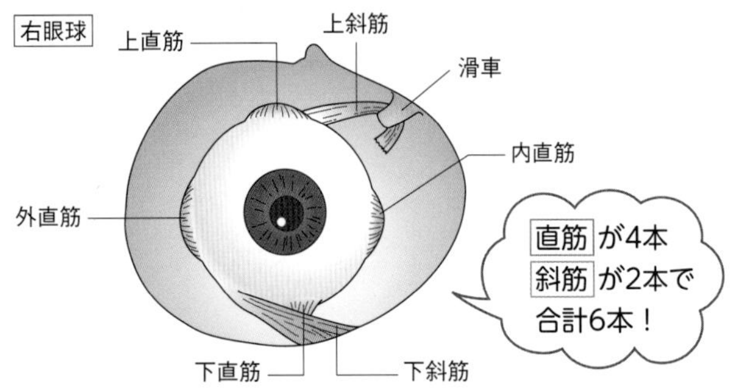

■ 図5　網膜に映る像

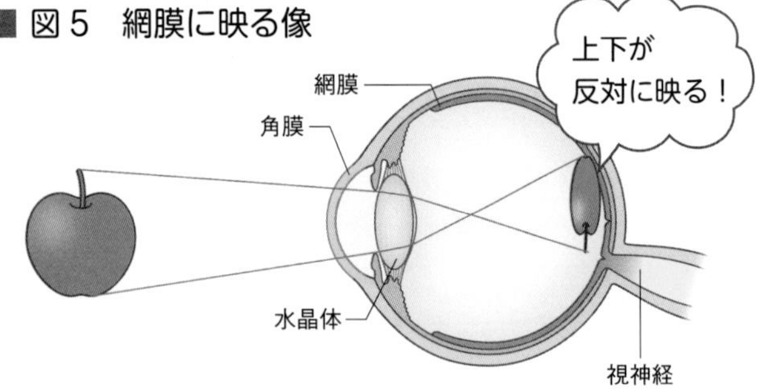

眼にはレンズが入っていますから，「左の物は右に，右の物は左に，そして上の物は下に，下の物は上に」，網膜には反対になって映ります(**図5**)．

網膜に映った像は，神経経路に従って脳に投射されるのですが，外側に投射されたものは脳内でそのまま同側に(網膜の左の像は左に，右の像は右に)，網膜の内側に投射されたものは視神経交叉があるので反対側に(左の像は右に，右の像は左に)，送られます(**図4**)．

この図だけしっかり覚えておけば，視界による脳や神経の損傷部位の判断はたやすいので，“絶対に”覚えておいてください！　そうです！　覚えなきゃならないのは「(網膜に映った)外側は同側に！　内側は反対側に！」これだけです！

■ 図4　視神経の経路

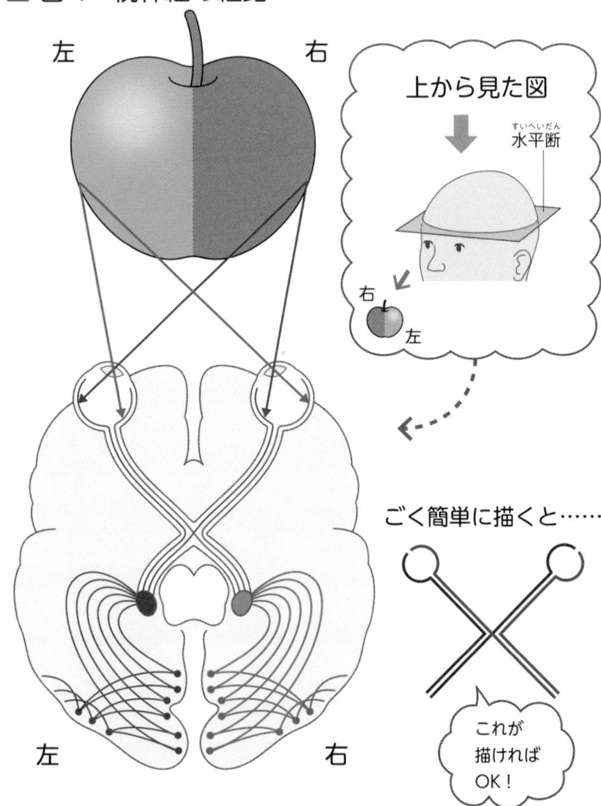

※図の見方について

CT，MRIなどの検査では，患者さんを足の方から見ているため，画像の向かって左が患者さんの右，右が患者さんの左，上が腹側，下が背側になります．そのため現在では，身体の断面図はこのように表すよう，統一されてきています．
ただしここでは，わかりやすいように，頭の上から見た図で示しています．つまり，図の左は患者さんの左，上は腹側といった感じです．これは昔の脳外科の考え方になります（手術する時に見たまま考えやすいためです）．

下垂体腫瘍による両耳側半盲

さて，仮にここで下垂体腫瘍が出来たとしましょう．程度にもよりますが，視神経交叉のところでの内側からの障害になるので，まずは視神経の内側寄りを障害します．その状態で物体A（左が緑，右が赤）を見たとします．

まずは右眼を考えてみます．Aという物体は右眼から見て，鼻側（内側）が緑，耳側（外側）が赤です．鼻側の緑色は眼球内網膜の外側に投射しますから，そのまま脳に情報が伝えられます．ところが，耳側の赤い色は眼球内網膜の内側に投射されますから，視神経交叉のところで下垂体腫瘍に邪魔されて情報を伝えられません！

ということは赤い色側が伝えられないことになります．すなわち耳側の色（つまりそちら側の視野）が見えないことになります．

次に左眼を考えてみます．Aという物体は左眼から見て，鼻側（内側）が赤，耳側（外側）が緑です．鼻側の赤い色は眼球網膜内の外側に投射しますから，そのまま伝えられます．ところが，耳側の緑色は網膜に投射されたのちの視神経交叉のところで下垂体腫瘍に邪魔されて情報を伝えられません！

ということは，緑色側が伝えられないことになります．すなわち左眼も耳の側の色（つまりそちら側の視野）が見えないことになります．

つまり，下垂体腫瘍になると，両方の眼とも耳の側，医学用語は音読みですから両耳側（りょうじそく）が見えなくなります．半分が見えないので，「両耳側半盲（りょうじそくはんもう）」と呼びます．

p.92 の**図 4** が分かれば，**図 6** で表された「さまざまな視野欠損」で，どこがやられているかが分かりますよね!?　脳内出血や脳腫瘍等で神経が圧迫されると，その部位によって，症状の出方が違ってきます．逆を言えば，症状を見れば障害部位がある程度分かることになります．これは国試にも出たことがありますので，よぉ～く覚えておいてください！　臨床に出ても役立ちますからねっ (^^)！

■ 図 6　両耳側半盲

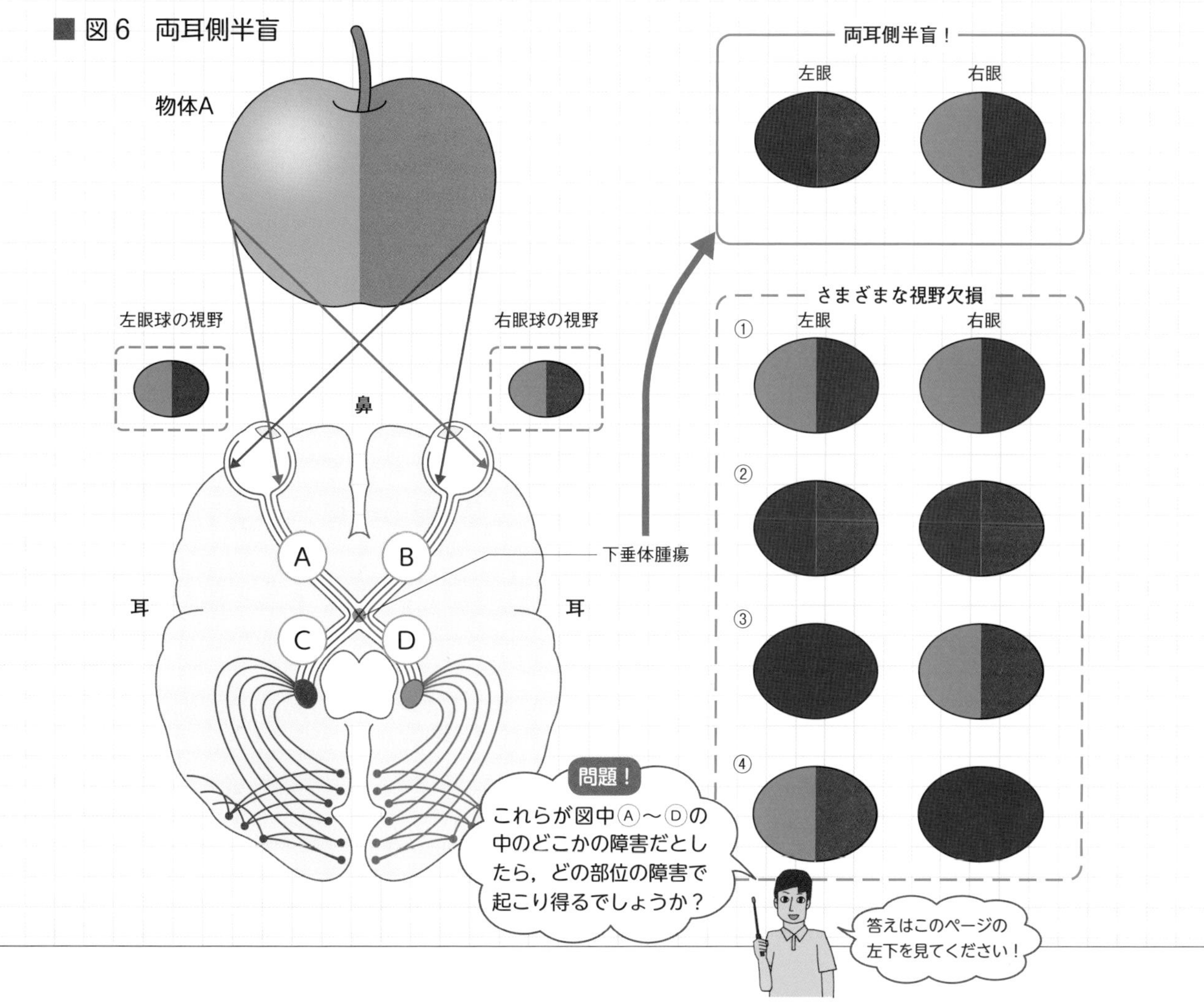

問題の答え……①C　②D　③A　④B

2 交感神経と副交感神経，どっちが支配??

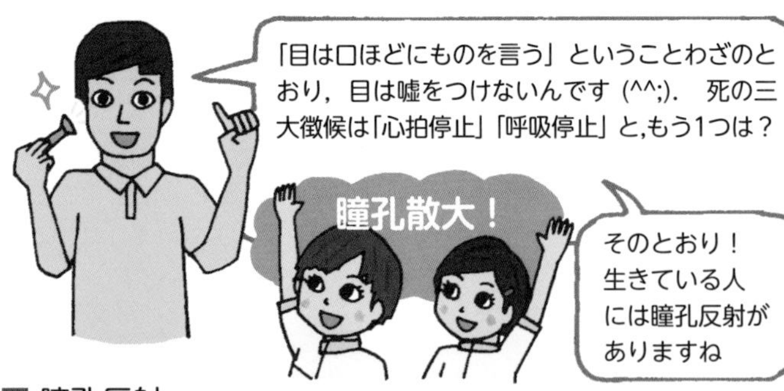

「目は口ほどにものを言う」ということわざのとおり，目は嘘をつけないんです（^^;）．死の三大徴候は「心拍停止」「呼吸停止」と，もう1つは？
瞳孔散大！
そのとおり！生きている人には瞳孔反射がありますね

■ 瞳孔反射

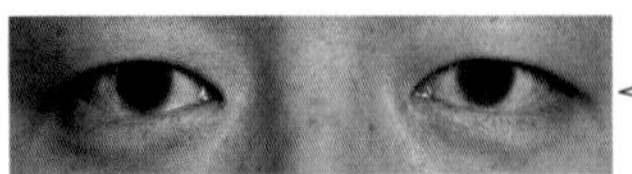

平常時

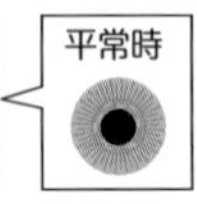

光を当てるとまぶしいので，入る光の量を減らそうとして瞳孔が縮小します！この反応は，光を当てた側の眼だけでなく，反対の眼にも起こります．光が同じだけ入るものだと身体が反応するためです．

↓ 片方の眼にを当てると…

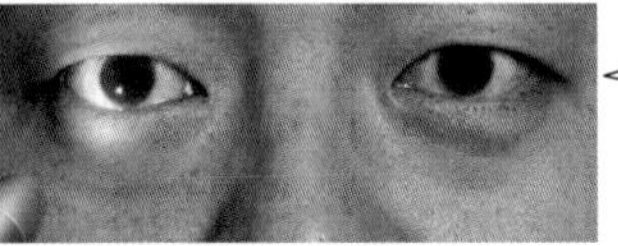

明るい所＝縮瞳

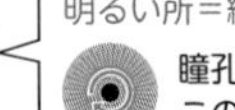

瞳孔括約筋が収縮して，この輪が狭くなる

反対に暗い所では，光を多く入れたいために瞳孔は大きく広がります．

暗い所＝散瞳

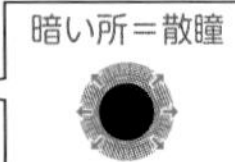

瞳孔反射は，自律神経の働きによります．自律神経には，交感神経と副交感神経があります．

交感神経優位

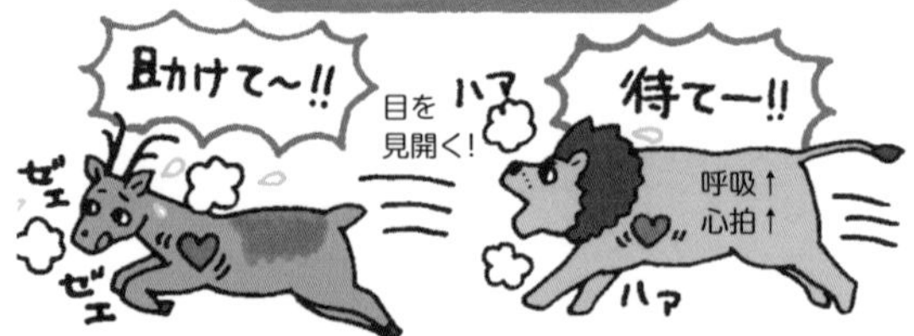

たくさんの酸素を必要とするので，気管が拡張

四肢にたくさん血液を送るため太い血管が拡張

末梢の血管は収縮

副交感神経優位

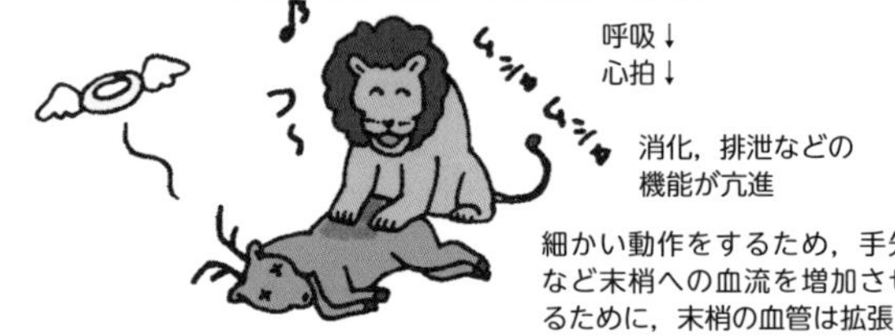

細かい動作をするため，手先など末梢への血流を増加させるために，末梢の血管は拡張

今，生きている私たちには瞳孔反射があります．片方の眼に光を入れた場合，光を入れた側の眼は光が入り過ぎてまぶし過ぎるため，当然，瞳孔反射を起こし，瞳孔は縮まります．そして反対側の眼の瞳孔も，光を入れてないのにもかかわらず瞳孔反射を起こして瞳孔が小さくなります．これは，両方の眼に同じだけの光が入るものだ，と身体が勝手に反応する防御のためです．

では，この縮瞳は，どんな種類の神経が働いて起こりますか？　ちょっと"考えて"みましょう♪

意識せずとも起こることから，自律神経系です．自律神経系は交感神経系と副交感神経系の2種類でしたね！　さらに言えば交感神経系と副交感神経系，作用がまったく逆なのは良いですよね!?

これらでホメオスタシス，すなわち身体の恒常性，言い換えれば普通の状態を保っていられるわけです．どちらかの働きが強くなる時は，反対側が抑制される，といった具合です．

んじゃ，どんな時にどちらがどう働くか？　これは学校の授業でも習ったと思いますが，「fight or flight（ファイト オア フライト）（闘争か逃走か）」を考えればよく分かります．

ん？　忘れちゃった!?　ちょっとだけ復習．でも，ここできちんと学んでくださいね！　これは非常に重要なことですから！

①交感神経優位の場合

まずは交感神経優位の場合を考えていきます．ライオンが獲物を追いかけていますね！　獲物は食べられまいと必死に逃げています．獲物の気持ちになると，ドキドキ・ハラハラ・助けてぇ～～～っ（><)!!です．ライオンの気持ちになると，何としてでも食ってやるぞ～っ！　です．自然界も恐ろしいですね(^^;)．

この際，ライオンも獲物をしか（鹿？）と見据える．ダジャレ，言いたくないのですが……(^^;)．くだらないダジャレ！って思いながら覚えておいてください(笑)．いいですか，"鹿"と見据えるんですよ！　鹿も行く先を目を見開いて見据えていると思いませんか!?　見据えるとしたら……瞳孔は開きませんか!?　思いっきり怒った時……目を見開かれたら怖くないですか？　つぶらな小さい瞳で怒られても……(^^;)．

ということで，交感神経の働きで瞳孔は大きく開きます．すなわち瞳孔散大に向かいます．ここが結構みなさん忘れてしまうところなので，“絶対に”覚えておいてくださいねっ！ もうちょっと述べると，全速力で走るという運動をするのですから，心臓はバクバク打ちます．そうです，心収縮力も強まりますし，心拍数も増え，心拍出量が増大します．それを全身，ことに四肢に送り届ける体幹や太い四肢の血管は拡張します．四肢に酸素と栄養は多量に必要になりますから！

一方，手先等の末梢は，そんなに細かい動作もせずに済みますし，ほかに血を回したいので，毛細血管等は収縮します．どこに血が必要かを考えれば，自ずと分かりますね (^^)．いいですか!? 末梢の血管は“収縮”ですよっ!!

ほかの部分も考えていきましょう．走っていたら，いっぱい空気を入れたくありませんか？ 入らなかったら息苦しくなっちゃいますよね！ ということで，気管や気管支の平滑筋は，弛緩して気管(支)を太くして空気が通りやすくします．

あと，走りながらおしっこする人はいますか？ いないと思います(笑)．ということで排尿にかかわる系，さらに言えば排便にかかわる系，これらは抑えられます．すなわち消化にかかわる系統は働きが弱まります．消化を助ける腺分泌も抑制されます．

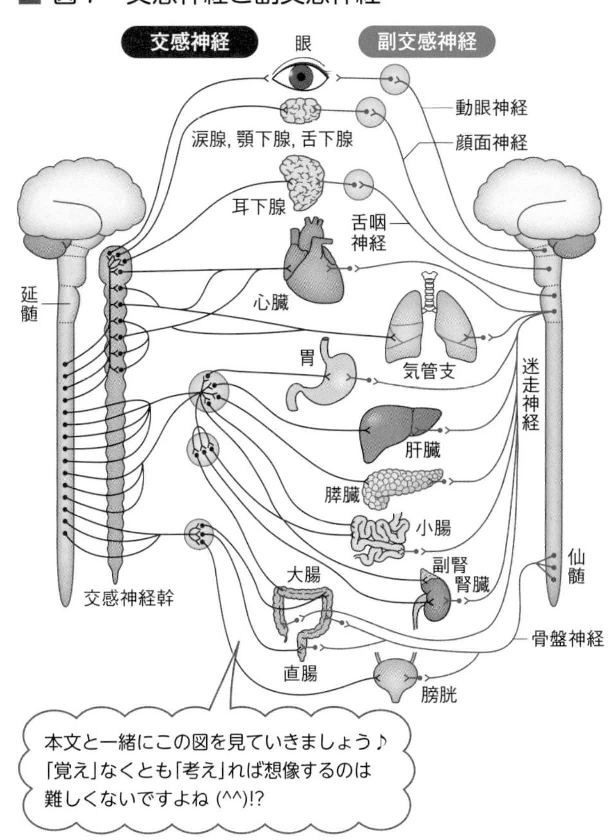

■ 図7　交感神経と副交感神経

②副交感神経優位の場合

思いっきりゆったりした時を考えてみてください．もはや運動終了(!?)状態です．すなわち獲物を追いかけるのは終わって，捕獲が済んだあとなのでそんなに全身に多量の血を送り届ける必要性はありません．ですから心拍出量は減少，すなわち心収縮力も心拍数も減り，体幹や太い四肢の血管も細くなります．運動が終了したら，ムシャムシャ食べる段階になります．そうすると，手先を使って食べることもあり，末梢の血流が必要なのがわかりますね．ですから，末梢への血流量は増やすべく，毛細血管は拡張します．

あと，食べた物を消化するため，消化器系の筋肉並びに腺分泌組織は優位に働きます．

そして，昼食後などにトイレに行く人は多くないですか？ そうです，排尿に適したように働きます．もっと言えば，走りながら性交渉をする人はいませんね！ ということで，男性で言えば勃起にかかわるのも副交感神経系です．

＊　＊　＊　＊　＊　＊　＊　＊　＊

このように交感神経と副交感神経はまったく逆の働きをして身体の恒常性を保っているわけです．この交感神経と副交感神経，どこから出ているかというと，副交感神経は脳と頸髄，そして仙髄から出ます．交感神経はその間です(**図7**)．

この神経の出方も(ある程度)重要ですから，まずは大きく「中が交感，端が副交感」と，そして出来れば「胸と腰だけが交感，後は副交感！」と，おおざっぱに覚えておいてください．

骨盤内腔手術後に起こりうる合併症

骨盤内腔の脊髄神経，仙髄の部分からは副交感神経たちが出ております．骨盤内腔をオペした場合，例えば直腸や前立腺などに癌が出来てそれを切除しようとした場合，この神経たちをやむを得ず触って傷つけてしまう場合があります．

そうすると，これらの神経（仙髄から出る副交感神経の1つである骨盤神経）が排尿や勃起等をコントロールしておりますので，そのオペ後に排尿障害や勃起障害が起こる可能性があります．インフォームド・コンセント，重要です．

3 迷走神経，超重要!!

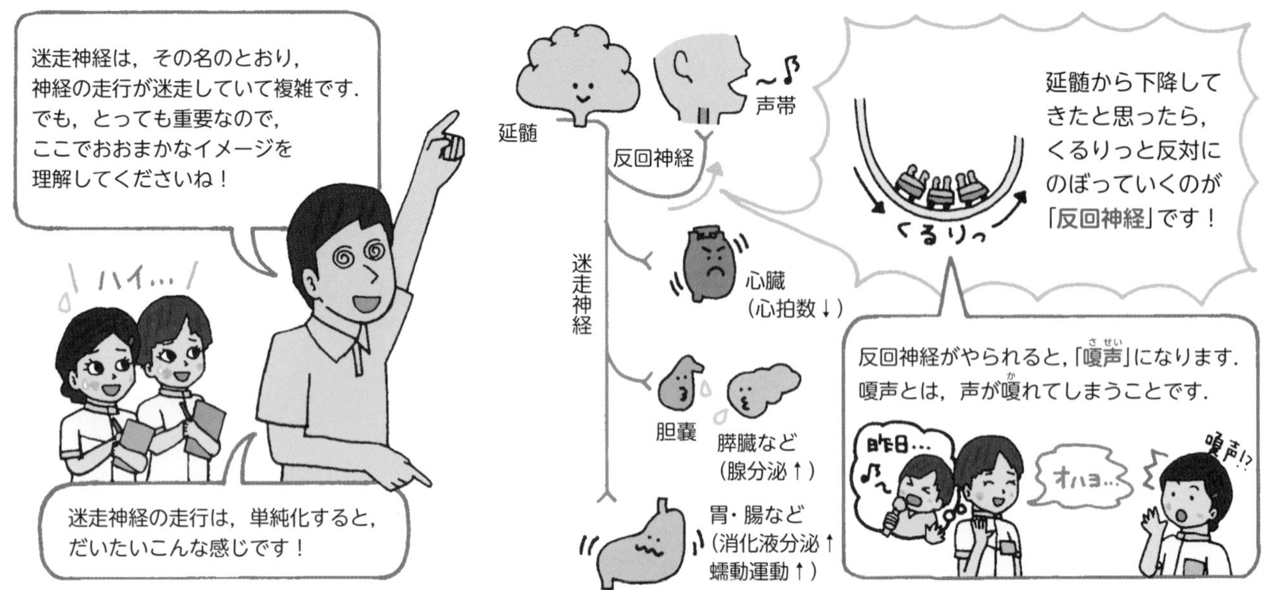

迷走神経は，その名のとおり，
神経の走行が迷走していて複雑です．
でも，とっても重要なので，
ここでおおまかなイメージを
理解してくださいね！
ハイ…
迷走神経の走行は，単純化すると，
だいたいこんな感じです！
延髄
声帯
反回神経
迷走神経
心臓
（心拍数↓）
胆嚢
膵臓など
（腺分泌↑）
胃・腸など
（消化液分泌↑
蠕動運動↑）
延髄から下降して
きたと思ったら，
くるりっと反対に
のぼっていくのが
「反回神経」です！
くるりっ
反回神経がやられると，「嗄声」になります．
嗄声とは，声が嗄れてしまうことです．
昨日…
オハヨ…
嗄声!?

ついでにもう1つ，副交感神経関連で超重要（！）なことをお話しておきます．第10脳神経，これは迷走神経というのはよろしいですか？　知らなかった人～!?　またあとで説明しますね (^^)！　迷走神経，超重要ですよぉ～っ！

脳神経12対のうち，まず1つ覚えるとしたら，この迷走神経がおススメです．イチオシ．間違いなしです！　だって，個体の生命維持に直接関わってくるような機能を司っているのですから (^^)♪

迷走神経は名前の通り，神経の走行が“迷走”しているんです (^^)！　むかぁ～し解剖学者が，脳から出ている10番目の神経をたどっていくと，その走行が複雑で非常に分かりづらかったので，迷走している神経，と名付けたわけです．名前の由来って，見たまんまって結構多いんですよ～ (^^)♪

ん？「そんなに神経の走行が複雑なら，いろんな機能をしていて難しいんじゃないのっ (><) !?」と思ったあなた！　正しいです(笑)．みなさんに必要なのは，この迷走神経のイメージなんです．“まずは”ごく大雑把にイメージで覚えましょう♪

迷走神経はp.102**図11**に示したところから出て，ずぅ～っと伸びて，胸郭と腹腔の臓器にまで到達します．役割としては(生理的には)基本的に副交感神経だと思ってくださいねっ!

副交感神経なので，心臓の働きは落とす方向，すなわち心拍数を減らし，心拍出量も減らします．胃や腸などの働きは活発化させ，消化などのための腺分泌も増やします．

これは脳から出て末梢の臓器をコントロールする副交感神経の働きですから，分かりやすいですね (^^)♪

ところが！　この迷走神経，“迷走”神経と呼ばれるだけあって，いろいろな枝を出します．これも超重要な，反回神経などです．

反回神経，胸腔内を下降する迷走神経から分岐して，くるりっ♪　と向きを反転させて上にのぼって行っちゃうんです．“反”対方向に“回”るから反回神経です．

どこを回るかというと左は大動脈弓があるから大動脈弓を，右には大動脈弓は無いので，鎖骨下動脈をくるりっ♪と回って上に向かって伸びていきます．

とにかく，胸郭を下降してきたと思ったら，くるりっ♪と回って上に戻る枝が分岐するんです！　上に行く時どこを通るかといえば，気管と食道の間をのぼって行きます．

この子たち，わざわざのぼって何をやっているのでしょう？　実は，喉や気管，食道といったところの感覚を脳に伝えているんです．また，声帯をコントロールして，しゃべれるようにしてくれています．とにかく喉辺りに分布して，その感覚と声帯とかの運動をコントロールしていることだけは知っておいてくださいねっ♪

だから反回神経がやられると声帯の運動がうまく出来ずに，嗄声(嗄れた声)になってしまいます．カラオケで歌い過ぎてしまった時の声のような感じですね (^^;).

■ 図 8　迷走神経の走行

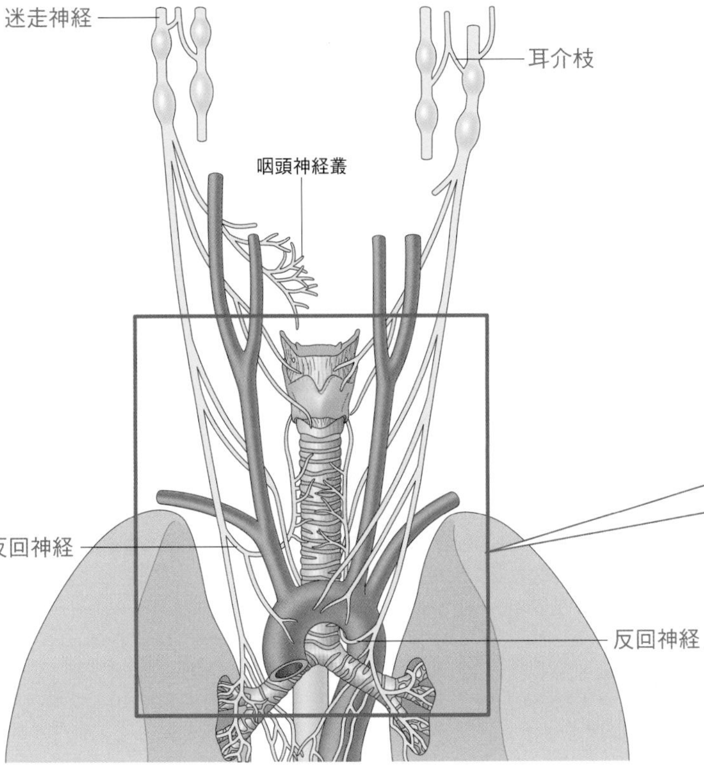

迷走神経

耳介枝

咽頭神経叢

反回神経

反回神経

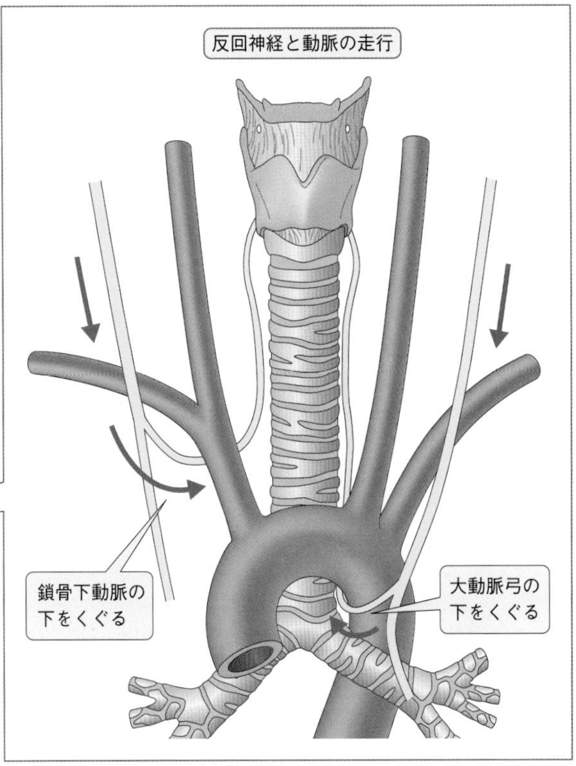

反回神経と動脈の走行

鎖骨下動脈の下をくぐる

大動脈弓の下をくぐる

反回神経と食道癌

例えば食道癌が気管側の端のところに出来ると，それが反回神経を圧迫し，反回神経が麻痺します．すると嗄声が起こるのです．歌い過ぎや喋り過ぎで声が嗄れても少し経てば治りますよね (^^)．でも，声がしばらく嗄れていて，なかなか喉の風邪が治らないなぁ～と思っていたら実は食道癌だった……なんてこともあるのです．これが第 1 回（p.4）でお話ししたことです．しばらく続く声嗄れは，要注意です．

あるいは食道癌自体は反回神経を圧迫しておらず嗄声が起きていなくとも，食道癌等のオペをした際，後々を考えて周囲を切除して，やむを得ず反回神経を傷つけてしまう場合もあります．そのような場合は術後に嗄声が起こります．反回神経，重要ですねっ (^^) ♪

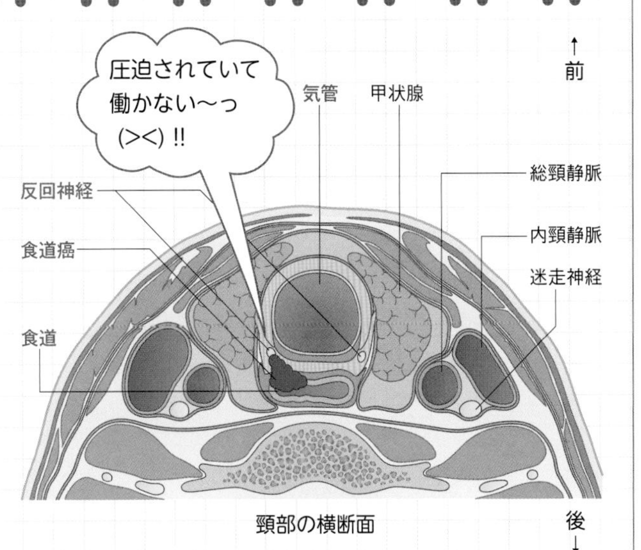

頸部の横断面

神経の誤解

迷走神経について，もうちょっと日常に絡めたことをお話しましょう (^^)．ん，カラオケ !?　いやいや，もっと日常的です（笑）．

みなさんのなかで耳掃除をして咳が出る方はいらっしゃいませんか !?

迷走神経の枝に耳介枝というのもあります（p.97 **図 8**）．複雑に分岐しているでしょ !?　この耳介枝，外耳道のところに伸びています．耳掃除した時，外耳道に触れますよね？　そうです，耳介枝を刺激することになります．

迷走神経は咽頭や喉頭にも多数枝を伸ばしています．喉に異物がある時，みなさんは咳が出ませんか !?　喉の異物に迷走神経（の枝）が気付き，そして咳を出させるのです．そう，防御反応です！

ところが，耳介枝も迷走神経の枝なので，人によっては，喉頭や咽頭からの刺激と区別出来なくなってしまう場合があります．すなわち，耳掃除をしたら，喉頭や咽頭を刺激されていると勘違いしてしまうんです．

ということで，世の中には耳掃除した時に咳の出る人がいるわけです．何を隠そう，私もその 1 人です (^^;)．これが第 1 回（p.9）でお話しした，耳掃除して咳が出る理由です (^^)．解剖学も知っていると面白いことが多いでしょ (^^)!?

このように，神経も誤解しちゃうことがあるんです．ほかにも，例えば，みなさん，2 点弁別ってやったことがありますか？

皮膚のどこか，例えば指先や前腕，はたまた背中とかを，コンパスの脚の両方が針のようなディバイダー（これは針で無くともデッキブラシのブラシの材質のようなものでも構いません）などで，2 点同時に触れるんです．

それが 2 点と感じるには，どれくらいその間が離れている必要があるか……これが 2 点弁別と言います．

例えば指先だったら 5mm くらいですが，背中や太腿だったら 4 ～ 5cm くらいは離れないと 2 点と認識しません．これくらい，人体は差が分からないものなのです．これくらい，人間にはある意味"鈍"なところがあるので，このようなことも起こり得るのです．

心筋梗塞になりかけて，心臓が軽い虚血状態になっている場合，普通に考えたら，胸が痛くなると思いますよね．ところが，左腕が変だと感じる人もいます．これは心臓からの内臓神経と腕からの知覚神経が，同じようなところに投射しているからです．

人間，誤解しちゃうこと，多いですよね (^^;)．だから，心筋梗塞の場合などもそうですが，その誤解が多いということを知っていると，命拾いすることも多いのかもしれませんね !?

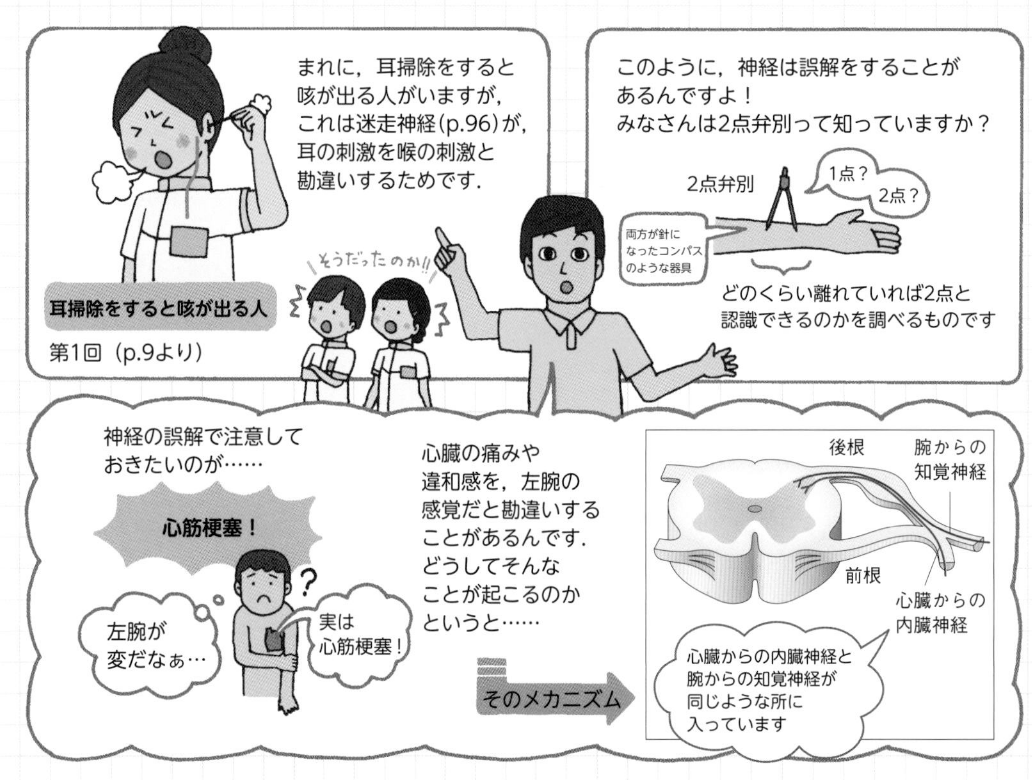

まれに，耳掃除をすると咳が出る人がいますが，これは迷走神経(p.96)が，耳の刺激を喉の刺激と勘違いするためです．
耳掃除をすると咳が出る人
第1回（p.9より）
そうだったのか!!
このように，神経は誤解をすることがあるんですよ！
みなさんは2点弁別って知っていますか？
2点弁別
1点？
2点？
両方が針になったコンパスのような器具
どのくらい離れていれば2点と認識できるのかを調べるものです
神経の誤解で注意しておきたいのが……
心筋梗塞！
左腕が変だなぁ…
実は心筋梗塞！
心臓の痛みや違和感を，左腕の感覚だと勘違いすることがあるんです．どうしてそんなことが起こるのかというと……
そのメカニズム
後根
腕からの知覚神経
前根
心臓からの内臓神経
心臓からの内臓神経と腕からの知覚神経が同じような所に入っています

4 瞳孔による疾患の見分け方

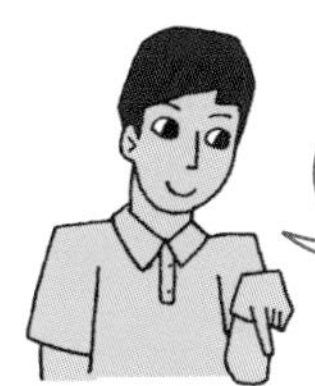

瞳孔は交感神経優位で散瞳，副交感神経優位で縮瞳です．覚えなくとも，今回のp.94で理解しましたよね!?　それ以外でも，瞳孔の異常で疾患を見分けることができます．「ピンホール・アイ」は橋出血に特徴的な症状です．

■ 図9　橋出血

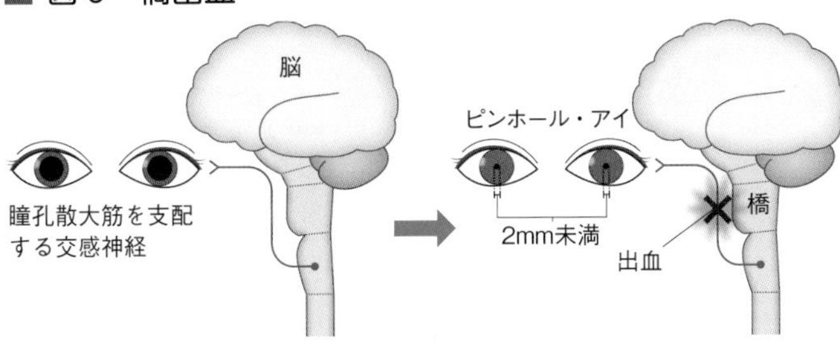

■ 図10　瞳孔の異常

【正常】

右眼　左眼

（＋）　（＋）
間接反射　直接反射
光を入れていない方　光を入れた方

視神経が正常であれば，脳内に情報は送られ，瞳孔は左右両方とも小さくしようとするんです．この瞳孔を小さくしようとするのは，動眼神経の動きによります．

【右動眼神経の障害】

右眼に光刺激：直接(−)　間接(＋)

左眼に光刺激：間接(−)　直接(＋)

ところが，右の動眼神経がやられたら，右の瞳孔が小さくできません！

【右視神経の障害】

右眼に光刺激：直接(−)　間接(−)

左眼に光刺激：間接(＋)　直接(＋)

右の視神経がやられてしまったら，右に入った情報はまったく伝えられないため，左右とも変化しません．左に情報が入った場合，動眼神経（瞳孔を小さくする神経）は正常ですから，左右とも縮瞳します．

さて，縮瞳は副交感神経優位の時に起こるというところからかなり脇道に逸れましたが，ここの部分，本当にみなさんどちらか分からなくなって間違えてしまう場合が多いので，ちゃんと覚えておいてください．交感神経優位で散瞳，副交感神経優位で縮瞳です！　言葉でただ暗記するのではなく，もう一度，ご自身が何かを追いかけまくっている状態を考えてみてください (^^)！

では，この瞳孔の散大がどうやって起きるか，簡単にお話しします．何度も言いますが，交感神経優位で散瞳です．交感神経は胸と腰の辺り，すなわち体幹の真ん中辺りからしか出ませんでしたよね(p.95**図7**)！　ということで，胸の一番上の方から出た交感神経が，橋の腹側，すなわち前の辺りを通って，瞳孔散大筋を支配しています．そうです，**瞳孔が散大する(大きくなる)方向に働く筋肉を支配しています**．これにより，交感神経が働くと散瞳するんです．

ここで，橋の腹側(橋の前，というか下のところです)で出血を起こしたとします(**図9**)．出血すると，それにより神経が圧迫されます．

すると，そこに通っている，瞳孔散大筋を支配している交感神経が圧迫されて，働かなくなってしまいます．これにより，瞳孔は大きくなれません．

一方，自律神経系は，交感神経と副交感神経の相反支配です．交感神経が働かなくなれば，相対的に副交感神経が優位になり，その結果，瞳孔は副交感神経の働きで縮瞳しまくります．これは交感神経の瞳孔を散大させる働きが無くなるためです．これが橋出血によるピンホール・アイです．ピンで刺したときに出来る穴(ホール)の“目”ということです．

通常，瞳孔の大きさは4mm前後の正円です．これがピンで開けた穴くらいになってしまうという意味でピンホール・アイと言います．2mm未満の瞳孔です．橋出血によるピンホール・アイ，重要です！

このように瞳孔を見ると分かることも多々あります．先ほど，視野による障害部位の類推をあげましたが，瞳孔の大きさによる障害部位の類推も出来るんです(**図10**)．瞳孔反射も考えると，もっといろいろと分かります．瞳孔反射がどうやって起こるか……その流れを理解すれば障害部位によってどういう症状が起こるかが分かるのです．

目から光が入った！　その刺激(！)は視神経を通って伝えられます．まぶしいっ (><)！　光が入り過ぎると瞳孔を小さくしようとします．そうです，縮瞳です！　このとき「瞳孔括約筋を収縮させなきゃっ！」となるのが，動眼神経の中の副交感神経的な働きです．すなわち，動眼神経が働かなければ，刺激を認識出来ていても，縮瞳しないことになります．

瞳孔反射をみたとき，光を当てた側が反応しなかったら，あるいは，光を当てた側は反応するのに反対の眼は瞳孔反射を起こさなかったら．または，その逆だったら……．

それらの症状からどこが障害を受けているかを類推できることが本当の力になりますから，ぜひ，考えてみてくださいね (^^)♪

5 脳神経をもうちょっと♪

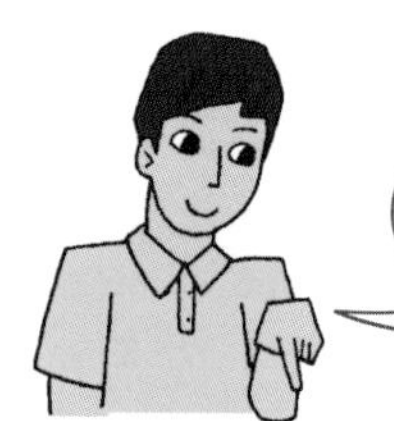

先ほど，脳神経のうちの第10脳神経，
すなわち迷走神経は真っ先に覚えてくださいっ！　と述べました．
ほかの脳神経についても，少しだけ見ていきましょう♪
だいたい見たまんま，頭の前方から順に，そこを支配する神経が出ています．
そして，その順に第○脳神経となっています．

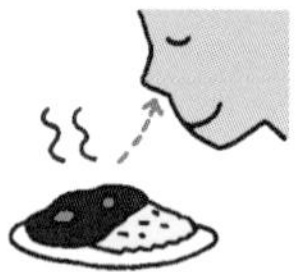

第1脳神経 嗅神経

頭を前から見ていくと，まずは鼻がありますから，臭いを嗅ぐ嗅神経が第1番になります．

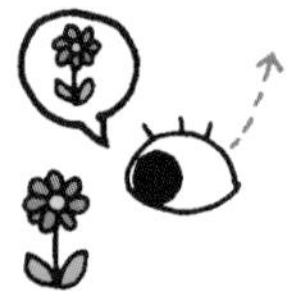

第2脳神経 視神経

頭を前から見て，鼻の次は目！　目から入ってくる情報を脳に伝えます．詳細はさきほど述べましたね(p.92)．

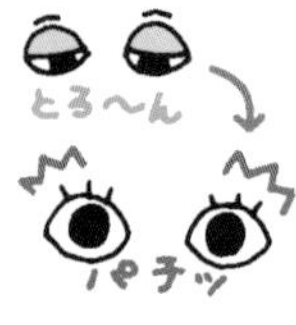

第3脳神経 動眼神経

眼球の動きをコントロールします！　しかも，すぐ後に出てくる第4脳神経支配の上斜筋および第6脳神経支配の外側直筋以外の，4つの筋肉「内側直筋」「上直筋」「下直筋」「下斜筋」を操ります．

それ以外にも動眼神経は，2つの重要なことをします．だからこの神経，極めて重要です．

1つは，眼瞼を上げます！　すなわち，働かなくなると眼瞼下垂，そうです，まぶたが持ち上がらない状態になります．お昼休みが終わった後，つまらない講義を聴いている時の状態ですかね (^^;)!?

2つ目は，縮瞳させます！　この2つ，フィジカルアセスメントでも重要です！　前ページで述べましたね (^^)！

これは絶対に覚えておいてくださいねっ (^^)♪

臭いを嗅ぐための「篩板（しばん）」

p.90 図1の真ん中の吹き出しで青矢印のところ，光が透けて見えるほどスカスカですね！　というか，細かい穴がい〜っぱい開いています．神経がここを通るため穴が開いているのです．神経は，穴から出ないと外に行けません．篩板から神経がワサワサ通って出て来て，鼻まで到達しているから，みなさんは匂いを嗅ぐことが出来るんですよ〜 (^^)！

ちなみにこれくらいスカスカなので，頭部外傷を負った際に損傷を受けやすい部分でもあります．ここが折れてしまうと，鼻から脳脊髄液が漏れることがあります．この際，「脳脊髄液が漏れちゃって大変っ (><)！」とタンポナーデをして脳脊髄液の漏れを塞いじゃうとどうなりますか？

鼻の中は外ですから細菌がいっぱいいます．それが塞がれちゃって，しかも脳脊髄液で鼻と脳が結ばれているので，髄膜炎になりかねないんです！　ですから，このような場合には，タンポナーデをしてはいけません．水があると怖いということ，p.22でお話ししましたよね (^^)！

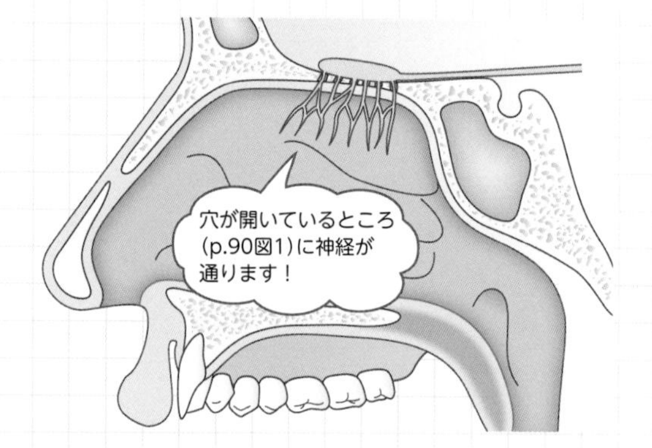

穴が開いているところ
(p.90図1)に神経が
通ります！

■ 瞳孔のまとめ

散大（開く!）	瞳孔散大筋の働き 交感神経による
収縮（閉じる!）	瞳孔括約筋の働き 動眼神経の中の副交感神経的な働きによる

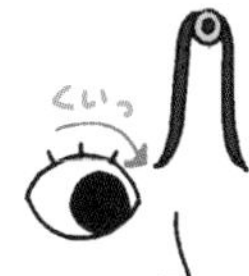

第4脳神経 滑車神経

滑車のように筋肉が眼窩の内側の上の方に引っ掛かって眼球を引っ張って，眼球を内側の下に向けます．

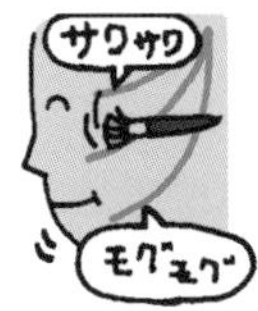

第5脳神経 三叉神経

顔面の知覚神経を司っています．そのほか，もう1つ重要なことがあります．基本的に三叉神経は知覚なのですが，三叉という通り3つ叉に分かれており，その1番下に分岐するものは下顎に向かって，**下顎の“運動”をコントロールします．** すなわち，三叉神経がやられると咀嚼が出来なくなります！

今日の食事の時，噛みながら，あぁ〜三叉神経，使ってるぅ〜！と思ってください(笑)！　自分の身体でイメージしてくださいね！

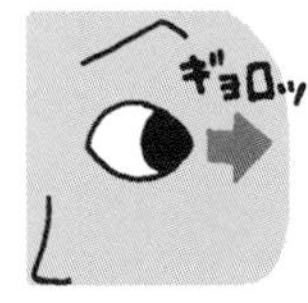

第6脳神経 外転神経

その名のとおり，眼球を外転させます．それだけです(笑)．

このように，眼球の動きをコントロールするのは，動眼神経(3番)，滑車神経(4番)，外転神経(6番) の3つです！「おいっ！　三四郎！」です．

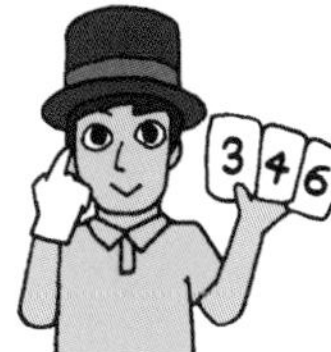

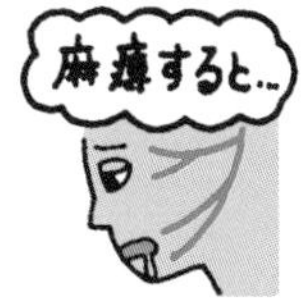

第7脳神経 顔面神経

一番重要なのは，顔の表情筋をコントロールしていることです．顔面神経麻痺って結構聞きませんか？　口が閉じられずに，だらぁ〜っとよだれが垂れてしまうような状態や，表情を作れない状態，これらは想像できますよね．これが顔面神経麻痺なので，顔の表情筋支配(**運動神経系**)です．

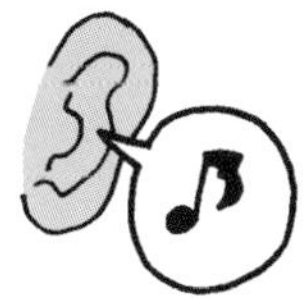

第8脳神経 聴神経

内耳神経とも言います．その名の通り，聴覚に関連する神経です．耳，聴くことだけでなく平衡感覚も司っていますよね．だからこの神経がおかしくなると平衡感覚もおかしくなります．

この神経が有名なのは，もう1つ理由があります．前回(p.83)で述べた通り，聴神経はカナマイシン等のアミノグリコシド系抗生物質により障害されてしまうのです．ですから，今では，この薬しか効かないような細菌感染でない限りは使いたくありません．例外は，肝障害時に腸内細菌をやっつけるための経口投与です．アミノグリコシド系抗生物質は腸管からほとんど吸収されないので，こういった時には聴覚障害は起きないことは前回(p.83)で述べたとおりです．

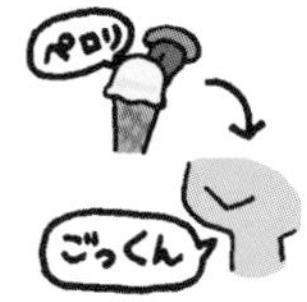

第9脳神経 舌咽神経

舌と付きますので，舌に関与します．しかも咽も付くので，咽頭の方，すなわち舌の後ろの方です．おかしくなると舌の後ろの感覚が無くなってしまいます．飲み込む時は，舌も後ろに引っ込んで咽頭が上がりませんか？　これらを自然としてくれます．

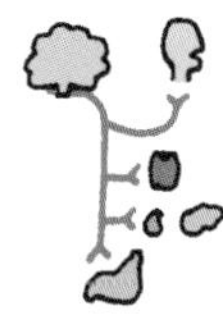

第10脳神経 迷走神経

これは先ほど「3 迷走神経，超重要!!」(p.96)で述べた通り，プライオリティ最高の神経です！　絶対に覚えておいてくださいねっ！

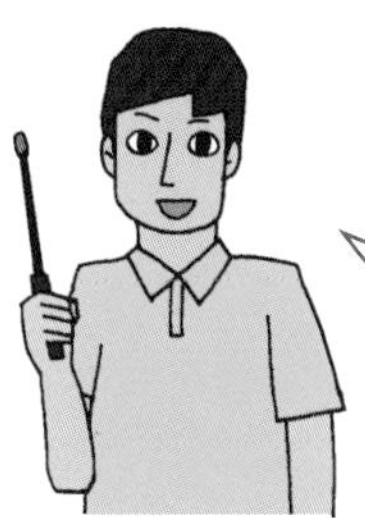

ちなみに，脳神経はあまり番号では呼ばれないものが多いです．よく番号で呼ばれるのは第8聴神経，そして第10迷走神経ですかね？　聴神経は内耳神経と呼ばれることも多々あります．

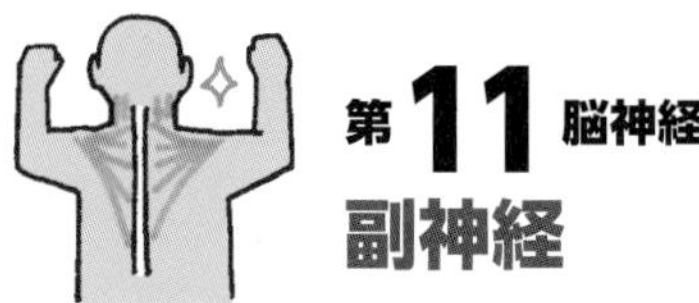

第11脳神経 副神経

ちょっと変わっていて，胸鎖乳突筋と僧帽筋をコントロールします．

第12脳神経 舌下神経

舌の運動，ただそれだけ覚えておけば良いと思います(^^)．舌，頭の後ろの方から付いていますよね～(^^)♪

＊　＊　＊　＊　＊　＊　＊　＊　＊

以上，脳神経を見てきましたが，覚えられるところから1つずつ覚えていってくださいねっ(^^)．でも，何度も言っているように，それを言葉で覚えるのではなく，イメージしてみてください！　それが現場に出て役立つ知識となりますので(^^)．

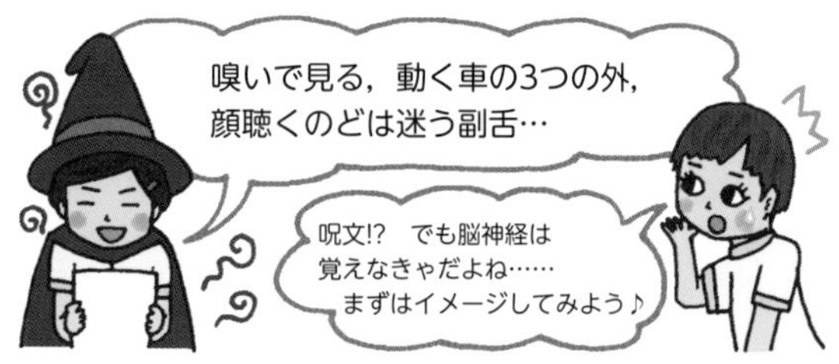

嗅いで見る，動く車の3つの外，
顔聴くのどは迷う副舌…
呪文!?　でも脳神経は
覚えなきゃだよね……
まずはイメージしてみよう♪

■ 図11　12の脳神経

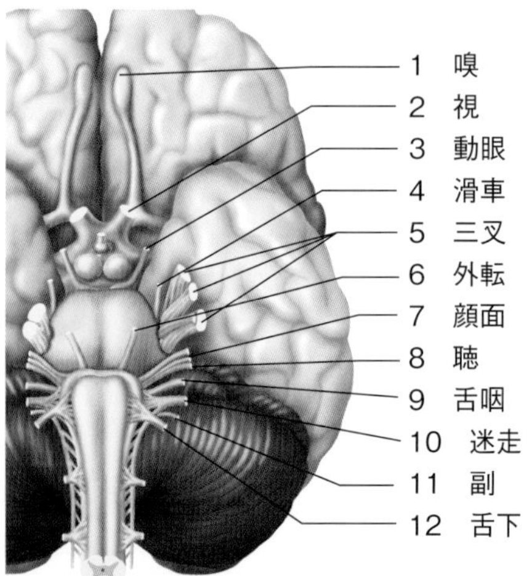

※脳を下から見たところ

神経の分類，大丈夫!? (^^;)

神経系の分類は，間違って理解されていることも多いです．実際に，超有名な，みなさんが使っているものの中でも，間違った記述の参考書も見つけております(^^;)．ただ，この連載の後は直っておりました（笑）．

「神経系には中枢神経と末梢神経がある．中枢神経には脳と脊髄が，末梢神経には体性神経と自律神経があり，さらに体性神経には脳神経と脊髄神経が，自律神経には交感神経と副交感神経がある．」といった具合です．

これ，間違っているの，分かりますか？　先ほどお話しした第10脳神経，どんな“働き”でしたか（笑）？

今のうちにここで分類だけでもきちんとしておきましょう(^^)．神経系は大きく分けて２つ！

中枢神経	脳・脊髄．この塊の２つのみ！
末梢神経	中枢神経以外の枝葉． 中枢神経から出てくるもの

中枢神経

脳は，大脳・間脳（視床・視床下部）・小脳・中脳・橋・延髄に分かれ，それぞれ特徴的なことをやっています．

脊髄は，上から下までの大交通路といった感じです．たったそれだけです(^^)．

末梢神経

この分類がよく間違っています．末梢神経は，中枢神経（そうです，脳と脊髄という２つの塊ですね！）以外の枝葉でした．

この末梢神経の分類の方法が見方によって，

❶**構造から（すなわち，解剖学的に）**
❷**機能から（すなわち，生理学的に）**

といった２通りあるんです．

❶**解剖学的な分類**で見ると，脳と脊髄からの枝葉なので，脳からか，はたまた脊髄からか……それだけです．

脳神経……脳から出ている
脊髄神経……脊髄から出ている

❷**生理学的な分類**で見ると，自分の意のままになるか，ならないか……それだけです．

自律神経……自分でどうしようもないホメオスタシス（恒常性※）を司る神経
体性神経……自分の意のままになる神経

❶**解剖学的な分類**でもうちょっと見ていくと，脳神経は，先ほど見たとおり（**図11**），脳から12対出ています．

※恒常性…体温，わざわざ考えて36.5℃前後になっていますか？　こういった，意識をしないでも維持されていることが，恒常性（ホメオスタシス）です．難しく考えないでください！

■ 神経系の分類

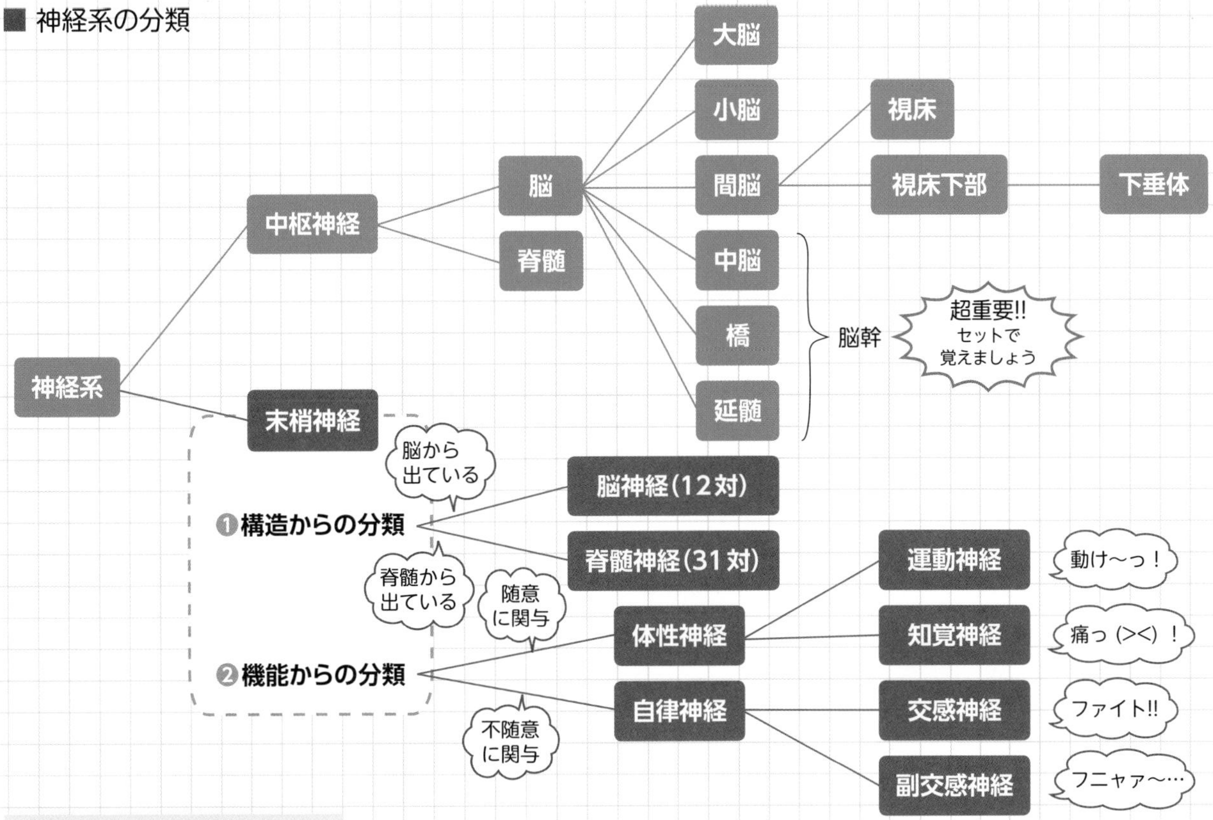

- 神経系
  - 中枢神経
    - 脳
      - 大脳
      - 小脳
      - 間脳
        - 視床
        - 視床下部 ― 下垂体
      - 中脳
      - 橋
      - 延髄
    - 脊髄
  - 末梢神経
    - **❶構造からの分類**
      - 脳神経（12対）（脳から出ている）
      - 脊髄神経（31対）（脊髄から出ている）
    - **❷機能からの分類**
      - 体性神経（随意に関与）
        - 運動神経（動け〜っ！）
        - 知覚神経（痛っ (><) ！）
      - 自律神経（不随意に関与）
        - 交感神経（ファイト!!）
        - 副交感神経（フニャァ〜…）

中脳・橋・延髄 ＝ 脳幹（超重要!! セットで覚えましょう）

※脳の各部位，名前の由来は？
“大脳・小脳”は脳を外から見て見える大きさからというのは分かりますね (^^). “視床”は目の奥だから，“視”の“床”部分ということ．その下にあるのが“視床下部”．そこからぶらさがっているから“下垂体”．“橋”は，小脳で橋渡しをしているように見えるからですよ！
もうちょっと言えば，“中脳”の中は大きさというよりは，中の方にある脳だからでしょう．“間脳”は中脳と大脳の間にあるからです．

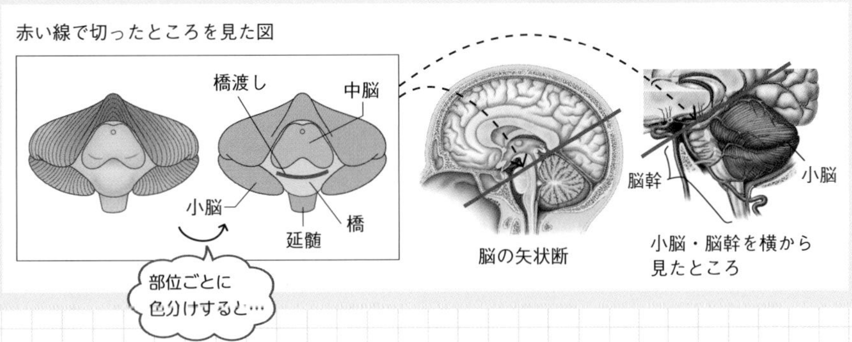

脊髄神経は，各脊椎骨の下から出てきます．脊椎骨の数の合計（頸椎 7 個，胸椎 12 個，腰椎 5 個，仙椎 5 個，尾椎 1 個を足して）30 個，さらに第 1 頸椎の上，頭蓋骨底との間からも出ますから，その 1 個を足しますから 31 対です (^^) ！

前から運動，後ろから感覚，平泳ぎ♪（p.71）でしたね (^^) ♪

一方，**❷生理学的な分類**でもうちょっと見ていくと…….

自律神経は交感神経と副交感神経に，体性神経は運動神経と知覚神経に分けられます．

これですっきりしました (^^)？　末梢神経の，解剖学的なのか，生理学的なのかという分類をごっちゃにしちゃうと，分からなくなっちゃうので，気をつけてくださいね．文字で書くと何か難しそうですが，図で見れば，そして追ってみれば簡単でしょ (^^)？

前回，今回と，神経が続いて，ちょっと大変でしたか!?　でも，自分の身体の中のここがこう働いているんだ！　というイメージを持ってください！

次回からはやっと，実際の筋肉を見ていきますよ♪　これも，自分で自分の身体にイメージです．あるいは，まわりの人に協力してもらって実際にとらえてみると，理解が何倍にも深まりますよ (^^)！

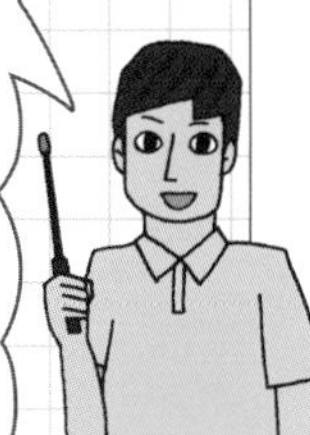

Memo

第9回
筋肉と神経
Part 4…首，胸，お腹の筋肉

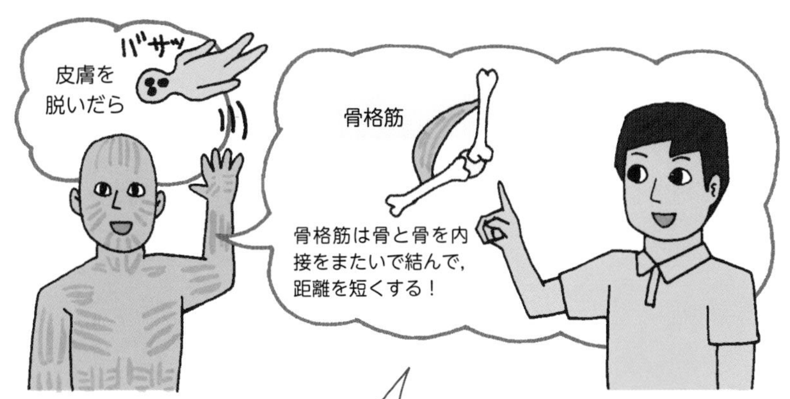

バサッ
皮膚を
脱いだら
骨格筋
骨格筋は骨と骨を内
接をまたいで結んで，
距離を短くする！

今回のテーマ
1　胸鎖乳突筋
2　通常の呼吸で働く筋肉♪
3　努力呼吸で使う筋肉（><）！
4　大胸筋
5　前鋸筋（ぜんきょ）
6　お腹の筋肉3種！

今回からは骨格筋を見ていきましょう♪　皆さんの皮膚を剥がしたら見える，その骨格筋です．骨格筋は（基本的には）骨と骨を関節をまたいで結んでいて，その距離を短くするものです．

ここでも自分の身体を使っていきましょう（^^）♪　興味を持てば，そして必要に迫られれば覚えられますから，ねっ！
大事なのは，「自分がしているこの動作は骨格筋の収縮によって，その距離が短くなることにより起こっているんだ」そして，
「自分の身体のどことどこが近くなる動きだから，このような動きになるんだ！」という認識です．自分で動かしてみて，
そして触ってみて，動きを認識してみてくださいねっ！

まずは，大きな目立つ筋肉の名前を見ていきましょう♪　細かい筋肉は後で必要になったときに（例えばテストがあるとか（^^;），整形の患者さんの担当になったとか），学校の教科書や各種参考書で確認してください．
とは言っても，理解を深めるために少し難しい話もしますが，重要なのはまず，興味を持つこと！　そして「どこにどんな筋肉があって，何をしているか？」「それがそう動くのはなぜか？」「今，自分が動かしているこの動作はどんな筋で行っているのか？」「その筋と関連していることにどんなことがあるのか？」ということです．今回は筋肉の中のいくつかと，その動きを考えながら見ていきます．

この本では，名前よりも，考え方や，重要な関係性に着目しながら見ていきます．まずは，どこにどうなっているか，自分でも身体を動かして，体感して，身体に覚えさせちゃってください！
読み終わって，「あぁ～，名前は忘れちゃったけれど，こんな動きをする筋が自分のここにあったなぁ～（^^）♪」と思っていただければ幸いです．今回は，身体の上の方から，首，胸，お腹といった前面（腹側）の筋肉を見ていきます．

1 胸鎖乳突筋

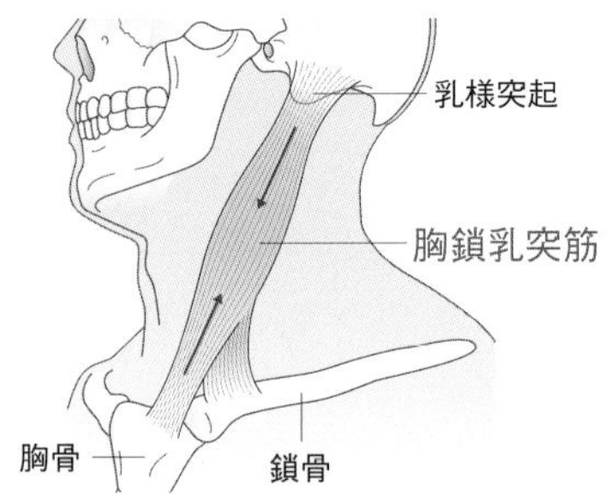

■ 図1 左の胸鎖乳突筋を短くする

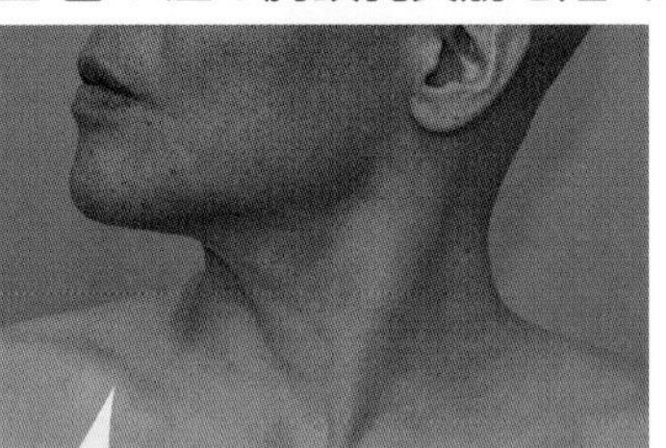

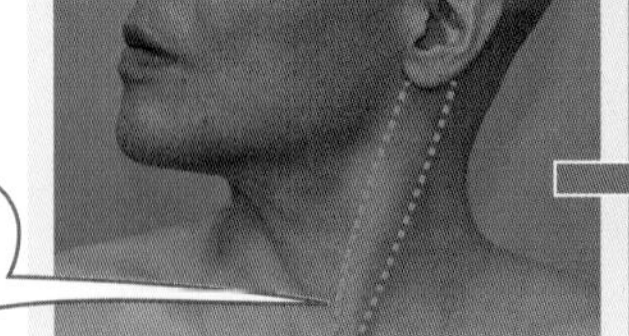

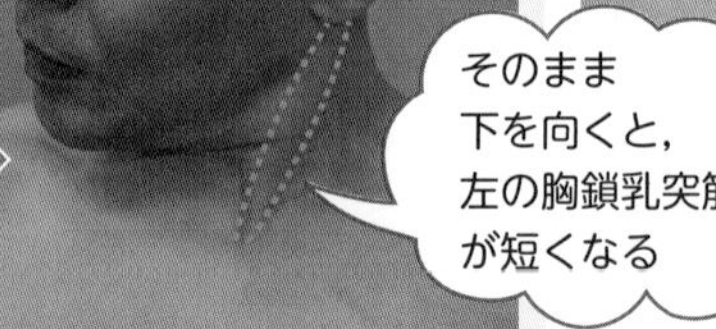
そのまま
下を向くと，
左の胸鎖乳突筋
が短くなる

■ 図2 左右の胸鎖乳突筋を短くする

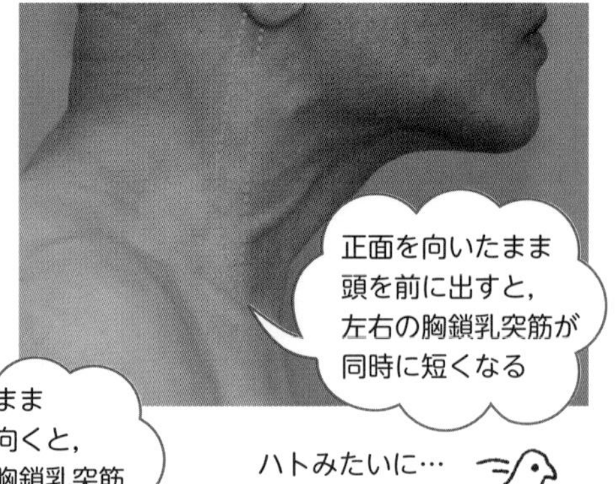

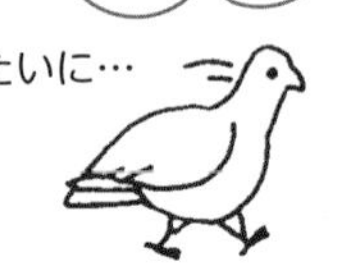
ハトみたいに…

まずは胸鎖乳突筋を見ていきましょう！ “胸”骨柄と“鎖”骨，そして“乳”様“突”起(を含む側頭骨の乳突部といわれるところ)を結ぶ筋肉だから胸鎖乳突筋です．胸骨柄(きょうこつへい)，ランドマークでやりましたね(p.44)(^^)！

ん？ 胸骨柄と鎖骨は分かるけれど，乳様突起が分かりませんか？ 出っ張ったところには，乳頭という言葉が付くことが多いです．代表例は胸の乳頭．それ以外にも心臓の乳頭筋があったり，舌乳頭があったり，さらにはファーター乳頭などもありますよね(^^)♪

乳様突起は頭蓋骨の一部なので硬いのですが，大きく膨らんでいて，乳房のような形の突起ということで，そのまま“乳様突起”です．

実際に自分で触ってみましょう♪ 胸骨柄と乳様突起を結ぶ筋肉，触れませんか？ 分かりにくかったら，左の胸鎖乳突筋であれば，肩を動かさずに思いっきり右を向いてください．簡単に触れられましたね(^^)!? 鎖骨と乳様突起を結ぶ方は，鎖骨についている部分は分かっても，乳様突起に向かうにしたがって内側に入ってしまい，ちょっと分かりづらいと思います．

胸骨柄と乳様突起との距離が1番短くなるのは，胸骨柄と乳様突起がどういう位置関係になった時ですか？ 斜めよりも真っ直ぐの方が短いですよね！ ということで，横を向いて正中に乳様突起が近づいて，さらに首を傾けて耳が下を向くようにすると1番短くなるはずですね！

では，実際にやってみましょう♪ 左の胸鎖乳突筋を考えてみます．それが1番収縮した場合，どのようになるでしょうか？ まずは顔を右に向けてください(**図1**)．これで正中に左の乳様突起が近づきました．次に，そのまま首を曲げて頭を左に傾けてください．そうです，左耳が下を向くような感じです．この時，左の胸鎖乳突筋は1番短くなってきますね！ 触れると胸鎖乳突筋が短くなって太くなっているのが良く分かると思います．

では，左右両方の胸鎖乳突筋が同時に収縮したらどうなるでしょう？ どちらも正中に向かいたいので，左右拮抗して顔は左右どちらにも向きません．その状態で乳様突起が胸骨柄の方(すなわち前の方)へ引かれますから，顎が若干上を向いて，頭を前に出すような感じになります(**図2**)．ハトの歩いている時の首のような動き(前へ頭を出す時)と言えば分かってもらえます(^^;)？

先ほどから鎖骨と乳様突起も結ぶと話しておりますが，鎖骨といっても内側 1/3 ～ 1/4 の方だけです．だって，もし鎖骨の端まで筋肉があったら，それと乳様突起を結んだらどうなりますか!? 収縮したら，そこが一直線になろうとするんですよ(笑)！ 首，なくなっちゃいます(^^;)．鎖骨の外側の方は僧帽筋と三角筋が付いています．このお陰で腕を上げることが出来るのです．

この胸鎖乳突筋，もう1つ，皆さんには絶対に覚えておいてもらわないと困る重要なことがあります．それは呼吸補助筋としての役割です！ 通常は横隔膜と肋間筋で呼吸することはご存じですよね!? これについては次のページからくわしく見ていきましょう(p.107 ～ 109参照)♪

2 通常の呼吸で働く筋肉♪

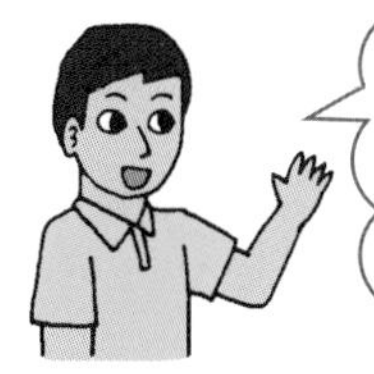

みなさん，普通に息を吸ってください．この時に使っているのが，①外肋間筋と②横隔膜です．いずれも随意筋で，軽く胸とお腹が動きますね

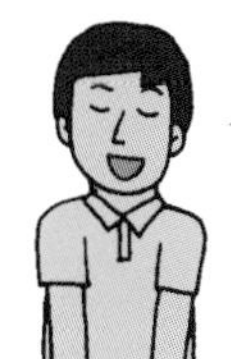

次に，だらぁ〜んと上体の力を抜いてください．この時，肺はどうなっていますか？ さっきとは反対で，自然に息を吐いた状態になりませんか？

吸気時

すぅ〜っ

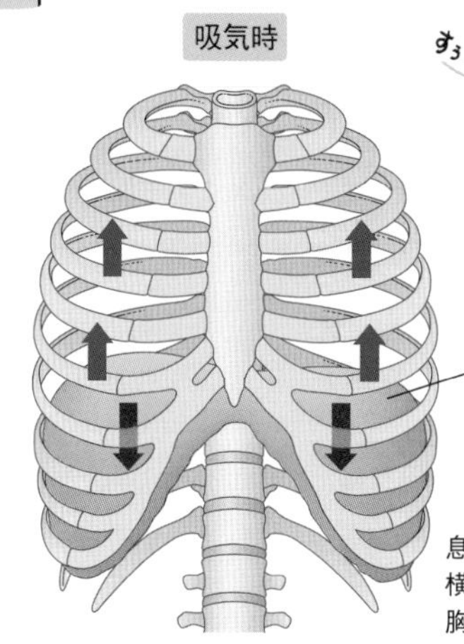

横隔膜

息を吸い込むと
横隔膜は引き下がり（↓），
胸骨は上がる（↑）

呼気時

ふぅ〜

だら〜ん

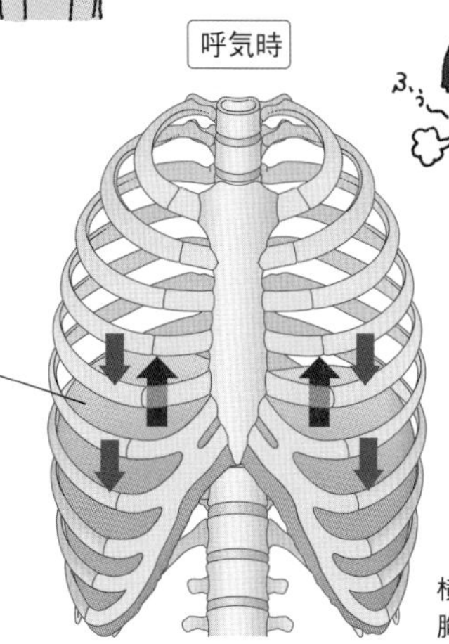

横隔膜は押し上げられ（↑），
胸骨は下がる（↓）

つまり，息を吐いた状態のほうが，自然で楽な状態なんです！

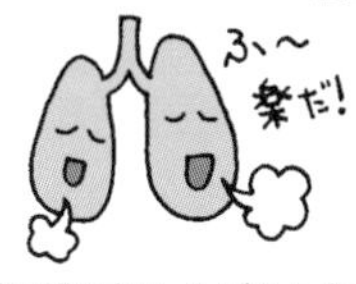
ふ〜
楽だ！

①肋間筋の働き

まずは外肋間筋の働きから．**図3**をご覧ください．これは，基本となる息を吐いている時に，身体を左横から見た模式図（投影図）だと思ってください．脊椎骨，肋骨，外肋間筋を示しています．外肋間筋は，本当はもっと短く，脊椎骨から出ているわけではありませんが，ここで大事なことは，外肋間筋の向きと肋骨との位置関係です（^^）．

図3の外肋間筋が弛緩した状態からぎゅ〜っ♪　と収縮したら肋骨はどのように動きますか!?　**図4**の状態になること，つまり肋骨が持ち上がって胸郭の容積が大きくなるのはイメージできますか（^^）？　イメージできれば，それでもうp.109の「②横隔膜の働き」に進んでもらって構いません（^^）．

ん……ちょっと微妙ですか（^^;）？　はたまた，もうちょっとイメージだけではなくちゃんと理解したいですか？

では，**図3，4**の三角形ABCを見てみましょう♪　とは言っても，難しく考えないでください（^^;）．小学校の算数でやることしか申し上げません（^^）．

図3と**図4**を重ねた図と，そこから三角形ABCと三角形ABC'を抜き出した図が次のページの**図5**です．

ABとBCの長さは，骨なので変わりません（細かいことを

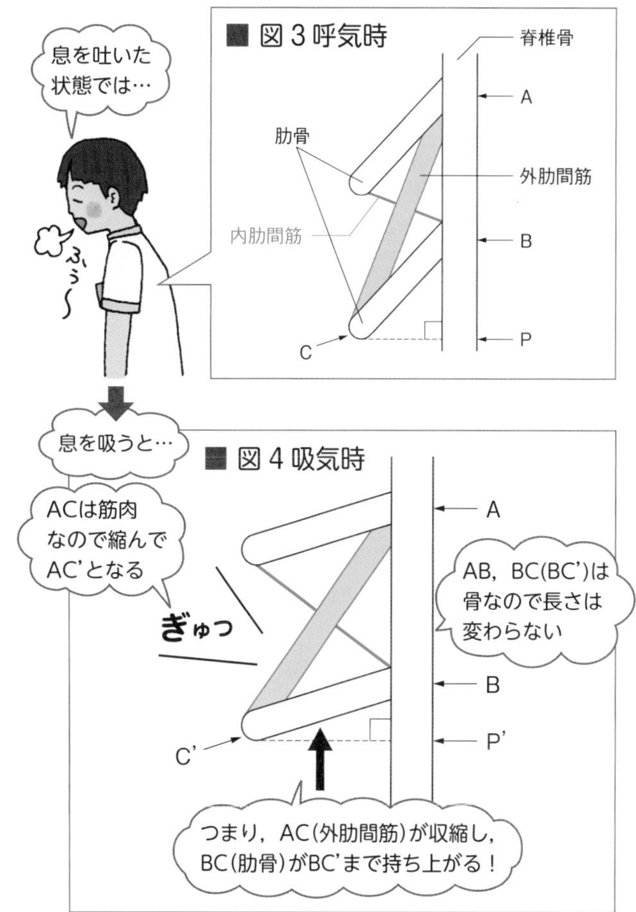
息を吐いた状態では…
図3 呼気時
脊椎骨
A
肋骨
外肋間筋
内肋間筋
B
C
P
ふぅ〜
息を吸うと…
図4 吸気時
ACは筋肉なので縮んでAC'となる
A
AB，BC(BC')は骨なので長さは変わらない
ぎゅっ
B
C'
P'
つまり，AC(外肋間筋)が収縮し，BC(肋骨)がBC'まで持ち上がる！

言うと，軟骨である肋軟骨や椎間板は若干長さが変わりますが，それは無視して考えていきましょう♪）．長さが変わるのは，外肋間筋を表すACだけです！　外肋間筋が収縮してACの長さが短くなってAC' となると，当然ながら三角形ABCと三角形ABC' のかたちは違ってきますよね！

ABは脊椎骨なので動かない基本となるところです．肋骨のBCはBを支点として円運動♪　ですから，ACの外肋間筋が収縮して短くなってAC' になると，ABとBCの作る角（∠ABC）が∠ABC' に変化していく……．そうです，角度がどんどん小さくなって肋骨は持ち上がっていきます！

それとともに，C，C' からそれぞれ垂直に椎骨に向かって下ろしたところをP，P' とするとCPよりC' P' の方が長いですよね！

そうです．肋骨は持ち上がってくるとともに前に向かってせり出してきます！とは言っても，脊椎骨から肋骨は垂直にも出ませんから∠ABCは90°より小さくなることが無いのもよろしいですよね？　そんな肋骨が斜め上向きに出ている人間，想像できますか（笑）？　第5回で見たように（p.54），胎児でもそこまでいきません．

ここで，肋骨2本で出来る面積を考えてみましょう（**図6**）♪　外肋間筋が弛緩している時は平行四辺形ABCDの広さ，そして収縮している時は**平行四辺形ABC'D'**の広さとなります．

いずれも底辺はABの長さ，高さは平行四辺形ABCDの方はCP，**平行四辺形ABC'D'**の方はC' P' となります．

とすると，平行四辺形の面積は底辺×高さなので，**平行四辺形ABC'D'**の面積の方が大きくなります．すなわち外肋間筋が収縮した時の方が，面積が広くなるということです．これは平面で見ておりますが，仮に胸郭の幅が同じであったとしても，胸腔の容積は外肋間筋が収縮した方が増えるということです．そのために外肋間筋が収縮すると息が吸えるわけですねっ（^^）！

内肋間筋は**図4**，青い線のようについておりますので，逆に肋骨を下げるように働くことがわかると思います．結果として内肋間筋が収縮すると胸腔の容積は減少するので息を吐くことになります．

外肋間筋と内肋間筋，向きを間違えないようにしてくださいね！　外（"が"い）肋間筋がいつも頑張って（"が"んばって）息を吸う，とでも覚えておいてください（笑）．

外肋間筋の向きは……イメージ的にスゥ～ッとスマートな三角形が出来る向きに筋肉は走っています（^^）！　内肋間筋はその逆です．

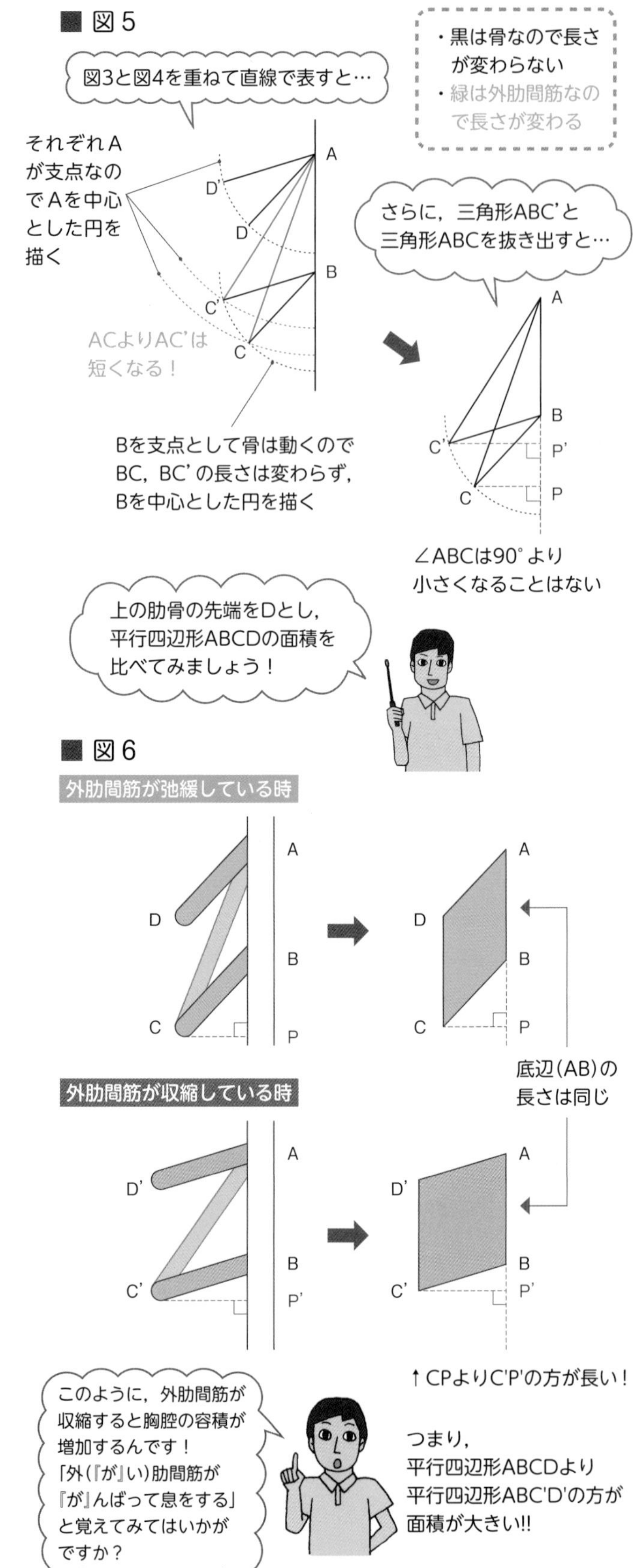

■ 図5
図3と図4を重ねて直線で表すと…
・黒は骨なので長さが変わらない
・緑は外肋間筋なので長さが変わる
それぞれAが支点なのでAを中心とした円を描く
A
D'
D
B
C'
C
ACよりAC'は短くなる！
Bを支点として骨は動くのでBC，BC' の長さは変わらず，Bを中心とした円を描く
さらに，三角形ABC'と三角形ABCを抜き出すと…
P'
P
∠ABCは90°より小さくなることはない
上の肋骨の先端をDとし，平行四辺形ABCDの面積を比べてみましょう！
■ 図6
外肋間筋が弛緩している時
外肋間筋が収縮している時
底辺（AB）の長さは同じ
↑CPよりC'P'の方が長い！
このように，外肋間筋が収縮すると胸腔の容積が増加するんです！「外（『が』い）肋間筋が『が』んばって息をする」と覚えてみてはいかがですか？
つまり，平行四辺形ABCDより平行四辺形ABC'D'の方が面積が大きい!!

②横隔膜の働き

さて，今度は横隔膜です．横隔膜も骨格筋の一種でしたよね(p.69)！　肋骨から筋が中心に向かって伸びていき，反対から来た筋と握手をした状態でした．したがって中心が腱の状態でドームの端から引っ張ることになります．テントを張ったとして，その地面についている下の方の一周を皆で「いっせ〜のでっ♪」　で引っ張って巻きとったらどうなります？　テントは潰れますよね(**図7**)！

それと一緒です．距離を短くしようとする，すると届かなきゃいけない距離は決まっているわけですから，なるべく直線で結ぶ形になる．だから，ドーム状になっている横隔膜は，ドームが潰れてきます．結果，胸腔は広がりますね！　だから，横隔膜が収縮すると息が吸えるわけです．

腹腔はかなり圧力がかかっており，隙間がありません．だから，いっぱい食べればお腹が出てくるんです．中には，たくさん食べると背中(と言っても脊椎骨の両脇)が出るという方もいらっしゃいます．骨が無ければ飛び出せることからも考えられますね．ただ，通常は筋肉があるからそれで膨れるのを阻まれます．ということで，極端な言い方をすると，筋肉が無いほうが，いっぱい食べられることになります．

ちょっと話がそれましたが，腹圧があるのに横隔膜を下げると……．腹腔に隙間は無いので，お腹が出るのです．これが腹式呼吸です．

実は自然に呼吸を行っている正常状態では，息を吸うのには外肋間筋と横隔膜を使いますが，息を吐くのには特に筋肉を使いません，息を吸った時の肋骨が上がって横隔膜が収縮している無理な状態から，自然と楽な方向に向かうことで呼気が生じているんです．

肋骨，持ち上げているより，降りている時の方が自然じゃないですか？　身体を起こしていれば，自然と重力で肋骨は落ちます．寝ていれば……自然と胸は平らになろうとします．すなわち肋骨は下がります．筋肉は収縮より弛緩している方がエネルギーを使わず楽ですネ♪　楽な状態が自然な状態なのです．

ということで，自然に行われる呼吸は，

> 吸気：外肋間筋と横隔膜
> 呼気：特になし

と筋肉が働いて行われています．

■ 図7

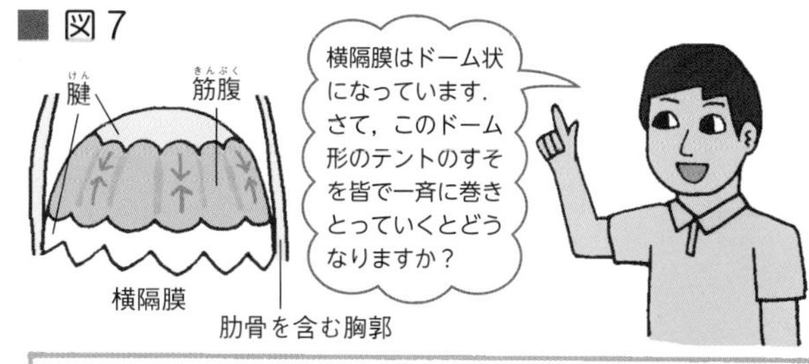
腱
筋腹
横隔膜
肋骨を含む胸郭
横隔膜はドーム状になっています．さて，このドーム形のテントのすそを皆で一斉に巻きとっていくとどうなりますか？

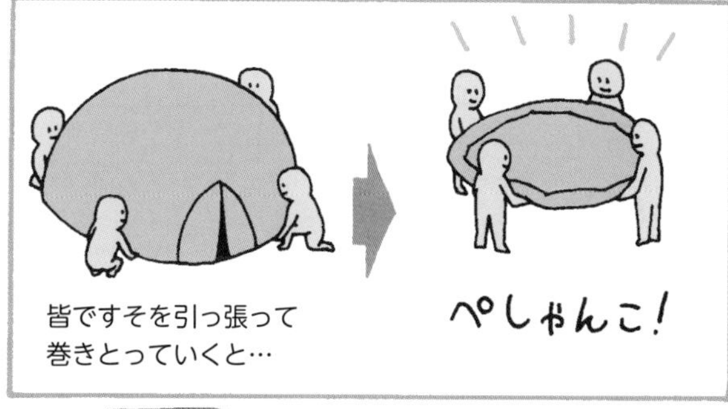

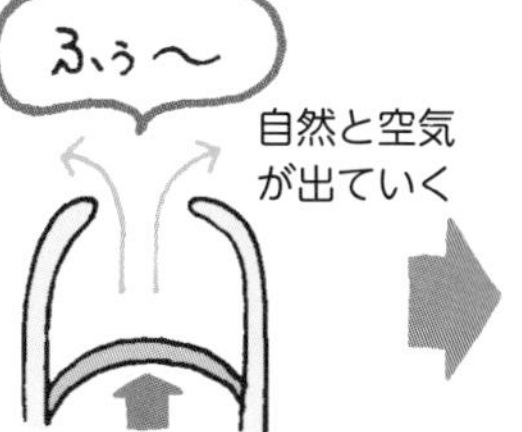

腹圧

普段の横隔膜(息を吐いている時)はドーム形

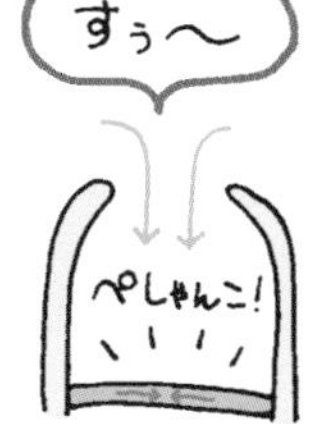

自然と空気が入ってくる

横隔膜が収縮すると直線に近くなる
＝
胸腔が広がって息が吸える！

お腹にはある程度腹圧がかかっているので，横隔膜を下げるとお腹が出てきます．これが腹式呼吸です．

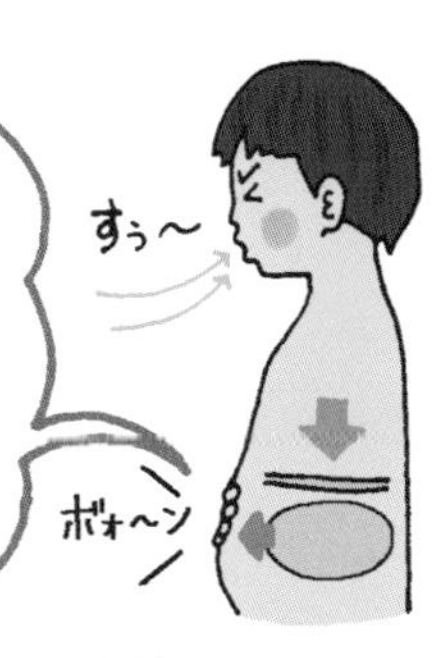

妊婦さんの場合は，胎児によって腹圧がさらに高まり，横隔膜が下げられません．だから胸式呼吸になります

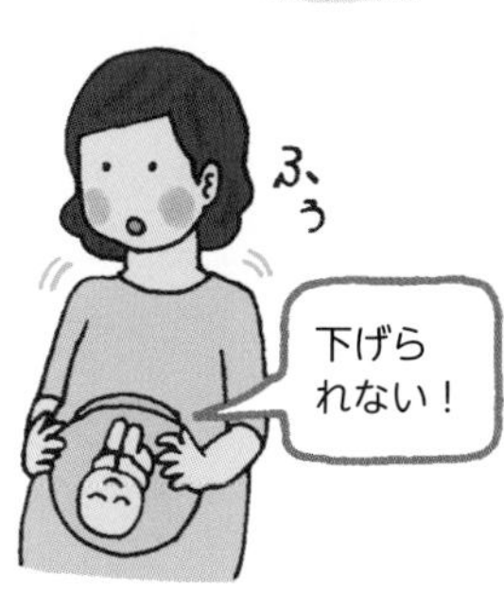
ふぅ
下げられない！

3 努力呼吸で使う筋肉(><)！

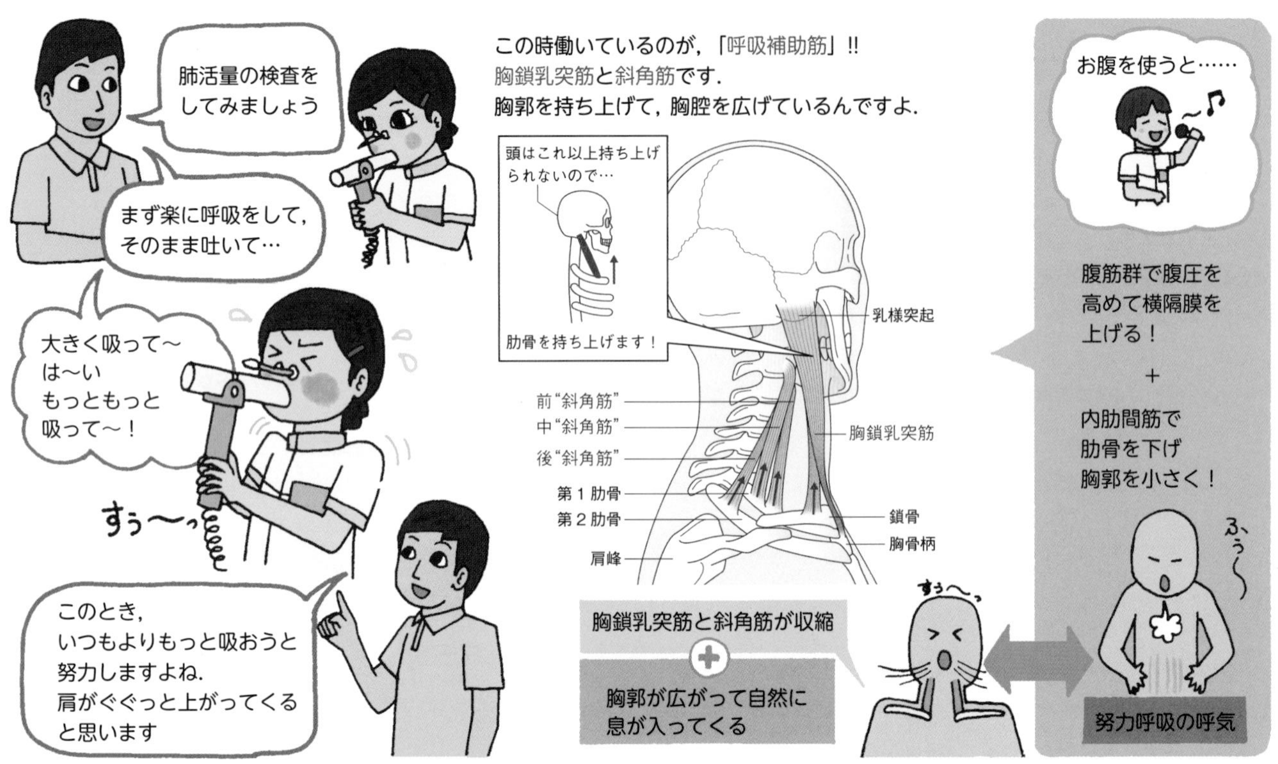

肺活量の検査をしてみましょう
まず楽に呼吸をして，そのまま吐いて…
大きく吸って～
は～い
もっともっと
吸って～！
すぅ～っ
このとき，いつもよりもっと吸おうと努力しますよね．肩がぐぐっと上がってくると思います
この時働いているのが，「呼吸補助筋」!!
胸鎖乳突筋と斜角筋です．
胸郭を持ち上げて，胸腔を広げているんですよ．
頭はこれ以上持ち上げられないので…
肋骨を持ち上げます！
乳様突起
前"斜角筋"
中"斜角筋"
後"斜角筋"
胸鎖乳突筋
第1肋骨
第2肋骨
鎖骨
胸骨柄
肩峰
胸鎖乳突筋と斜角筋が収縮
胸郭が広がって自然に息が入ってくる
すぅ～っ
お腹を使うと……
腹筋群で腹圧を高めて横隔膜を上げる！
＋
内肋間筋で肋骨を下げ胸郭を小さく！
ふぅ～
努力呼吸の呼気

皆さんは普段，何も考えずとも呼吸でき，とくに努力する必要もないですよね？　ところが呼吸困難になると，努力して呼吸しようとします．これを努力呼吸といって，呼吸補助筋と言われる筋肉たちが協力します．だって，呼吸ができなかったら大変ですから！

呼吸補助筋の1つに，胸鎖乳突筋があります．この胸鎖乳突筋，某有名Webサイトでは，呼気筋と書かれていますが，吸気に働く筋肉ですから，お間違えのないように♪　自分の身体でやってみておけば間違えませんよね？　前回(p.102)で述べた神経の分類のように，自分でおかしいと思ったところは鵜呑(うの)みにしないで調べる癖が，現場に出てからも大切ですよ～ (^^)♪

呼吸補助筋には，胸鎖乳突筋の他にも，斜角筋があります．肋骨と首(頸椎)を結ぶ深いところにある筋肉なので，自分で実感するのは少し難しいかもしれません．椎骨は動きませんから，肋骨を持ち上げることになります．結果として胸郭が広がります．

この斜角筋は後々覚えておくといいかもしれませんが，まずは胸鎖乳突筋を覚えて，他の重要な筋肉も覚えてからでも良いですかね (^^;).

以上，まとめると努力呼吸の吸気は胸鎖乳突筋と斜角筋で行っております．

では，努力呼吸の呼気はいかがでしょうか？　先ほど述べたように，腹圧は元々かかっていますが，この圧力をもっとかければ，横隔膜が上がり，思いっきり吐けることになります．ということで，腹直筋，内・外腹斜筋などを使って腹圧を高め，横隔膜を強制的に上げます．そして内肋間筋が収縮して肋骨を下げることで胸郭を小さくします(外肋間筋と逆の働きです).

このことから，もうこれ以上吐けないというところまで思いっきり息を吐き出し，そこで7秒間，吐き続けるつもりでこらえます．すると腹筋全体(腹直筋・外腹斜筋・内腹斜筋など)が鍛えられるんですよ～ (^^) ！

管楽器や声楽をやっていらっしゃる方に，かなり腹筋が鍛えられている方がいらっしゃるのは，これが理由の1つです(^^).

ちなみにこの努力呼吸に使われるお腹の3つの筋肉，腹圧を高めるので，排便にも役立ちます．

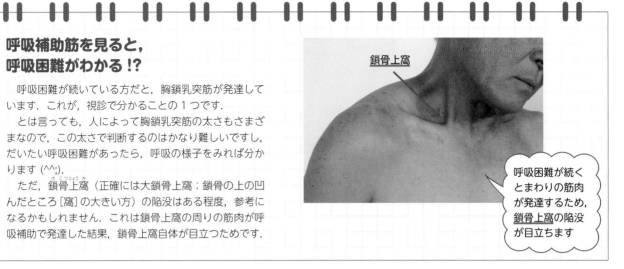

呼吸補助筋を見ると，呼吸困難がわかる!?

呼吸困難が続いている方だと，胸鎖乳突筋が発達しています．これが，視診で分かることの１つです．

とは言っても，人によって胸鎖乳突筋の太さもさまざまなので，この太さで判断するのはかなり難しいですし，だいたい呼吸困難があったら，呼吸の様子をみれば分かります (^^;).

ただ，鎖骨上窩（さこつじょうか）（正確には大鎖骨上窩：鎖骨の上の凹んだところ[窩]の大きい方）の陥没はある程度，参考になるかもしれません．これは鎖骨上窩の周りの筋肉が呼吸補助で発達した結果，鎖骨上窩自体が目立つためです．

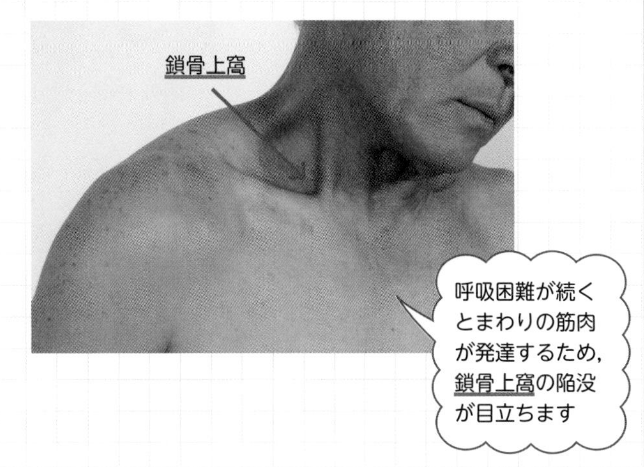

鎖骨上窩
呼吸困難が続くとまわりの筋肉が発達するため，鎖骨上窩の陥没が目立ちます

4 大胸筋

では，もうちょっと下りて大胸筋．大胸筋は胸にある大きな筋肉だから大胸筋です．腋（わき）の下(腋窩（えきか）)をつくる前の部分のつまめるところですね！主に胸骨と鎖骨から上腕骨に伸びて結ばれています．それが短くなったらどんな動きをするか……．両腕を脇の横へビ～ンと伸ばした状態から腕を前へ持ってくる動きです．

バストアップにも働きます．手のひらを胸のすぐ前で合わせ(拝むような感じで合わせた手をなるべく胸の方へ近づけて)，思いっきり手のひら同士を押しつけて息を吐きながら7秒間維持します．これを繰り返すと大胸筋が鍛えられ，胸の土台全体が盛り上がります．その上に乳房が乗るのでバストアップにつながるのです．

大胸筋が厚いと聴診の際には筋肉が邪魔をして，呼吸音や心音の聴こえが悪くなります．絶対的な音の大きさで判断するのではなく，その人(被験者)の左右で比べるのは，これが理由です．

体型によって聞こえ方はまちまちです．フィジカルアセスメントで模型を使うこともあると思いますが，実際の人を相手に多くの方に聞かせてもらうより良い方法は無いと思います．

模型は模型の良さもあります．が，バリアント(違いや差)を知ることは重要です．みなさんはこれから実際に人をみていくのです．机上の学問だけでは，医療の現場では通用しません．

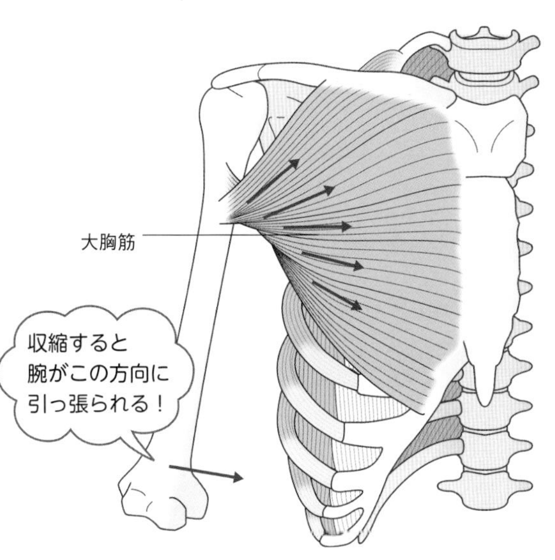

腕がこの方向に
引っ張られる！

大胸筋の運動

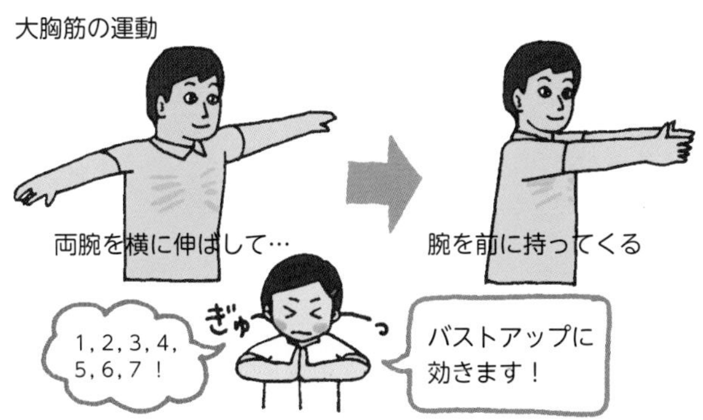

両腕を横に伸ばして…

手のひら同士を胸の前で押しつけ7秒間維持

5 前鋸筋

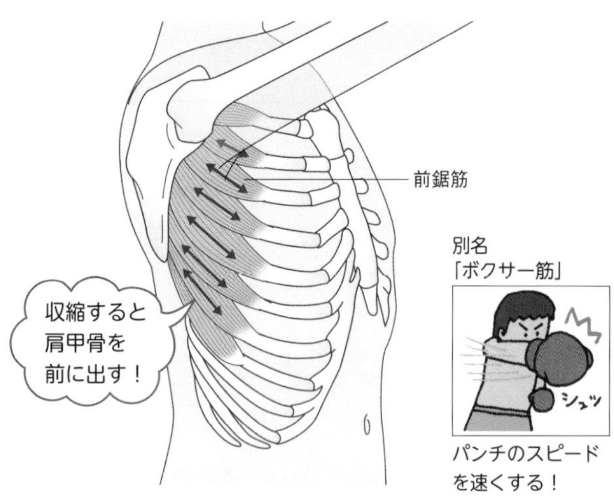

さて，次の筋肉は前鋸筋です！　ん……「なんじゃそりゃっ？？」ですか!?　うぅ～ん……確かにちょっと重要度は低いかもしれませんが，ぜひ，日常生活と解剖は関連しているんだ，ということを知っていただきたく挙げました (^^;).

読んで字の如く，前が鋸の歯のような筋肉です．鋸の歯，ギザギザですよね！　前鋸筋もギザギザです．というのも肩甲骨と肋骨1本1本を結んでいますので，鋸の歯のように見えるのです．

これは別名，ボクサー筋と言われます．ボクサーに発達している筋肉です．今度，ボクシングの試合をやっていたら見てみてください．肋骨上で肩甲骨を前進させますからストレートパンチを繰り出すスピードを速くすることが出来る筋肉です．

肩甲骨がらみで……肩関節！～人間とネコの比較

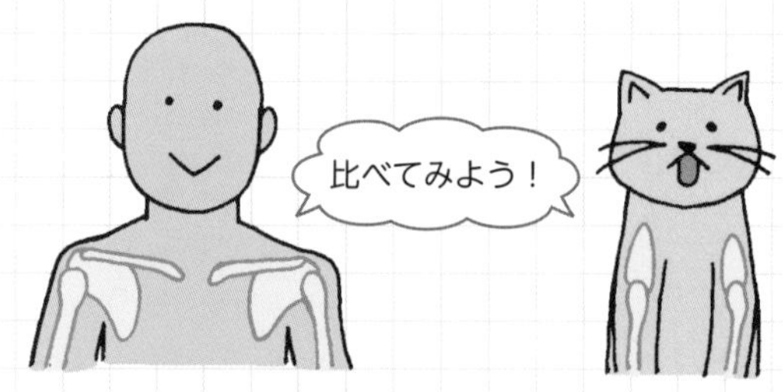

肩関節，人間の場合は，どんな骨で形成されていますか？　鎖骨，肩甲骨，そして上腕骨ですね (^^) ！

ここでは，人間とネコの肩関節の構造を比較しながら，より理解を深めていきましょう♪

①ネコの肩関節は前後によく動く！

鎖骨は胸骨柄と関節しています．そしてその鎖骨は肩甲骨と関節しています．ということで，この肩甲骨，体幹の骨たちとつながっているんです．

ですから人間の場合，胸骨とつながっている鎖骨があり，鎖骨の長さが決まっているために，そして肩甲骨と関節していて胸郭を挟み込んでいるために，肩関節の位置はそこまで大きく動かすことはできません．

以前，4足歩行でネコと競走しても人間は勝てないですよね!?　とお話ししましたね (p.9) (^^).

これは，ネコには鎖骨が無いからです（一応はありますが痕跡的で，他の骨と関節しておりません）．

だから胸骨の上に肩甲骨はのっているだけです．ですから筋肉によって肩甲骨を胸郭の上で前後かなり自由に動かすことが出来ます．

すると肩関節が肩甲骨と上腕骨だけで形成されますから，前脚を前に出す時は肩甲骨が胸郭の上を頭側に移動して（肩関節が頭側に移動して）前の方から前脚を出せる，後ろに出す時は肩甲骨が尾側に移動して後ろの方から前脚を出せる，と言ったことが可能になるのです．その結果，ストライド（歩幅）が長くなりますので，4足で速く走ることが可能になったのです．手でものをつかんで食べない4足歩行動物は皆一緒なので，馬も同様です．ですから乗馬を習う時，肩関節を見てタイミングを理解するように言われることもあります．今度，馬を見る機会（競馬!?）があったら肩関節を見てみてください (^^).

ところが，人間の場合は肩関節は鎖骨のためにそこまで動きませんから，最大でも前脚（というか腕）の長さの2倍程度しかストライドを確保することができません．

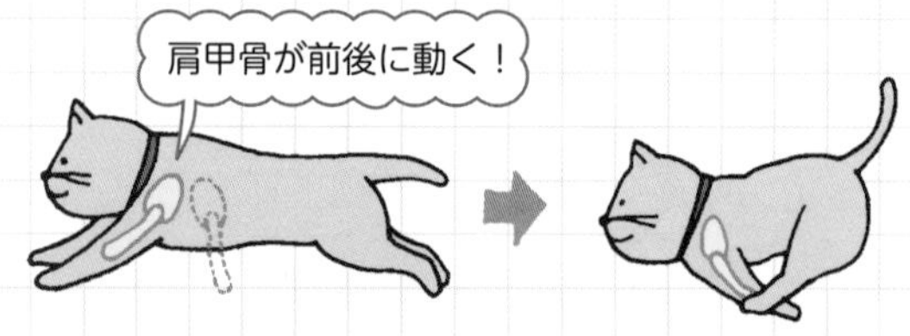

ネコの肩関節は前後に大きく動けるので，速く走れます！

②ネコは鎖骨がないので体幹が細い！

第５回のp.54でお話ししたように４足歩行動物の肋骨は前（というか４足状態で下）に出ているので，胸郭も横に広くありません．肩甲骨も鎖骨がほとんど無いので胸骨にペタッと乗っかっているだけです．ということで胸郭にちょっと肩甲骨や筋肉の厚みを足したくらいの幅の狭いところも通ることが出来ます．

最初に人体解剖をさせていただいた時，非常に印象的だったことがあります．「生きている方と同じ外観ゆえの骨組みなんだなぁ～．やっぱり骨は姿かたちの基本なんだなぁ～」という印象だったのですが，鎖骨，腕，肩甲骨を外してみると，「人間の体幹って，なんて細いんだ」と，衝撃を受けました．

交連骨格標本から鎖骨，腕，肩甲骨を除いた状態を考えていただくと分かると思います．頭蓋骨があって，頸椎があって，胸郭がその下にある……その下もありますが，ただそれだけの幅しかないのです．

どんなに肩幅があって見えて筋肉隆々な方も一緒です．胸郭，頭蓋骨の幅の３倍もありますかね？　おおざっぱに言うと頭蓋骨の幅の２倍が胸郭の幅，そして３倍が肩関節まで取った幅，くらいではないでしょうか．

人間の見た目は，鎖骨によって形作られている部分が大きいんですね．小さい頃，アメフトの選手を見てギア（装具）をつけているのを知らず，びっくりしました (^^;).

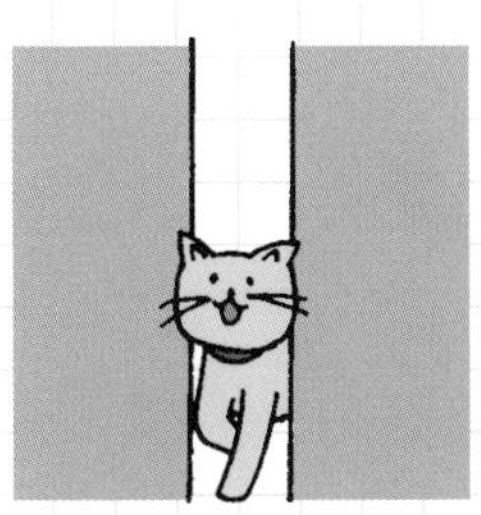

ネコは狭いところでも通れます．鎖骨が無く体幹が細いためです

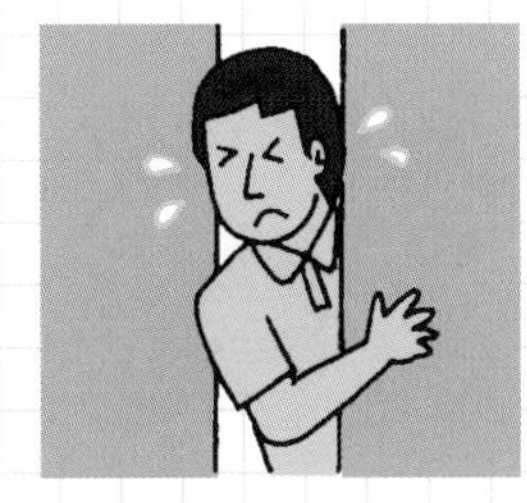

人間は肩が引っかかって通れませんよね…

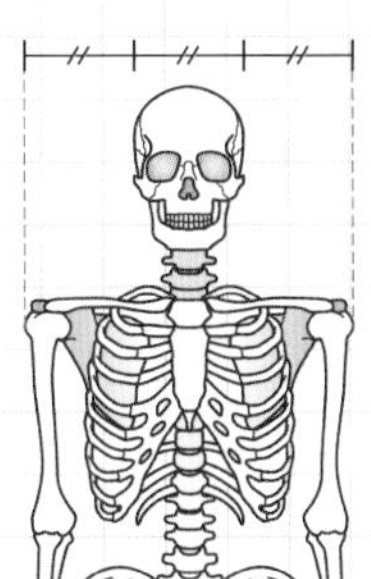

人間の肩幅は頭蓋骨の約３倍！

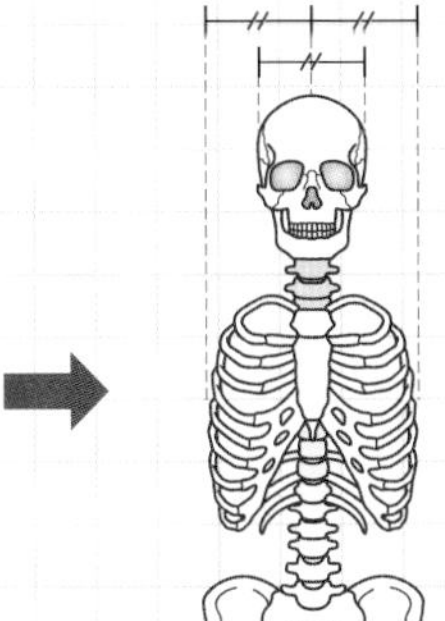

鎖骨・上腕骨・肩甲骨を取り除けば，体幹は細く見えます

③ネコの腕は横に広げられない！

さて，もう１つ．「ネコちゃん，万歳できませんよね!?」って申し上げましたよね (^^)！　この理由はいかがですか (^^)？

ん？　ネコちゃんは万歳するですって!?　確かに２本足で立たせた状態で腕を前に出して上まで上げることは出来ます．これは４足で走って前に足を出す時と一緒ですよね！

でも，そこから横に開けますか？　もっと極端なことを言えば，腹ばいで肩関節（上腕骨と肩甲骨）から真横に手を出せますか？　要は体軸に沿って垂直に横に手を出すってことです．これら，やろうとしたら「ふにぃ～っ (><)！」って嫌がって怒りますよね!?

これらはネコやイヌの交連骨格を見て，そのどこにどんな筋肉が付いているかを見ると分かりますので，機会があったら見てみてください．

逆に人間は鎖骨もあり，それが肩甲骨とも関節している……そのことから非常に複雑にグルンッグルンッ♪　と腕を動かすことが出来ます．体の中で最大の可動域を持った関節が肩関節なんです．

肩の関節，きちんと理解するのはかなり難しいです．もし，これでちょっと疑問を持ったら，それが勉強のチャンスです (^^)！　ぜひ，調べてみてください！　まずは興味，でしたね！　そして調べられる能力を付けることが重要でした．人間の肩関節の動き，そしてネコやイヌの肩関節の動き，これらを骨格と筋肉を考えて説明出来るようになったら，もう筋肉は怖いもの無しですよっ (^^)！

このように動物と人間を比較するのを比較解剖と言います．昔の医学部解剖学教室はこの比較解剖と言うのが盛んに行われておりましたが，現在の解剖学はそのようなことは，あまり行われずに“細胞の中”の解剖にシフトしてきております．研究にも流行（重要とされるもの）があるんですよ～ (^^).

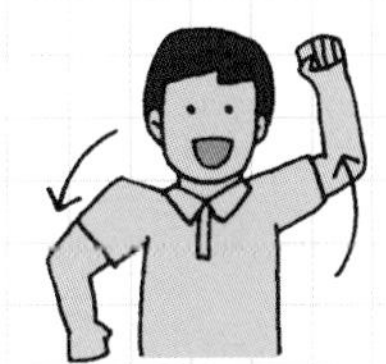

人間の肩関節はクルクルと回ります

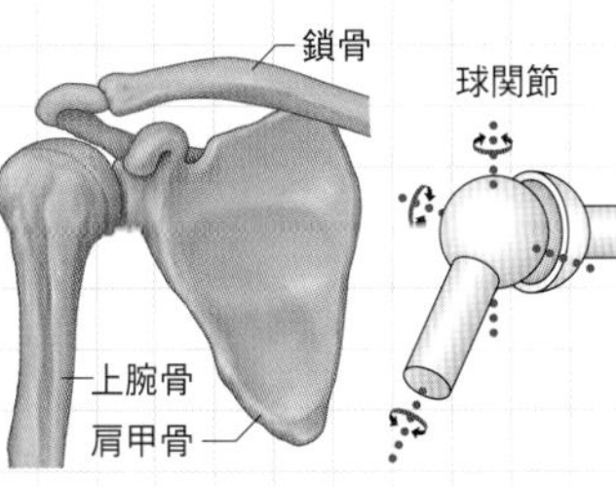

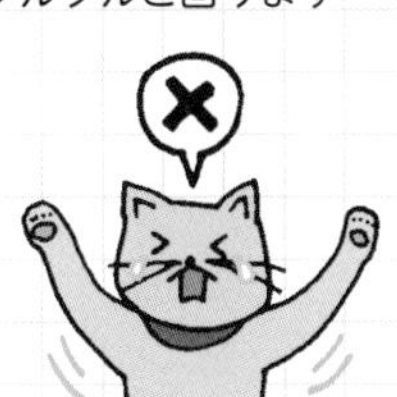

ネコは人間と違って，腕を横に広げられません

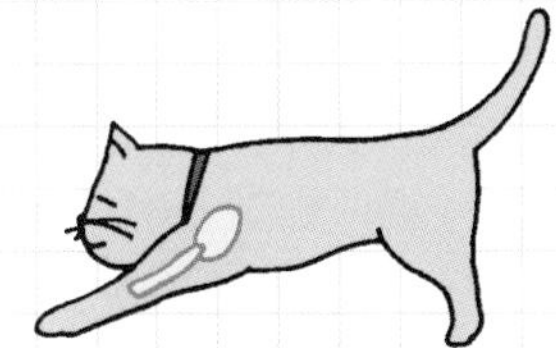

肩関節の構造上，前後にしか動かせないのです

6 お腹の筋肉3種！

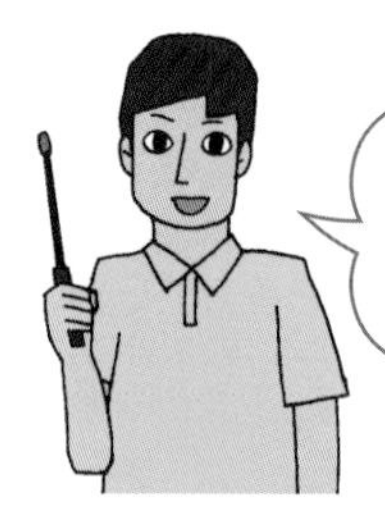

今まで，首，胸，と見てきましたので，
今度はお腹を見ていきましょう！
お腹の筋肉，まずは①腹直筋，
②外腹斜筋，③内腹斜筋という，3種類
の重要な筋の働きを理解しましょう．

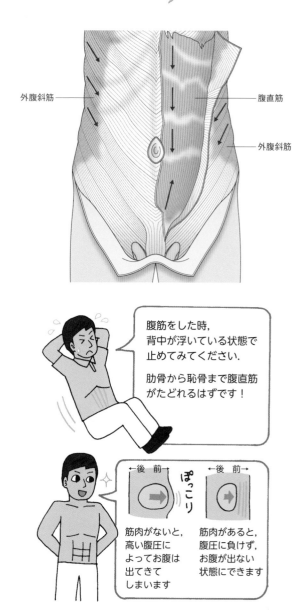

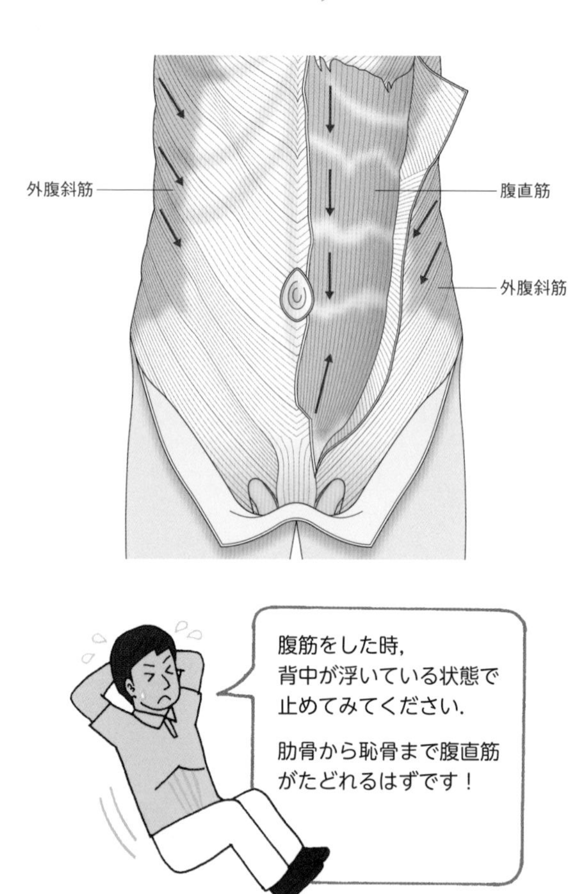
外腹斜筋
腹直筋
外腹斜筋
腹筋をした時，
背中が浮いている状態で
止めてみてください．
肋骨から恥骨まで腹直筋
がたどれるはずです！

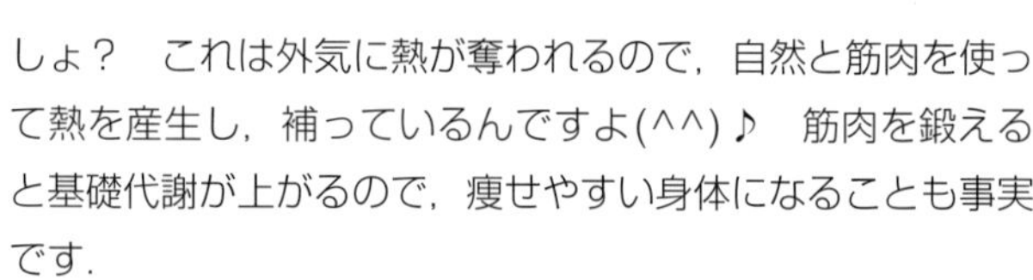
←後　前→
ぽっこり
←後　前→
筋肉がないと，
高い腹圧に
よってお腹は
出てきて
しまいます
筋肉があると，
腹圧に負けず，
お腹が出ない
状態にできます

①腹直筋

1番腹部で目立つのは，そして1番皆さんになじみ深いのは～，腹直筋ですよねっ (^^)！　腹直筋はごく一般的な腹筋運動で鍛えられますね！　"腹筋"は一般的に言うとお腹にある筋肉の総称です．

あの運動，(やり方はいろいろとありますが)背中を丸めて身体を前に曲げてきます．ということは，腹直筋は脊椎骨の(複数の)関節を通って，身体の(脊椎骨よりは)前面にある骨と骨とを結んでその距離を短くしていることになります．

前面にあって，そこが短くなると脊椎骨が曲がるには，骨のどこにつけば良いですか？　そうですね～，上は肋(軟)骨，下は……恥骨ですね！

腹筋運動を，腹直筋に力が入っている段階(背中が浮いている段階)でつらいでしょうが止めてみてください．腹直筋，ずぅ～っと肋軟骨から恥骨まで触ってたどれると思います．脂肪があまり無い，痩せている方でしたら，見るだけでも分かると思いますよ～．どんな方でも触って行けばわかると思います (^^)．

では，背中を丸めないで伸ばした状態で腹筋運動のように脚と身体を曲げたらどこの筋肉を使っていますか？　考えてみてくださいね (^^)！

あっ……さっき，申し上げた通り，腹直筋，努力呼吸時の呼気に働きます．つまり，お腹を凹ます(というかお腹を肋骨弓から恥骨まで平板の)状態に出来るわけです．ですから，腹直筋が鍛えられていると，高い腹圧に抗(あらが)って，お腹が出ない状態に出来るわけです．さらに言えば，筋肉は皮膚ほど伸びませんので，常にある程度筋肉でお腹が押さえられて，膨れられなくなります．そのため，筋肉が少ない時よりも物理的には食べられなくなります．

ちなみに筋肉の重要な働きの1つに熱の産生があるんですよ～！　寒い時，「う～っ寒っ (><)」ってブルブルするでしょ？　これは外気に熱が奪われるので，自然と筋肉を使って熱を産生し，補っているんですよ(^^)♪　筋肉を鍛えると基礎代謝が上がるので，痩せやすい身体になることも事実です．

ただ，脂肪が落ちない状態で腹筋運動ばかりすると，腹直筋が鍛えられて筋層が厚くなり，その上に脂肪は乗ったままになりますから，余計太って見えてしまうこともあります．ウエストを細くしたいのであれば，最初は脂肪燃焼の方が，効果が目に見えて分かって良いかもしれませんよ (^^)！

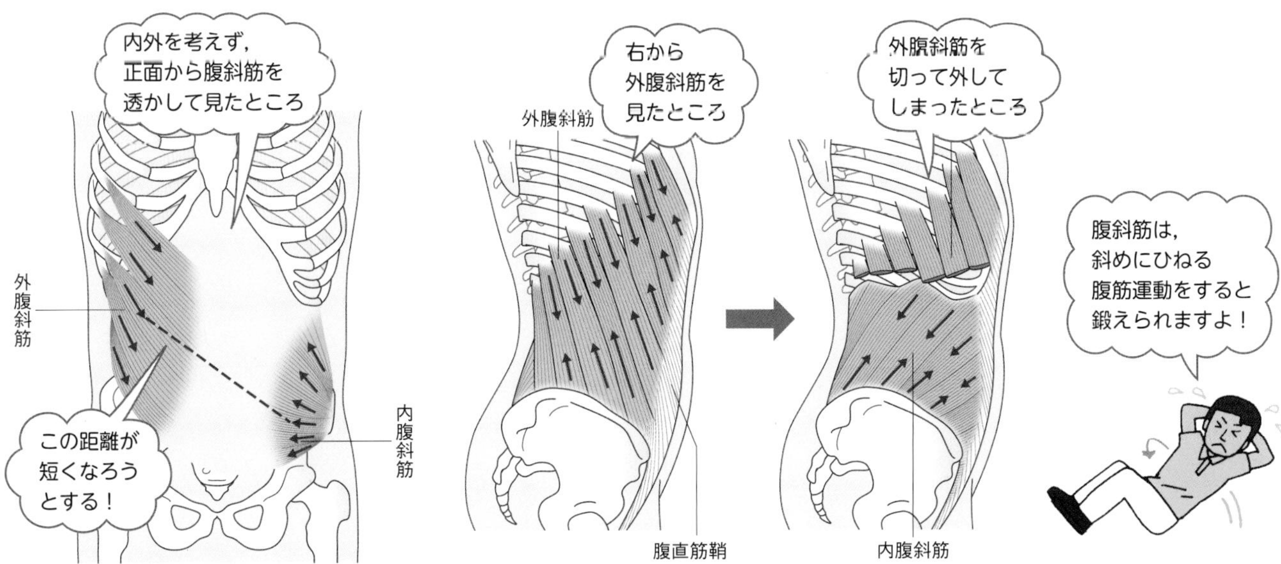

内外を考えず，

透かして見たところ

この距離が
短くなろう

外腹斜筋を

外腹斜筋を
切って外して

斜めにひねる

②外腹斜筋，③内腹斜筋

ついでに努力呼吸で述べた外腹斜筋と内腹斜筋に関してもお話ししておきますね (^^)．身体の左右両側の，お“腹”を“斜”めに通っている筋肉ですから腹斜筋です！　文字通り，外腹斜筋，外側の腹斜筋です．内腹斜筋はその内側にある腹斜筋です．

外腹斜筋の走る向きは“身体にＶ！”です．

これもちょっと例外と言ってもよいのですが，一方は脇の方の肋骨に付き，もう一方は腹直筋鞘など(鞘(さや)ですから，すなわち腹直筋を覆っているもの)に付いています．

内腹斜筋は腸骨(稜)と，下の方の肋骨や腹直筋鞘を結んでいます．つまり腸骨稜より上は逆Ｖ字から垂直に近い形に筋肉は走っています．ちょうどその外層にある外腹斜筋と直交とまではいかないものの反対の向きです．

ということで外腹斜筋と反対側の内腹斜筋で身体をよじる運動が出来るのです．つまり，右の外腹斜筋と左の内腹斜筋が協働して左前に身体をひねる動作になるのです．

参考程度に聞いてもらえば良いのですが，実はこの内腹斜筋，精巣挙筋となっていきます．精巣挙筋は，精巣の温度コントロールをしています．つまり，暑い時にはこの筋肉が緩んでなるべく精巣を体幹から遠ざけるよう，寒い時には冷え過ぎるのも血流が悪くなり良くないので精巣を体幹に近づけるよう，自然とコントロールされています．第3回 p.29 でもお話ししましたよね (^^)！　性交時には射精に近づくに従い，だんだんと精巣は体幹に近づけられていくんですよ～．

動物を考えると，元々は危険な時に精巣を守るためにある筋肉と言えそうです．

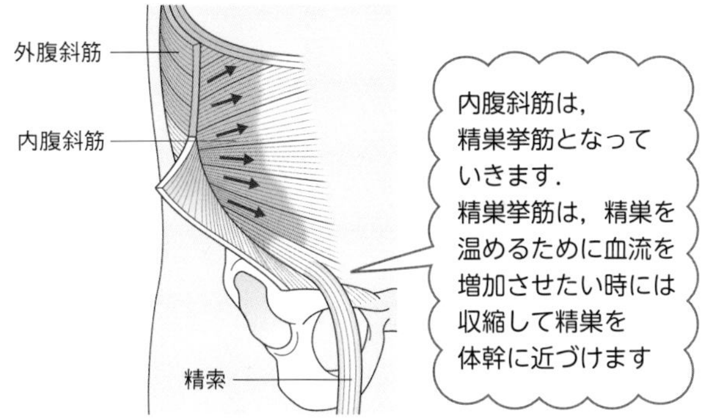

温めるために血流を
増加させたい時には
収縮して精巣を

その他，この筋肉は精巣挙筋反射(古くは挙睾(きょこう)反射と言いました)といったことにも重要です．

男性の方は自分で実験できます．大腿の内側の上の方を指(の爪)などで，さぁ～っと擦りあげてみてください．下げても良いです．反射により，擦りあげた大腿と同じ側の精巣が上にあがる現象がみられると思います．

詳しくは割愛しますが，この精巣挙筋反射，精巣捻転等でも消失しますが，錘体路障害により消失する(ただ，まれに正常な成人でも無い方もいらっしゃるようです)ことを知っておくと良いと思います．錘体路障害，簡単に検査できるでしょ (^^)!?

この他，お腹を横方向に走っている腹横筋が一番奥(深部)にあります．これも収縮することで腹圧を高めることができますから，努力呼吸の呼気時に使用されたり，排便に役立ったりします．この腹横筋の一部も精巣挙筋になっていきます．

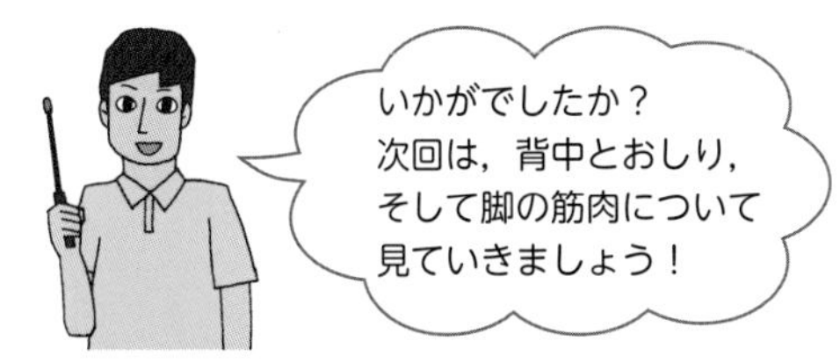
いかがでしたか？
次回は，背中とおしり，
そして脚の筋肉について
見ていきましょう！

Memo

第10回
筋肉と神経
Part 5 …脚，お尻，背中の筋肉

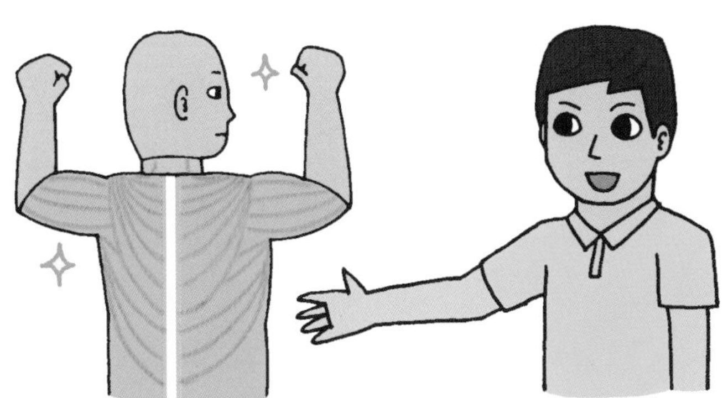

今回のテーマ

1　大腿部には何が!?
2　歩く時に動かす筋肉は!?
3　ついでにお尻の筋肉たちも見ていこう♪
4　身体で最長の筋肉は大事っ！
5　下腿をちょこっとだけ
6　大きな背中！
7　ハムストリング(ス)！

こんにちは～ (^^) ！

今回までに4回にわたり，筋肉，そしてそれをコントロールする神経についてお話ししてきました．中には「ちょっと難しいなぁ～ (^^;).」と思ったところもあるかもしれませんが，まずは理解できるところから学習していって下さいねっ (^^) ！

えっ……そんな難しいところは無い？！　頼もしい限りです (^^).

でも，「難しいっ (><) ！」と感じた部分があった方もいらっしゃると思います．それで良いのです (^^)．難しい，と感じられれば，ただ字面(じづら)を追って理解した気分になるのを防げますから (^^).

皆さんの日々の勉強や，現場に出てから，そして日常生活でも，必ずや役立つであろう知識を説明しております．少しずつで構わないので頑張って欲しいなぁ，と思います．一番最初に書いたように，相手を理解するため，まずは毛嫌いせずに好きになって下さいねっ (^^)（第1回参照）！

皆さんの誰にでも理解してもらえるよう，厳密で微細にわたる説明より，なるべく平易な言葉を用いてイメージで述べているつもりです．単に字面を追うのではなく，書いてあることを自分の身体の中に落とし込みつつ，一言ずつ丁寧に追っていけば，きっと誰しもが理解できるものと信じております！

今回も，自分の身体の中のどこにどう筋肉が付いているから，こう動くんだ！　というのを，実際に自分の身体を動かして体感しつつ見ていきましょう♪

前回は主として体幹前面の筋肉を見てきました．今回は，その下にある脚，そして背側の筋肉を見ていきましょう (^^)♪

1 大腿部には何が!?

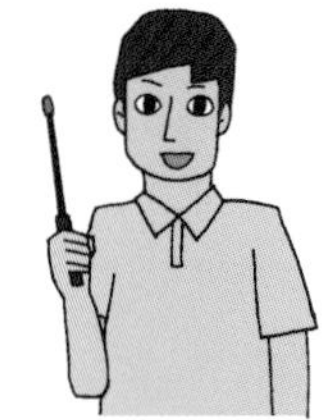

まず，大腿部の筋肉(**図1**)を見てみましょう！

■ **図 1** 大腿部の筋肉

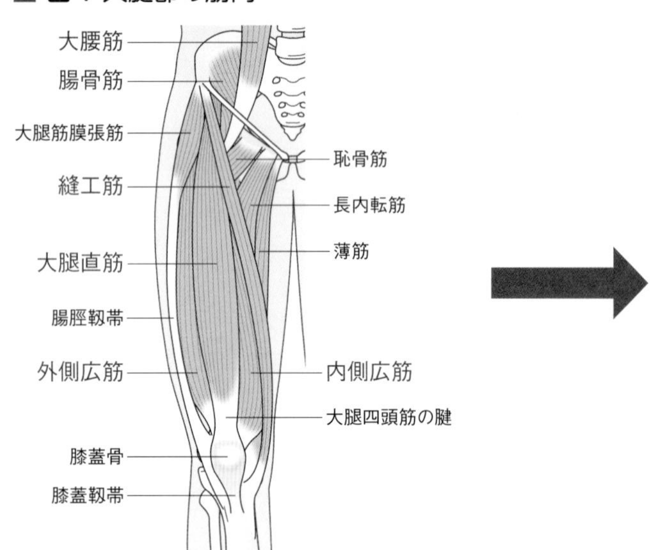

■ 大腿四頭筋だけにすると……

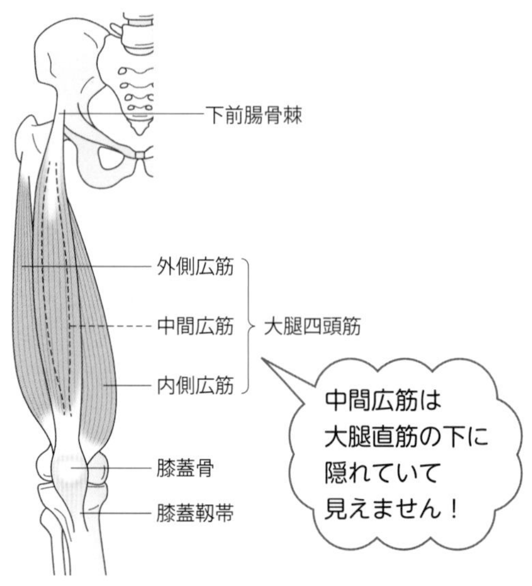

大腿部にある脚の前面の筋肉，「大腿四頭筋」！　これは皆さんもご存じですよね (^^)！　3つの幅広い筋肉，すなわち，外側，内側，そして中間広筋，そして大腿直筋(真っ直ぐな筋肉！)といった4つの筋肉の総称です．片側(膝の方)はひとつにまとまって共同の腱となっているのですが，反対側は分かれていて頭が4つ，だから四頭筋といいます．

分かれているのに，なぜ大腿四頭筋とまとめて呼ばれるのでしょう!?　これは，片側はひとまとまりになっているため，その主たる機能(動き)が同じだからです．上腕二・三頭筋や後ほど述べる大腿二頭筋も然りです．

一方，くわしくは後ほどお話ししますが，脊柱起立筋という筋肉があります(p.130)．内側から順に棘筋(きょくきん)，最長筋(最も長い筋!?)，腸肋筋(ちょうろくきん)という小難しい名前の筋肉たちの総称です．これらはすべて脊柱を起立させ直立する，すなわち脊椎骨を後ろに反らせるように働く，一般的に言う“背筋”，解剖学的には“脊柱”を“起”こして“立”てる筋肉です．

この脊柱起立筋と同じように，主な働きが一緒だと，総称されます．大腿四頭筋も，4つとも主な働きが一緒なんです (^^)！

では，医学用語に“腹筋”という言葉はありますか？　一般的には腹直筋のことを指すことが多いですが，お腹にはほかにも，外腹斜筋，内腹斜筋などがありましたね(p.114)．これらを総称して解剖学的に腹筋と呼ぶことはありません．なぜかと言えば，それぞれの働きがまったく異なるからです．

では，大腿四頭筋はどんな働きをしているのでしょうか？　大腿四頭筋，すごく大きい筋肉ですよね～！　そうなんです，身体で最も大きく，それゆえ強い筋肉です！　だから水泳でキック(バタ足)をすると疲れませんか～？　あれ，一番大きい筋肉を動かしているので，それだけ酸素と栄養を使うので疲れるんですよね～ (^^;)．

って言うと本当っぽいのですが… (^^;)．実はちょっと注意していただきたい点があります．

バタ足の際，脚を蹴り下ろす，すなわち股関節を曲げる(屈曲させる！)ために働いているのは大腿四頭筋だけではありません．

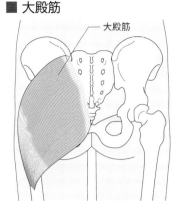

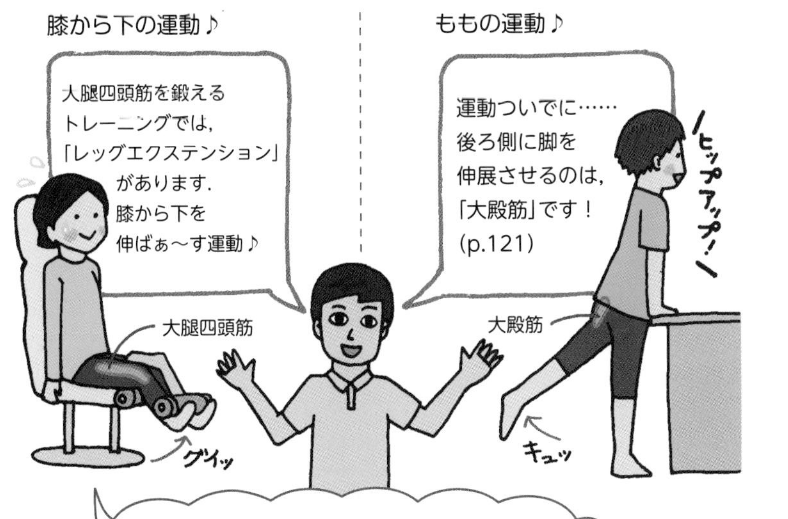
膝から下の運動♪
大腿四頭筋を鍛える
トレーニングでは，
「レッグエクステンション」
があります．
膝から下を
伸ばぁ～す運動♪
大腿四頭筋
グイィッ
ももの運動♪
運動ついでに……
後ろ側に脚を
伸展させるのは，
「大殿筋」です！
(p.121)
ヒップアップ！
大殿筋
キュッ
この逆が膝から下を曲げる「レッグカール」です．
これは，大腿二頭筋(p.131)の運動です！
お菓子の「カール」もクルリッと曲がってますよね (^^)！

■ 大殿筋

大殿筋

大腿四頭筋はとても大きな筋肉です．
大きな筋肉を動かすと，酸素も栄養もたくさん必要とするため，
息も切れるし，とても疲れますよね(^^;)．

ただし，大腿四頭筋の一番の働きは，脚(もも)を蹴り下ろす(股関節の屈曲) ではありません．

大腿四頭筋のうちの大腿直筋だけは一応この時に働きますが，大腿四頭筋は，主に膝を伸ばす時に働きます！

＼膝を伸ばす！／
大腿骨
ぎゃっ♪
脛骨
大腿骨と脛骨の距離を短くする！

筋の働きは，その付いているところを考えれば分かるんでしたよね!? 大腿四頭筋の付いている場所を考えてみましょう．

大腿四頭筋，下は皆一緒になって仲良く脛骨に付いています．脛骨，自分で触れますよね!? 脛の骨です．すなわち膝より下の太い方の骨，そうです，脛をどこかにぶつけるとめちゃくちゃ痛い“弁慶の泣き所”，まさにその骨です．

いいですか!? 繰り返すと，膝より“下”の脛骨に付いているんですよ！

ちなみに“頚”骨ではありませんからねっ（笑）！ “頚”は首ですが，首にある骨は頚椎だけですよね？ 交連骨格を想像してみてください！ ですから「頚骨」は医学用語ではありません (^^;)．

大腿四頭筋は，その脛骨(膝より下)と大腿部(膝より上)を結んでいる，すなわち膝関節をまたいでいるんです．そして，大腿骨と脛骨との距離を短くするように働きます．

ということで，主要な働きは**膝関節を伸ばす働き**ですっ！ これが一番の働きですから，間違えないようにしてくださいね(^^)！

大腿四頭筋はレッグ(脚)をエクステンション(伸ばすこと．まつげを伸ばすのはまつげエクステですね！)することで鍛えられますネ！

ただ，大腿直筋だけは，もう1つ働きがあります．この筋だけは脛骨から膝関節をまたいで，さらには股関節もまたいで腸骨(下前腸骨棘のあたり)にくっついています．

ということは，この筋が収縮すると股関節は曲がり，膝関節は伸ばすことになりますネ！ だからバタ足の時，そうです，膝から下をスナップがきくように足を蹴り下ろす時に働くんです．

ちなみに，このように2つの関節をまたいでいる筋肉を，2関節筋と言います．

では，バタ足の時，脚(もも)を後ろに上げる筋肉は何でしょう？ これらは後ほどくわしくお話しますが(p.121)，大殿筋の働きによります．

2 歩く時に動かす筋肉は!?

歩く時の下肢の動きを見てみると…

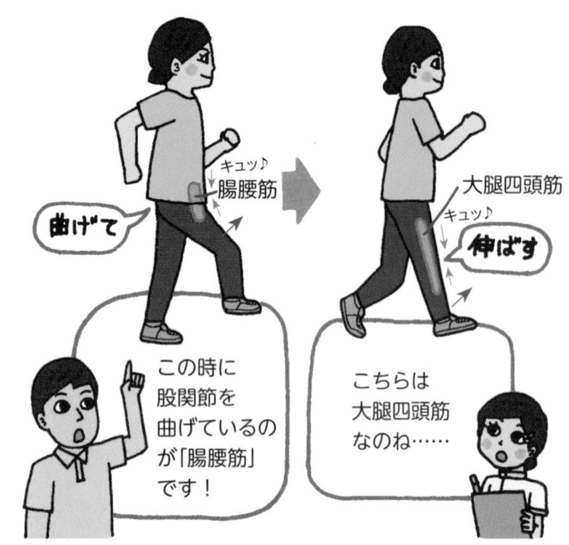
キュッ♪
腸腰筋
曲げて
大腿四頭筋
キュッ♪
伸ばす
この時に
股関節を
曲げているの
が「腸腰筋」
です！
こちらは
大腿四頭筋
なのね……

①股関節を屈曲させる「腸腰筋」

前ページで見たように大腿四頭筋の1つである大腿直筋だけは，股関節もまたいで腸骨に付きますので，股関節の屈曲，すなわち大腿部を持ち上げて体幹に対して近づけてくる働きもあります．ですから，確かに大腿直筋も歩く際には働きます．

しかし，膝から下をだら～んとした状態で大腿部を上げる働き(股関節の屈曲)の主役は腸腰筋です！　これ，以前は国試によく出ていましたね～．

腸腰筋とは，"腸"骨筋と大"腰"筋の総称です．この2つの筋肉は働きが一緒なので，まとめて腸腰筋と言われます．腸骨筋は文字通り"腸骨"から出て，股関節をまたいで大腿骨に付いています．大腰筋は"腰"にある"大"きな筋肉で，腰椎などと大腿骨を結んでいます．大腿四頭筋より腸腰筋の断面積の方が広いんです．そのため，大雑把にいうと，力が出ます．

股関節を曲げる際は，この腸腰筋が最も重要な働き，すなわち最も強力な役目を果たすんです．大腿四頭筋のうちの大腿直筋ではありません．股関節を曲げるのは腸腰筋が一番！　近年，インナーマッスルで有名な筋肉ですネ(^^)！

歩く時やバタ足をする時は，膝が軽く緩んだ状態から伸びますよね!?　これをしているのが大腿四頭筋の主な役目です．だから大腿四頭筋は歩く際もバタ足をする際も使っていますが，メインの働きは股関節の屈曲ではなく，膝関節の伸展だということは，きちんと知っておいてくださいね(^^).

■ 腸腰筋

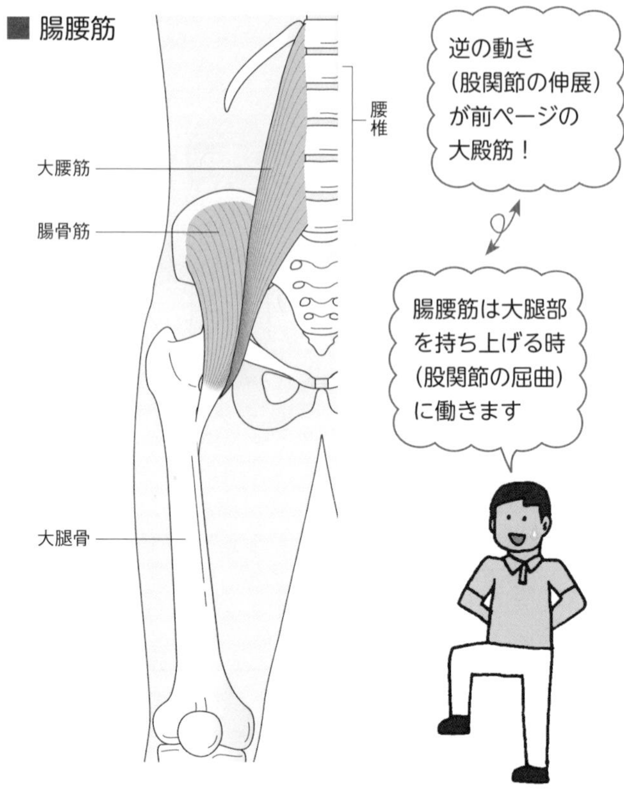

②股関節を伸展させる「大殿筋」

では逆に，股関節の伸展，つまり脚を腿から後ろに振り上げようとする働きはどの筋肉で行うでしょう？　前ページで示した，足を後ろに振り上げる運動，股関節の伸展の運動ですが，昔はお手頃な運動で，結構やられていたんですよ～(^^)．ヒップアップの運動です！

ということで，お尻にある筋肉の働きで股関節の伸展は行われます．大殿筋が一番大きいですから，一番強力にその運動をしてくれます．この大殿筋，腸骨の後ろの方，そう，仙腸関節(仙骨と腸骨の合わさり目でしたね！)近くの腸骨外側部分や仙骨，尾骨から股関節をまたいで大腿骨と結んでいるんです．だから股関節の伸展に働きます．これが一番の働きです．また，細かいことを言うと大腿骨の外側に後ろからくっ付いているので，外旋(外側にひねる)の働きもありますが，まずは股関節の伸展！　と理解しましょう♪

3 ついでにお尻の筋肉たちも見ていこう♪

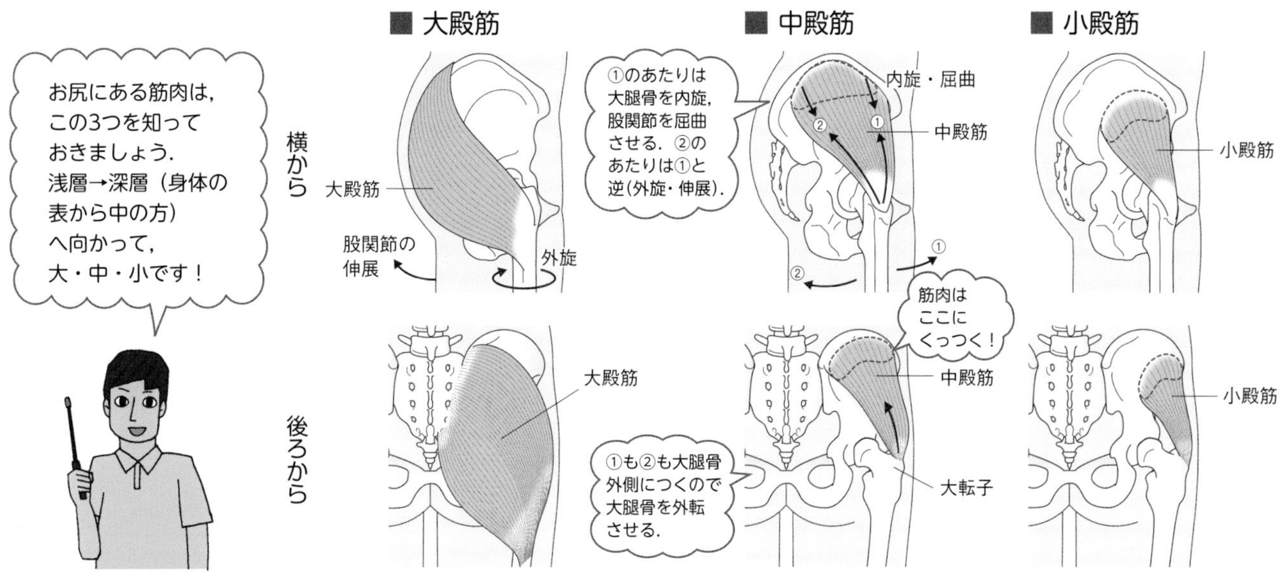

■ 大殿筋
■ 中殿筋
■ 小殿筋
お尻にある筋肉は，この3つを知っておきましょう．浅層→深層（身体の表から中の方）へ向かって，大・中・小です！
横から
後ろから
大殿筋
股関節の伸展
外旋
①のあたりは大腿骨を内旋，股関節を屈曲させる．②のあたりは①と逆(外旋・伸展)．
内旋・屈曲
中殿筋
小殿筋
①
②
筋肉はここにくっつく！
大殿筋
中殿筋
小殿筋
①も②も大腿骨外側につくので大腿骨を外転させる．
大転子

大殿筋のついでに，お尻にある筋肉をもう2つ見てしまいましょう♪　中殿筋と小殿筋です！　大，中，小の殿筋で，殿筋三兄弟♪

この中殿筋と小殿筋，付いている部分を見ると，どのような運動になるかが分かります．中殿筋，腸骨の外側上半分から大腿骨の大転子(大腿部の上の方で外側に一番飛び出していて皮膚の上から触れるところ．脚を大きく転じることの出来る筋がくっつくので大転子！)を結んでいます．小殿筋は腸骨の外側下半分から同じく大転子を結んでいます．ということは，両者とも大体同じ働きをします．ちなみに腸骨の外側，腸骨の凹んでいるところだから，「腸骨窩」といいます．「腋窩」も腋の凹んでいるところでしょ！

両筋肉の前の方は，大腿骨を内旋させますし，股関節を屈曲させます．後ろの方は大腿骨を外旋させますし，股関節を伸展させます．前から後ろまで，外側に付いているので大腿骨を外転させます．

これらを言葉で覚えようとすると何が何だか分からなくなりますが，付いている場所を考えれば簡単ですよっ (^^)？　自分の身体のどこに付いているか，触ってみましょう！

体側に手をおいて，その手を上下させてお尻の脇を手のひらで撫でてみてください (^^)．そこが中殿筋です．その奥に小殿筋があります．中殿筋，前の方は上前腸骨棘から大転子まで，後ろの方は上前腸骨棘と上後腸骨棘を結んで腸骨稜の前から2/3くらいのところ近くから大転子まで付いています．これらの距離が短くなったらどうなるか，触れながら考えてみてください！

さて，ここで直立した状態から，右足を上げてみてください．片足立ちです．もし，左の腸骨と左の大腿骨を外側から引っ張っていなかったら……そこが伸びてしまいますので，身体は(垂直な状態から大腿骨に対して)右に傾いてしまいますよね！

こうならないように，主として左の中殿筋が頑張って体幹と大腿骨の軸が曲がらないよう，すなわち骨盤を水平に保っています．中殿筋(ならびに小殿筋)は立っている姿勢を保つのに重要な役割を果たしているんです．

この中殿筋，弱ってくるとトレンデレンブルグ徴候(p.124)という現象が現れます．トレンデレンブルグ？　難しい名前ですね～ (笑)．　人の名前です．そのうち，覚えておいてください (^^)．

○○ブルクっていう名前，ドイツの地名などには多いんです．元々は「○○城」，「-burg (ブルク)」で城を意味します．城と言っても城砦です．ハンブルクや，マールブルク病が最初に発見された場所であるマールブルクなどもあります．

ドイツ読みでは「ブルク」ですが，英語読みでは「ブルグ」なので，トレンデレンブルク徴候もトレンデレンブルグ徴候，そしてマールブルク病もマールブルグ病と，今では濁点をつけたかたちで呼ばれています．

運動の名前も共通語で！

外旋（がいせん）・内旋，外転・内転，そして回外・回内，これらは大丈夫ですか (^^;) ？ ここでまとめて見ておきましょう♪

①外旋・内旋

「旋」…飛行機が旋回すると言いますよね！ ぐるぐる回ることです．ただ，回ると言っても，円を描くように回る，すなわち１つのところを基にしてぐるぐる回ることを一般的に旋回と言います．飛行機が着陸時に旋回する，というのは，すごく粗い言い方をすれば，飛行場を中心にして回っていることです．

「骨は，姿形の基本」でしたよね（第４回参照）!? そして基本的に運動は，骨が関節をまたいで骨格筋で引っ張られて行われるのでしたよね（第６回，第９回，今回 p.119 参照）？

ここでも交連骨格を思い出してくださいねっ！ 自分の身体の中，どこにどんな骨がありましたか？ 簡単に書けば，**図２**のような状態です．

この中で１つの軸しかないもの，代表例は，脊椎骨や上腕骨，そして大腿骨，これらが“１つの軸を中心にして”回ることを解剖学的に回旋と言います（**図３**）．旋回と逆順ですね．

頭を左や右に向ける，これは頸椎を回旋して行っています．左回旋と右回旋です．ラジオ体操で，身体をねじる運動～♪ってやりましたよね (^^) ？ あれは腰椎を回旋して行っています．これも頸と同様です．

一方，上腕骨や大腿骨はどうでしょう？ これらは１本の骨，しかも，付いている関節（肩関節と股関節）が球関節なので，

■ 図２ 交連骨格

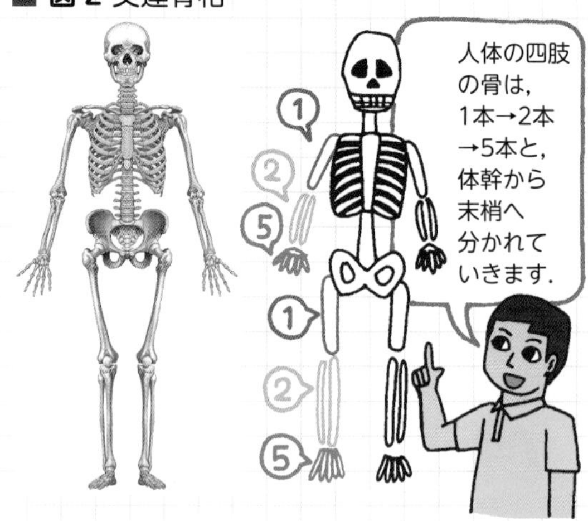

人体の四肢の骨は，1本→2本→5本と，体幹から末梢へ分かれていきます．
①
②
⑤
①
②
⑤

骨の軸を中心にしてクルクル回すことが出来ます．

上腕骨も大腿骨も左右にありますから，身体の「外向きに回す」「内向きに回す」などと言わないと，左右で逆の運動になってしまいます．

自分が直立した状態での右の大腿骨を考えてみてください．軸を中心として外側にひねると右に回すことになります．一方，左の大腿骨では軸を中心として外側にひねると左に回すことになります．

このことから，左右にある骨に関しては左右の回旋とは言わず，外旋（外にまわす），内旋（内にまわす）と言います．

■ 図３ 回旋（外旋，内旋）

※実際のフィジカルアセスメントの方法は，評価しやすい体位ならびに方法で行います．

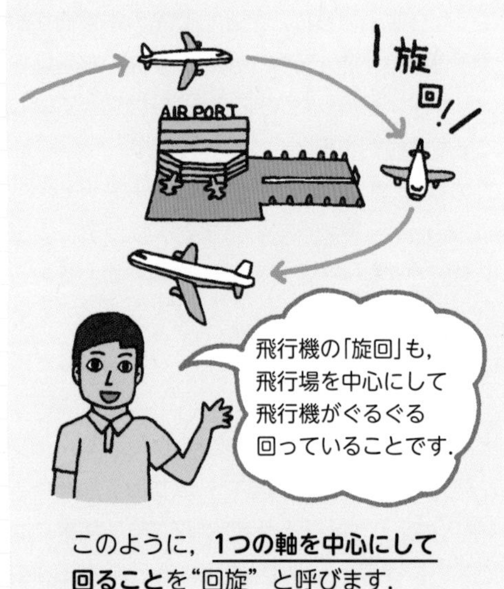

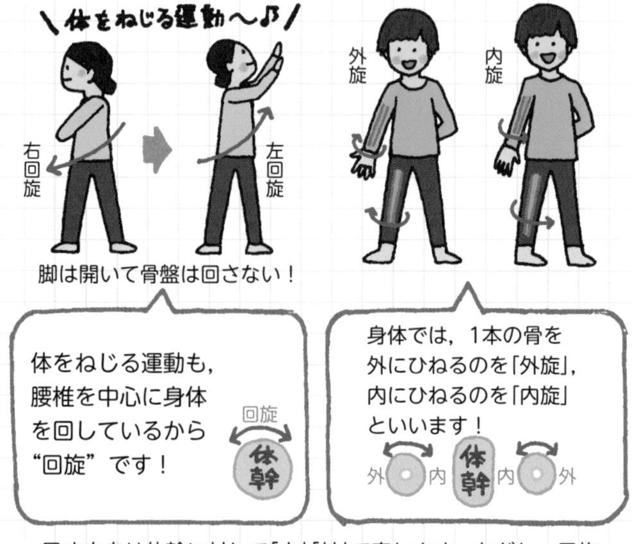

脚は開いて骨盤は回さない！

身体では，1本の骨を外にひねるのを「外旋」，内にひねるのを「内旋」といいます！

回す方向は体幹に対して「内」「外」で表します．ただし，回旋は「内」も「外」もありません．内旋・外旋は「左」「右」で表すと左腕（脚）か右腕（脚）かで逆の運動になってしまいますね！

②回外・回内

では，回外，回内は（図4）？　これは2本の骨で行われる動きです．前腕でできます．p.53で見ましたよね (^^) ♪

左右1本ずつですから，塊で見ると腕という1つの軸があるように見えます．だから，前腕の外旋や内旋と言っても良さそうですよね (^^;).

でも，前腕は橈骨と尺骨の2本がうまく働いて回すことが出来るので，軸が1本の場合とまったく状況が異なります．

ということで，これらの運動は“1つのところを軸としていない”，すなわち1つの軸を中心にした運動である旋という字は使えないので，“外”に“回”す，“内”に“回”すということで，回外・回内と言います．

③外転・内転

外転・内転は，“関節を中心に”回“転”させて，体幹（というか解剖学的正位）から冠状面（前頭面）の上で遠ざけたり近づけたりすることです（図5）．上腕や大腿を脇に開くのが外転，内に閉じるのが内転です．

いずれも基本姿勢は解剖学的正位と言われる，気をつけをして手のひらを前に向けた状態です．この状態から考えますから，手を横に水平に伸ばしてそこからバンザイするように動かしても，身体（頭）には近づきますが，内転とは言わず，もっと解剖学的正位から遠ざかりますから，外転です（笑）．

あれ……ラジオ体操の“腕を大きく回す運動～♪”は，外転や内転で回しているのに“回”って字がつかないじゃん！

と思った方，その通りです．“回”の字は，場所を変えずに回す時に使い，場所が“転”じる時，すなわち位置が変わる時は“転”という言葉を使います．癌の転移も位置が変わって（＝“転”）“移”動することを言うでしょ？

ちなみに冠状面でなく矢状面（しじょう）の上で曲げたり延ばしたりすることを，それぞれ屈曲，伸展と言います．

実際にやりながら，そして歩きながら声を出してみると覚えやすいかもしれませんよ (^^) ♪

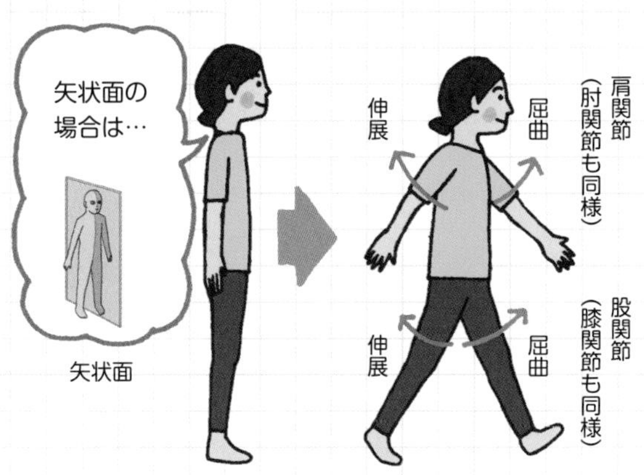

■ 図4 回外・回内

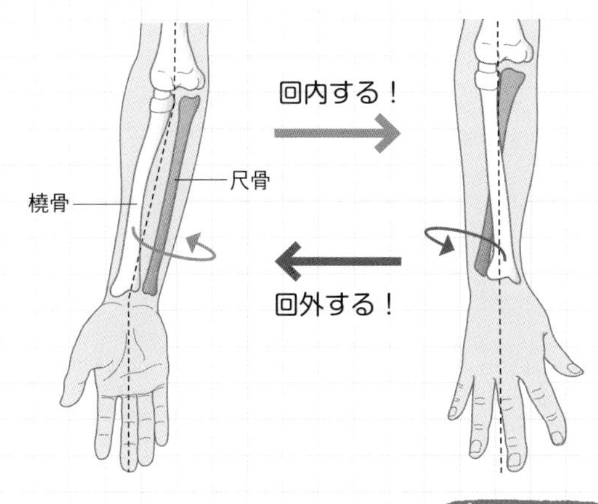

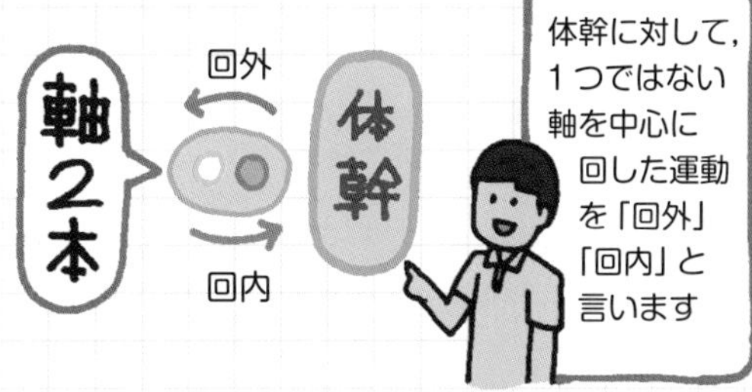
回外
軸2本
体幹
回内
体幹に対して，
1つではない
軸を中心に
回した運動
を「回外」
「回内」と
言います

■ 図5 外転・内転

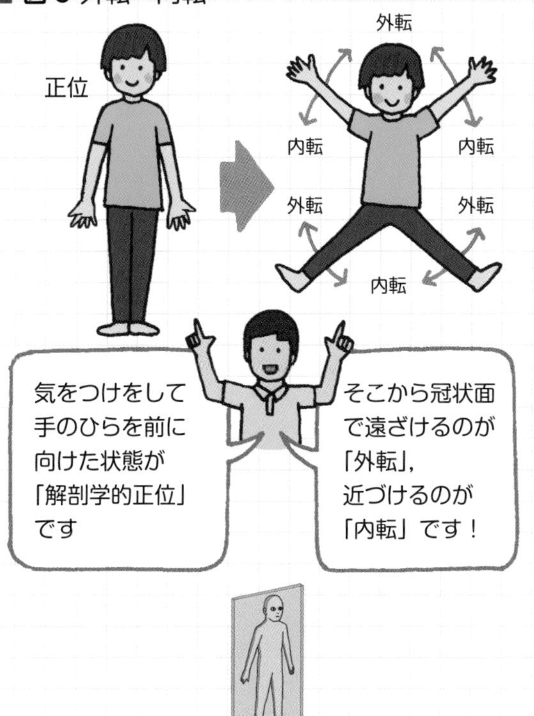

トレンデレンブルグ徴候

歩く時は片側の足が支えになって，もう一方を上げますよね．片足立ちの状態があるわけです．この際，中殿筋が弱っていると，支えになっている足と反対に身体が傾いてしまうので，足を上げている側に骨盤が下がってしまいます．

こうなると，そのままでは足の上がっている側に倒れてしまいかねませんので，支えになっている足の方，すなわち患側（この場合では左）に体幹と頭を自然と傾けます．これをトレンデレンブルグ徴候と言います．

「トレンッ～♪　デレンッ～♪　とお城の街を歩く」とでも覚えておいてください．何か傾きそうでしょ (^^;)？

■ 左足だけで立った時

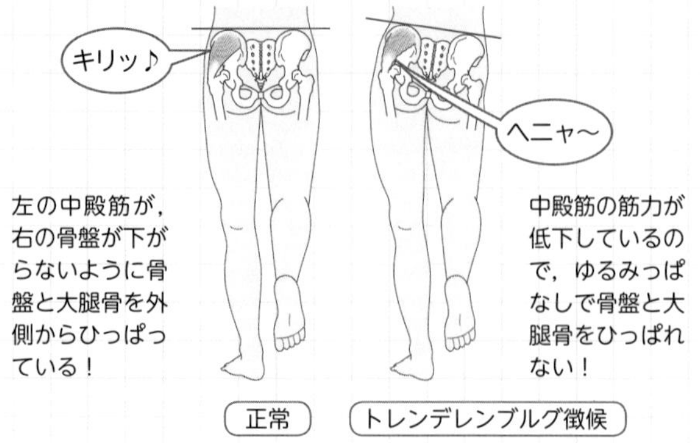

キリッ♪
ヘニャ～
左の中殿筋が，右の骨盤が下がらないように骨盤と大腿骨を外側からひっぱっている！
中殿筋の筋力が低下しているので，ゆるみっぱなしで骨盤と大腿骨をひっぱれない！
正常
トレンデレンブルグ徴候

筋肉(内)注射にはどこを使う？

お尻に打つ筋肉注射，どこに打ちますか？　お尻だったらどこでも良いってわけではないですよね～！　上前腸骨棘と上後腸骨棘を結んで前から 1/3 の点（クラーク点）に注射しましょうって習いませんでしたか？　またはホッホシュテッターの部位に，と聞いた方もいると思います．これは下手をすると坐骨神経を刺してしまう可能性があるから，それを防ぐためです．坐骨神経，めちゃくちゃ太いです！

インターネットで「坐骨神経」と「太さ」で検索すると，たくさんのサイトで，「鉛筆の太さ」とか「小指くらいの太さ」とか……．伝言ゲーム的に「大人の小指」というページもあれば，「子どもの小指」果ては「鉛筆の芯の太さ」というページもありました (^^;).

では，実際はどうでしょう!?　細くなった部分は限りなく細く，神経線維は 1 本あたり μm 単位のものだって存在するので，一番太い部分を見ていきましょう．

一番太い部分，1cm 以上にもなるんですよ！　厚さは薄く 1mm ～ 2mm 程度でしょうか……．薄く平べったい神経です．ちなみにラット (200 ～ 300g くらいのネズミ) でも太さ（幅）は 2mm 近くあります．

この坐骨神経，皮膚の方に太い面が向いています．ということで，注射したら危険な部分が少なくとも 1cm の幅であるということですよ！

腰椎穿刺のお話は p.49 でお話ししましたよね (^^)．脊髄が馬尾（直径 1mm 程度です）となって脳脊髄液中に漂っているから針は刺さりませんでした．一方，坐骨神経，筋肉の間を走行しており，そこまで動きません．太さは 1cm もあります．そこに皮膚を通して針が入ってきたら……プスッ！　ですよね……．大変なことになります．

ごくごくおおざっぱな言い方をすると，片方のお尻を上下左右に 4 等分して，その外側上方の部分に注射を打てば，そこにはまず坐骨神経は走っていないので神経に刺さることはないと思われます．

しかし，皆さんは安全的確に注射する義務があります．万が一があっては大変なことになりますし，自分がきちんとしたことをしていても患者さんに不具合が出れば，訴訟になってしまう可能性もあります．ですから，「自分はきちんと今の看護の常識にしたがって行っている」ということをアピールするためにも，所属先の教え方にしたがってきちんと行動することが大切なのです．

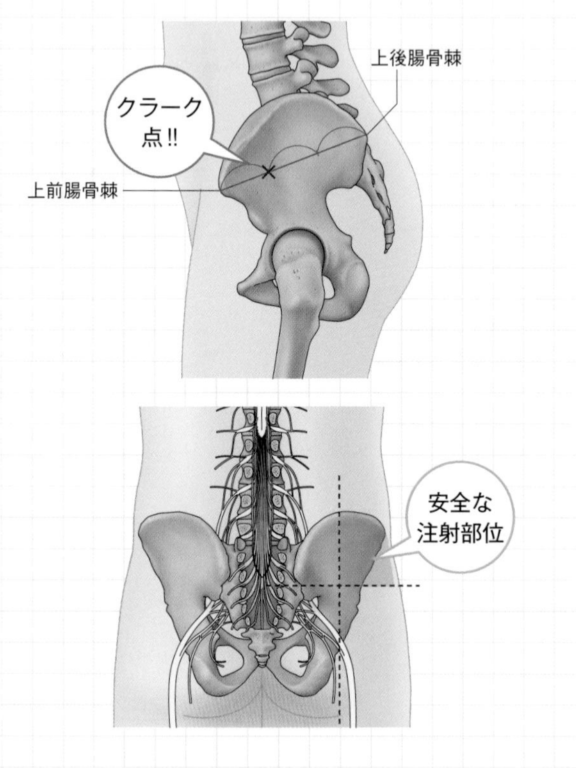

4 身体で最長の筋肉は大事っ！

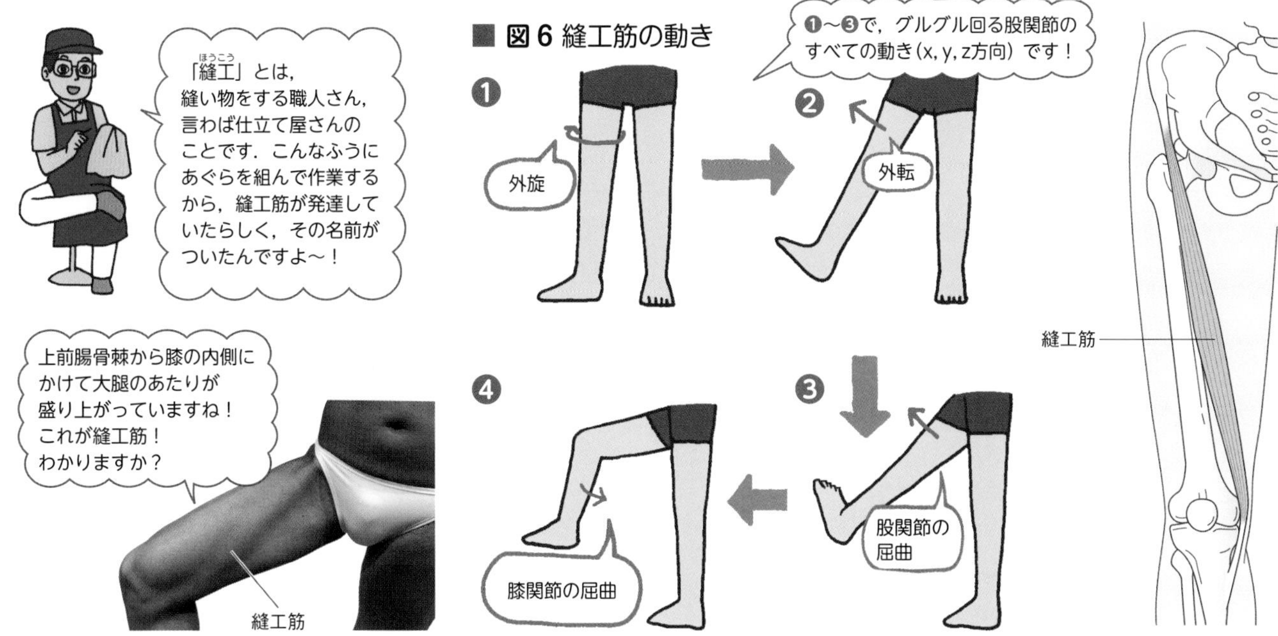

「縫工」とは，縫い物をする職人さん，言わば仕立て屋さんのことです．こんなふうにあぐらを組んで作業するから，縫工筋が発達していたらしく，その名前がついたんですよ～！
■ 図6 縫工筋の動き
❶～❸で，グルグル回る股関節のすべての動き(x, y, z方向) です！
❶
外旋
❷
外転
上前腸骨棘から膝の内側にかけて大腿のあたりが盛り上がっていますね！これが縫工筋！わかりますか？
縫工筋
❹
膝関節の屈曲
❸
股関節の屈曲
縫工筋

随分と大腿四頭筋から話が飛びましたが，大腿前部にはもう1つ絶対に覚えておかねばならない重要な筋肉があります．縫工筋です (^^) ！

この縫工筋，身体の中で最長の筋肉なんです！「えっ，さっきp.118で，脊柱起立筋の中に最長筋ってのがあるって言ったじゃん！　最長筋って言うぐらいなんだから，それが最長なんじゃないのっ (--;)!?」と思われたあなた！　よく読んでくれていますね～ (^^) ！

確かに最長筋は全部合わせると，仙骨から側頭骨まで伸びていて最も長そうなのですが，実は単独の筋線維ではなく，皆で合わさって長く見えているものなのです．ということで，単独の筋線維で最長なのは縫工筋なんですよ～！

縫工筋はどこからどこまでかというと，上前腸骨棘から始まって股関節をまたぎ，さらには膝関節もまたぎ，そして脛骨(“すね”の骨)の上の方の内側面に付きます．長いでしょ～！

縫工とは，“縫”い物をする“工”人(職人)さん(すなわち仕立て屋さん)のことです．脚を組んであぐらのような形をとって作業していたために，この筋肉が発達していたそうです．椅子に座っていても良いですから，実際にやってみてください！　椅子に座った状態で，片足の外くるぶし(「外果」というんでしたよね (^^) ！)をもう片方の足の膝のすぐ上の大腿部に乗せて楽～に力を抜いてください．その乗せた方の足の膝の部分は動かさずに足首を(下の足の皮膚が動く範囲で)手前に(体幹の方に)強く引きつけてみてください．その時に上前腸骨棘のところから大腿に行くところ，盛り上がりますよね～．これが縫工筋です．

もうちょっとはっきり全長を見てみたかったら……直立してください．そこから片方の足を大腿から，外にひねり(外旋)，そのまま爪先の方へ脇へ広げ(外転)，さらにそのまま軽く前方へ持ち上げ(股関節の屈曲)，ついでに膝関節を曲げて(膝関節の屈曲)みてください！　そうするとはっきりと分かると思います．これが縫工筋のすべての動きです(**図6**)．

この縫工筋，人体最長の筋肉というだけでなく，目印としても重要なんです．

長内転筋は自分の身体のどこか分かりますか？　大腿を内転させる内転筋のうち長い方だから長内転筋です．恥骨結合とその近傍から大腿骨の内側の真ん中辺りを広くひっぱります．

この縫工筋と長内転筋，そして上前腸骨棘と恥骨結合を結ぶ鼠径靱帯に囲まれた三角形，これをスカルパ三角と呼び，臨床上，非常に有用な部分となります．

スカルパ三角と「VAN」

縫工筋と長内転筋，そして鼠径靱帯で囲まれる三角形があります．先ほどの**図6**のようにして確認するようにすると，完全に凹みますよね！　ここをスカルパ三角と言います．別名，大腿部にあるから大腿三角です．この三角形，臨床上，非常に重要になります．

この皮膚のすぐ下，内側から順に静脈，動脈，神経，と綺麗にバン・バン・バァ〜ンッ♪　と並んでいるんです．バン，と言ったのは理由があります．本当はヴァン（VAN）ですが…（^^;）．英語で静脈はVein（ヴェイン），動脈はArtery（アーテリー），神経はNerve（ナーヴ）といいます．その頭文字をとって内側から順にVAN！

しかも，その血管が太いので，重宝するんです．例えば一昔前の心臓カテーテルなどは，ここから入れていました．今は腕から入れられるくらい細くなりましたが，それでも今でもこのスカルパ三角のところから入れる方もいらっしゃいます．

この，静脈・動脈・神経，という並び，身体中，いたるところにあるんです．例えば肋骨の下縁や，首のところも静脈・動脈・神経，と並んでいます．

肋骨の下縁に沿って静脈・動脈・神経が走っているなら，肋間に刃物を刺されたとすると，刃が上向きと下向き，どちらが大変なことになるか，理解出来ますよね（^^;）？

ちなみに，このスカルパ三角のところにある動脈が大腿動脈です．鼠径近くで大腿動脈の脈が取れますよね〜．ということは，そこを切断されるとそれよりも心臓に近い側で止血しなくてはならないため，致命傷になってしまいます．

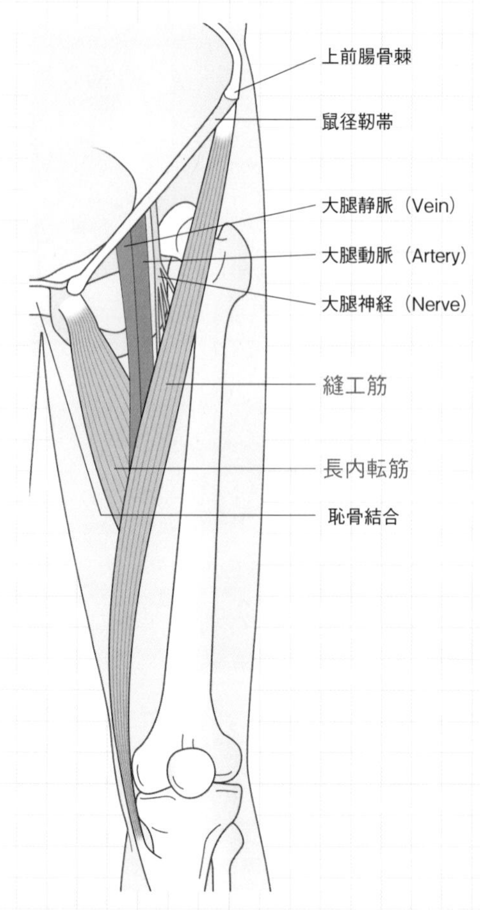

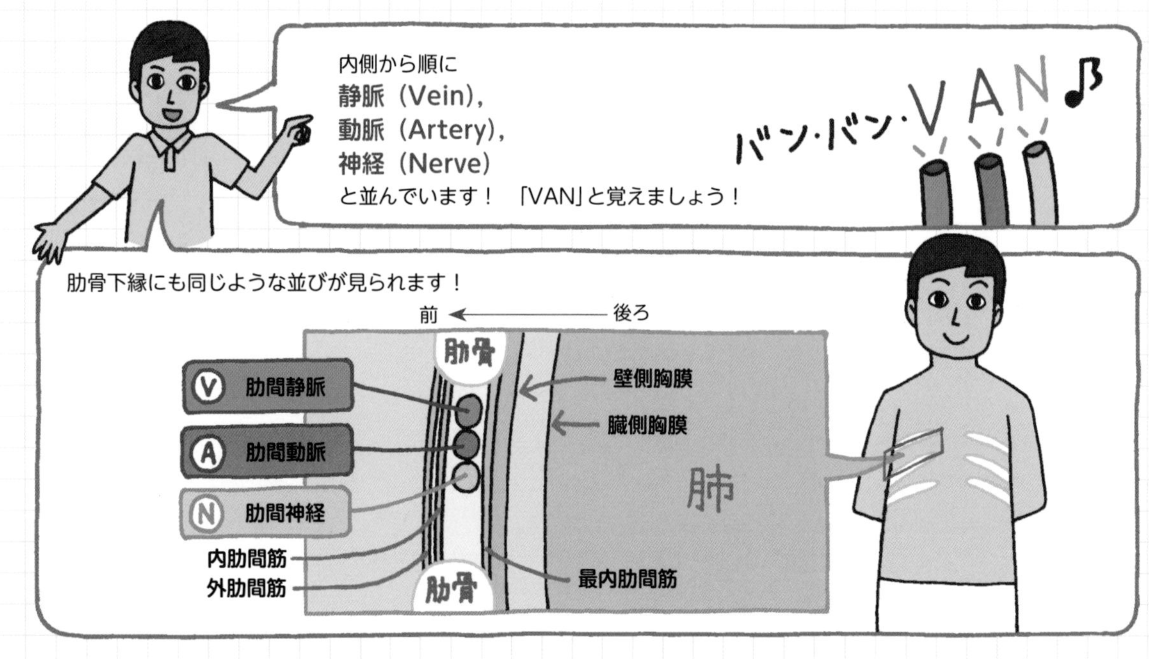

5 下腿をちょこっとだけ

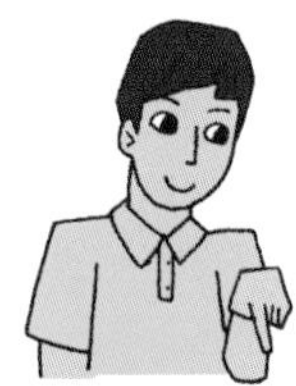

やっと下腿ですね (^^;).
2種類，3つだけ挙げておきます．
前脛骨筋，長母趾伸筋と長趾伸筋です (^^)！

①前脛骨筋

前脛骨筋，脛骨の前，と書きますが，脛骨の外側のところにある太くて大きい一番触れる筋肉です．力を入れると，脛骨より前にせり出してきます．粗い書き方をすると，脛骨の上の方と足の内側中央付近を結んでいるので，それが短くなると足首を屈曲させる働きをします．

後脛骨筋というのもあるため，それに比べて前にあるので前脛骨筋です．ぐっと足首を背屈させる(曲げる)と脛骨の前に張ってくるのでよく分かると思います．

■ 前脛骨筋

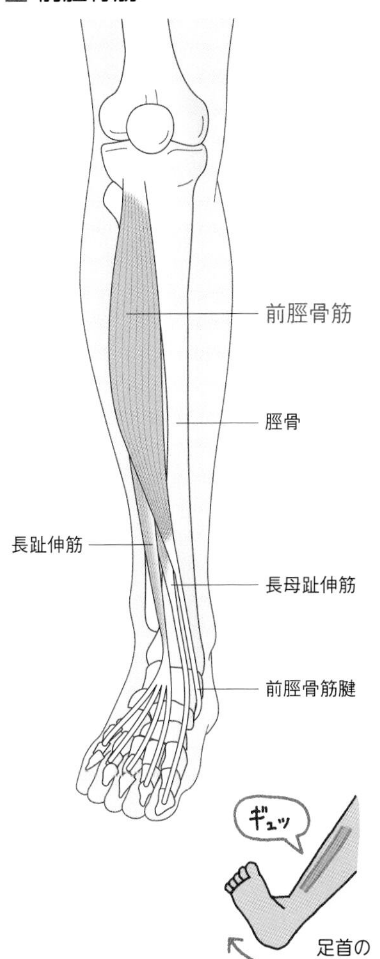

■ 長母趾伸筋と長趾伸筋

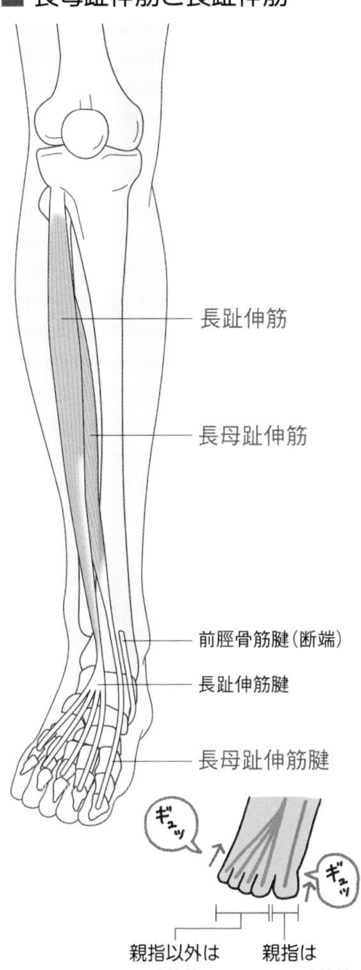

②長母趾伸筋と長趾伸筋

伸筋という名前の通り，両方とも足趾(足の指)を伸ばす働きがあります．長母趾伸筋は母趾(親指)を伸ばし，長趾伸筋はそれ以外の足の指を伸ばします．

このような動きとなるのは，長母趾伸筋は腓骨の上の方(体幹の方)と母趾の先の方を結んでいて，長趾伸筋は脛骨，腓骨の上の方(体幹の方)と母趾以外の足趾の先の方を結んでいるからです．これも自分の足を動かして，実感してみてくださいね！

ところで，p.9でもお尋ねしましたが，足の指，親指(母趾)以外を別々に曲げたり伸ばしたり出来ますか？　出来ませんよね～！親指だけは独立して動かせますが，その他の指は一緒に屈曲か伸展しか出来ないはずです．なぜかというと，伸ばすことを考えると，母趾だけは長母趾伸筋でコントロールされますが，あとの指は全部まとめて長趾伸筋によって一括でコントロールされているためです．

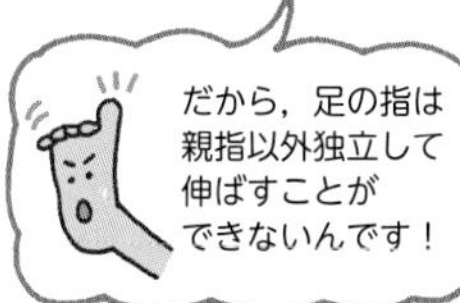

6 大きな背中！

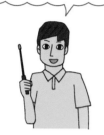

では，ここからは背側（後面）
の筋を見ていきましょう．
体幹背側の目立つ筋肉を
重ねると**図7**のようになります．

■ **図 7** 背中の筋肉

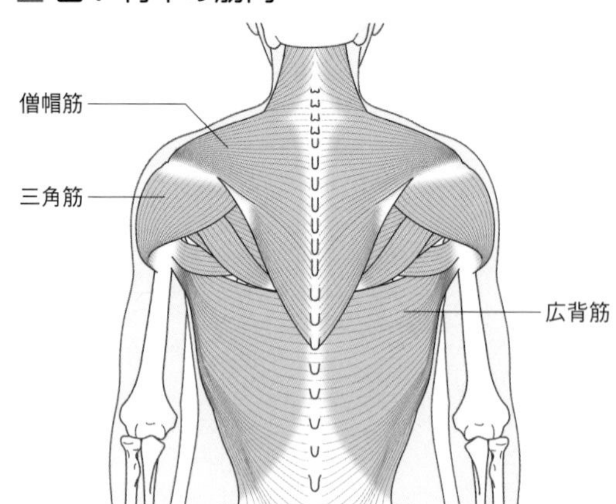
僧帽筋
三角筋
広背筋

①僧帽筋

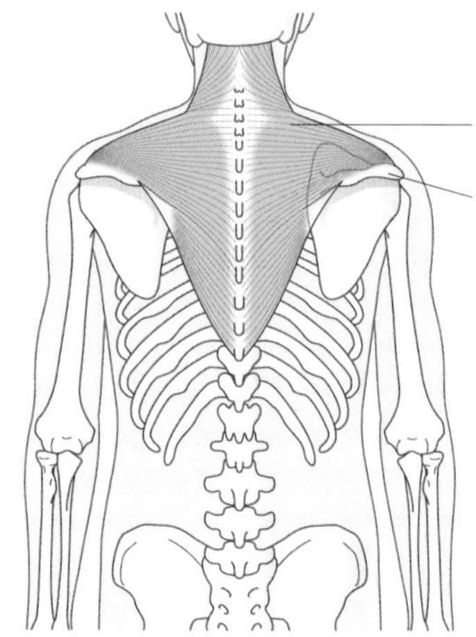

僧帽筋
肩甲棘

僧帽筋は後頭骨から第12胸椎
まで等にくっついている．
重い物を手で持った時，
肩関節が下がらないように
肩甲骨を持ち上げる働きもある．

僧侶のガウンについた
帽子に似ている

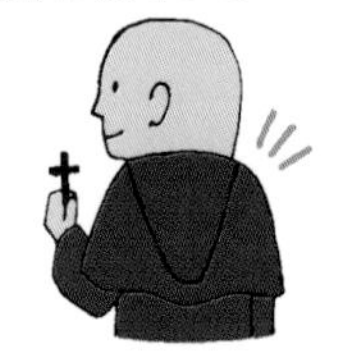

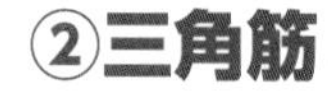

②三角筋

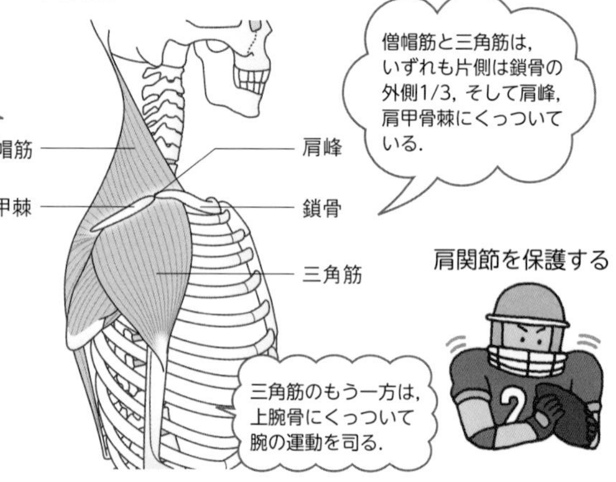
僧帽筋
肩甲棘
肩峰
鎖骨
三角筋
僧帽筋と三角筋は，
いずれも片側は鎖骨の
外側1/3，そして肩峰，
肩甲骨棘にくっついて
いる．
三角筋のもう一方は，
上腕骨にくっついて
腕の運動を司る．
肩関節を保護する

パーカーに付いているフードのように見えますよね～．昔（中世！）はパーカーなんて洒落た（!?）ものはありませんでした．代わりにキリスト教の僧侶のガウンに付いている帽子の形に似ているので，僧帽筋です（^^）．今だったらパーカー帽筋です（笑）．

この僧帽筋，大きく分けて上中下の筋層に分かれますが，いずれも主に肩甲骨の横一直線に盛りあがった肩甲（骨）棘から正中にある胸椎などに付いて肩甲骨を後ろに引く，言い換えれば正中に近づけてきます．上の方は鎖骨の外側1/3にも付いているので，結果として肩甲骨棘よりも上側の僧帽筋全体として重いものを持った時に肩甲骨が下がるのを防いだり，三角筋の働きを助けたりします．

俗に言う肩こりは，この僧帽筋の上の方で生じることが多いです．

腕を上に上げる運動をよくしていると，この三角筋と，前にあげた僧帽筋の上の方が発達しますので，首が無くなって，なで肩のように見えてきます．

三角筋の働きで一番覚えていただきたいのは，肩甲骨の外側（肩峰近辺）と上腕骨を結んで腕を外転させる，すなわち肩を中心として腕を横に挙げる動きです．

肩関節の上腕骨は，股関節の大腿骨に比べると，はまり方が浅いです．ということで股関節より脱臼しやすいです．そこで三角筋は，この脱臼を防いだり，肩関節を外力から守ったりするのにも役立っています．アメフトの装具，肩を守るためですが，肩が張って見えますよね!?　三角筋が鍛えられると肩がいかったように見え，肩関節も防御してくれるのも一緒です．ただ，装具は収縮しませんが……（^^;）

③広背筋

背中にある広ぉ〜い筋肉ですから広背筋♪　これは上腕を後ろに引く筋肉です．腕が外転している時には内転もさせます．あっ……動きを暗記するのではなく，自分でその距離が短くなったらどうなるか，イメージしてくださいネ！　腕を後ろに引くということは，上腕骨を後ろに持ってくるということですね．このためには上腕骨と背中の方のどこかの骨が結ばれて，その距離が短くなれば引くことが出来ますよね!?

ということで，上腕骨と背中にある骨，そうです，脊椎骨(細かく言えば胸椎下半分〜仙骨まで)などの体幹中心に近い部分と上腕骨を結んでいます．一部，後ろのほうの腸骨と上腕骨も結びます．上腕骨の体幹に近い部分の後ろを触ってみるとありますよね！　腋窩を形成する後ろのところ，これが広背筋の一部です！

「あれ……肩甲骨に付いても良いんじゃない？」と思ったあなた！　考え方，正しいです！　上腕骨と肩甲骨を結んでも腕を後ろに引けます．ただし，この時はほかの筋肉で肩甲骨が動くのを押さえておかないとなりません．そして，これは広背筋ではなく，それをサポートすると言われている大円筋の役割です．両者，上腕骨に付いている部分もほとんど一緒で，働きも一緒，仲良しさんです．体表から見た時，大きな円く見える筋肉だから大円筋です．

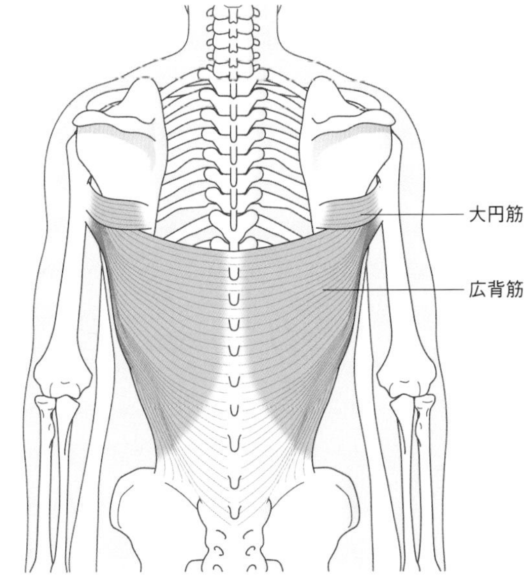

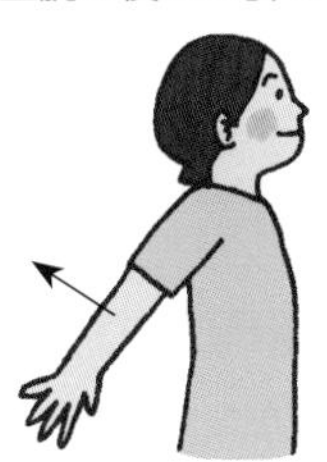

聴診三角

この僧帽筋と広背筋，そして肩甲骨を重ねてみると，この３者がまったく重ならない，三角形の部分があることが分かると思います．ここ，骨も無いですし，背中の超目立つ大きく厚い僧帽筋も広背筋も無く，筋肉が非常に薄い部分なので，中の様子を伺うにはもってこいの部分です．ということで「聴診三角」と言います．

例えば肺胞呼吸音を聞くとして，筋肉が厚いために小さな音で聞き取りにくかった場合，とりあえずここで聞いてみると，その人の肺胞呼吸音の大きさが大体分かります．

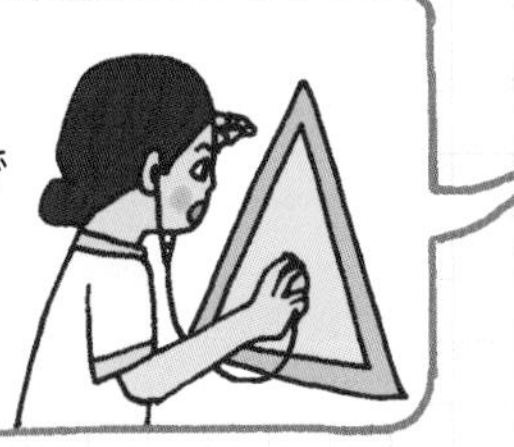
分厚い筋肉も骨も無いので
中の様子が伺いやすい！

この聴診三角も三角と付きますが，身体の中，先ほど述べたようにスカルパ三角や頸三角といった三角形，いろいろとあるんですよ〜 (^^).

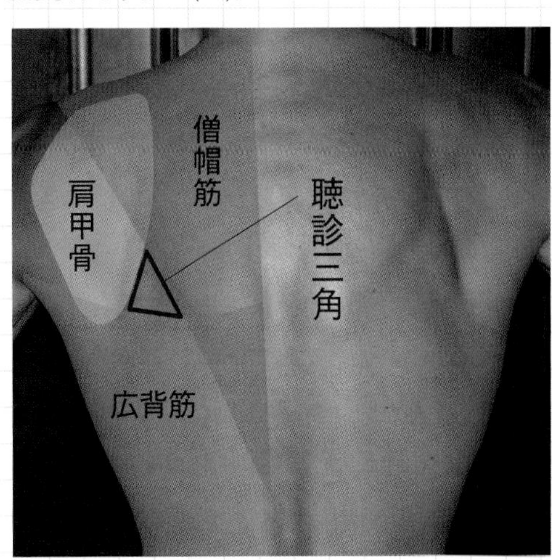

④脊柱起立筋

あと背中で絶対に覚えないとならない大事な筋肉は，先ほど述べた脊柱起立筋ですかね……．

脊椎骨，後ろに突起を出していますよね！　横にも出しています．とすると，その突起と突起の間は窪(くぼ)みのようになるわけですが，そこにはまり込んでいます．

上から見ると**図8**のような感じです．こうやって，ガシッ♪　と脊椎骨を押さえ込んでいるので，脊椎骨がどこか飛び出したりするのが防がれて，まっすぐ筋が通ったようになっているのです．

■ **図8** 身体を輪切りにした面（横断面）の脊椎骨の部分を上から見た図

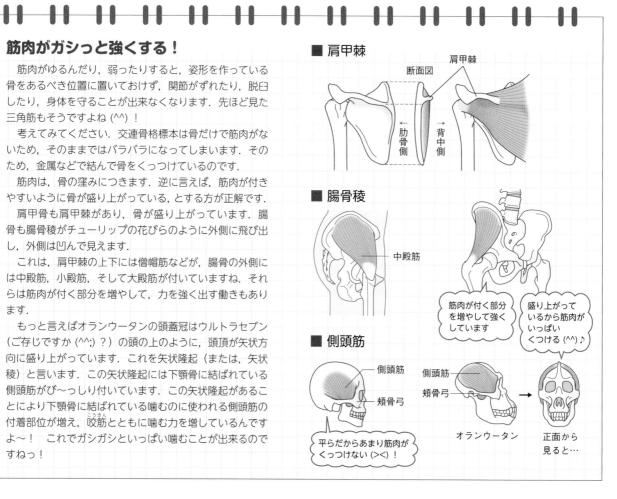

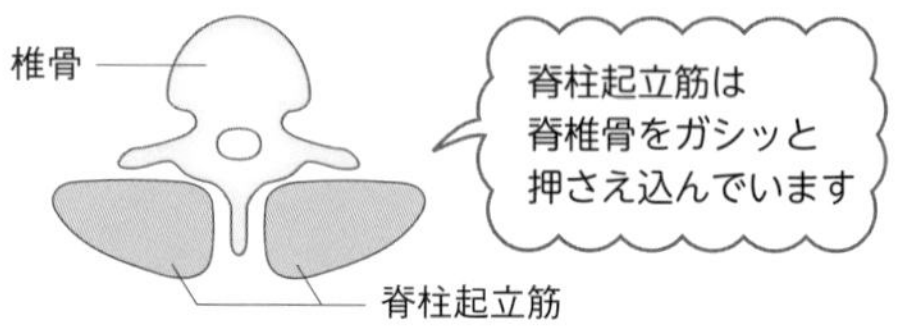

脊椎骨をガシッと

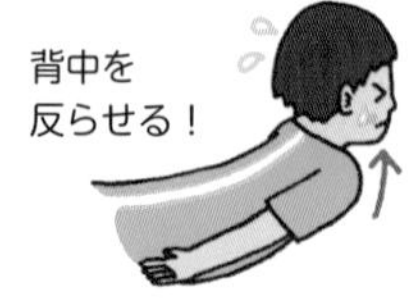

背中を
反らせる！
いわゆる"背筋運動"
の動きです！

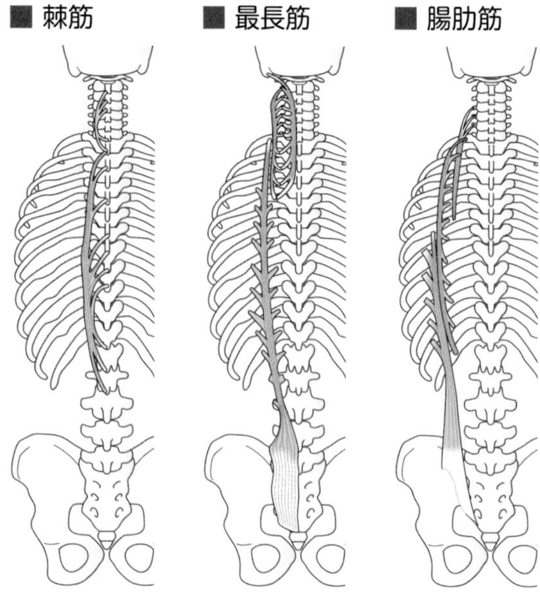

筋肉がガシっと強くする！

筋肉がゆるんだり，弱ったりすると，姿形を作っている骨をあるべき位置に置いておけず，関節がずれたり，脱臼したり，身体を守ることが出来なくなります．先ほど見た三角筋もそうですよね（^^）！

考えてみてください．交連骨格標本は骨だけで筋肉がないため，そのままではバラバラになってしまいます．そのため，金属などで結んで骨をくっつけているのです．

筋肉は，骨の窪みにつきます．逆に言えば，筋肉が付きやすいように骨が盛り上がっている，とする方が正解です．

肩甲骨も肩甲棘があり，骨が盛り上がっています．腸骨も腸骨稜がチューリップの花びらのように外側に飛び出し，外側は凹んで見えます．

これは，肩甲棘の上下には僧帽筋などが，腸骨の外側には中殿筋，小殿筋，そして大殿筋が付いていますね．それらは筋肉が付く部分を増やして，力を強く出す働きもあります．

もっと言えばオランウータンの頭蓋冠はウルトラセブン（ご存じですか（^^;）？）の頭の上のように，頭頂が矢状方向に盛り上がっています．これを矢状隆起（または，矢状稜）と言います．この矢状隆起には下顎骨に結ばれている側頭筋がび～っしり付いています．この矢状隆起があることにより下顎骨に結ばれている噛むのに使われる側頭筋の付着部位が増え，咬筋(こうきん)とともに噛む力を増しているんですよ～！　これでガシガシといっぱい噛むことが出来るのですねっ！

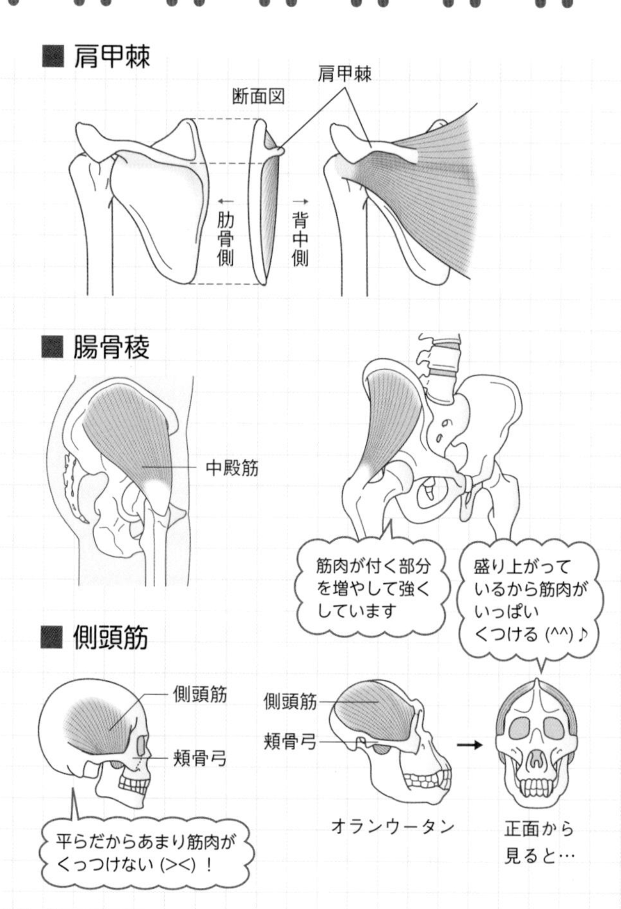

平らだからあまり筋肉がくっつけない（><）！

7 ハムストリング(ス)!

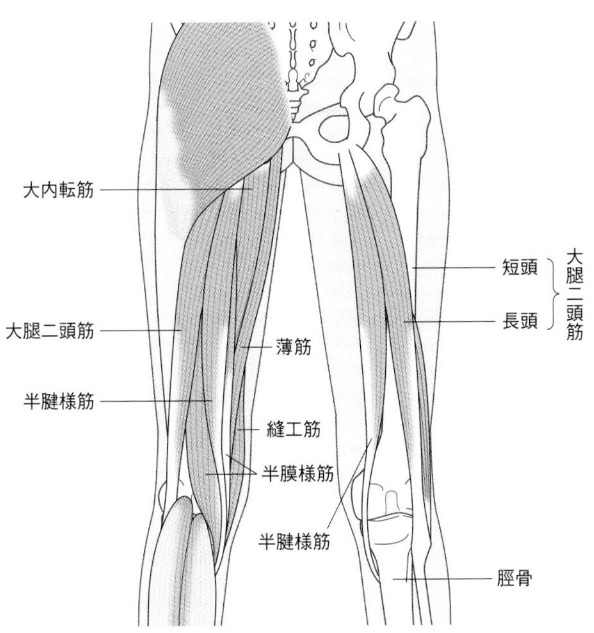

体幹から下に来ると，先ほど述べた殿筋三兄弟(p.121)が来ます．これはもうよろしいですね(^^)！　その下の大腿の背中側には大腿二頭筋が来ます．大腿二頭筋は，その名の通り，2つ頭があります．いずれも下腿の腓骨に付着しますが，上は1つが坐骨に，もう1つが主に大腿骨に付着します．

ということで，働きは，もうお分かりですね！　長い方は坐骨から股関節をまたぎ，膝関節をまたいで下腿まで行っているので，2つの関節をまたいでいます．背中側にあるので，股関節は伸展，膝関節は屈曲，となります．

一方，短い方は大腿骨から膝関節をまたいで下腿と結ばれています．これも背中側なので，膝関節の屈曲が一番メインの働きとなります．

ハムストリングというのは，この筋肉と，坐骨と脛骨を結ぶ，つまり股関節を伸展し膝関節を屈曲する，あと2つの筋肉，すなわち計3つのももの裏側の筋肉(大腿二頭筋および半膜様筋と半腱様筋)の総称です．本来はストリング(ひも，糸)なので，腱のことですから，ハム(本来は『ブタのもも肉』を指す)ストリング(腱)です．しかし現在では一般にこの3筋自体を総称してハムストリング，あるいは3筋あるので複数形の"s"をつけてハムストリングスと言います．

貯蔵のための塩蔵品(p.22)であるハムを作る際に，ブタのもも肉をぶらさげるのにこの腱が使用されたという話も聞いたことがあります(^^;)．この腱の切断は，家畜で古くには行われていたようです．

筋肉の「起始」と「停止」

筋肉が骨に付いている場所，すなわち付着部位は，始まりを起始，終わりを停止と言います．起始を支点にして，停止の部分を筋肉が引っ張る感じです．要は動きの大きい方が停止です．

例えば胸鎖乳突筋であれば，その名前の通り，胸骨と鎖骨が起始，停止が乳様突起です．だって，乳様突起が起始だったら……頭を元に胸骨と鎖骨が動いて体幹が動いちゃいますから大変ですよね！　体幹側が起始です．

しかし，例えば呼吸困難の時は，頭を基にして胸郭を広げようと，体幹側を動かそうとします．こうなると頭を動かさずに体幹を動かす感じになり，動きの大きい方が逆転しているように感じますが，体幹からの相対位置で見ますので，起始と停止は逆転しません．

しかし，腹直筋（付着部位が肋軟骨等と恥骨結合付近）のような場合は両方とも体幹にありますので，起始と停止，どっちがどっちというのが文献によって異なる場合があります．

ですから皆さんはひとまず，「付着部位」だけ知っておいていただければよいです．前回の最初にお話したとおり，まずはどこにどんな筋肉があって，どこに付いているから，どう動くか…それが自分の身体の中で分かることが最も重要なことだと思いますよ(^^)♪

■ 胸鎖乳突筋の「起始」と「停止」

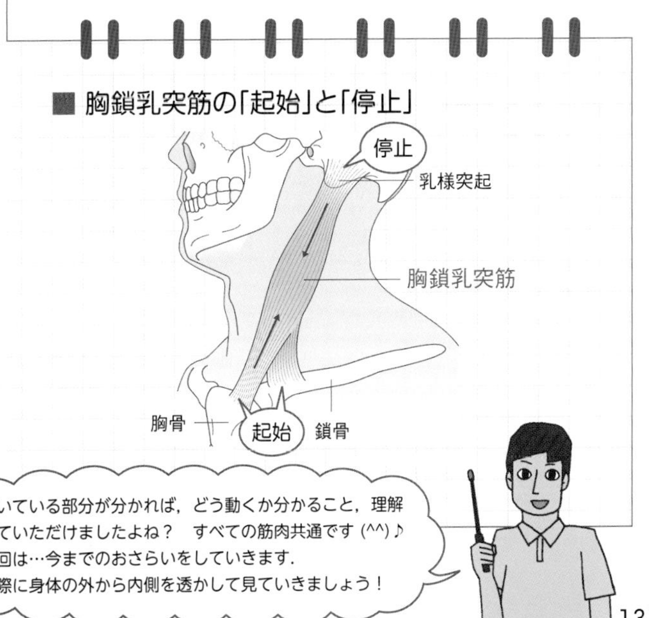

第11回
身体を透かして見てみよう！
Part 1 …皮膚，骨格，骨格筋

■ 今までお話ししてきたこと

第1回　自分の身体に興味を持とう！

1 解剖学って役に立つなぁ～ (^^) ♪
2 解剖学って暗記だけじゃない！
3 看護師には解剖生理の知識が必須！
4 正常を知らずに，異常はわからない！
5 異常って，どういう状態？
6 解剖学はこんなことも教えてくれる！
7 身体の外から，解剖がわかる？
8 体表解剖＝身体を透かしてみよう！

第1回:イントロ
とにかく
解剖生理学に
興味を持って
くださいね～ (^^) ♪

第2回　皮膚 Part 1 …表皮

1 皮膚は人体で最大の臓器!?
2 表皮は外敵と戦う最前線！
3 日焼けは嫌 (^^;)?!
4 紫外線ってどんなもの？
5 表皮に穴が開いてしまったら!?

第2・3回：皮膚
皮膚に関して解剖学的に重要なことは，身体の最外層にある3層構造で構成要素が何か，ということでした.

第3回　皮膚 Part 2 …真皮と皮下組織

1 真皮の構成要素って!?
2 皮下組織，脂肪ってなんであるのぉ～っ!?
3 熱が上がったら大変！
4 放射線が来たらどうする？
5 痛いのはイヤッ (><)！

第4回　骨格 Part 1 …身体の目印

1 皮膚を剥いたら何が見える!?
2 身体に目印をつけるには？
3 骨の目印としての重要性
4 骨は姿形の基本！
5 実際に身体に目印を付けていこう♪

第4・5回：骨格
骨格は姿かたちの基となり，ランドマークとなることを示しました．全身の骨格，透かして見られるようになってくださいね～！

第5回　骨格 Part 2 …骨格の機能と異常

1 骨が動きをコントロールする！
2 成長で骨格はどう変わる？
3 骨格は人を物語る
4 骨にはカルシウムがいっぱい！
5 骨髄，赤い？　黄色い？
6 みんなの頭蓋骨のでき方
7 疾患と絡めて見てみよう！

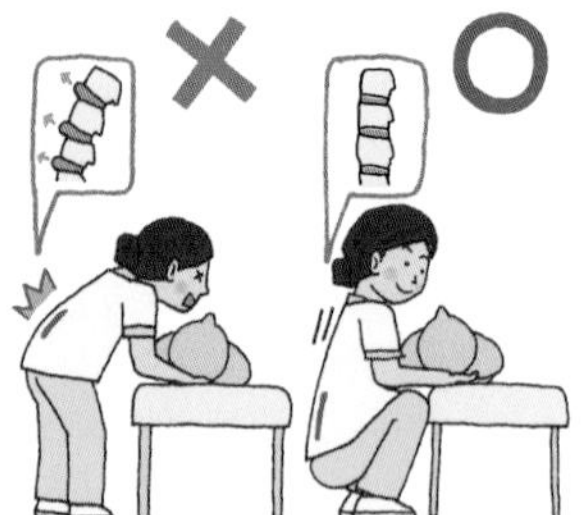

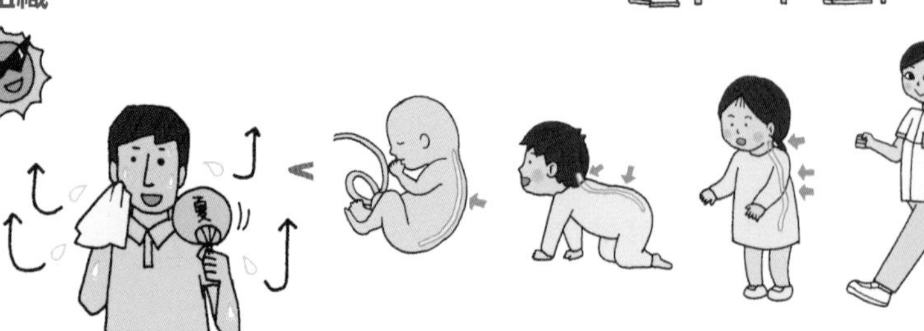

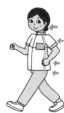

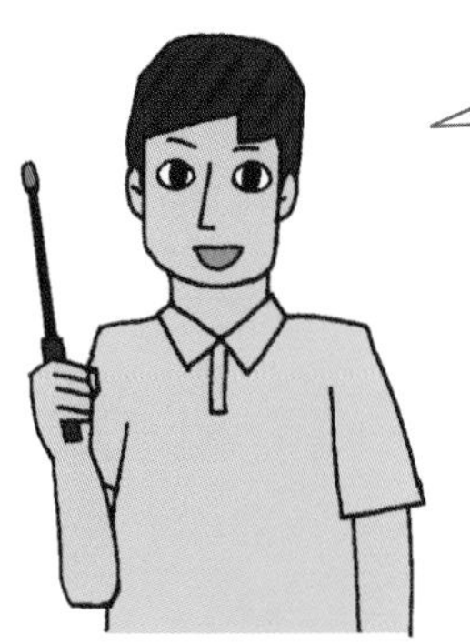

皆さん，こんにちは～！
この本も，今回でだいたい半分の折り返し地点を迎えました．今まで読んできてくださった方，ありがとうございました．この辺で一度，今まで皆さんに説明してきた項目を振り返ってみます♪
これを見ても分かる通り，これまで読んできてくださった皆さんは，解剖学的なことから派生して，多くの生理学（機能）的なこと，さらには病態までをも学習してきたんですよ (^^)！　また，名前の覚え方などのいろいろな知識もコラムとして紹介してきました (^^)♪　ここまで読んでくださったことで，これらの知識が統合され，単なる用語の暗記から脱却して，解剖学が真に「活きた知識」になってきていることと思います．

第6回　筋肉と神経 Part 1 …筋肉の種類と動きを制御するしくみ

1 筋肉って何種類あるのっ？
2 骨格筋の変わり者!?
3 どうやって制御するのっ？
4 運動するぞっ♪　中心前回と中心後回
5 出た刺激の伝わり方は？
6 錐体外路ってよく分からなぁ～い (><)！
7 シナプス……海峡のような物!?

第7回　筋肉と神経 Part 2 …神経疾患と麻痺

1 錐体外路障害の典型例！　パーキンソン病
　①パーキンソン病とは？
　②パーキンソン病の治療薬は!?
　③ドパが変身！
2 麻痺の種類
　①単麻痺　③対麻痺
　②片麻痺　④四肢麻痺

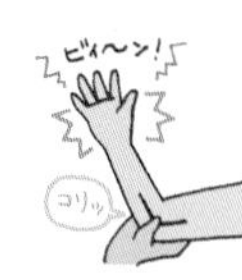

第8回　筋肉と神経 Part 3 …末梢神経

1 まずは，頭蓋骨の「穴」を見ておこう！
2 交感神経と副交感神経，どっちが支配??
3 迷走神経，超重要!!
4 瞳孔による疾患の見分け方
5 脳神経をもうちょっと♪

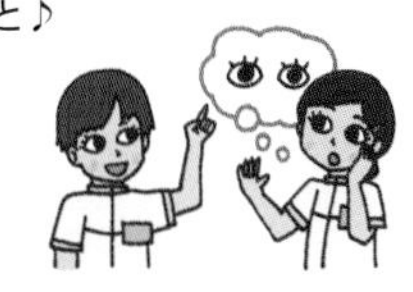

第9回　筋肉と神経 Part 4 …首，胸，お腹の筋肉

1 胸鎖乳突筋
2 通常の呼吸で働く筋肉♪
3 努力呼吸で使う筋肉 (><)！
4 大胸筋
5 前鋸筋
6 お腹の筋肉3種！

第10回　筋肉と神経 Part 5 …脚，お尻，背中の筋肉

1 大腿部には何が!?
2 歩く時に動かす筋肉は!?
3 ついでにお尻の筋肉たちも見ていこう♪
4 身体で最長の筋肉は大事っ！
5 下腿をちょこっとだけ
6 大きな背中！
7 ハムストリング(ス)！

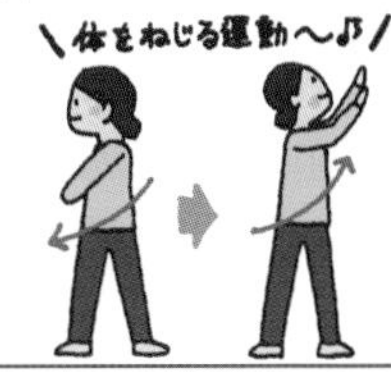

第6～10回：筋肉と神経
筋肉の概要，それをコントロールする神経，そして主だった骨格筋を見てきました．神経は生理学（機能）的な要素が強いのですが，骨格筋は身体を透かして振り返るのには重要です．ついでに脳の位置や神経の走向も透かして見ることが出来ると良いですねっ (^^)！　主だった筋肉を体表から透かして見えるようになってください♪

この項目の羅列を見て，「あっ，こんなことが書いてあったなぁ～」って思い出せるだけでも，それはあなたの力になっているんです．第1回（p.5）でも申し上げましたが，現場に出ても“すぐに調べる（参照する）ことが出来る能力”は必要となります．
さらに，これらの項目について，友達に説明できるようになれたら最高です (^^)♪ 説明できること，それはすなわち，自分が完全に理解していることです．あやふやだと他の人には説明できませんからね(^^)

今回のテーマは…

1　自分の身体が一番の教科書！
2　切ったらどうなる？
3　皮膚のおさらい
4　骨格筋のおさらい
5　描いてみよう！

1 自分の身体が一番の教科書！

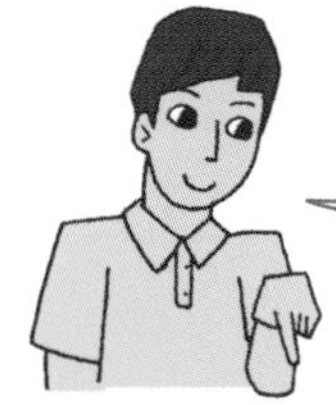

では，ここで東京大学医学部での，昭和30年代後半の解剖学の講義風景を見てみましょう (^^) ♪

写真1　藤田恒太郎教授による解剖学講義

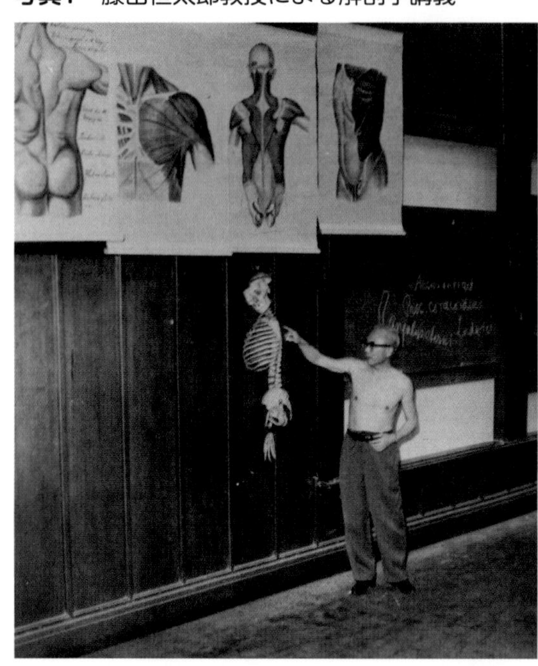

写真2　「ウーム，スゲェナア」(生体観察)

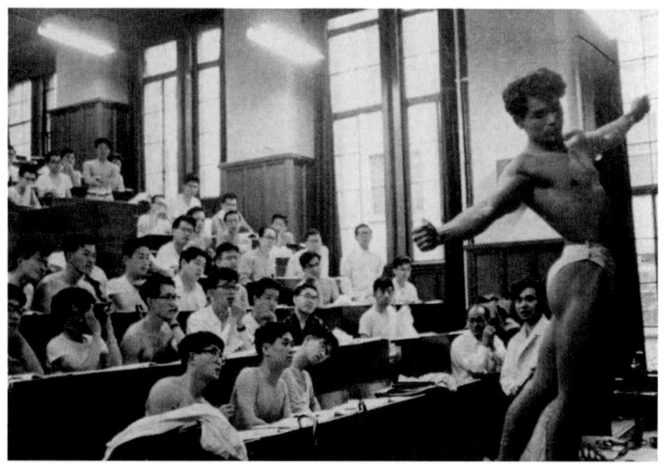

写真協力：東京大学医学部 健康と医学の博物館

今回からは4回にわたって，これまでお話ししてきたことの総復習として，体表から身体の中へ，順を追って身体を透かすことだけに注目して復習していきましょう♪

何で身体を透かせる必要性があるかって？　だって，骨格筋丸出しの方や交連骨格のような患者さん，歩いていらっしゃいます (^^;)？　来られたら怖いですよね (^^;)．皆さんがお会いする患者さんは，皮膚に覆われていますので，その皮膚を透かして見られるようになってくださいねっ(^^)♪

さて，**写真1**は，東京大学と改称される以前の東京帝国大学時代から医学部教授でいらした，藤田先生の講義です．上半身を脱いで，自らの身体を元に説明されています．さすがにその下の筋肉や骨までは見せられないので，ご献体いただいた交連骨格も使用させていただきながら，骨格と筋肉の付き方，そしてその働きをご教授されているのです．

このことからも分かるように，昔から，献体をしてくださる方や，自分の身体まで使って説明してくださる熱心な指導者がいらしてくれたお陰で，今の医学が発展してきたのです．

写真2は，モデルさん(？)に筋肉を見せてもらいつつ，学生さんがご自身達でも脱いで自分の身体で確認しながら筋肉の動きを学んでいますね！

このように自分の身体に落とし込めれば，解剖学も理解しやすく，他の人の身体のことも分かってくるのです．そして実際に見てみなければ分からないんです！

試験会場には，教科書を持って入れません！　でも，自分が行かなければ試験は受けられませんから，当然，自分の身体はあります．だったら，自分の身体に解剖学や生理学を落とし込めば，教科書を試験会場に持って入っているのと同じですよね♪　自分の身体が一番の教科書！　自分の身体は試験の時も持って入れますしねっ (^^) ！

2 切ったらどうなる？

昔の東京大学医学部の解剖学のとある試験で出されたと言われている問題です♪

みかんがあります．みかんの中心を通って斜めに切りました．切り口はどうなっているでしょう？

※出典を忘れてしまったので，実際の試験とまったく同じかどうかは定かではありません（^^;）.

こんな切り方ですね．

①

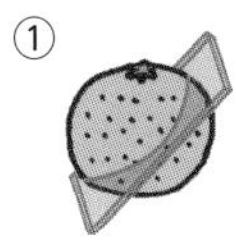

ほかにも，下の②〜④のような切り方もありますが，それぞれ，どのような切り口になるか，想像してみてください！

②

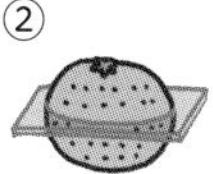

③

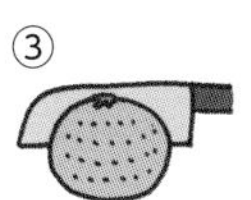

④

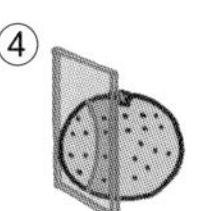

左の問題②と③の切り口はおわかりだと思います．
①④はどうですか？　難しい？
でも，ちょっと考えてみましょう♪
次のa〜dの写真から選んでみてください！

a

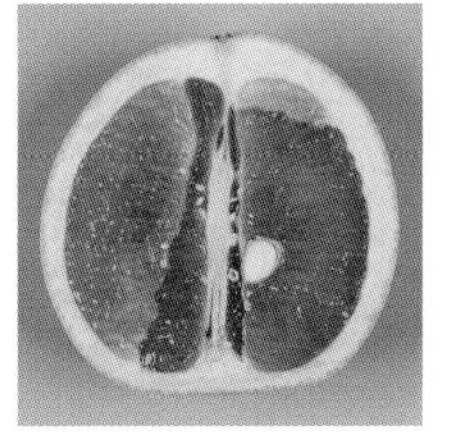

b

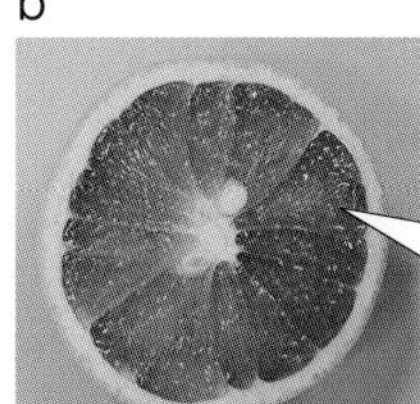

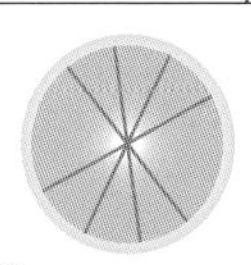

房の断面が大きいところと小さいところがある

c

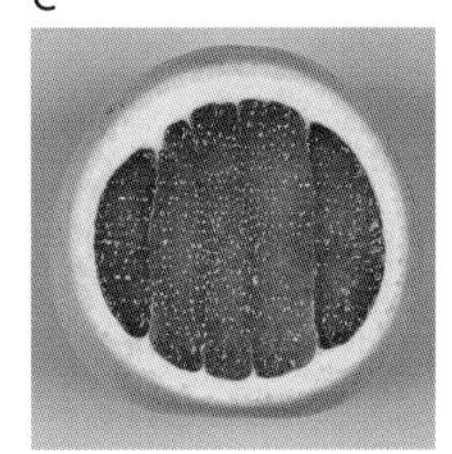

d

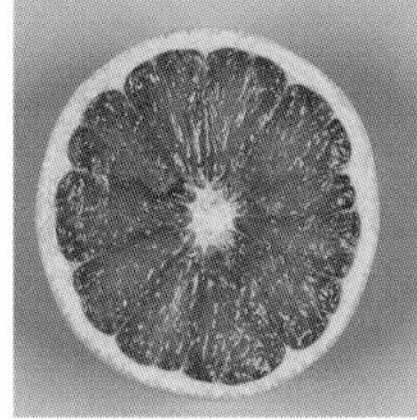

正解は…
①-b ②-d
③-a ④-c

みかんの中心を通って斜めに切った切り口はどうなるでしょう？　想像できますか（^^）？　立体をいろいろな角度から切ったり眺めたり出来ることが，解剖学では重要なんです．それが活きた知識になってきます．考えてわからなかったら，やってみましょう！　あっ……食べ物は粗末にしないように．そして，自分の健康のために食べちゃってくださいね．　ビタミンC（アスコルビン酸と言います）は，身体にとって重要ですよ〜！　還元作用があるから，酸化ストレスから身体を守るなどの働きがあります．

ノーベル化学賞と平和賞受賞者のポーリング博士が，「ビタミンCを多量にとるとがんの予防やがん患者の延命につながる」とまで言っています！　ちなみに水溶性ビタミンなのでおおざっぱに言えば身体に蓄積しません（^^）！

さて……みかんではなく身体で言えば……まだ説明しておりませんが，身体で乳頭の下1cmのところを前から後ろに見ていくと，まずは何があって，次に何があって……と分かりますか(**図1**)？　これが分からないとフィジカルアセスメントなどは，ただのお作法になってしまいます．

■ **図1**　身体の乳頭の下1cmのところを前から後ろに見ていくと……？

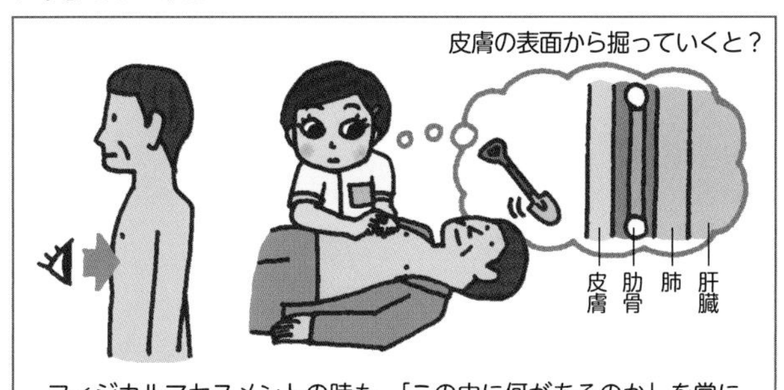

フィジカルアセスメントの時も，「この中に何があるのか」を常に考えながら見ていくことが非常に重要です！

つまり教科書の文言をただ単に覚えたって，役立つ知識にはならないんです．自分の身体の中のどこに何があって，それがどんな役目を果たしているか，それが名前を覚えることよりも重要なことなんです．最初の回からお話しているように，名前を覚えるよりも自分の身体を知ってください！

そして解剖学（ついでに生理学）を好きになってくださいね．そうすれば自ずと名前は覚えますから．人と人との関係もそうですよね！　「あっ，あの格好良い人，名前なんだっけ？」って興味を持てば自然と名前も覚えますよね（^^）♪

3 皮膚のおさらい

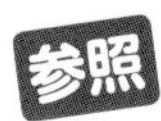

➡第２回
➡第３回

重要な項目だけあげていきますので，詳細はページを戻って参照してくださいね！

■ **写真3**　パリの人類博物館

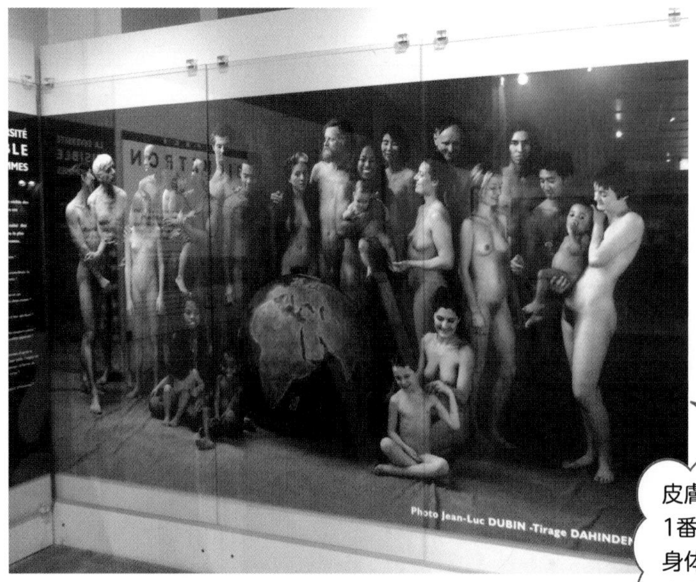

皮膚は人体の1番外側にあり，
1番先に目に入る！
身体の外側をぜぇ～んぶ覆って外敵から身を守っているんでしたね！

■ **図2**　皮膚の重さ

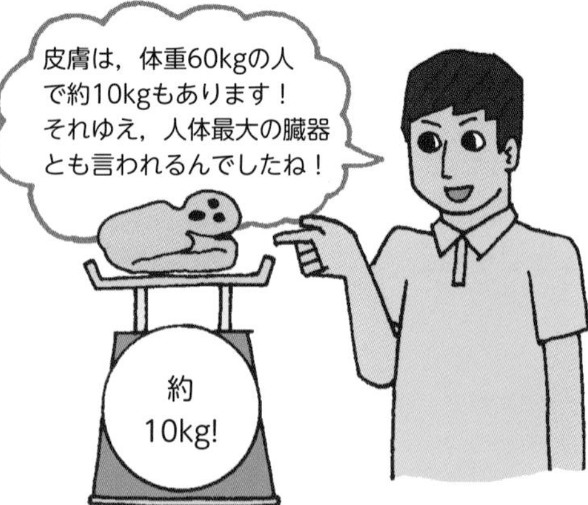

皮膚は，体重60kgの人で約10kgもあります！
それゆえ，人体最大の臓器とも言われるんでしたね！
約
10kg!

■ **図3**　皮膚の構造

UV
いろいろな外敵からのバリア機能がある表皮！
垢として落ちていく
隙間を作らず整列！
だんだんやせて薄くなる…
オギャ～ッ♪
巡回中！
メラノサイト
表皮
表皮細胞の一生
皮膚の強さと弾力のもととなる真皮
真皮
プニョプニョ
脂肪……でも，それなりに役割があるんだよね～！
皮下組織

まず，服を脱いで自分の身体に見えるのは何でしょう？　そうです！　皮膚だけでしたね(^^)！

まずは皮膚！　**写真3**はいろいろな体形，人種，年齢の人がいますが，男女含めて全員共通！　皮膚にしか覆われておりません．これは見たとおりですねっ(^^)！

皮膚は身体の中で最も重い臓器(!?)ということもお話ししました(**図2**)．また，皮膚は3層でしたね(**図3**)．表皮，真皮，皮下組織，の3層ですが，それぞれの役目，覚えていますか？　見えているのは，その中でも表皮だけ．その下が見えていたら大変でした！　真皮の乾燥重量の7割がコラーゲンというのもお話ししましたねっ！　そして皮下組織は，脂肪でした！

4 骨格筋のおさらい

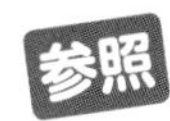

➡第 9 回
➡第 10 回

人間の皮膚を剥いたら何が見えるでしょう？
魚や鶏肉の皮を剥いた時を思い出しながら，
考えてみましょう！

※実際には骨格筋はこのように1枚では剥けず，各筋肉ごとに骨からはずせます．

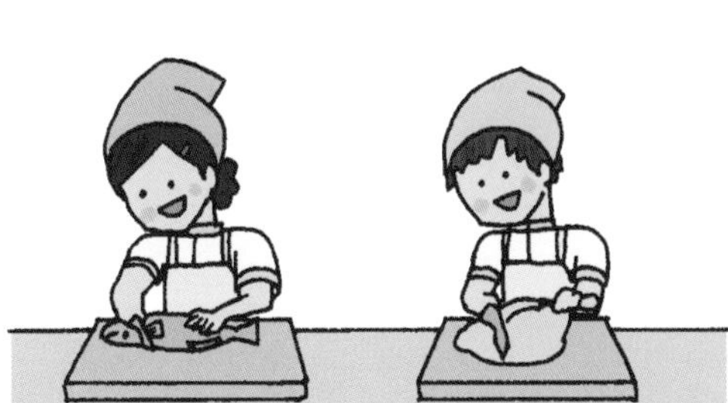

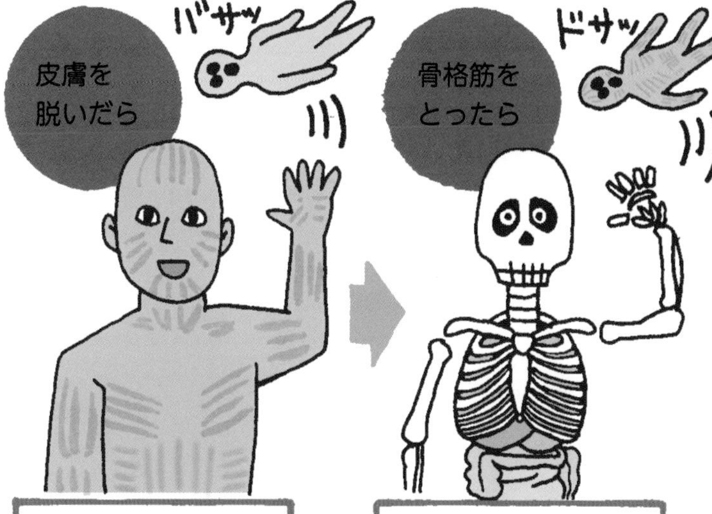

「骨格筋」 しか見えない！

「骨格」 姿形の基本でしたね！ランドマークも骨を基本にするんでしたね！

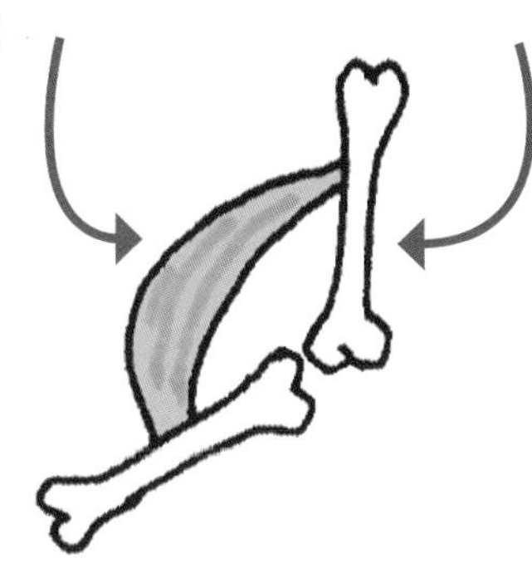

骨格筋は骨と骨を関節をまたいで結んで，その距離を短くするように働く！

皮膚を剥いでしまった，その残りは…….おおざっぱに言えば，全身，骨格筋しか見えなかったですよね！骨格筋をとれば，骨格が見えてきます．

この本では第9・10回で，骨格筋についてお話ししましたね．名前を覚えるだけでは意味がありません！ どことどこをどう結んでいるのか，だからこう動くんだ！ と理解することが重要なんでしたよね(^^)！

骨格筋は骨と骨を関節をまたいで結んでいて，その距離を短くするように働く，とお話ししてきました．

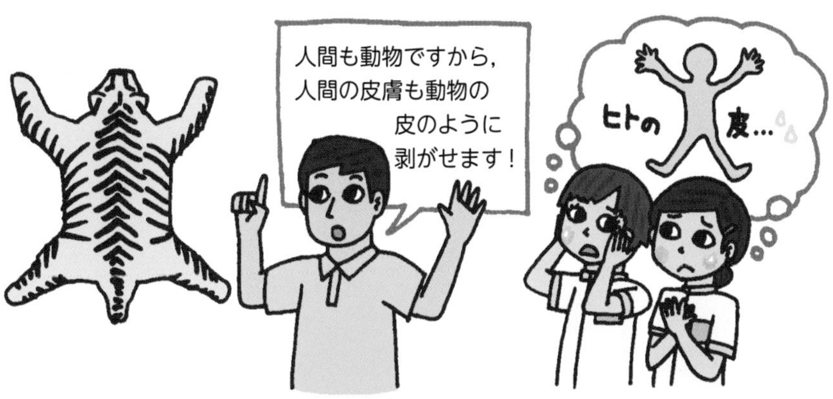

人間も動物ですから，
人間の皮膚も動物の皮のように剥がせます！
ヒトの 皮…

5 描いてみよう！

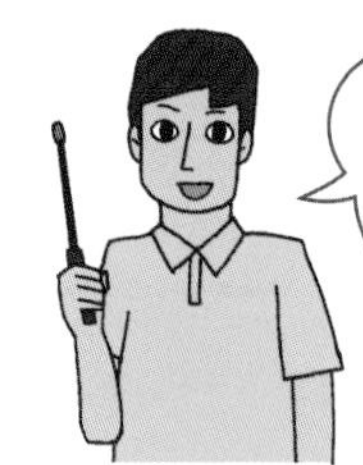

では，ここで課題を1つ！①②の身体の写真に，骨格筋を分かるだけ描いてみましょう♪

①全身の写真（腹側）

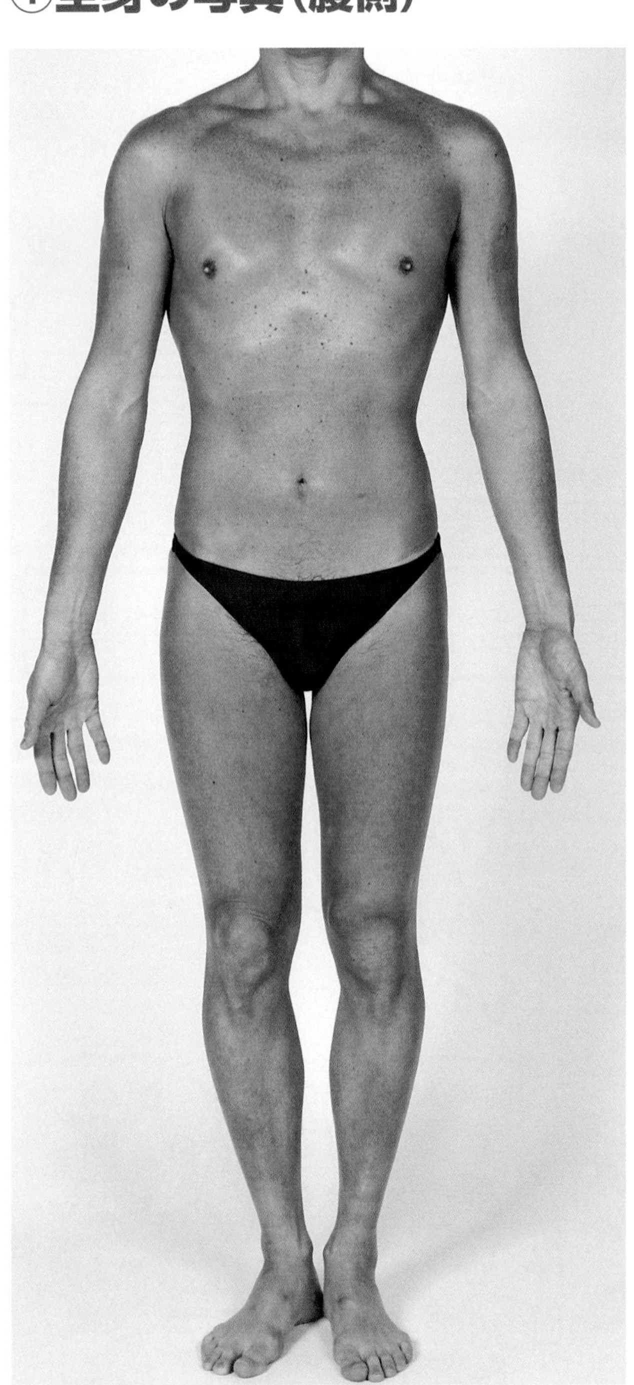

ん？　手が止まっちゃいました (^^)!?　骨格筋は関節をまたいで骨と骨を結んでいるのが基本でしたよね (^^) ♪

そしてまた，身体の形の基本は何で決まるんでしたっけ？

そうですね！　いずれも骨が重要！

骨格筋を描く，ということは，まず写真の中に骨格が描けることが重要！　次に，どことどこを結ぶとどう動くのかを考えることが重要！

では，まずは①②に，全身の骨を分かる範囲で構わないので，描き入れてみましょう♪

ちなみに，この骨格を描く時も，何を指標にして描いたら良いでしょうか？　ぜひ考えてみてくださいね♪　ヒントは第4回ですよっ (^^) ！

そうです！　人体のランドマークたちをとってやるんでしたネ (^^) ！　鎖骨や胸骨角，肩峰（けんぽう），第二肋骨，上前腸骨棘（じょうぜんちょうこつきょく），腸骨（ちょうこつ）稜（りょう），そして恥骨結合等がありました．それらをきちんととると，身体を透かして骨格を描くことができますよ～！

②全身の写真（背側）

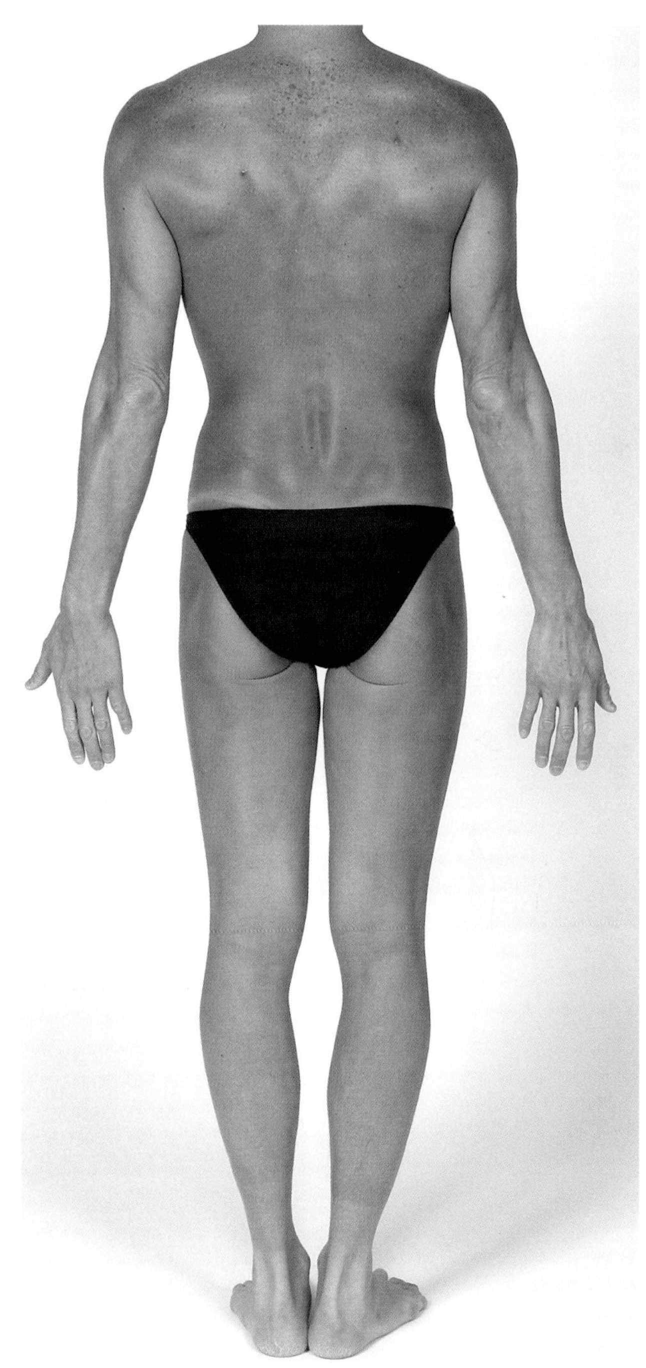

①②に骨が描けた方は，ページをめくってみてください！　全身の骨を透かして見た図(③④)を載せておきましたので，比べてみましょう！　うまく描けていましたか(^^)？

描けなかった方は，①②の身体の輪郭を白い紙やトレーシングペーパーに写して，その中に，③④をそれぞれ重ねて骨格を描いてみてください．重ねて透けやすいように骨格だけのイラストも載せておきます．描けば描くほど覚えますよ(^^)♪

骨が書き込めたら，今までの復習を兼ねて，ぜひ，この骨格のどこにどう筋肉(骨格筋)が付いているのか，描いてみてください．骨のどことどこを結んでいて，それが短くなったらどんな動きになるか，考えてみてくださいね(^^)！

ページをめくって①②に
自分が描いた図と
比べてみましょう！

次回からは第9・10回にあげた筋肉たちを，写真にイラストを落とし込んだ図を使って見直し，実感してもらいます．

実物に敵う物はありませんし，イラストだと臨場感が無く実感が湧かないと思いますので，実際の身体の写真を使って，中を覗いていきます．

③腹側の写真に骨格を載せたもの

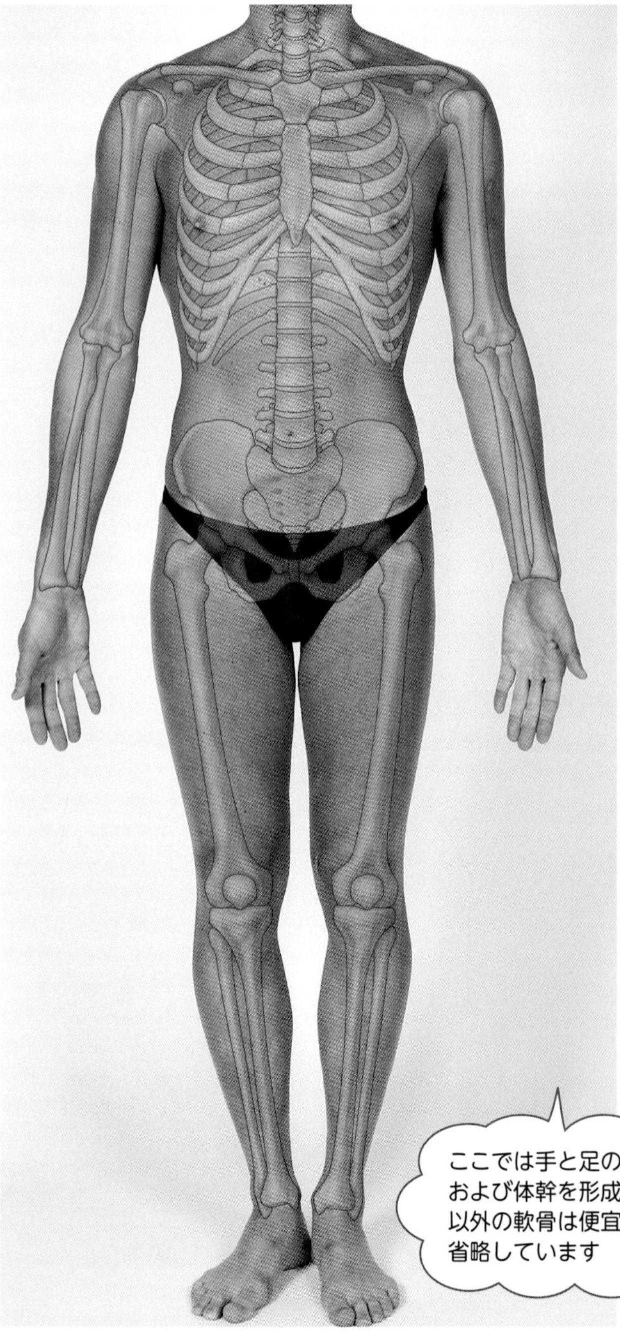

ここでは手と足の骨
および体幹を形成する
以外の軟骨は便宜上
省略しています

これらを
ランドマークに
しましょう！

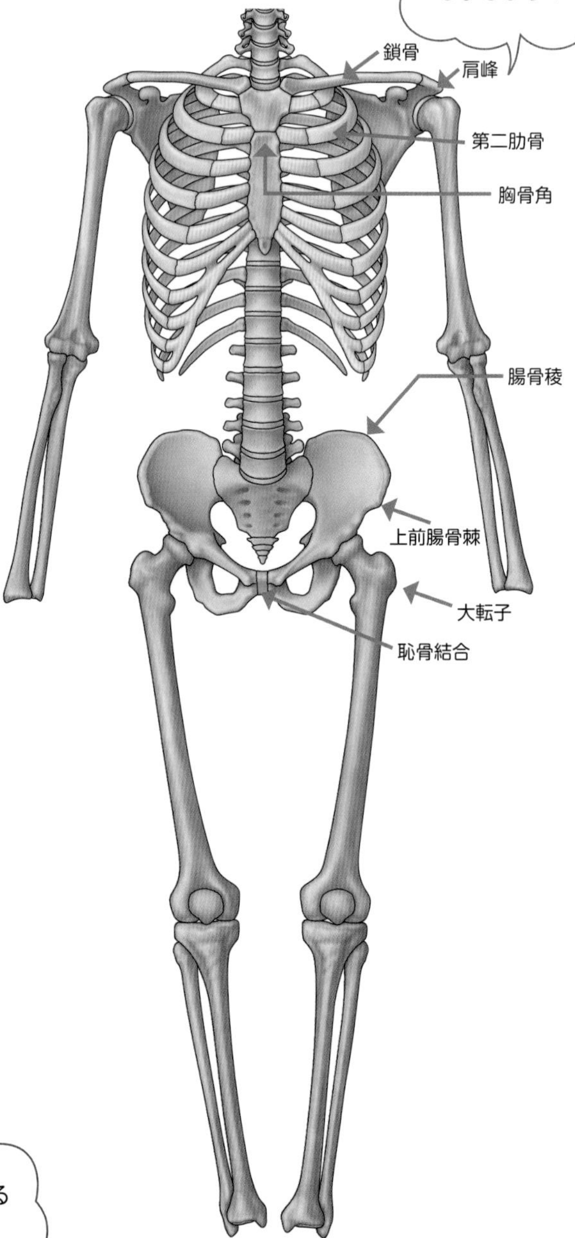

鎖骨
肩峰
第二肋骨
胸骨角
腸骨稜
上前腸骨棘
大転子
恥骨結合

〈骨格だけ抜いたもの〉

とは言っても，骨などの身体の一部であっても実際にご献体くださった方の写真を掲載することは，ご本人やご家族の方のご了承をいただいていない限り，決して出来ません！亡くなっても，人間には尊厳があります．今一度，プライバシーとは，そして尊厳とは何か，考えてみてください．

ということで，今回のように，身体の写真に骨や筋肉のイラストを描き込んだ図で示していきます．これは，イラストの輪郭の中に描くのとも違ってきます．なぜなら，イラストの輪郭にはないリアリティと凹凸があるからです．ぜひ，皆さんも自分の身体にイメージしていってくださいねっ (^^)！

④背側の写真に骨格を載せたもの

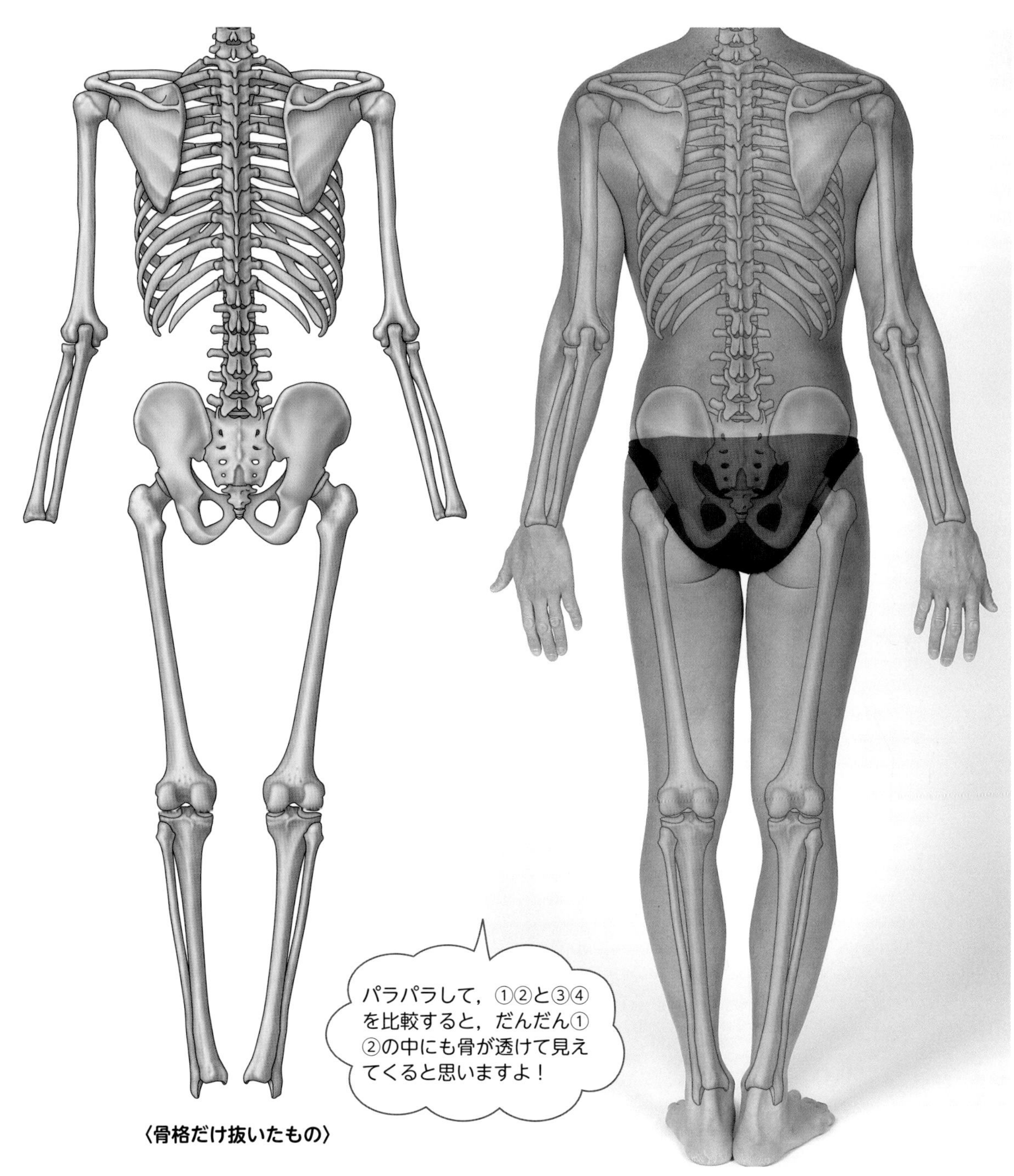

パラパラして，①②と③④を比較すると，だんだん①②の中にも骨が透けて見えてくると思いますよ！

〈骨格だけ抜いたもの〉

Memo

第12回 身体を透かして見てみよう！ Part 2…胸，お腹の筋肉

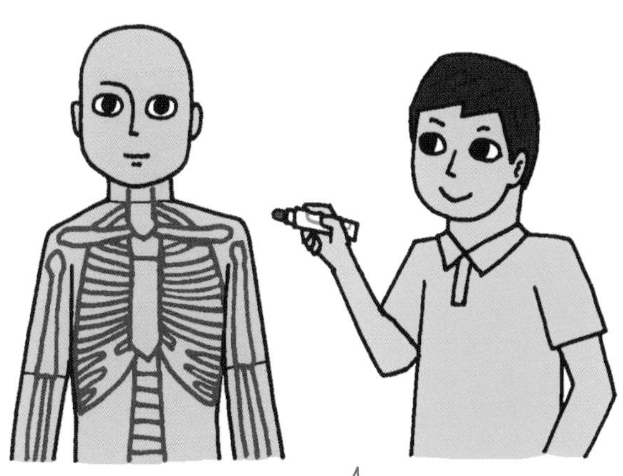

【今回のテーマ】
身体を透かして見た
1　ランドマーク
2　胸鎖乳突筋
3　斜角筋
4　大胸筋
5　前鋸筋
6　腹直筋，外腹斜筋，内腹斜筋

皆さん，こんにちは！　前回，「全身の骨格筋を描いてみよう！」と課題を出しましたが，描けましたか (^^)？　骨格筋を描くためには……まず骨格が描けることが重要．

骨格が描けたら，その骨格のどこにどう骨格筋がついているのか，だからこう動くのかと考えることが重要なのでしたね！

前回は，体表の写真，すなわち普通それしか見えない皮膚だけが見えている写真と，その写真に骨格を重ねた図までは掲載しました．今回は，腹側の写真に骨格筋を載せた図を掲載します．前回描けた人は，今回の図と比べてみてくださいね (^^)！

今回は，この骨格筋を皮膚から透かして浅い方（浅層筋（せんそうきん））から順に，もう少し細かく見ていきましょう♪　皆さんも自分の皮膚を透かして筋肉を見てみてくださいネッ (^^)！

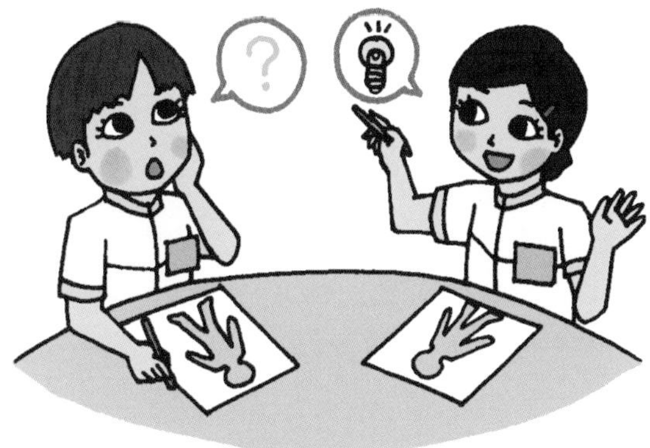

下の図は，皮膚を剥いただけで見えてくる最外層にある筋肉（浅層筋）を描いたものです．筋肉は骨と骨を結んでいると書きましたが，何層にも重なっている部分もありますから，皮膚を剥いただけだったら骨自体も見えないし，他の筋肉の下に入ってしまって見えない筋肉（の部分）もあります．

例えば，外腹斜筋の腱膜（筋肉の“腱”が薄い“膜”のようになっているから“腱膜”）は，腹直筋の上に完全に覆いかぶさっています．これは腹直筋を包んでいるため，“腹直筋”を包む“鞘”（えんどう豆の鞘と言いますよね (^^)♪）ということで，“腹直筋鞘”といいます．だから皮膚を剥いただけでは腹直筋自体の筋腹の色（いわゆる肉の赤い色）はまったく見えません．下の図の右半身のように，外腹斜筋等の腱の白い色が見えるだけです．

■ 腹側の写真に全身の骨格筋を載せたもの

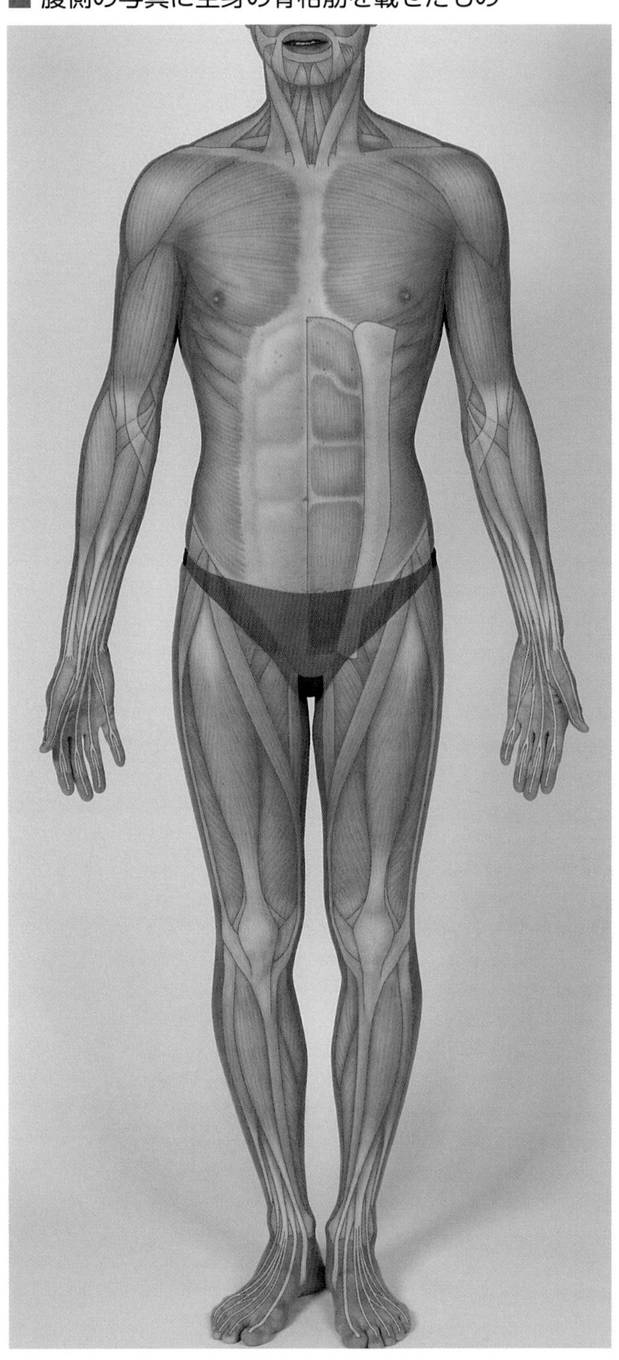

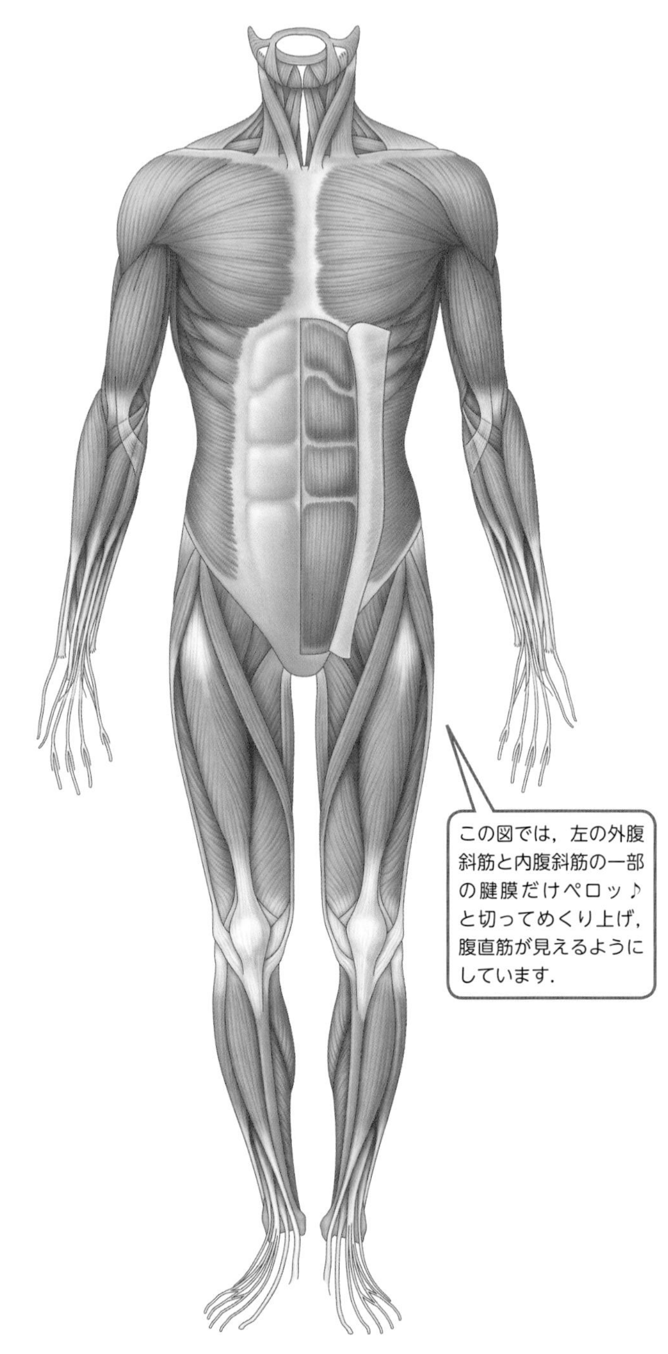

この図では，左の外腹斜筋と内腹斜筋の一部の腱膜だけペロッ♪と切ってめくり上げ，腹直筋が見えるようにしています．

〈骨格筋だけ抜いたもの〉

1 ランドマーク

Ⓐ 骨の位置からランドマークをとろう

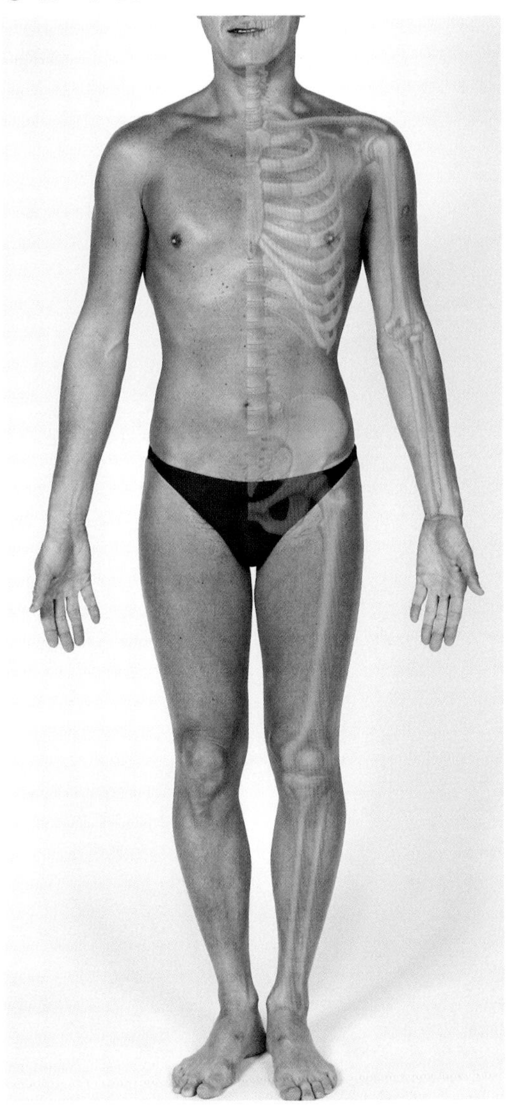

Ⓑ ランドマークはココ！

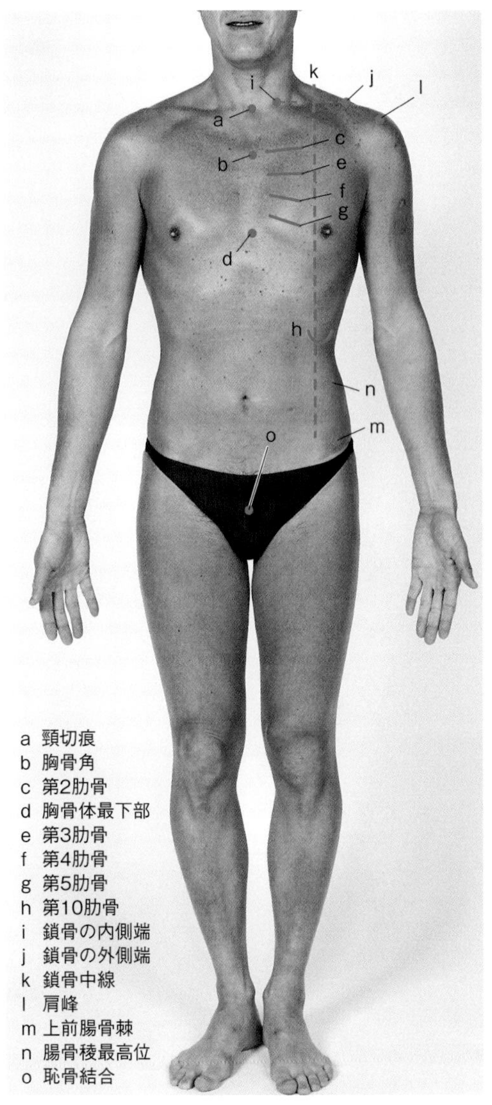

「筋肉の絵なんて，描けるわけがないじゃん……」と思うかもしれませんが，まずは，姿形の基本となる骨が皮膚を透かして見えるようにしましょう．それが出来れば，骨のどことどこが筋肉で結ばれているかを考えて，大体の筋肉が描けるようになります．

前回，骨が皮膚を透かして見えるようになるためには，「ランドマークをとれば良い」と書きましたが，このランドマークについて，もう少し見てみましょう♪

ここでは，Ⓐ～Ⓓの図を掲載しました．Ⓐは半身は見たままの皮膚だけが見えている状態，半身は骨のイラストを落とし込んだ状態です．Ⓑはランドマークを示した図です．これらのランドマークをとると，大体の体幹の骨を描くことが出来ると思います．Ⓒは皮膚を透かして筋肉が見えるようになるための図，Ⓓはどことどこの骨が結ばれているのかが分かるための図です．筋肉が重なり合っているので，筋肉の骨への付着部位ははっきりとは分かりませんが，その下にどんな骨があるかを見比べてみてください(p.148以降で，骨への筋の付着部位を示しながら，筋肉の働きをもう少し詳しく復習していきます)．

これらの図を見ながら練習したうえで，出来れば，p.138

Ⓒ 皮膚を透かして筋肉を見よう

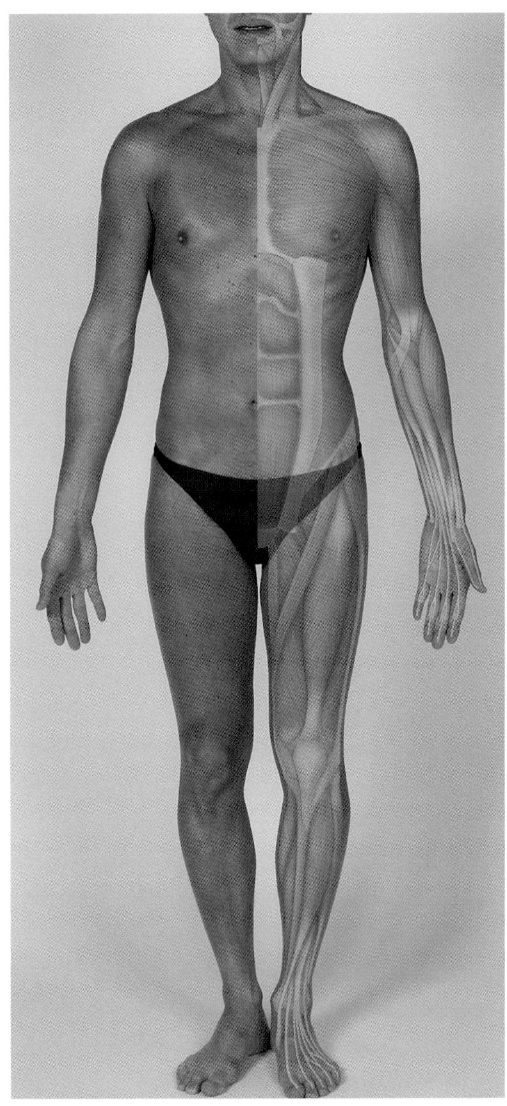

の写真を見て，ランドマークがとれるようになってくださいね．

次のページで，腹側体幹のランドマークのとり方を簡単に解説します．詳細はp.43～49を参考にしてください（^^）．

また，詳細については誌面の関係で割愛しますが，腕については，肩甲骨と鎖骨，そして上腕骨で形成されるのが肩関節でしたから（p.112），肩峰と鎖骨，そして肘関節から上腕骨が描けるはずです．また，肘関節と手首の出っ張っているところ（名前はまだ知らなくても良いです）をもとに，橈骨と尺骨も描けるはずです．

Ⓓ 骨格筋がどの骨とどの骨を結んでいるかを見よう

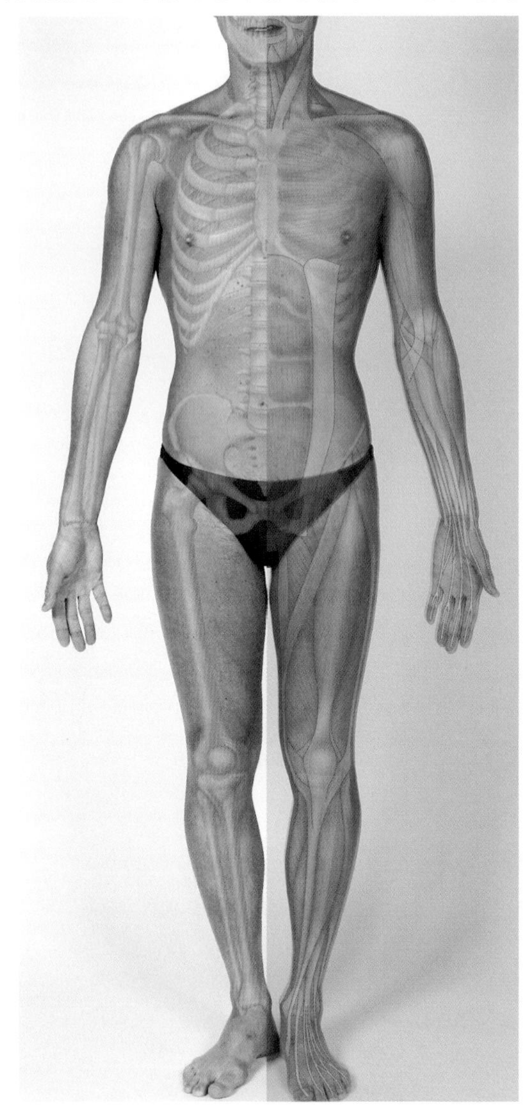

同様に脚についても，股関節の中心や大転子と膝関節の位置から大腿骨が，また，膝関節と内外のくるぶし（内果と外果でしたよね！）の位置をもとに脛骨と腓骨が描けるはずです．

身体の外から骨や筋肉が透かして見えるようになれば，骨格と筋の解剖の基礎は完了したも同然です（^^）．

腹側体幹のランドマークのとり方 (p.145 Ⓑa〜o 参照)

①胸骨と肋骨が関与するランドマーク

頸の下の方にくぼみが見えますね！　そう，押すと苦しい所です (^^;)．ここから指を下ろしていくとすぐに骨にぶつかります．これが胸骨柄の上端で，頸側の切れた痕のようなので，頸切痕 (a) と言います．そのまま下に指を下げていくとカクッとするところが胸骨角 (b) でしたね (^^) ！

胸骨角を人差し指と中指で挟んで，そのまま横にずらすと，第 2 肋骨 (c) が挟めるのでしたよね！　つまり，第 2 肋骨（正確には肋軟骨）は胸骨角のところから左右に出ています．第 1 肋骨は鎖骨の陰に隠れて見えませんから，第 2 肋骨は上から見ていって最初に胸郭上に見える肋骨になります．皮膚だけの写真で見えてきました (^^) ？　ということは，その見えている第 2 肋骨の高さの正中付近に胸骨角があることになりますね！　これで胸骨柄の上と下は分かりました．

その下に胸骨体が続いていきますが，胸骨体最下部 (d) は，おおよそ乳頭の高さくらいでしたね．胸骨が無くなると，剣状突起以外，腹側には骨が無くなりますので，その部分が凹んでいるのが見て分かると思います．

先ほど第 2 肋骨は見ましたが，そこから数えていって，p.145，146 の写真では，第 3，第 4，第 5 肋骨 (e，f，g)（正確には肋軟骨）までは正中に近い側は見えています．逆に外側は，肋骨弓を形成する一番下の第 10 肋骨 (h) も若干見えています．

写真を見るだけだと分かりにくいかもしれませんが，実際に患者さんに触ってみれば分かります．皆さんも，本誌を見ながら自分の身体を触って確認してくださいね！

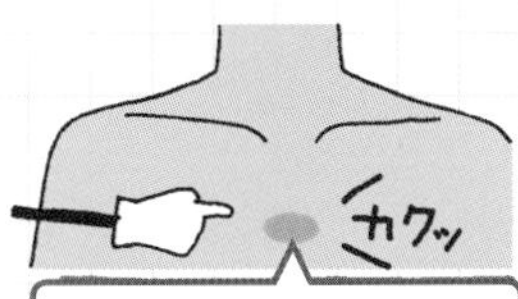

胸骨柄から下ろしていって
カクッとあたるところが
「胸骨角」

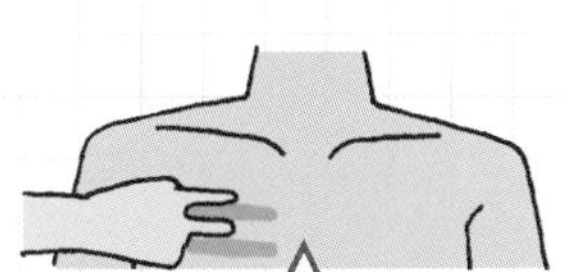

胸骨角を 2 本の指で挟み，
そのまま横にずらしていく
と「第2肋骨」

②鎖骨が関与するランドマーク

先ほどの胸骨柄の頸切痕のすぐ脇（外側）にコリッ♪と触れるのが鎖骨の内側端 (i) です．写真でも盛り上がっているのが分かると思います．一方，肩の輪郭線でちょっとだけ凹んだところの外側が盛り上がっていますね．これが鎖骨の外側端 (j) です．鎖骨の内側端と外側端を結んで，その真ん中を通って正中に平行に引いた線が鎖骨中線 (k) です．乳頭の 1 〜 2cm 内側を通るんでしたよね (^^)!?

肩の一番端（外側）が鎖骨の外側端ではないのもよろしいですね !?　肩の一番端は肩峰 (l) と言って肩甲骨の外側端でした．この位置，これも写真だと分かりづらいですが，肩の一番端なので，肩の輪郭の角度が滑らかではなく急に変化する所です．

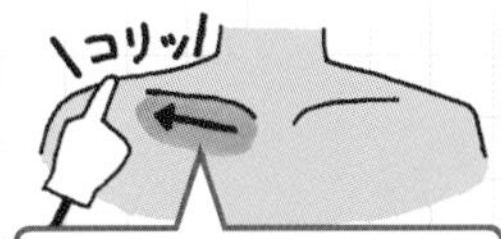

胸骨柄を挟むのが鎖骨の
内側端．そこからたどって，
凹んでいるのが外側端

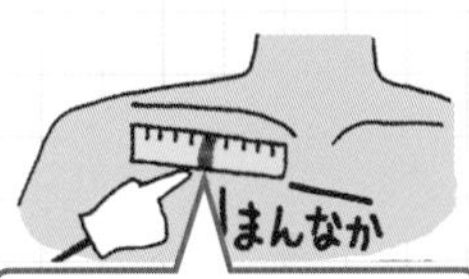

鎖骨の内側端と外側端の
真ん中を通るのが鎖骨中線

③腸骨，恥骨が関与するランドマーク

上前腸骨棘 (m) は，コリッ♪　と飛び出していますから，写真ではちょっと光って見えますね！　名前の付け方については，p.46 で解説しました．

腸骨稜 (n) は上前腸骨棘と上後腸骨棘を結んだ山の稜線のようなところでした．これは写真ではほとんど分かりませんが，上前腸骨棘の位置からなんとなく透かして見てください (^^;)．自分の身体に触ってみると，確認できますよ．

恥骨結合 (o) は，男性の場合，その下に尿道が来ているんでしたよね？！　ですから恥骨結合の下に陰茎も（もちろん体幹から下がっている陰嚢も）あり，大体分かりますね (^^) ！

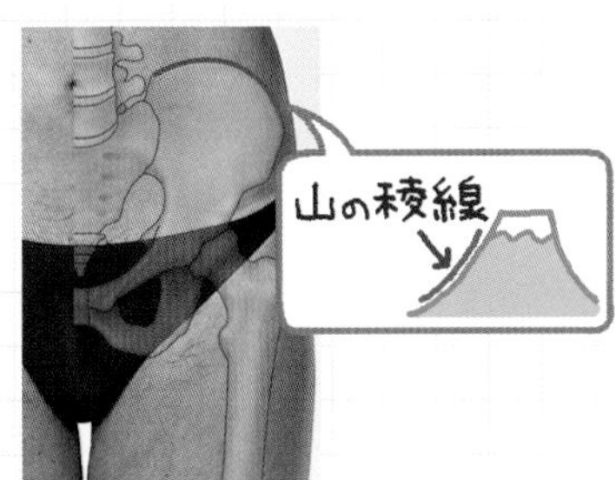

2 胸鎖乳突筋

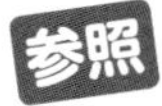

➡第9回 - 1 (p.106)

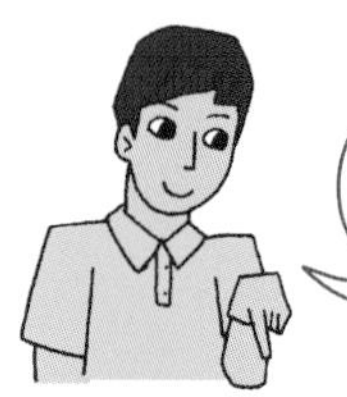

まずは胸鎖乳突筋．左の写真だけ見て，どこにあるかわかりますか？
皮膚を透かして骨格筋が見えるようになっていきましょう！
どことどこを結ぶ筋肉だったか，思い出してください．
胸鎖乳突筋は，“胸”骨柄と“鎖”骨，“乳”様“突”起を結ぶ“筋”肉でしたね！
これが短くなったら，すなわち収縮したらどうなるかを考えていきましょう♪
まずは基本の弛緩した状態です．

■ 胸鎖乳突筋

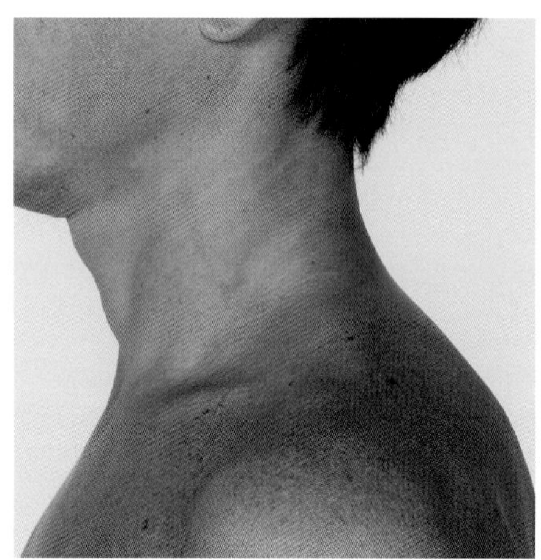

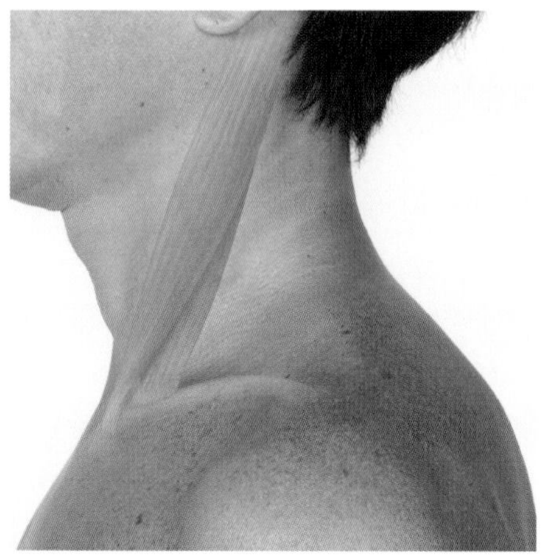

どんな体型の方でも，太さは違っても，同じ位置に同じ筋が存在します．筋肉は何層にも重なっていますが，最外層の筋肉は盛り上がっているので，皮膚を通して容易に見ることが出来るものも数多く存在します．ただ，筋肉の上を皮膚が覆っているので，皮膚の最深層である皮下組織，すなわち脂肪が多いとその下にある筋肉は透かして見えづらくなります．ですから，いくら筋肉が発達していても，その上に脂肪がついていればその筋肉ははっきり見えません．今回の腹直筋(p.153)が良い例ですよね (^^;) .

また，奥にある筋肉(深層筋)は見えにくい(または見えない)のは当然ですよね．

第9回では，内・外肋間筋や横隔膜についても見てきましたが，これら内・外肋間筋は肋骨のあいだですし，横隔膜は肋骨の内側ですから，体表から皮膚を透かしてもその盛り上がりが見えるわけもないので，今回は割愛しますね (^^;).

ただっ！　横隔膜の体表から見た位置は考えておいて下さいっ！　約束ですよっ (^^)！　話は逸れましたが，胸鎖乳突筋も皮膚を通して，その盛り上がりが良く見える筋肉です．写真を見て，その弛緩・収縮した時の状態が透かして見えるようになりましたか (^^)？

■ 胸鎖乳突筋の起始と停止

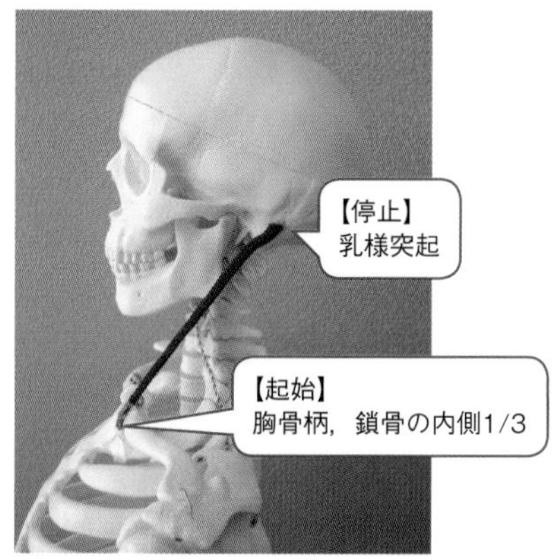

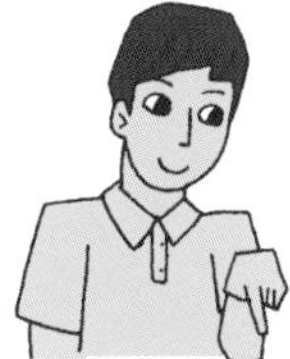

横を向いて胸骨柄と乳様突起とを一直線にすると，正面を向いている時より胸骨柄と乳様突起の距離は短くなりますね！　すなわち胸鎖乳突筋が収縮して，その結んでいる場所の距離が短くなったということです．胸鎖乳突筋を触りつつ正面を向いた状態から真横を向くようにすると，向いた方と反対側の胸鎖乳突筋が短くなるのがわかると思います．

■ 乳様突起，胸骨柄と胸鎖乳突筋

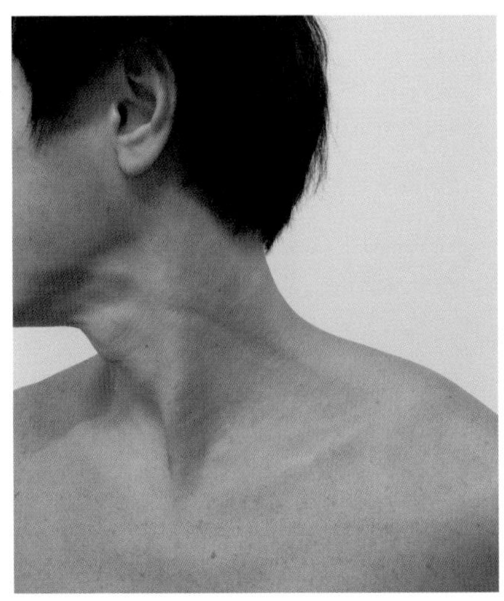

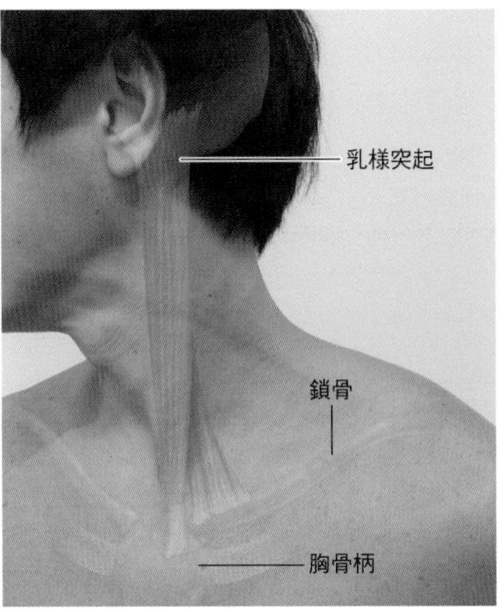

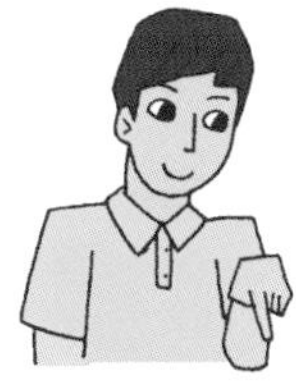

では，胸骨柄と乳様突起の距離をもっと短くすると，どんな状態になるでしょう？
そうですね！　真横を向いた状態から耳を下に向けるように頭を傾けた状態です．この時，胸骨柄と乳様突起の距離は一番短くなります．これが胸鎖乳突筋が最も収縮した状態です．

■ 胸鎖乳突筋の収縮

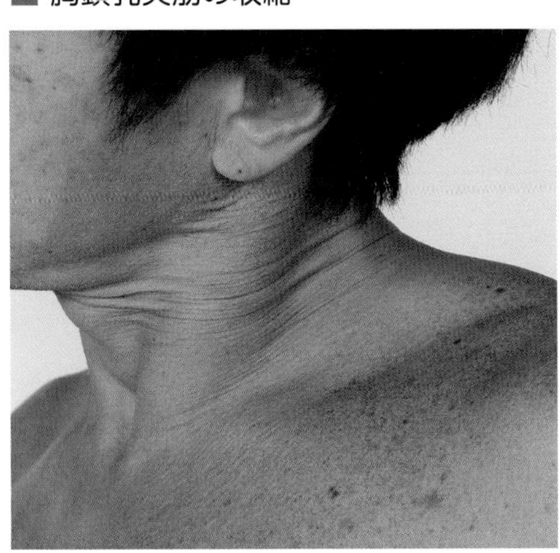

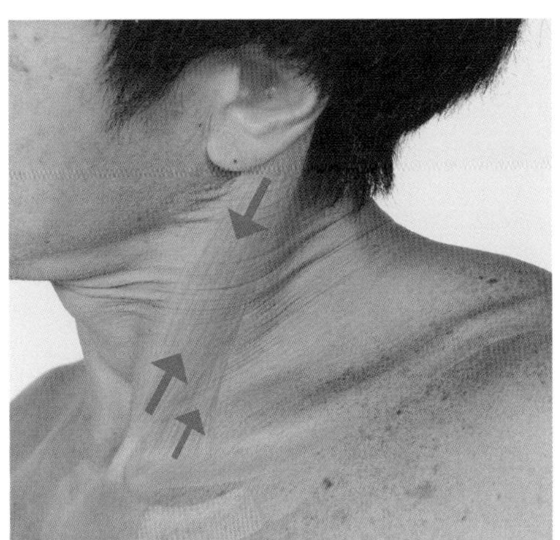

3 斜角筋

参照
➡第９回 - 3（p.110）

斜角筋は肋骨と頸椎を結ぶ，ちょっと深いところにある筋肉でした．そのため，表面からは見えづらくなっています．

■ 斜角筋の起始と停止

筋名	起始	停止
前斜角筋	第3頸椎〜第6頸椎	第1肋骨
中斜角筋	第2頸椎〜第7頸椎	第1肋骨
後斜角筋	第5頸椎〜第7頸椎	第2肋骨

※起始に関しては個体差があり，種々の例が報告されておりますが，ごく一般的な例を挙げております．

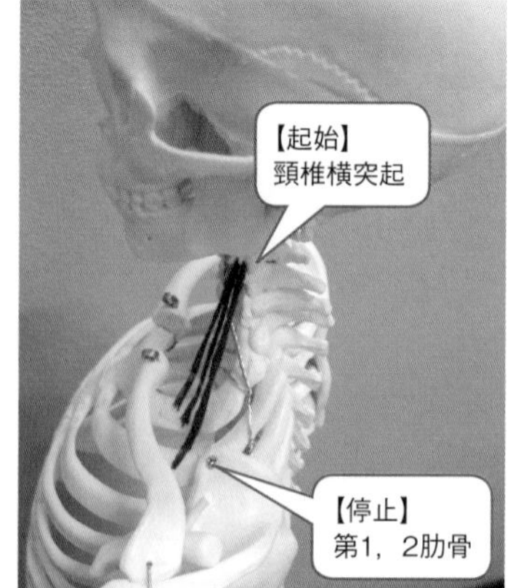

■ 斜角筋

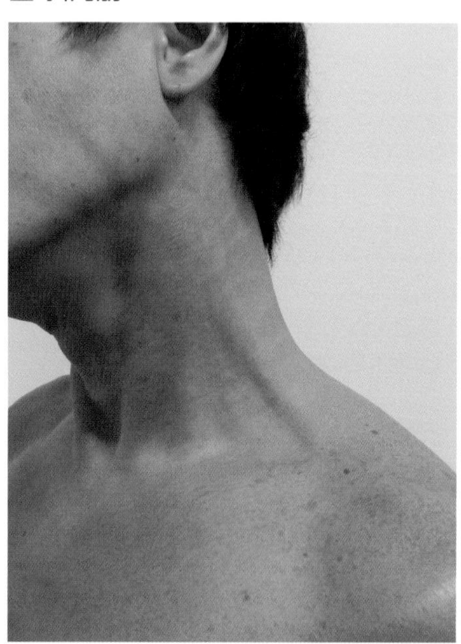

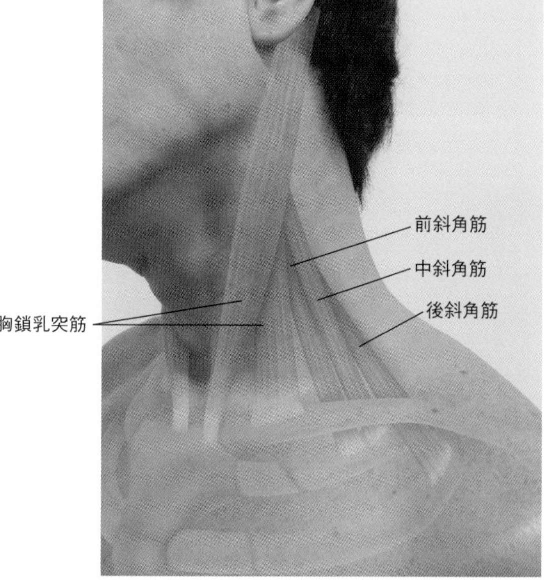

斜角筋は，前斜角筋，中斜角筋，後斜角筋の3筋の総称です．ただ前から順に前・中・後です．ごくおおざっぱな言い方をすれば，頸椎の横突起と第1肋骨（前・中斜角筋）または第2肋骨（後斜角筋）を結んでいます．ということは，収縮すると肋骨の前（前斜角筋）から横（後斜角筋）の方と頸椎を結んでいるので，頭を前や横に曲げる働きがあります．逆に頸椎を曲げなければ，その横突起から引かれた肋骨（第1，2）は上に挙がることになり，胸鎖乳突筋とともに，胸郭を持ち上げて胸郭を広げる働きをしています．

胸鎖乳突筋や斜角筋は，「呼吸補助筋」といって，努力呼吸の際に働く筋肉なのでしたね．そのため，これらの筋肉が発達している患者さんでは，呼吸困難が続いていると考えられます．くわしくはp.110を参照してくださいネ！

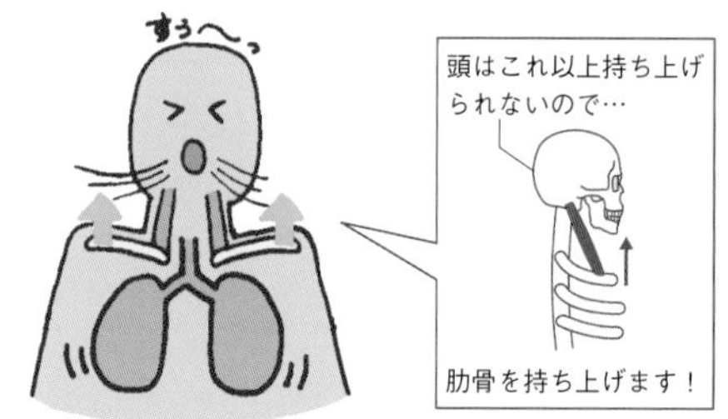

すぅ〜っ
頭はこれ以上持ち上げられないので…
肋骨を持ち上げます！

4 大胸筋

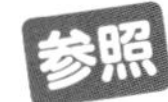

➡第９回 - 4（p.111）

■ 大胸筋の弛緩

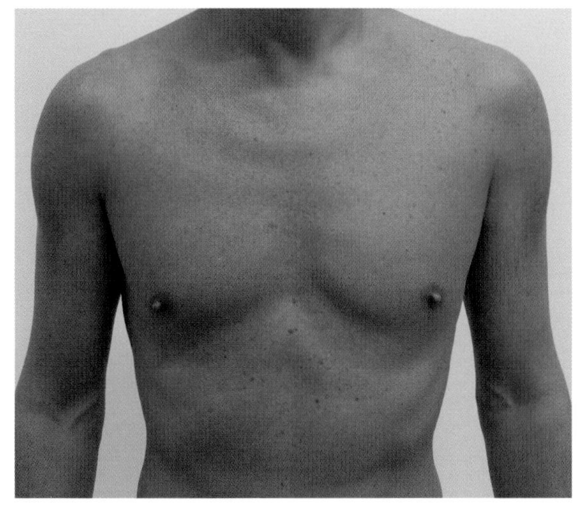

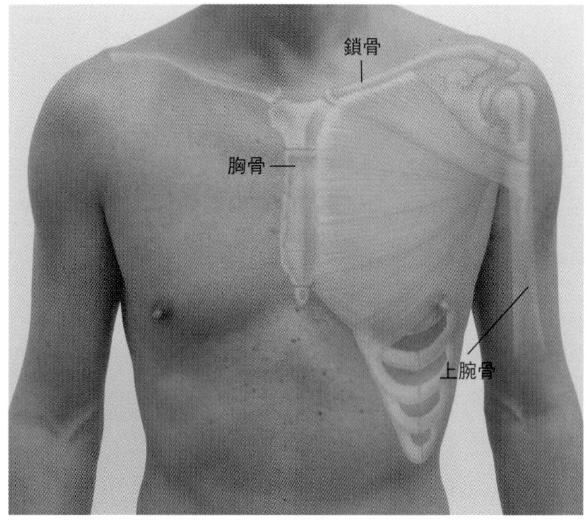

■ 大胸筋の収縮

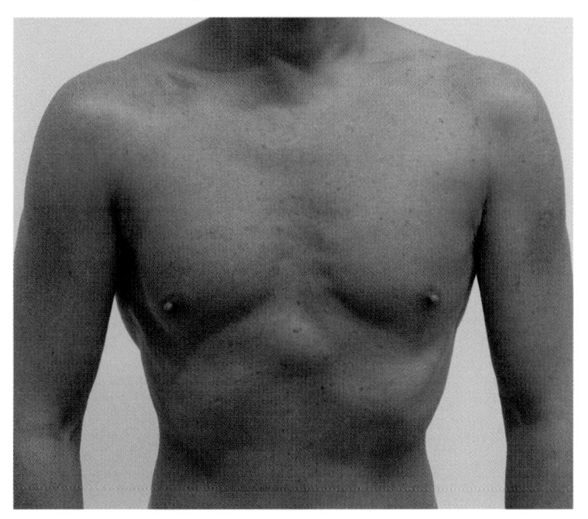

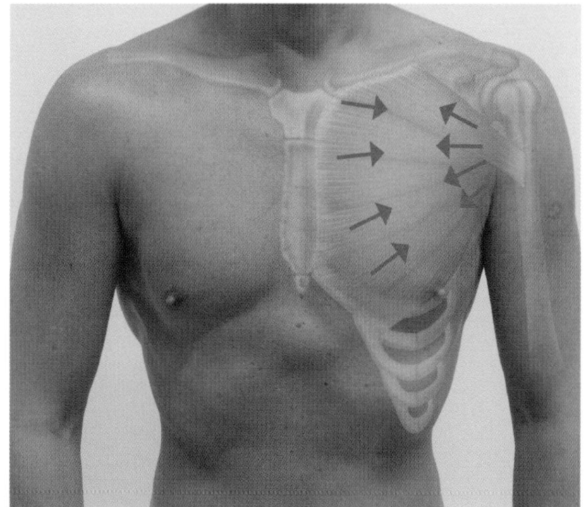

大胸筋は上から順に鎖骨内側 1/2 ～ 2/3，胸骨，第 1 ～ 6（個体差あり）肋軟骨，そして頭側の腹直筋を覆っている腹直筋鞘といわれる部分と，上腕骨の前面外側の上の方（一応名前をあげておくとこれを大結節稜と言います）を結んでいます．男性でははっきり見える場合もありますが（大胸筋を動かすのを見たことがありませんか!?），女性は乳房があるのでそのものを見るのはなかなか難しいかもしれません．

ただ，大胸筋の上腕骨に近い部分は誰でもはっきり見えます！　そうです，腋窩を構成する前のところが大胸筋です！すなわち腋窩の前面は大胸筋により出来ているのです．この筋が短くなったら，上腕骨を前に出してきたり，横に腕を上げていればそれを下ろす，すなわち内転させるのは分かりますよね！

もう少し細かいことを言えば，上腕骨の前面から回って上腕骨の外側に大胸筋はついていますので，そこと胸骨が引きあえば，写真でも分かるように，上腕骨が内旋するのも理解できますよネ (^^) ♪

大胸筋に関するフィジカルアセスメントとの兼ね合いも，p.111を参照してみてくださいね．

■ 大胸筋の起始と停止

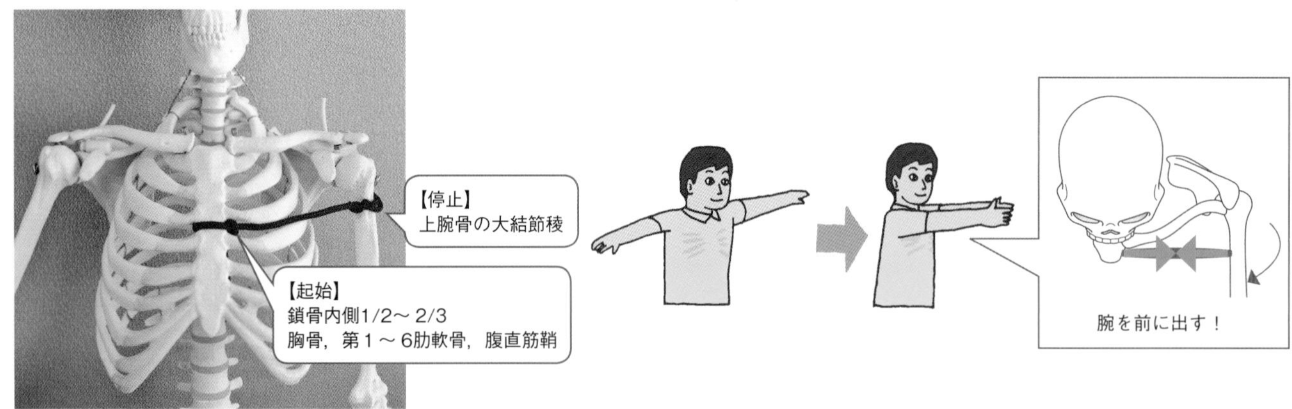
【停止】
上腕骨の大結節稜
【起始】
鎖骨内側1/2～2/3
胸骨，第1～6肋軟骨，腹直筋鞘
腕を前に出す！

5 前鋸筋

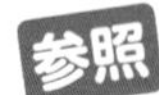
参照
➡第9回 - 5（p.112）

■ 前鋸筋

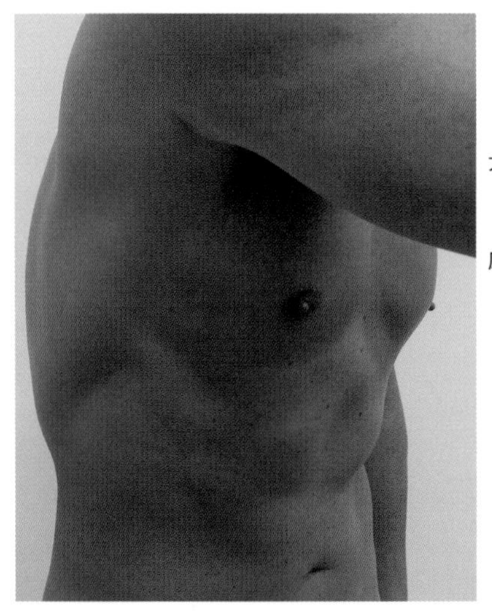

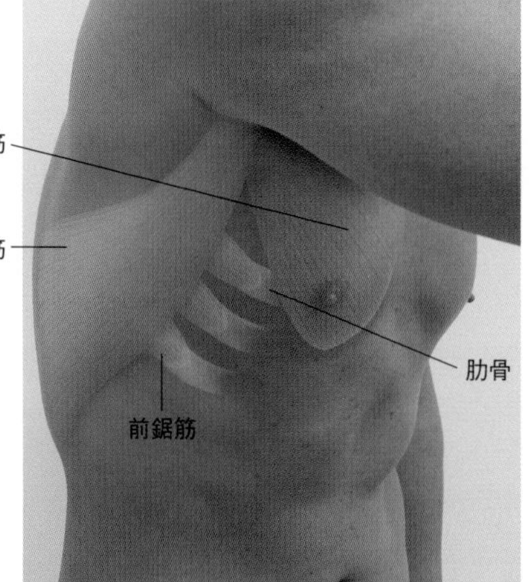

■ 前鋸筋の起始と停止

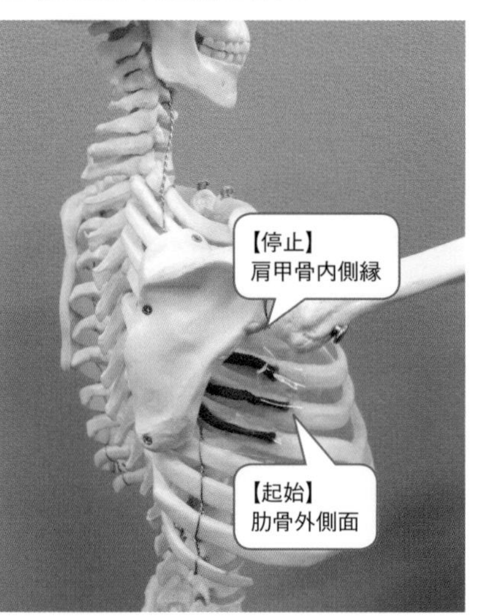

前鋸筋は，肩甲骨の内側（胸骨に面した方）と肋骨を結んでいます．収縮すると肩甲骨を前に出すので，パンチのスピードを速くするんでしたね！

これは，ボクサーに発達している筋肉なので，ボクサーに依頼したかったのですが……（^^;）.

写真の上にイラストで示してあるように，前鋸筋は，大胸筋や広背筋の下に入ってしまっているため，腹側のごく一部しか見えず，体表からはなかなか分かりづらいですが，イメージしていただけますか（^^;）？　ところで！　第9回でお話しした肩甲骨にまつわるお話（ネコと人間の比較）も覚えていてくれましたか？　忘れちゃった方は，コーヒー飲みながらでも，p.112を読んでおいてくださいね（^^）.

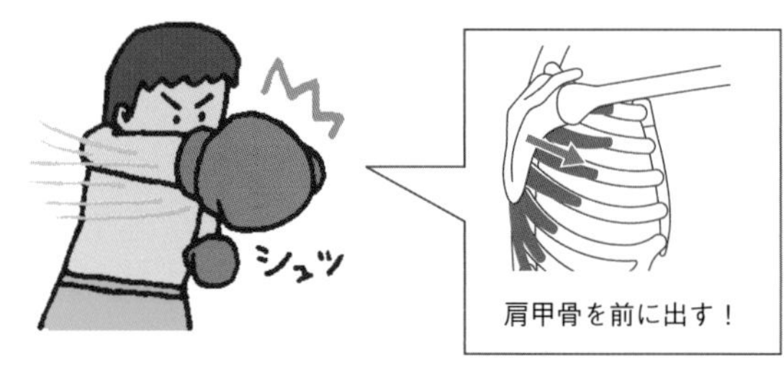

6 腹直筋，外腹斜筋，内腹斜筋

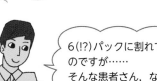

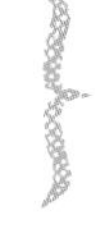

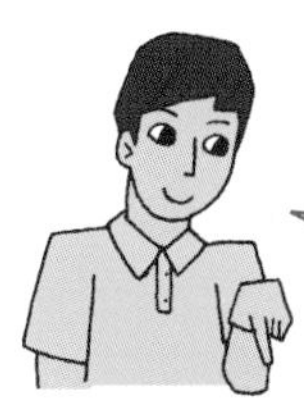

6(!?)パックに割れている人だとわかりやすいのですが……
そんな患者さん，なかなかいませんので，
標準的な人で見てみましょう♪

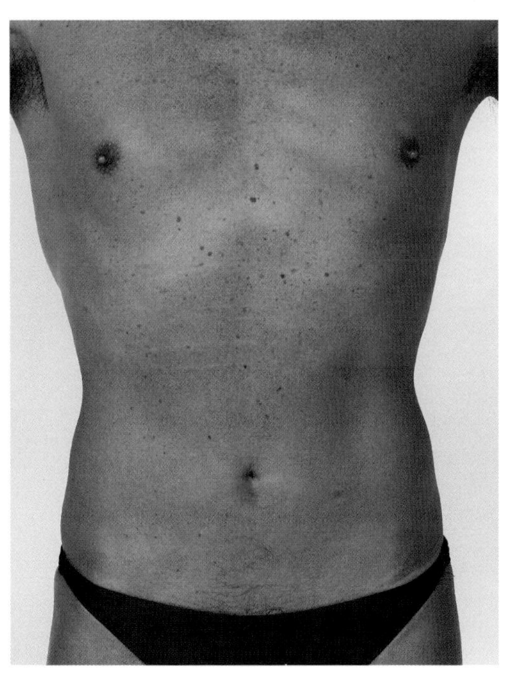

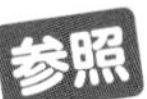

参照
➡第 9 回 - 6（p.114 ～ 115）

■ 腹部の筋肉の断面図

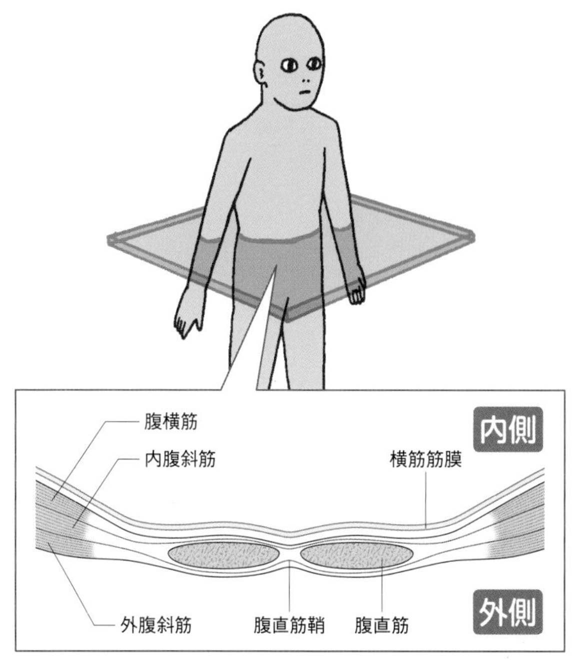

腹直筋はp.144でも述べた通り，皮膚を剥いただけでは，その筋腹の赤い肉の色は見えません．とは言っても，腹直筋の前には外腹斜筋等の腱膜という薄いものしかありませんので，体表から見ると腹直筋は皮膚を通して盛り上がって見えるんです．

では，お腹の筋肉は外層から内層に向かってどうなっているのでしょう？　お腹の上の方と下の方ではちょっと違っているため，ここでは代表例として少なくとも臍より上での状態を見てみましょう♪　臍よりちょっと上を輪切りにし（横断面，または水平断面），腹直筋のあるあたりを腹側（すなわち前）から順に見ていきましょう．

まずは皮膚の三層構造．これは良いですよね (^^;)．その下に外腹斜筋の腱膜．次に内腹斜筋の腱膜が腹直筋の前と後ろに分かれた前の部分．これらは腹直筋を包んでいる腱膜で“腹直筋鞘”（腹直筋の“鞘”）のうちの前にあるものなので，腹直筋鞘前葉と言います．

一方，内腹斜筋の腱膜のうち腹直筋の後ろに回った部分を“腹直筋鞘後葉”と言います．おおざっぱに言うと，その深層に腹横筋の腱膜，そして横筋筋膜，さらに内側には内臓が入っているんですよ～．

このように，腹直筋は外腹斜筋の腱膜などで覆われているため，皮膚を剥いてもすぐには見えません．皮膚を剥くと，まずp.154の**図1**で左半身に描かれている外腹斜筋が見えてきます．これを剥くと，右半身に描かれている内腹斜筋が見えてきます．外腹斜筋と内腹斜筋の正中に近い部分（内側）の腱膜をめくると腹直筋が見えてくるのです．

外腹斜筋と内腹斜筋の働きや臨床との関わりは，第9回に詳しく述べたので，そちらを参考にしてくださいね (^^)．

腹直筋は，p.154の**図2**に描かれているように，筋腹と筋腹の間にある中間の腱（これを区画割りするようなので“腱画”と言います）により，通常は腱画3つにより左右それぞれ4つずつに分かれています．

ん……じゃあ，6パックでなくて本当は8パック?!

■図 1 外腹斜筋と内腹斜筋

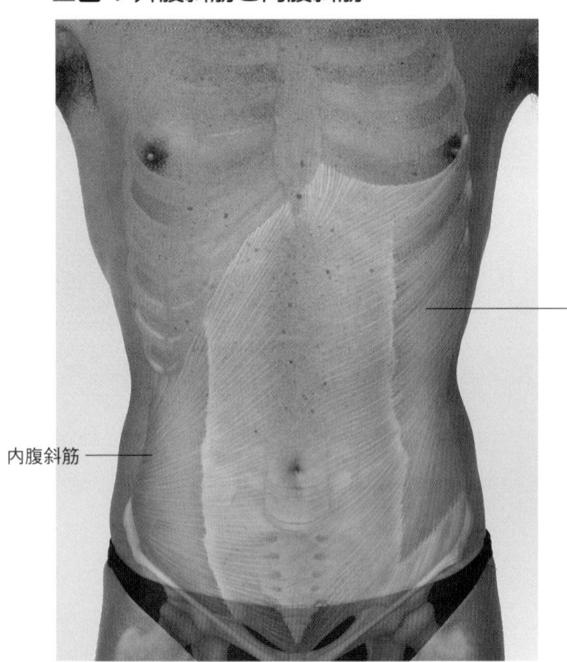

■ 外腹斜筋，内腹斜筋の起始と停止

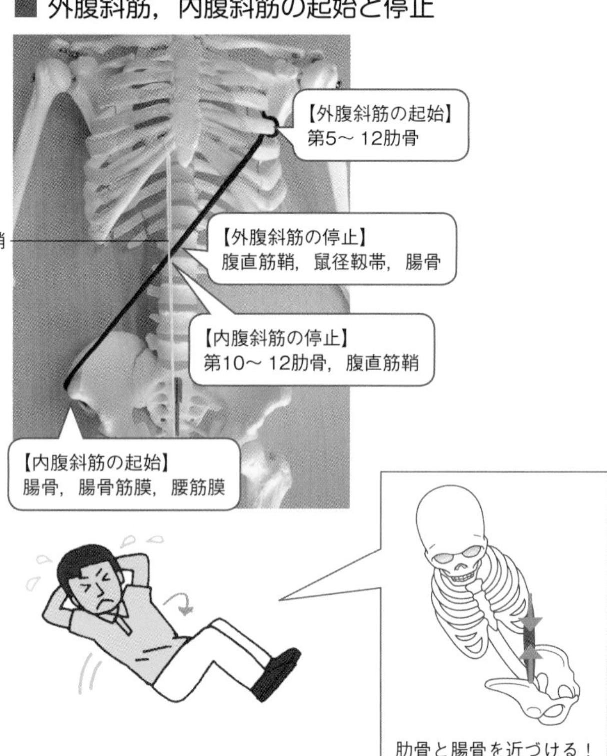

■図 2 腹直筋

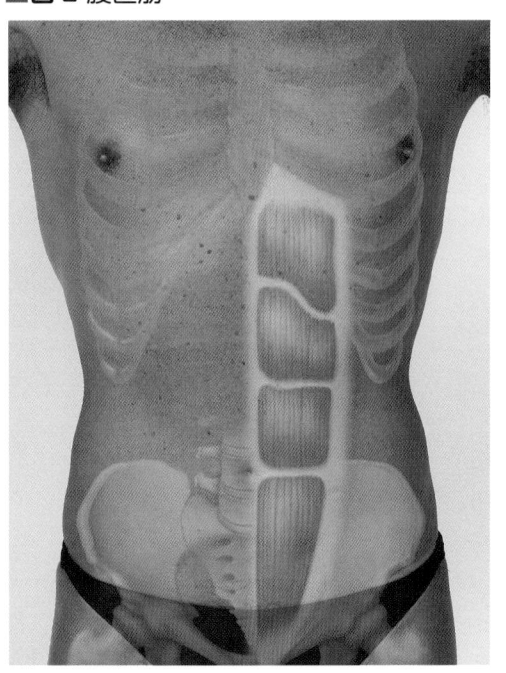

■ 腹直筋の起始と停止

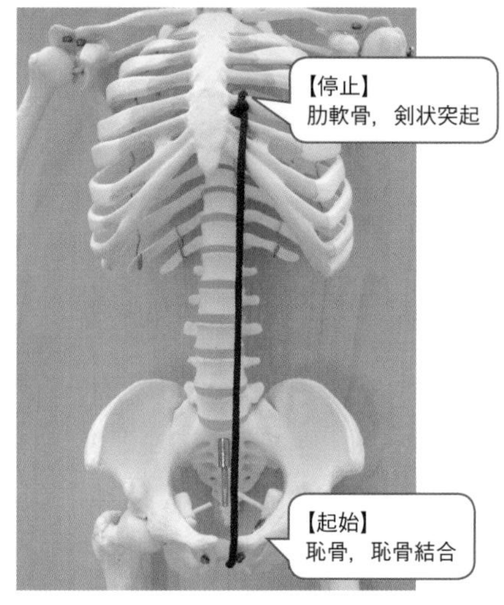

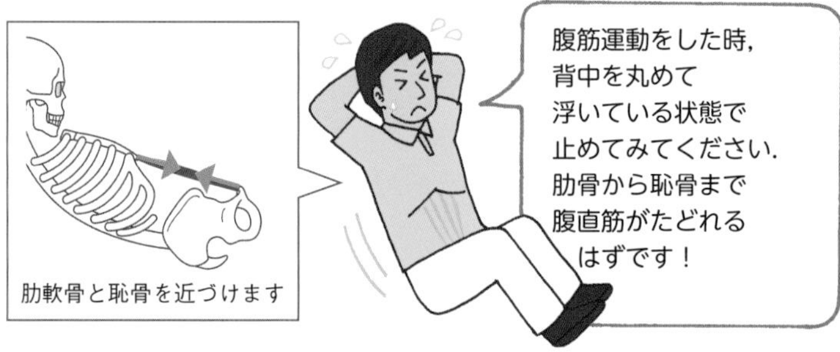
肋軟骨と恥骨を近づけます
腹筋運動をした時，
背中を丸めて
浮いている状態で
止めてみてください．
肋骨から恥骨まで
腹直筋がたどれる
はずです！

■ 腹直筋の弛緩

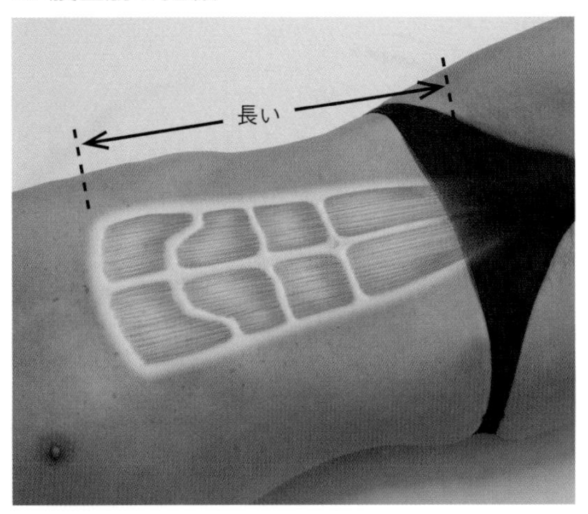

■ 腹直筋の収縮

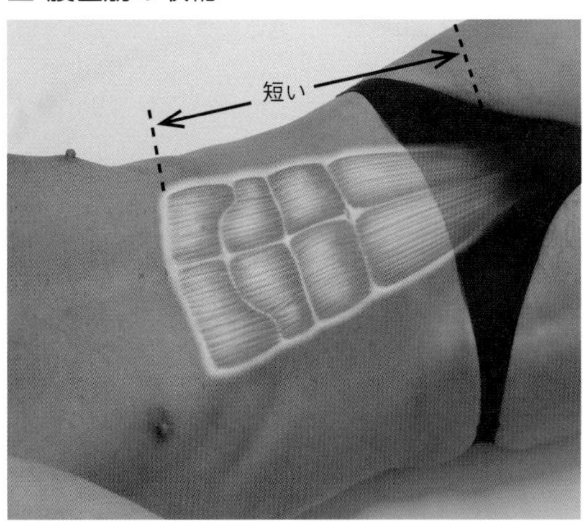

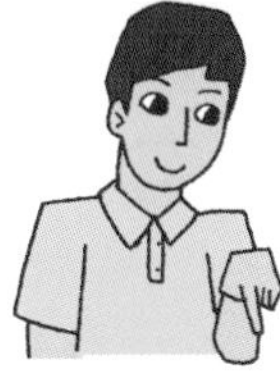

イラストで腹筋運動をすると腹直筋が短くなっているのが分かると思いますが，皮膚から透かして見ることが出来ますか？　下の写真を見て，肋軟骨と恥骨を結んでみてください．

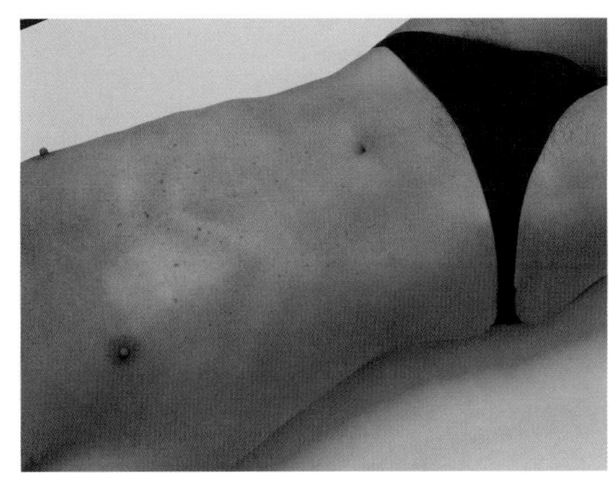

腹直筋は，上にのっている皮膚（の皮下組織）が薄ければ，その筋腹がボコボコと盛り上がって見え，腱画の部分は凹むので，誰しも8（！）パックに見えるはずなんです．ただ，腱画の入り方に個体差があったり，筋腹の内であまり鍛えられていないものがあったり，はたまた脂肪がのってしまったりすると，6パックや4パック，逆に10パックに見えることもあるのです．たいてい一番下の部分は隠れていますしね……（^^;）．

逆を言えば，どんなに腹直筋が発達していても，その上にのっている皮下組織（脂肪）が多ければ8パックなどに見えないということです．

ちなみに腹筋運動をする際，背中を丸めると腰を痛めるから，背中を丸めず伸ばして行うように，と言われることがありますが，腹直筋は恥骨と肋軟骨を結んでいてその距離を短くする作用をもつので，腹直筋が働くと必然的に背中は丸まります．つまり，背中を前にまぁるく曲げる運動が腹直筋を一番使うわけです．もちろん，背中を伸ばして腹筋運動をしても，体勢を維持するために腹直筋も使いますが，その運動の際に一番使用している筋肉は，股関節の屈曲に関与する筋肉となってしまいます．

運動も解剖学を知っていると効果的に行うことが出来るようになりますよ～（^^）！

次回は，引き続き
身体を透かせながら，
下肢の筋肉を見ていきます！

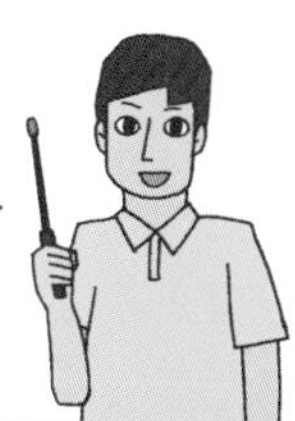

Memo

第13回 身体を透かして見てみよう！ Part 3…大腿部の筋肉

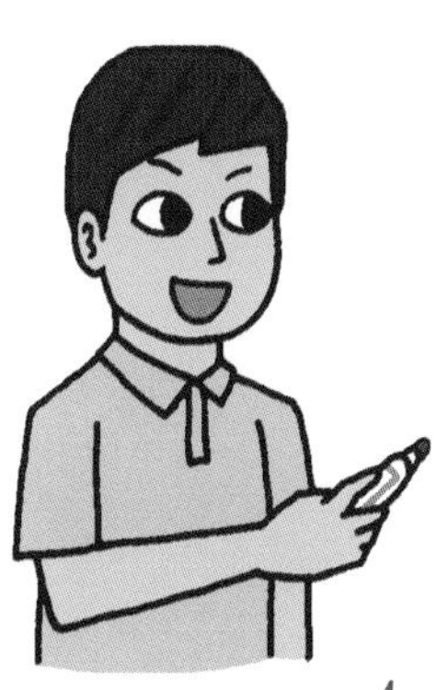

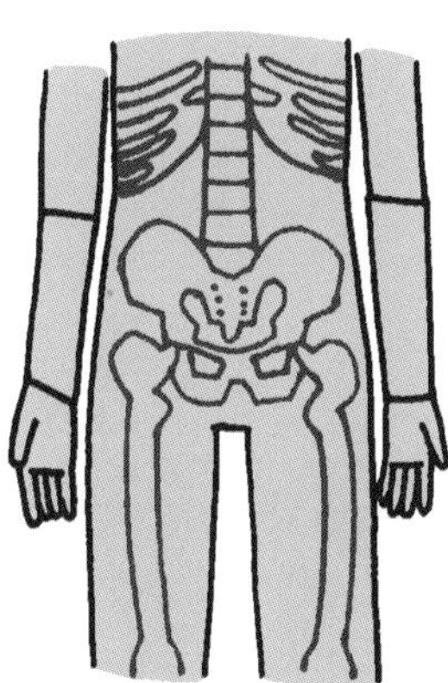

【今回のテーマ】
1 大腿部の筋肉を見てみよう！
2 縫工筋と長内転筋
3 大腿四頭筋
4 腸腰筋

皆さん，こんにちは～ (^^) ！

前回，胸鎖乳突筋，斜角筋，大胸筋，前鋸筋，そしてお腹の筋肉三兄弟（!?）の腹部の筋肉（腱なども考えると浅層から順に外腹斜筋，内腹斜筋，腹直筋）といった体幹にかかわる上半身の筋肉たちを，身体を透かして見てきました．

腹部にはそれ以外に腹横筋という，文字通り“横”方向に走っている筋肉も腹部の最深層にあります．ですが腹部に関しては，まずはこの3筋（外腹斜筋，内腹斜筋，そして腹直筋）の働きが運動を考えるうえでは重要です．まずは基本 (^^) ！ そして，それが理解できたら，もう少し詳しくほかの筋肉も見てみてください♪

筋肉に関して重要なのは何か!? そうです，どういう方向にどう結ばれているか，それが短くなったらどうなるかを考えることが重要でしたね (^^) ！ 今回もそのようなことを考えつつ，骨格筋を皮膚から透かして見ることに主眼を置いていきましょう♪ 細かい各種機能や派生事項，名前の由来などは第10回を参考にしてくださいねっ (^^) ♪

今回は体幹と下肢を結び，股関節の運動にかかわる筋肉，すなわち，歩行に密接に関与する筋肉を浅層筋から順に見ていきます．

今回もぜひ，自分の身体を動かして，今回であれば実際に歩いて，体感しながら理解していってくださいねっ (^^) ！

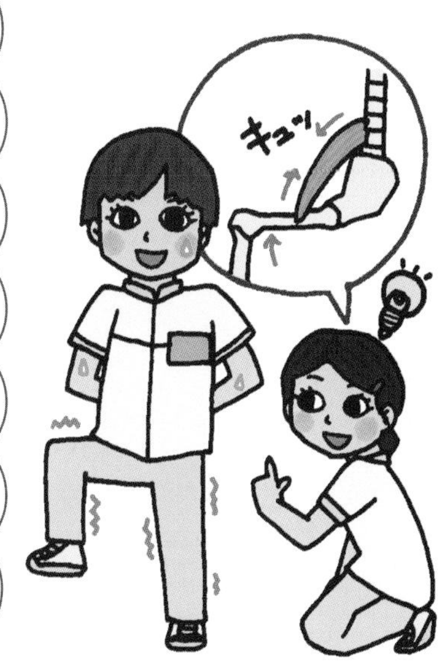

1 大腿部の筋肉を見てみよう！

参照
➡第 10 回　p.118〜120

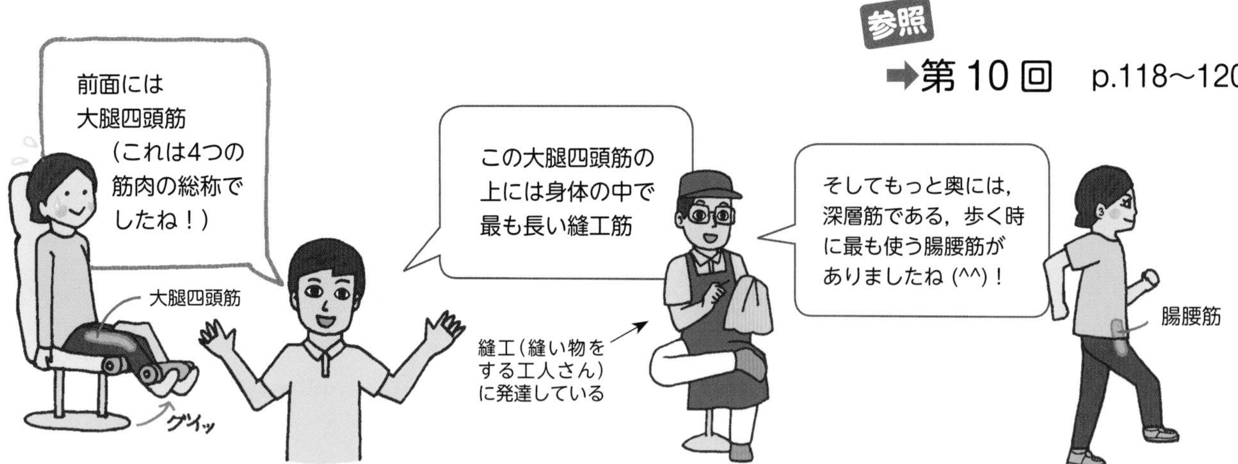
前面には
大腿四頭筋
（これは4つの
筋肉の総称で
したね！）
大腿四頭筋
グイッ
この大腿四頭筋の
上には身体の中で
最も長い縫工筋
縫工（縫い物を
する工人さん）
に発達している
そしてもっと奥には，
深層筋である，歩く時
に最も使う腸腰筋が
ありましたね (^^)！
腸腰筋

A　大腿部の筋肉を透かして見よう

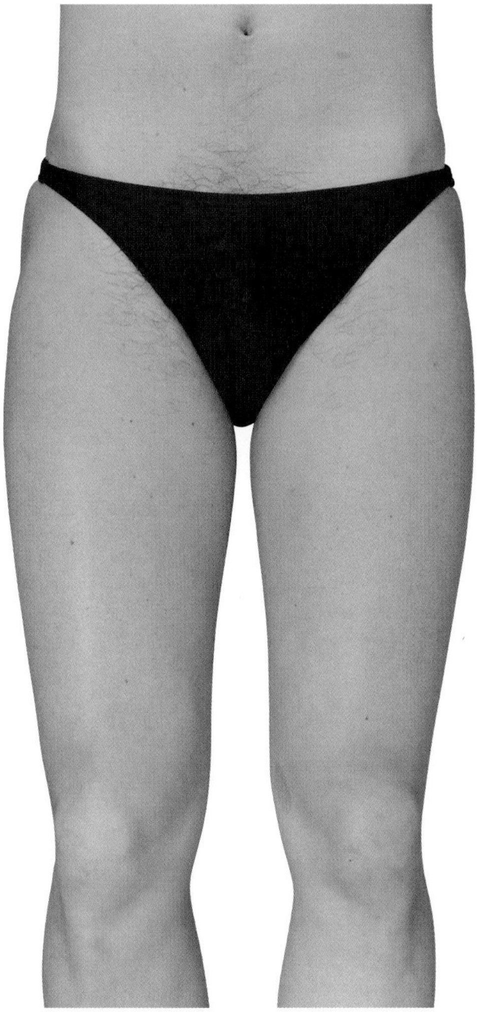

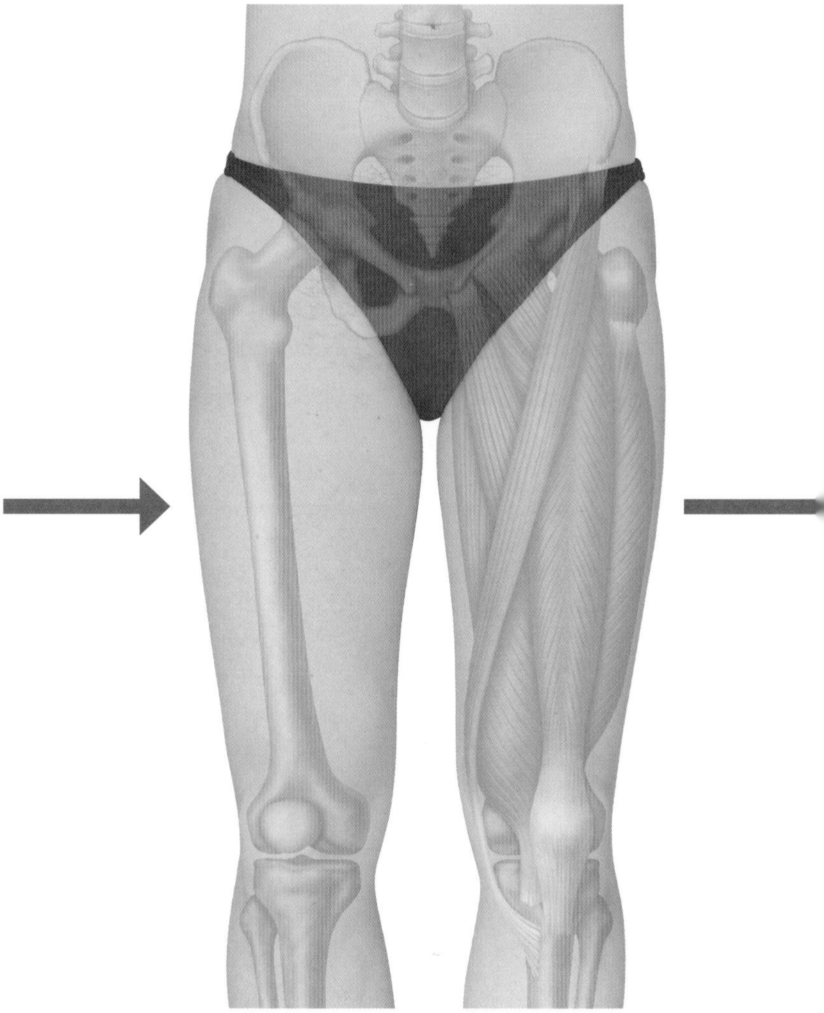

皆さん，自分の太ももを見てください！　そうです，医学用語では大腿部．大腿部ぐらい知っているよ〜って言われそうですね (^^;)．太ももというくらいなので，かなり太いですよね〜．仮に太ももの直径が15cmだったとします．その中に通っている骨(大腿部にあるから大腿骨)の太さはどれくらいだと思います？　皮膚を通して自分の大腿骨を想像して透かして見えますか？

大腿骨の直径，細いところだと3cm程度しかありません．女性だともっと細い方もいらっしゃいます．骨は3cm，でも大腿部の太さは15cm．ってことは……そうですね〜骨が中の方に通っていて，あと周りはすべて筋肉で，その太さを造り上げているんですよっ！　あっ……筋肉の外に皮膚が来ますから，脂肪組織が増えるとそれだけ太く見えます (^^;)．その脂肪組織の分も引いてくださいね(^^;)．

では，この大腿部，皮膚を外した状態が**A**です．大腿四頭筋も見えていますが，その上に縫工筋が載っていますね．その縫工筋を取ってしまうと大腿四頭筋の全容が見えます(**B**)．大腿四頭筋は，大腿部の4つの筋肉の総称でしたね！　何という筋だったか覚えていますか (^^)!?　真っ直ぐな直筋が1つ，その名の通り大腿骨に幅“広”くくっついている広筋と呼ばれる筋肉が3つです．大腿直筋，そして外側·内側·(その間だから)中間広筋でしたねっ！

中間広筋は大腿直筋の下にあるので腹側からは見えません．そこで，大腿直筋を取ってしまうと……中間広筋が見えてきました(**C**)！　さらに大腿四頭筋まで取ってしまうと……もっと深層の内転筋群が見えてきます(**D**)．内転筋は，内転させるための筋肉なので，腹側から見ると大腿四頭筋の下に位置しています．しかし内側から見ると大腿四頭筋(腹側)も大腿二頭筋(背側)も上に載らず最浅層になるため，長内転筋などは皮膚を透かして見ることが出来ます．

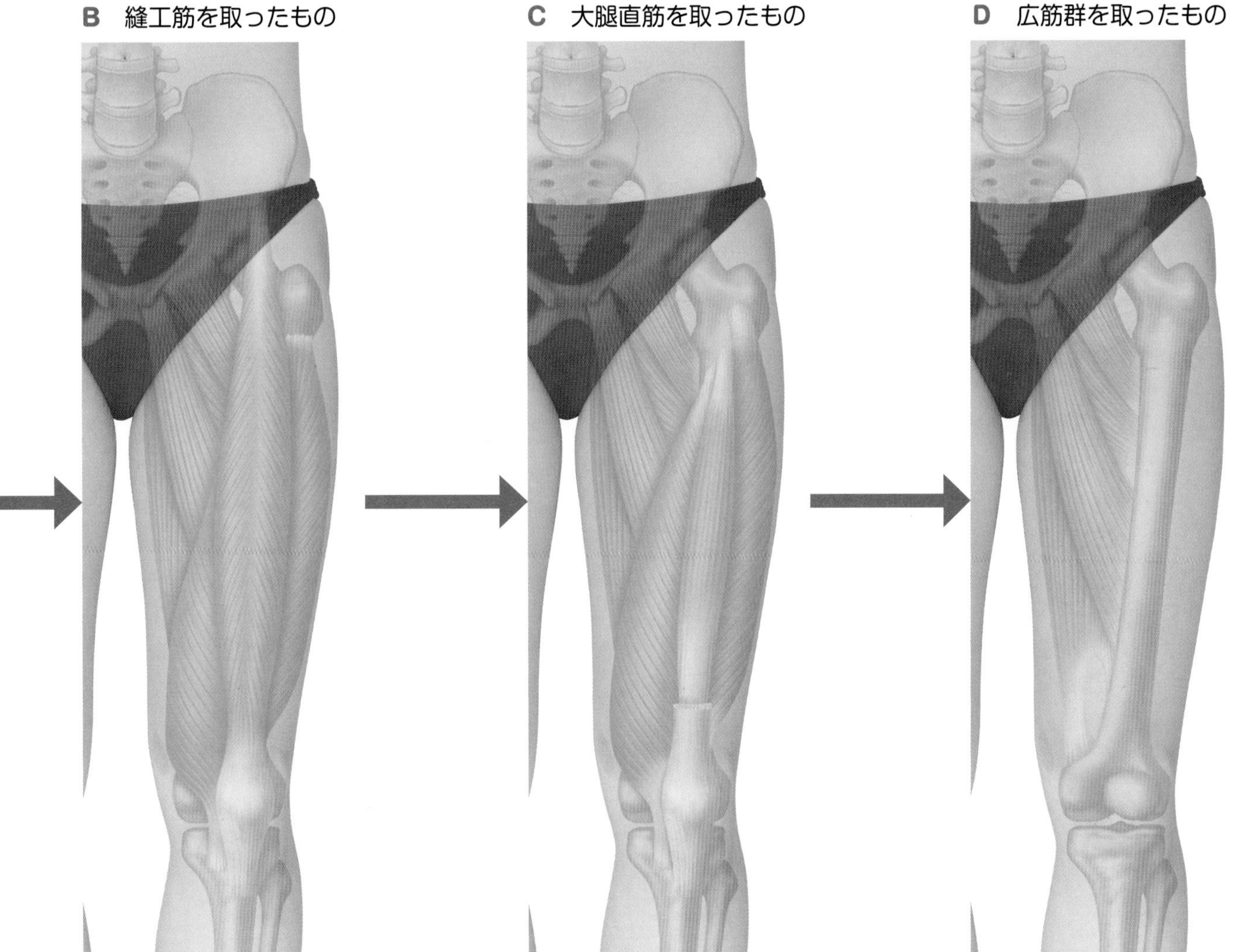

2 縫工筋と長内転筋

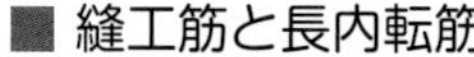

■ 縫工筋と長内転筋

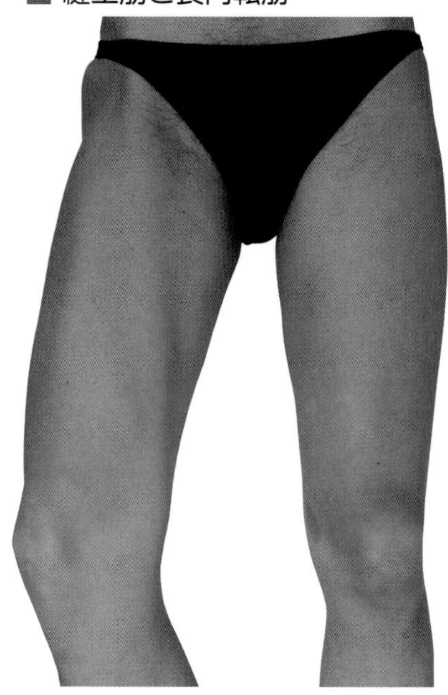

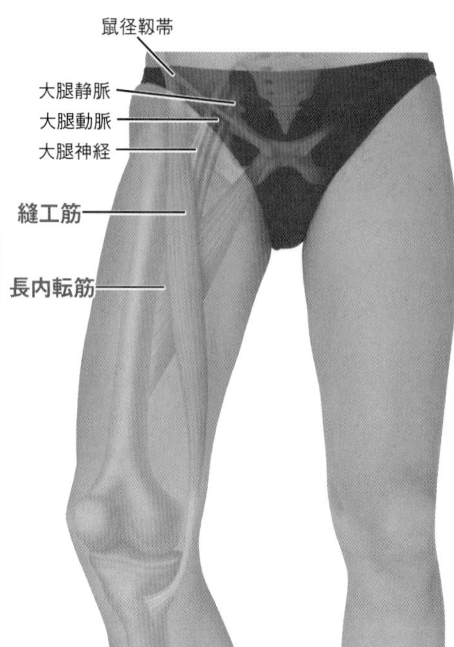

■ 縫工筋と長内転筋の起始と停止

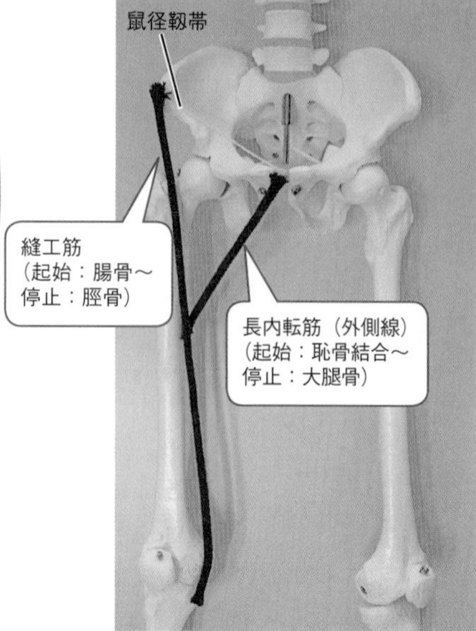

まず，最浅層にある縫工筋を見てみましょう♪　縫工筋は人体で最長の筋肉でしたよね～！　長いんです．上前腸骨棘から膝の下の内側（脛骨上部内側）を結んでいましたよね！

上前腸骨棘は，パンツを引っかける，または引っかけない，っていう腰の出っ張ったところでしたね（^^）！　これは名前の付け方まで，前に学習したから覚えてくれてますよね（p.46）!?

念のためまた申し上げておきますが，まずは名前を覚えるより，ここに何があって，どんな風に働くんだ，というのをイメージしてください！　興味をもてば，自ずと名前は覚えますから，ねっ（^^）！

縫工筋は，股関節と膝関節をまたいでいるので二関節筋です．とすると，これらの関節の運動にかかわってきますね（^^）！　上の図，そして右の骨に赤い紐で模式的に示した筋肉の写真を見るとよく分かると思います．

また，重要だよ！　とお話しした縫工筋と長内転筋，そして鼠径靭帯でつくられるスカルパ三角も，今一度復習しておいてください（p.126）！　大腿動脈の脈がとれる部位でもありますからね～！

ついでに腹側や背側から見ると最深層，でも，内側から見ると最浅層の内転筋であり，スカルパ三角を構成する長内転筋も見ちゃいましょう♪　長い内転筋だから長内転筋．これは恥骨結合とその近傍から大腿骨の内側の真ん中辺りを広く結んでいますから，文字通り大腿を内転させることは簡単に理解できますよね（^^）！　そのお隣には大きい内転筋もあって，それは大内転筋と呼ばれます．長内転筋と働きは一緒です．細かいことまで言えば，その付着部位からほかの運動にも働きますが，まずは基本（内転！）を理解しましょう♪

3 大腿四頭筋

■ 大腿四頭筋の弛緩

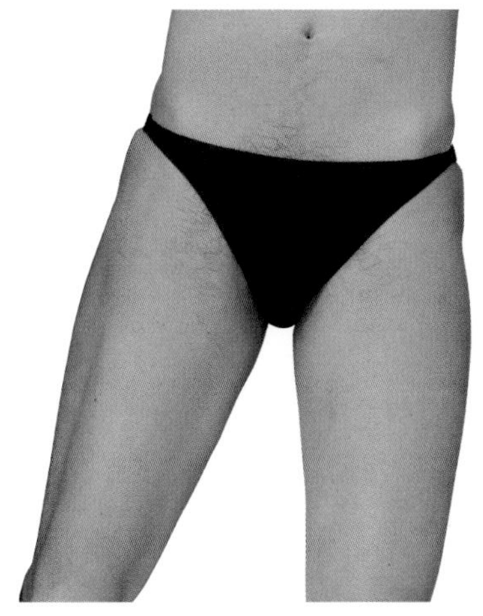

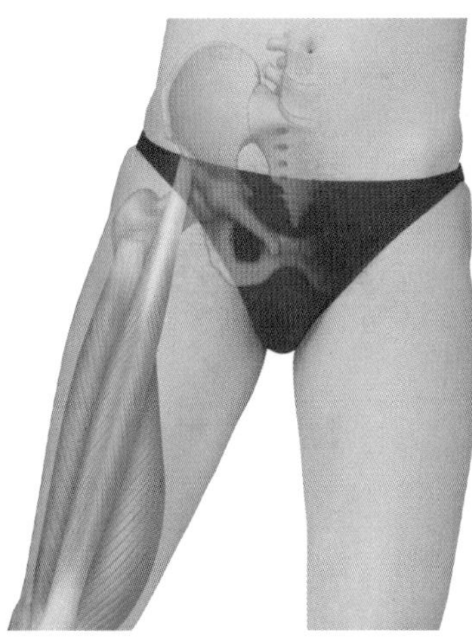

■ 大腿四頭筋の収縮

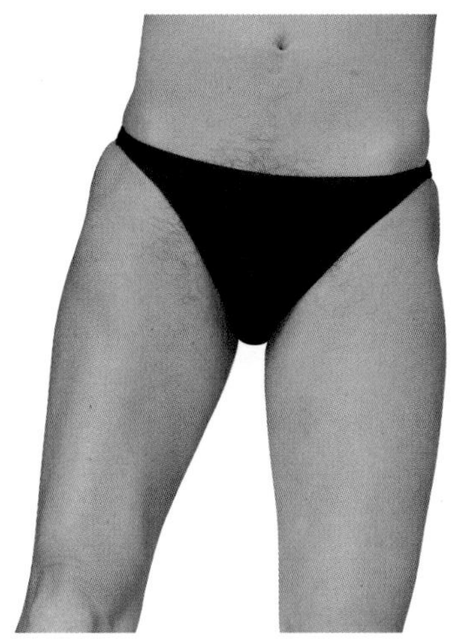

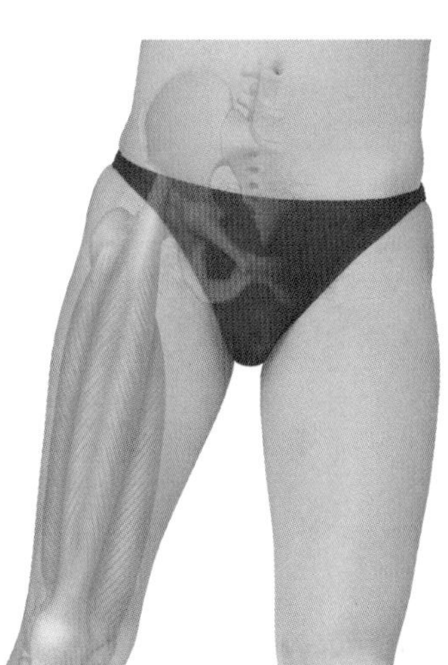

■ 大腿部の断面（右脚）

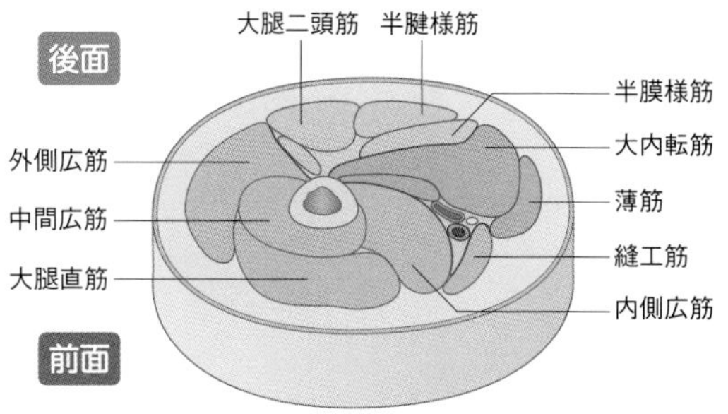

■ 大腿四頭筋の起始と停止

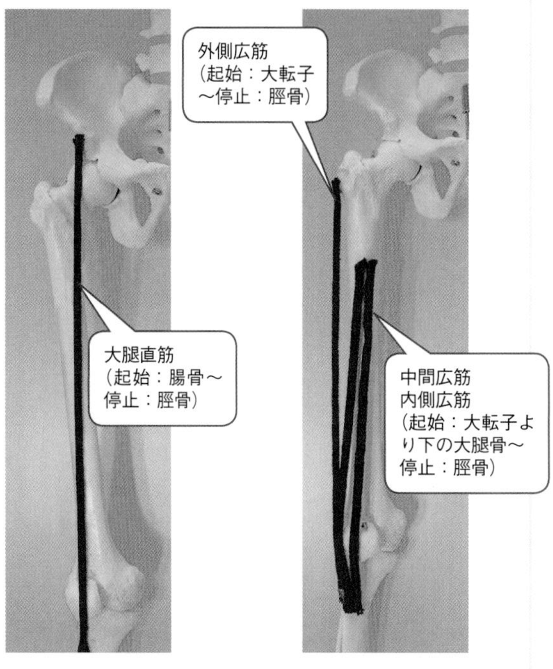

では，ここで大腿四頭筋の構造と働きを簡単におさらいしておきましょう♪

大腿四頭筋とは，大腿にある4つ頭がある，つまり片側が4つに分かれている筋肉で，大腿直筋，外側・内側・中間広筋の4つでしたね．反対側はみんな一緒に腱を共同している仲良しさんで，主な働きが皆一緒，だから総称されて大腿四頭筋なんでしたね！　俗にいう腹筋とはわけが違うのは，p.118で述べた通りです．

4つのうち，大腿直筋だけは腸骨から出て，下腿の脛骨までつながっています．すなわち股関節と膝関節，2つの関節をまたいでいるので二関節筋です．これが短くなったら……．上の写真を見れば一目瞭然(^^)！　赤い紐を短くしたらどうなります？　股関節の屈曲と，膝関節の伸展が起こりますね！　ただし，股関節の屈曲は，その断面積の大きさから，このあとに述べる腸腰筋が最大の働きとされます．

あとの3つの広筋はすべて大腿骨と脛骨を結んでいますので，膝関節の伸展に働くんでしたね (^^)！　名前も含めて大腿直筋だけが，ほかと違っていました．でも，みんな膝関節の伸展，という面では一緒です．第10回で復習しておいてくださいねっ (^^)♪　わかりにくいですが，弛緩と収縮の写真を見てイメージしてみてくださいね！

そして最終的には，左の写真で筋肉が透けて見えるようになってくれれば最高です(^^)．

4 腸腰筋

■ 腸腰筋の弛緩

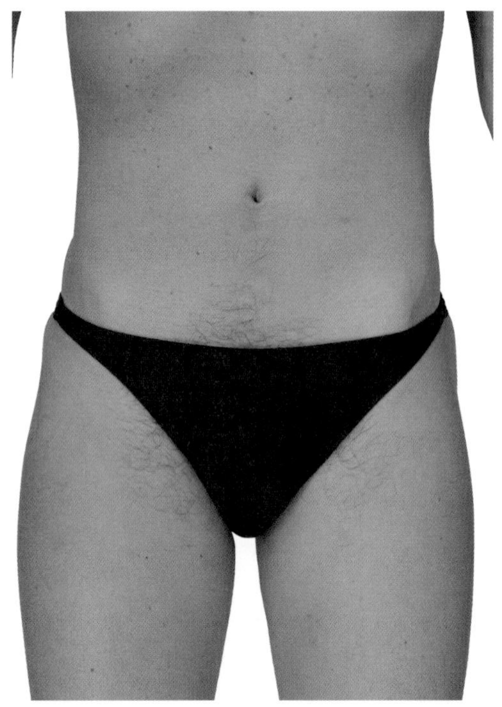

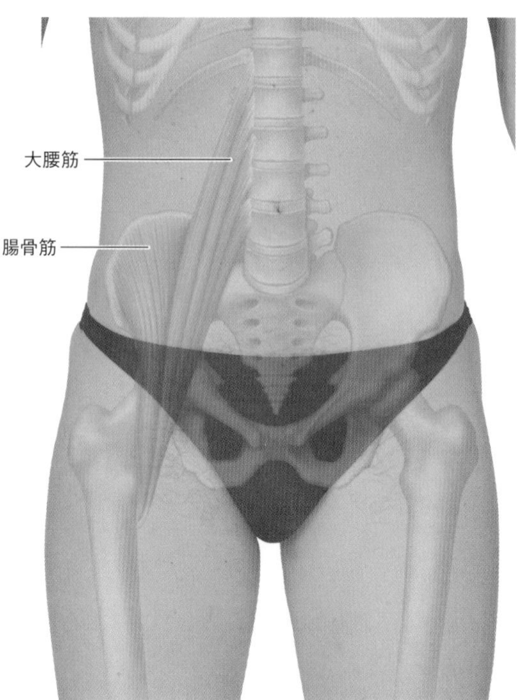

■ 腸腰筋の収縮（脚を股関節から屈曲）

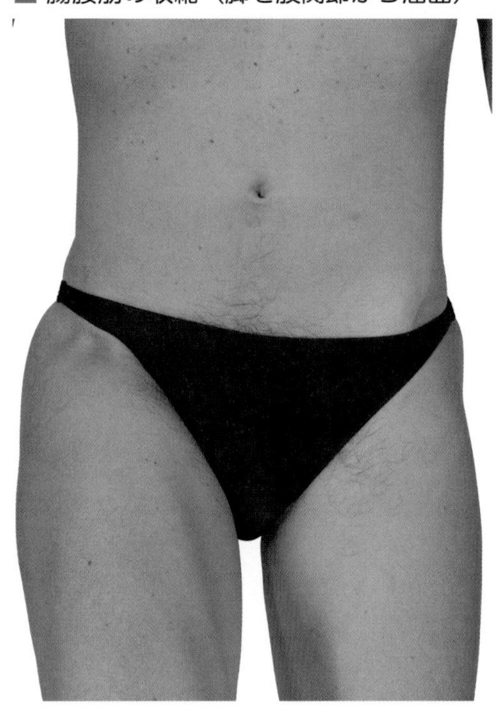

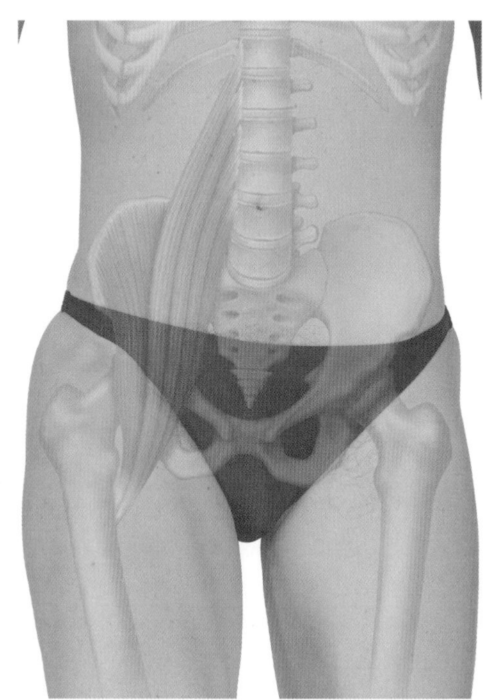

腸骨筋の起始と停止

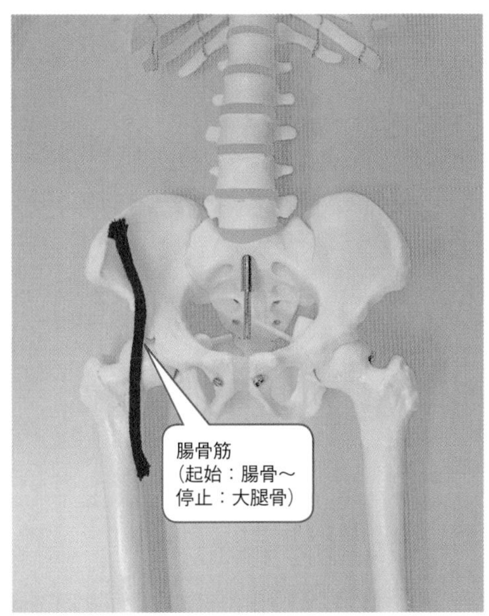

大腰筋の起始と停止

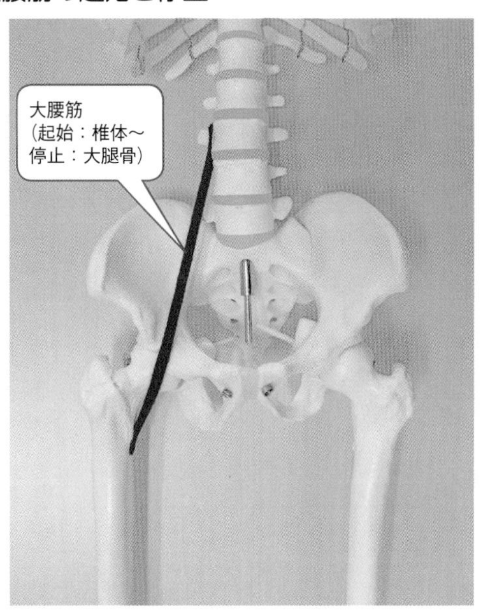

腸腰筋とは，腸骨筋と大腰筋の総称でしたね(^^)！　腸骨筋は文字通り腸骨から出て，股関節をまたいで大腿骨にくっついています．大腰筋は腰から出る大きな筋肉で，腰椎などと大腿骨を股関節をまたいで結んでいます．

ですから股関節を曲げる際は，この大腰筋が一番太いので最も重要な働き，すなわち最も強力な役目を果たすんです．

前ページでもお話ししたように，股関節の屈曲，すなわち太ももを体幹に引っ張ってくる働きは主として腸腰筋が担っています．しつこいようですが，大腿四頭筋は膝関節の伸展がメイン，大腿直筋だけが股関節の屈曲にも働きます．とは言っても，殊にステップを踏む時など足をももから高く上げるのは，腸腰筋の働きです．

腸腰筋はインナーマッスルの代表格です．だから，残念ながら鍛えても見ることが出来ません．縁の下の力持ちといった感じでしょうか…….

前回，腹筋運動に関して述べましたが(p.155)，背中を曲げずに腹筋運動をすると，この腸腰筋をメインに使うことになります．腹直筋，あまり盛り上がらないでしょ(^^)？

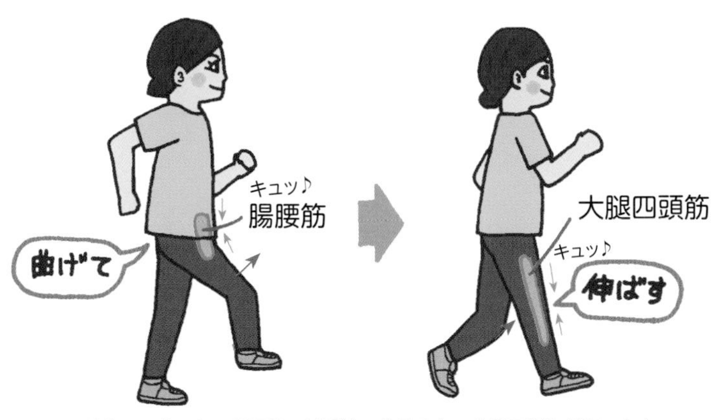

股関節の屈曲は主に腸腰筋，膝関節の伸展は主に大腿四頭筋が行います．

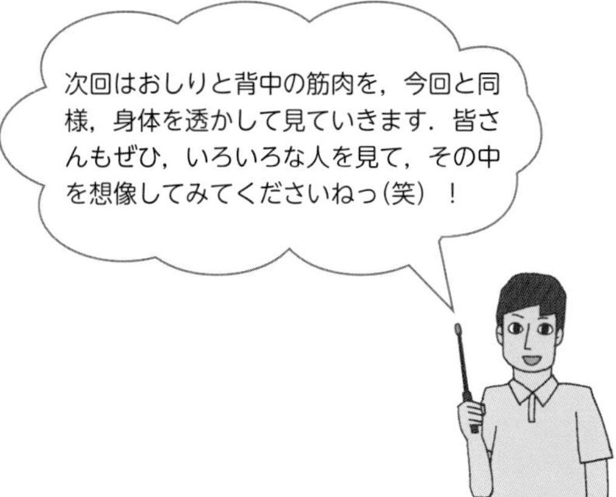
次回はおしりと背中の筋肉を，今回と同様，身体を透かして見ていきます．皆さんもぜひ，いろいろな人を見て，その中を想像してみてくださいねっ(笑)！

Memo

第14回
身体を透かして見てみよう！
Part 4…背側の筋肉

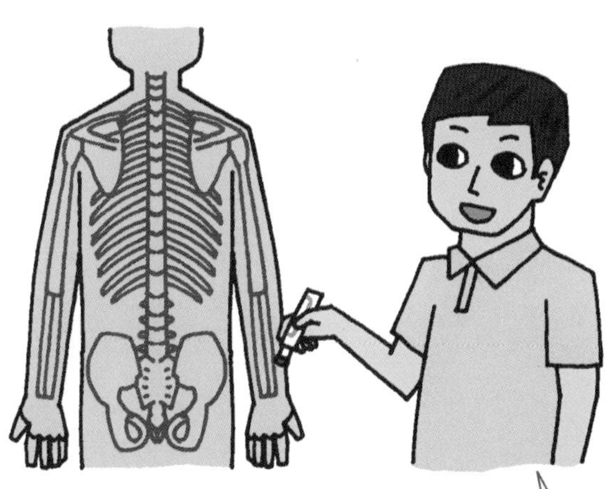

今回のテーマ
1　背側のランドマーク
2　殿筋3兄弟♪
（大殿筋，中殿筋，小殿筋）
3　体幹背側の筋肉
4　僧帽筋

皆さん，こんにちは！　前回までに腹側の主な筋肉を見てきましたが，いかがでしたか？　ん……前回はちょっと短かった（^^;）？「内容が多くて全部理解するのが大変（><）！」という声をちらほらお聞きしたので，この数回はサービスタイムです（^^）．テスト形式にしようかとも思ったのですが……．私はテストが嫌いなので，そんな意地悪しませんっ（笑）！　その代わり，ただの暗記ではなく，十分に理解してくださいねっ（^^）！

今まで腹側を見てきましたので，いよいよ今回からは背側です．下腿腹側で目立つ前脛骨筋（ぜんけいこつきん），長（ちょう）（母（ぼ））趾伸筋（ししんきん）などは第16回で取り上げます．

第11回で「全身の骨格筋を描いてみよう！」と課題を出しました．今回はまず背側の全身の筋肉を，身体を透かして示します．また，それを描くためのランドマークをとっていきましょう♪　ランドマークさえとれれば身体を透かして骨格が見えます．そうすれば筋肉の付着部位から筋肉が透けて見えます．さらにそれが分かれば，その筋肉が収縮したらどう動くかまで分かります．

皆さんもぜひ，いろいろな人を見て，その中が透けて見えるようになってくださいねっ（笑）！　そのあと，背側の目立つ筋肉を個々に見ていきましょう（^^）♪

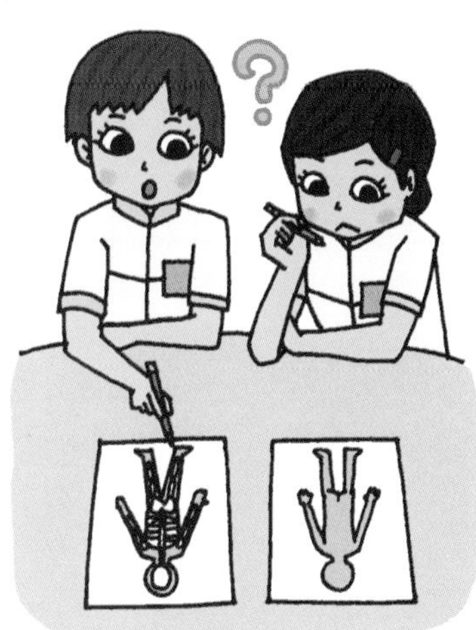

腹側の時と同様に，背側の全身筋肉を透かして見てみましょう♪　p.139と並べて見ると分かりやすいですよ (^^).

下の図は皮膚を剥いただけで見えてくる状態です．腹側と同様，皮膚を剥いただけでは骨は筋肉が付着していて見えませんし，筋肉自体も重なり合っています．

これだけ重なり合って，いろぉ〜んな方向に骨と骨を関節をまたいで結んでいるので，皆さんが普段何気なくやっているような複雑な運動が出来るのです．

これだけでは，どことどこが筋肉で結ばれているか分かりませんね．そこでランドマークをとって，骨格を透かしてみましょう♪

■ 背面の写真に全身の骨格筋を載せたもの

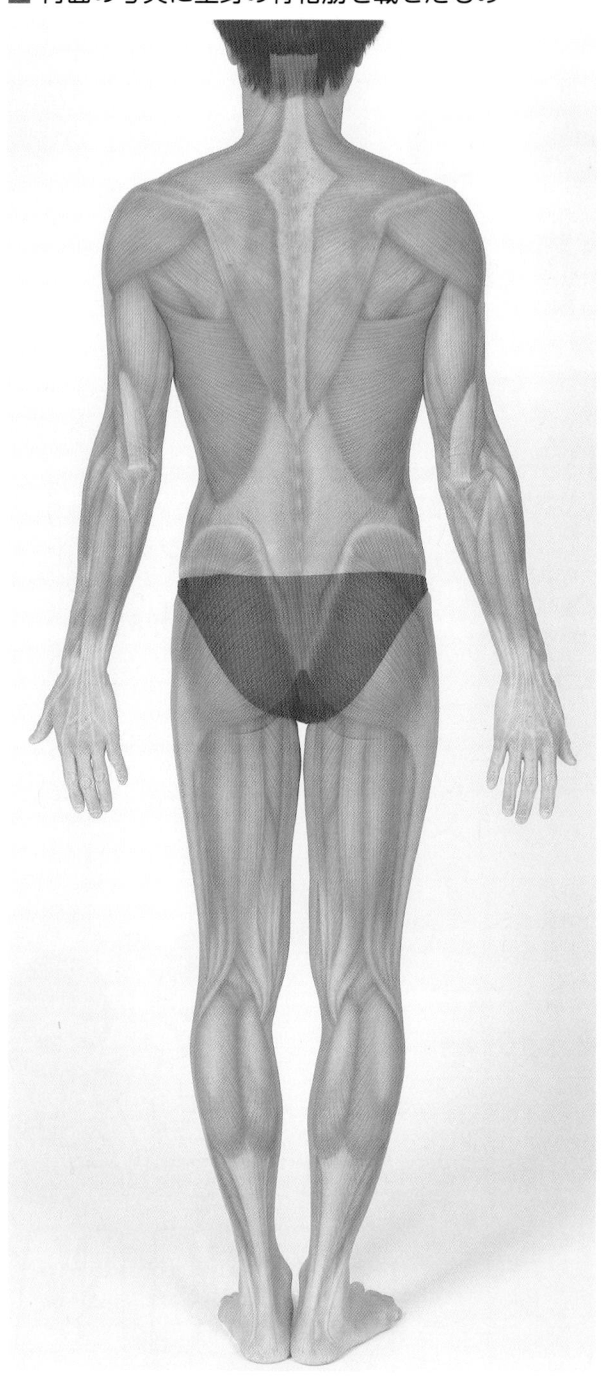

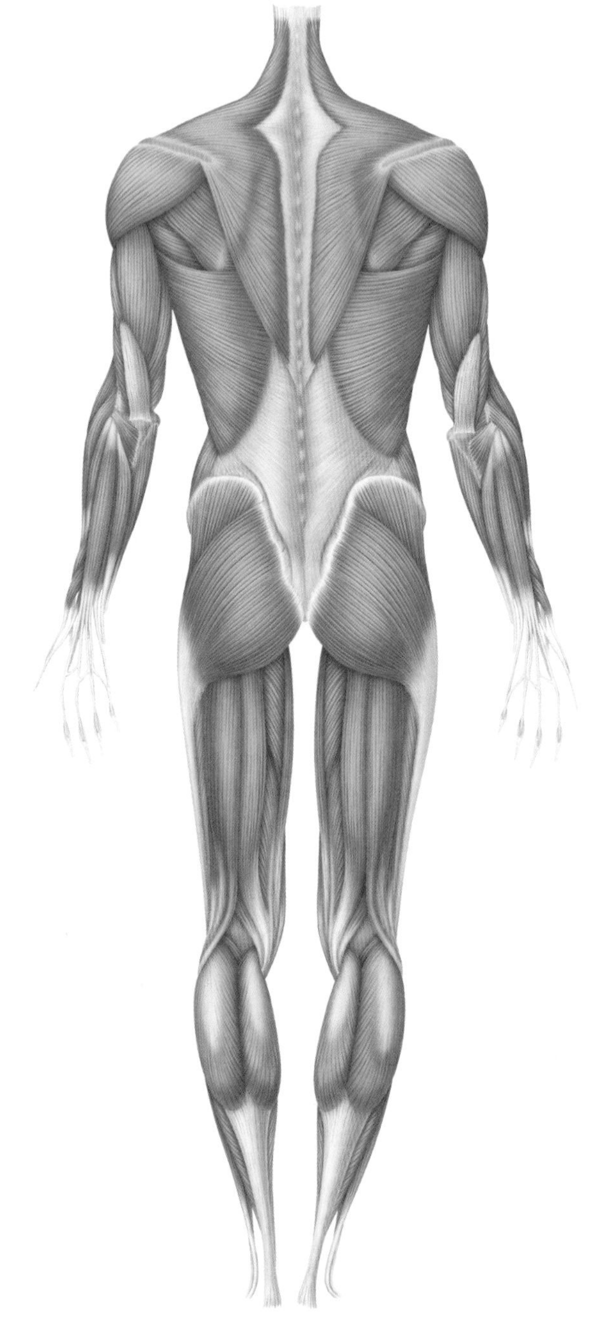

1 背側のランドマーク

Ⓐ 骨の位置からランドマークをとろう

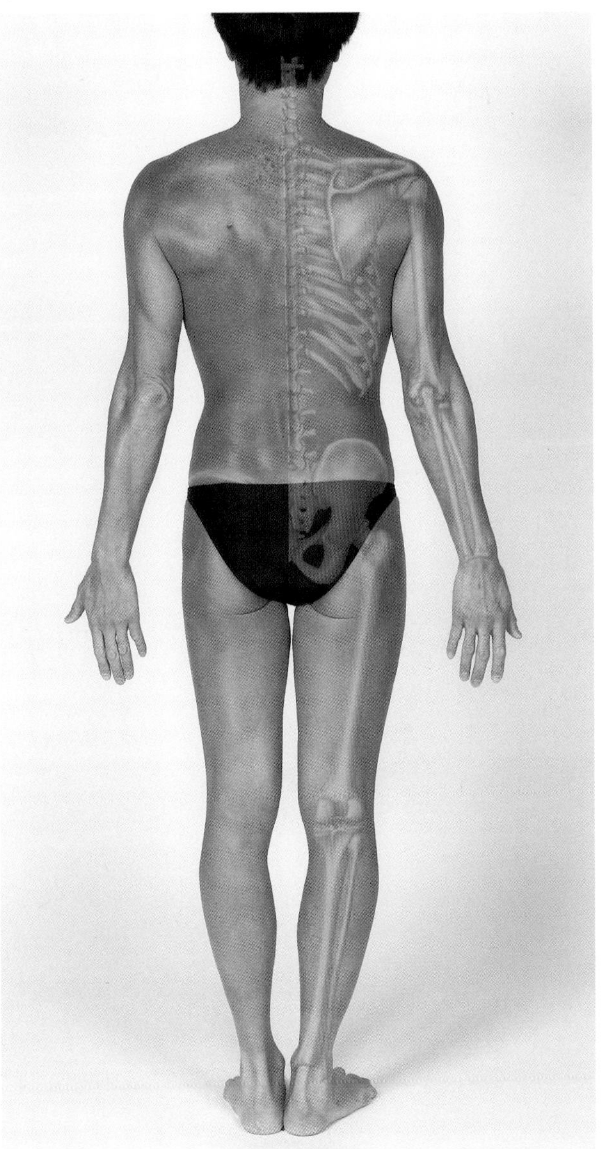

Ⓑ ランドマークはココ！

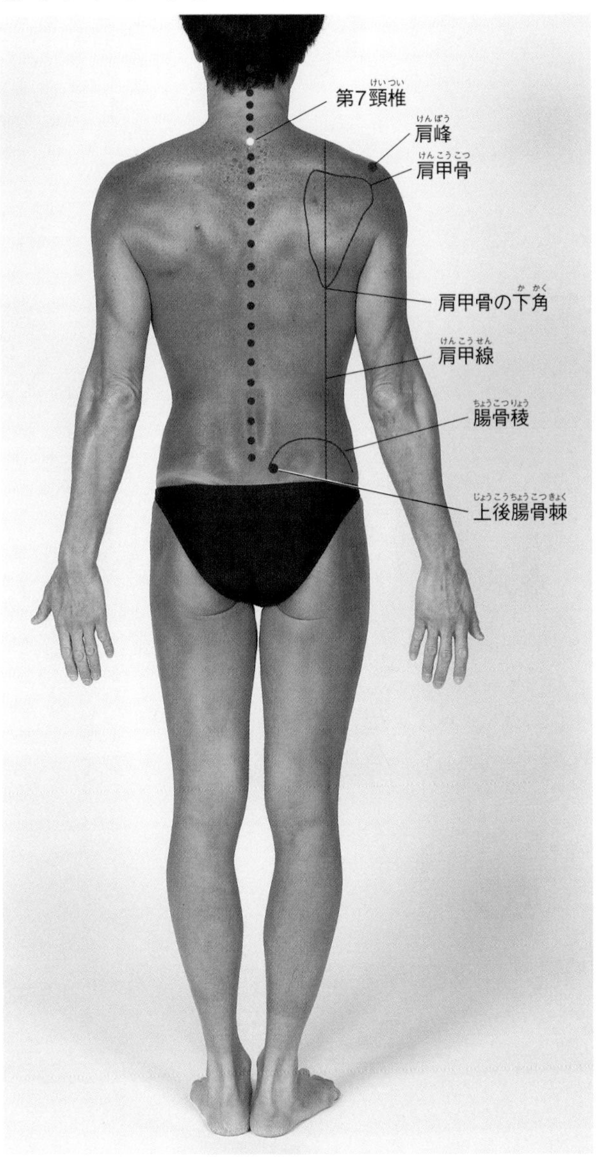

まず背側のランドマークをとってみましょう(^^)♪　腹側と違って自分で触るのはかなり難しいので，お友達同士で出来ると良いですね．いろいろな体型の患者さんがいらっしゃるので，多くの人にとらせてもらうと一層勉強になりますよ(^^)！

腹側と同様，実際の身体に骨格や筋肉を描き込んでみましょう♪　右半身に骨格を落とし込んだのがⒶです．これはどうやったら描けるのでしょう？

実はランドマークをとることにより描いています．皮膚の上からもわかる骨の出っ張りなどを目印にしたのがランドマークでしたね(^^)♪　それがⒷです．Ⓑにあげたランドマークは，確実にとれるようになってくださいネ！　ⒷにあげたようなランドマークをとるとⒶが描けます．Ⓒは右半身の筋肉を皮膚の上から透かして見た図，そしてⒹがどことどこの骨が結ばれているのかを理解するための図です．Ⓒの図で，右半身の筋肉を見ずとも，左半身に筋肉が透けて見える

Ⓒ 皮膚を透かして筋肉を見よう

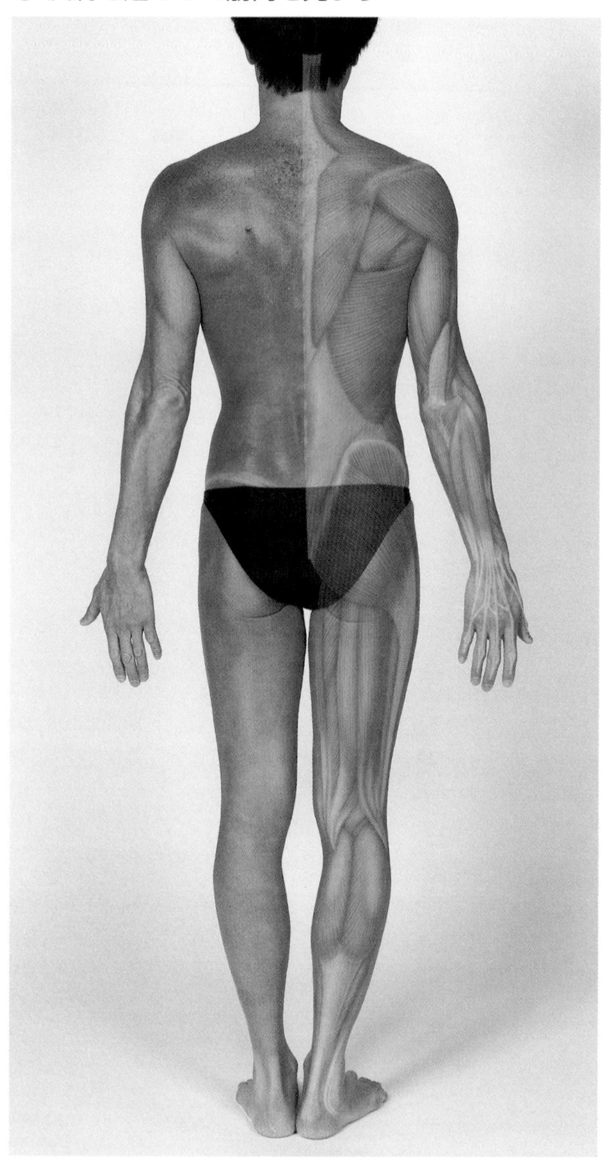

Ⓓ 骨格筋がどの骨とどの骨を結んでいるかを見よう

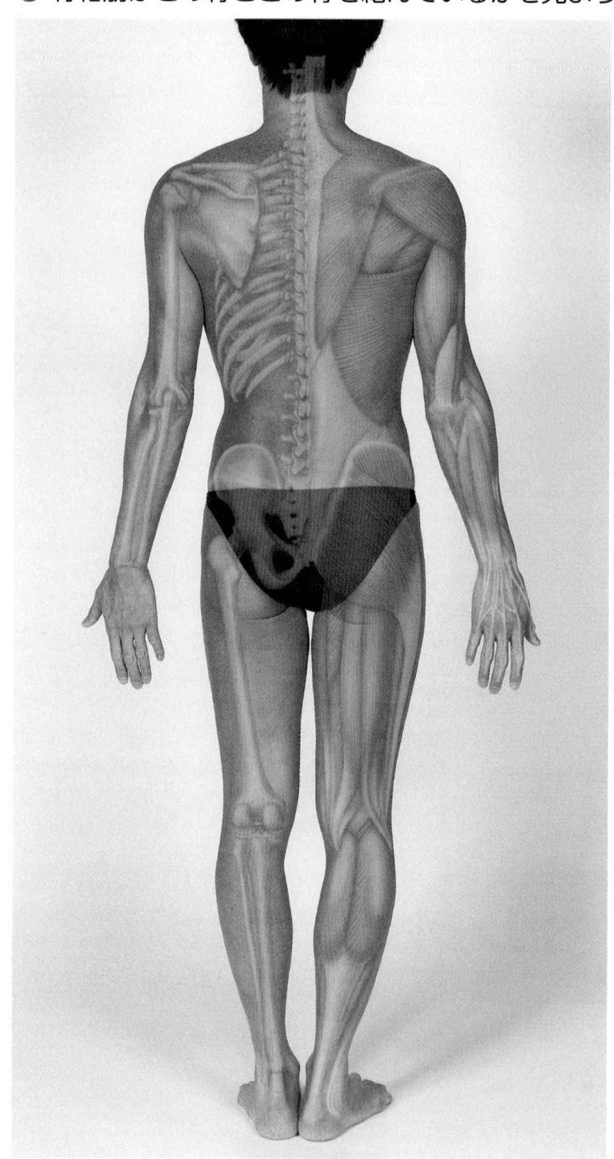

ようになりました(^^)？

p.169でランドマークのとり方を簡単に復習しておきますが，詳細についてはp.43からの内容を参考にしてください(^^)！

そのあと，背側で目立つ筋肉をもう少し詳しく見ていきます．筋肉が透けて見えるよう，そして，そこにそう付いているからこう動くんだ，と"理解"することが肝要でしたねっ(^^)♪

前回，ももを上げる(股関節の屈曲)筋肉を復習したので，今回はその逆の働きをする筋肉から見ていきます．何筋でしたか(^^)？

背側のランドマークのとり方 (p.167 Ⓑ参照)

①椎骨

背側のランドマーク，そうです，目印となる位置……まず，一番上は第７頸椎の棘突起でしたね (^^) ！　第７頸椎，頸の後ろで最初のコリッ♪　としたところだと p.43 でお話ししましたが，私の場合は第６頸椎もかなり触れます．このように個体差がありますので，「いろいろな人を見てみる！」，これが重要です．基本を知ることはもちろん重要ですが，バラつきを知ること，そしてそのバラつきがどれくらいあるかを知ること，これらを知ることも重要になります．

第６頸椎と第７頸椎，んじゃ，どうやって判断するか……．棘突起を指で押さえて首を左右に振ってみてください．大きく動くようであれば，それは第６頸椎の棘突起，それに比べて動きがかなり小さければ第７頸椎の棘突起です．通常ですと，下の写真にあるように，首を前に曲げて一番上にボッコォ〜ン♪と盛り上がって見えるのが第７頸椎です．

ここから数えて次の背中の正中に盛り上がっている突起は何ですか (^^) ？　第８頸椎の棘突起？　違いますよね〜！　頸椎は８個もありません！　７つです！

頸椎，胸椎，腰椎，仙椎，そして尾椎！　その数は上から順に 7，12，5，5，1！　これは絶対に覚えておいてくださいね (^^) ！

椎骨の棘突起，どこまでとれますか？　痩せていて，かつ筋肉があまりついていない方なら，ずぅ〜っと腰椎までとれると思います．しかし，骨の上に筋肉，さらに上には皮膚（ことに皮下組織の脂肪！）が乗りますから，なかなか全部はとれないですね〜．

■ 第７頸椎が一番出っ張っている！

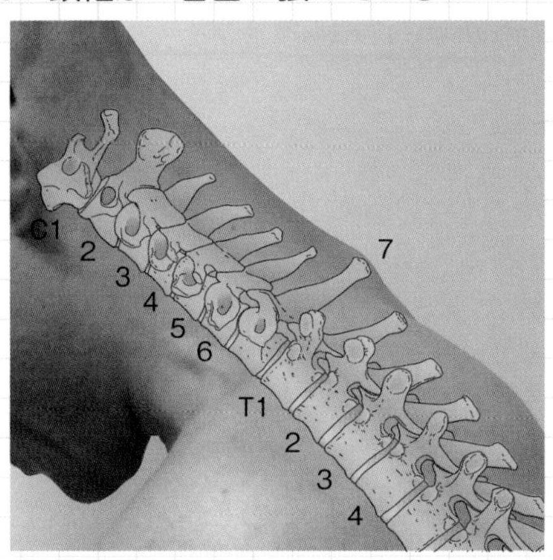

②肩甲骨

以前は述べませんでしたが，背中には肩甲骨もあります．

腹側では鎖骨中線という基準線がとれましたが，これと同様，背側にも骨を基に線を引くことが出来ます．肩甲線です！

ごくごく大雑把な言い方をすると，肩甲骨は２種類の三角定規のうち 30°，60°，90° の角度を持つ方（すなわち二等辺三角形でない方）の 30° の部分（これを肩甲骨の下角と言います）を下，90° の部分を上の内側にしたような形をしています（実際にはもう少し鈍角です）．その 30° の角の頂点を通って垂直に引いた線のことを肩甲線と言います．

ただ，この肩甲線，肩甲骨は肋骨の上で動きますので，いくら鎖骨で肩甲骨の動きが制限されると言っても，ある程度の参考に過ぎないと思っていたほうが良いかもしれません．

③上後腸骨棘，腸骨稜

上後腸骨棘，腸骨稜も押さえておきましょう．

上後腸骨棘は，背中の正中から３〜４ｃｍ横の腰の付近に凹みが見える方がいると思います．この凹み，別名，ビーナスのえくぼと呼ばれます．このビーナスのえくぼの凹みの内側寄りに上後腸骨棘はあります．このえくぼが見えなくても上前腸骨棘（もう大丈夫ですね (^^) ！）から山の稜線のような腸骨稜を，後ろまでずっとたどっていって，その稜線がきれるところにコリッ♪　とする部分があると思いますが，これがそうです．

上前腸骨棘から上後腸骨棘までが腸骨稜でしたね．名前の付け方は，繰り返し申し上げておりますので，もうよろしいですよね (^^)．上肢，下肢については p.146 を参考にしてください．

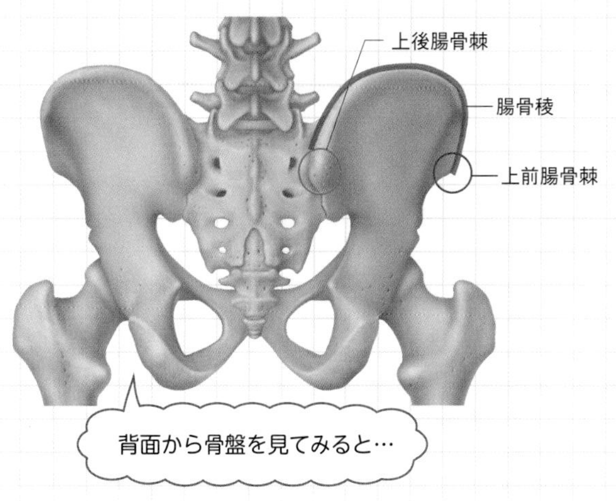

2 殿筋3兄弟♪（大殿筋，中殿筋，小殿筋）

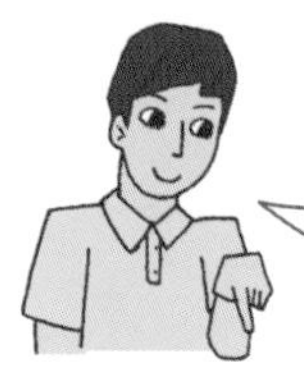

股関節の屈曲(脚を太ももから前に上げる) を担う筋肉は，もう身体で覚えてくれましたよね (^^)！
メインは腸腰筋でした. 今回は逆に『ももを下げる(股関節を伸展させる)筋肉』を見ていきます．そうです！　大殿筋ですね (^^)！
まずは大殿筋，ついでに，中・小殿筋，それら殿筋３兄弟を押さえていきましょう (^^)♪

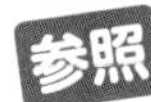

➡第 10 回　p.121～124

■ 大殿筋・中殿筋

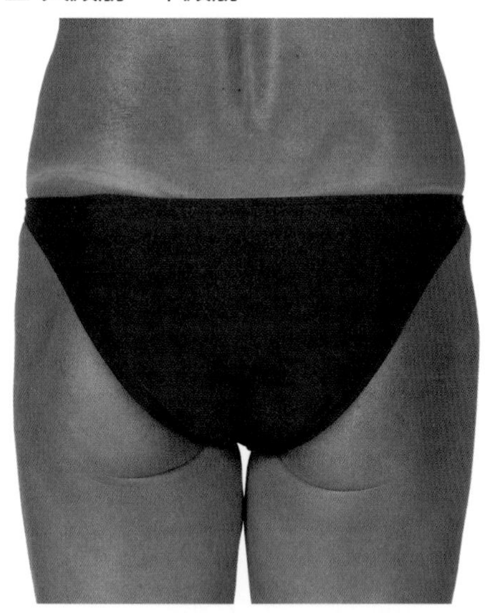

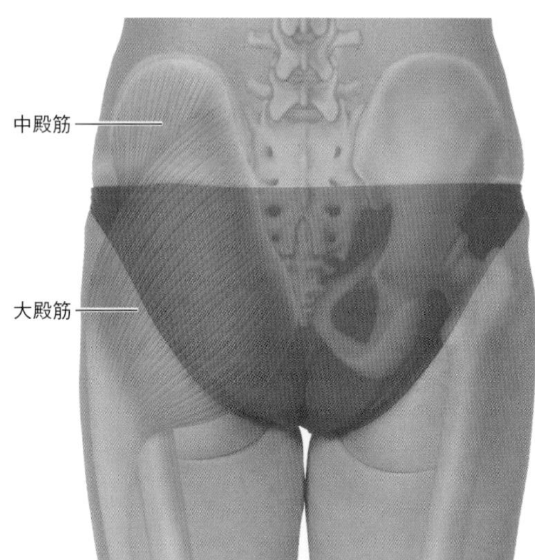

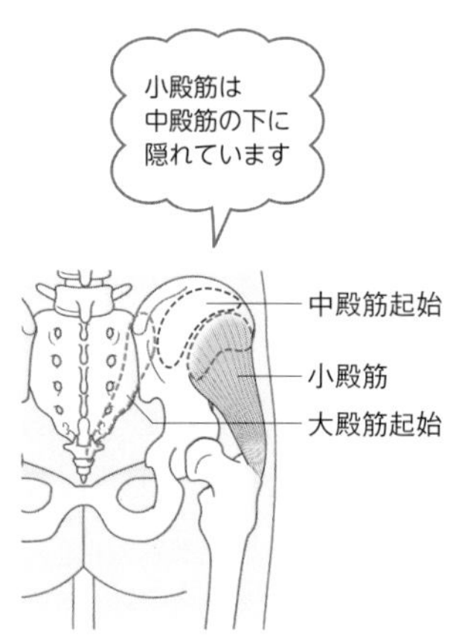

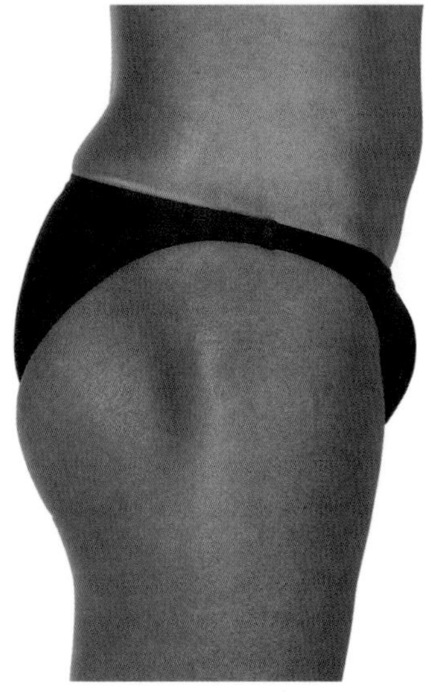

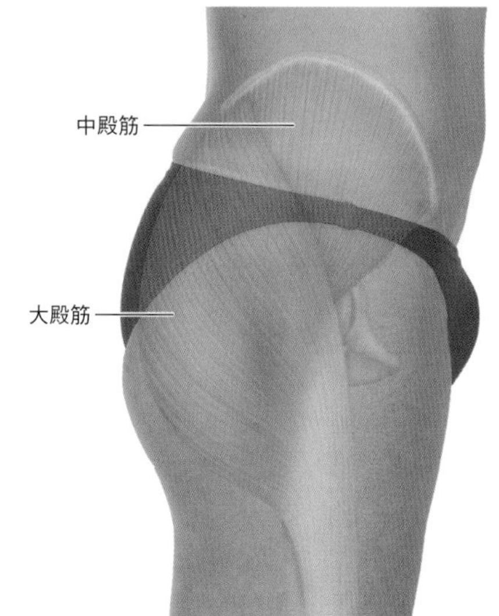

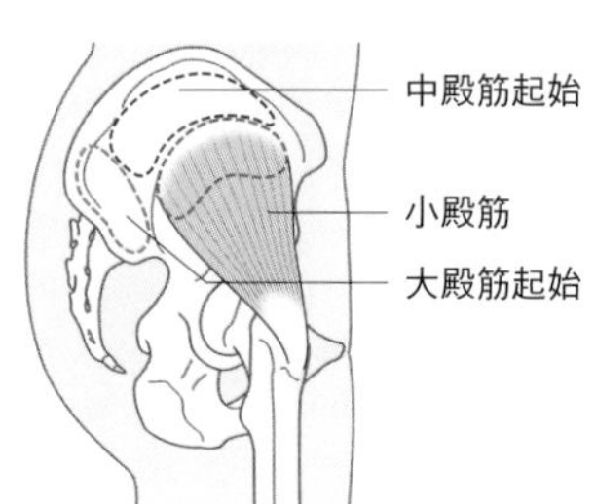

大殿筋の弛緩

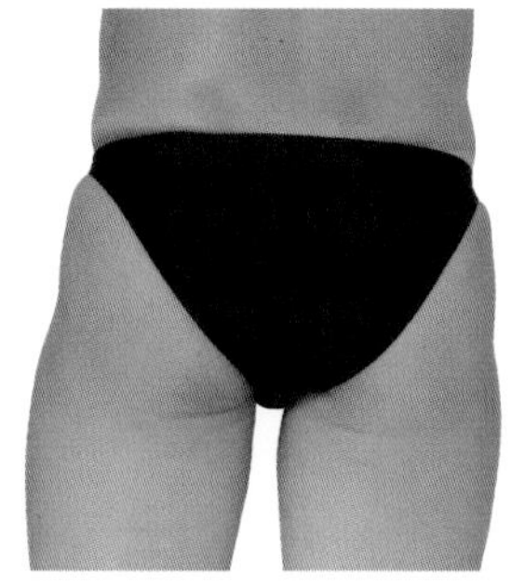

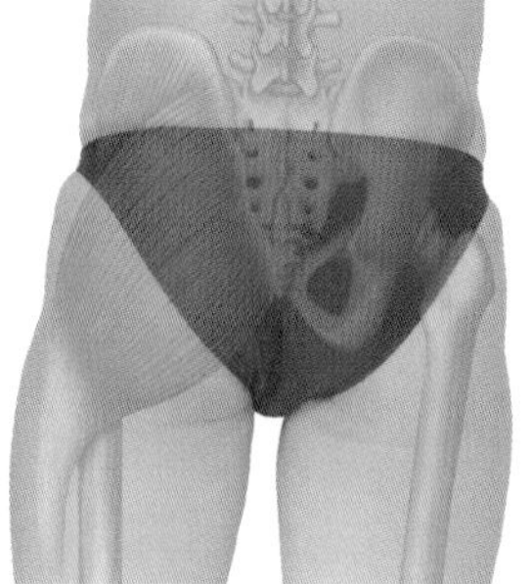

大殿筋の収縮

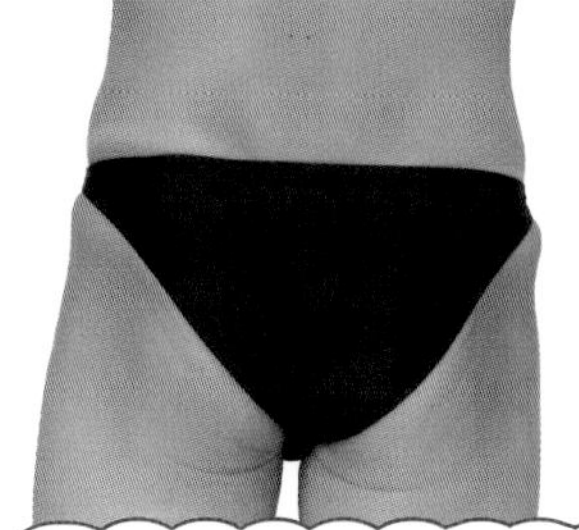

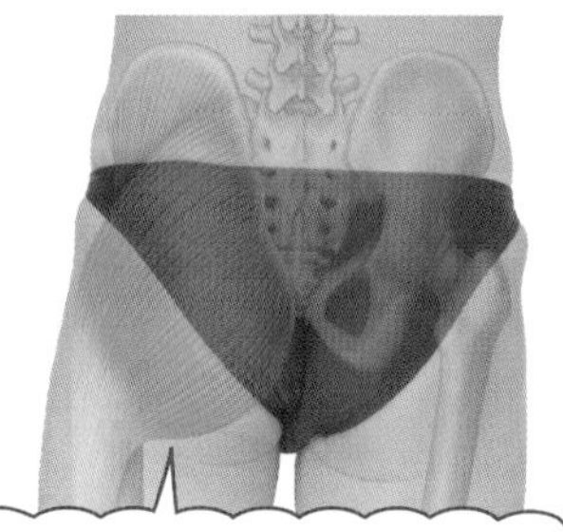

お尻に力を入れている状態．おしりの外側が凹むでしょ (^^)？

大殿筋，そしてついでにほかの兄弟である中・小殿筋についても見ていきましょう♪

見た目の大腿の太さと骨の太さはまったく違っていましたね！　それと同様，お尻も骨の形と見た目はまったく違います．お尻の部分にある腸骨は，後ろ（背側）から見ると凹んでいます．でも，お尻が凹んでいる人はいません！ということは，その腸骨の凹みにい～っぱい筋肉が付いているということです．筋肉は骨のくぼみにくっつくことが多かったですね (p.130)．

よくお尻のふくらみは脂肪で出来ていると勘違いされますが，お尻に力を入れてみてください！　硬くないですか？ということで，そのお尻のふくらみはほとんどが筋肉なんですよ～っ (^^)！　その上に皮下組織（すなわち脂肪）が乗ると，さらにふくらみが大きくなりますが，ふくらみの基本は筋肉です．筋肉に乗っている脂肪が多いと，直立すると脂肪は重力にしたがって下がり，いわゆるお尻が垂れたようになってしまいます．ヒップアップの運動についても，以前説明しましたよね(p.119)！　歩く時に歩幅を広くするだけでも後ろに足を上げることになるので効果はあると思いますよ(^^)．あとは走ったりジャンプしたりすれば，もっともっと使います．ただ，脂肪を落とさないで筋肉を鍛えると……余計に大きく見えてしまいます．腹部と同様ですね (^^;)．

お尻に力を入れて，後ろから触って触れる硬いものが大殿

中殿筋の弛緩

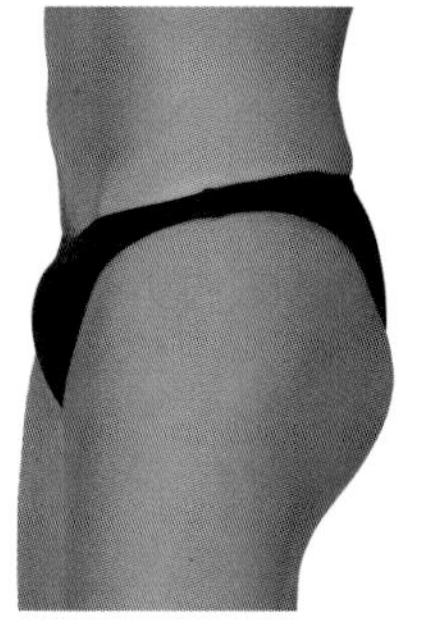

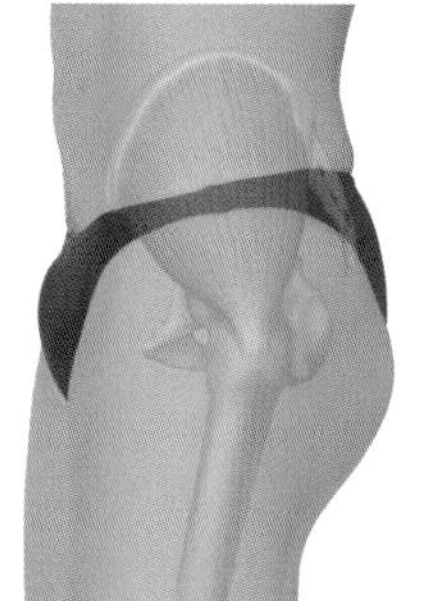

中殿筋の収縮

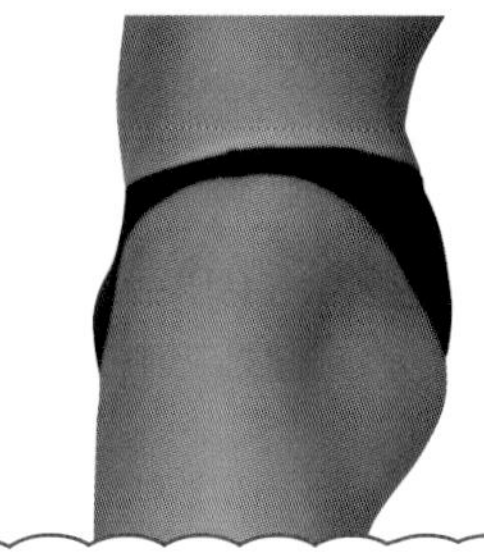

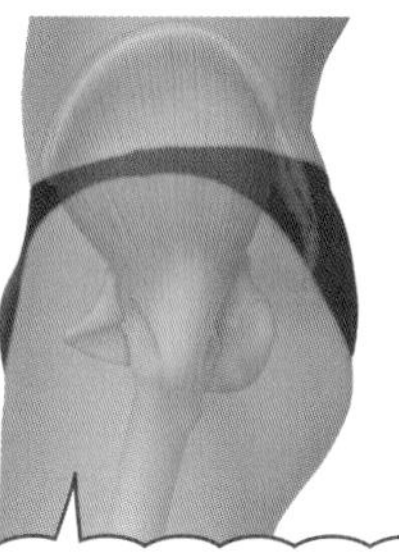

脚をそのまま横にあげている状態．脇にくぼみができるでしょ (^^)？

大殿筋，中殿筋，小殿筋の起始と停止

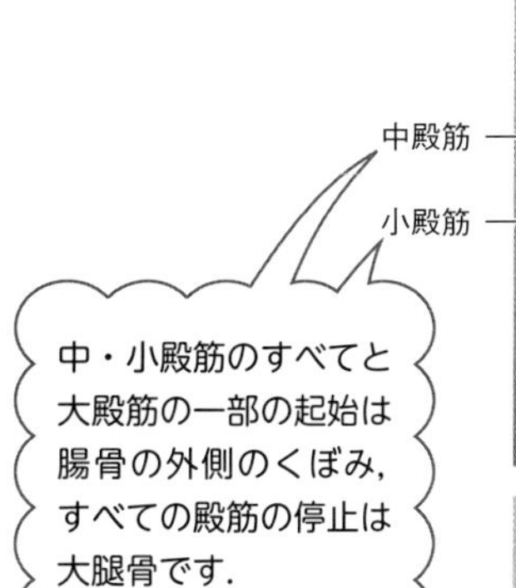

中殿筋
小殿筋
中・小殿筋のすべてと大殿筋の一部の起始は腸骨の外側のくぼみ，すべての殿筋の停止は大腿骨です．
小殿筋＜中殿筋＜大殿筋の順に大きくなって上に重なっています．

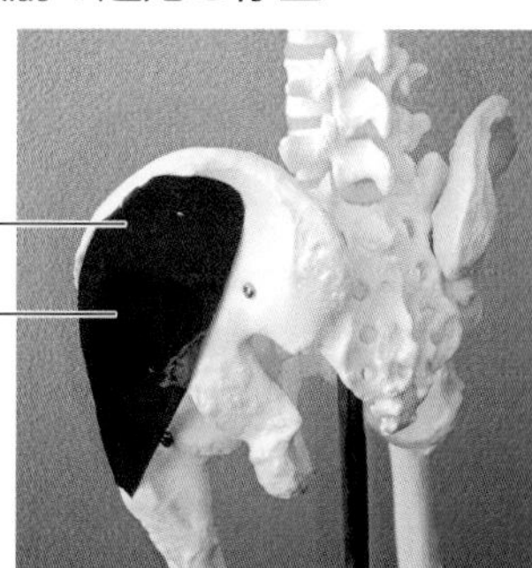

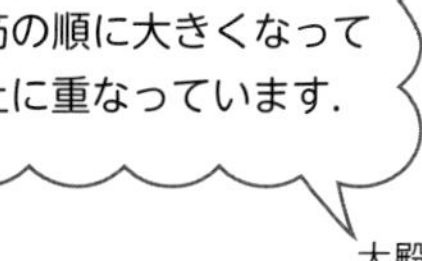

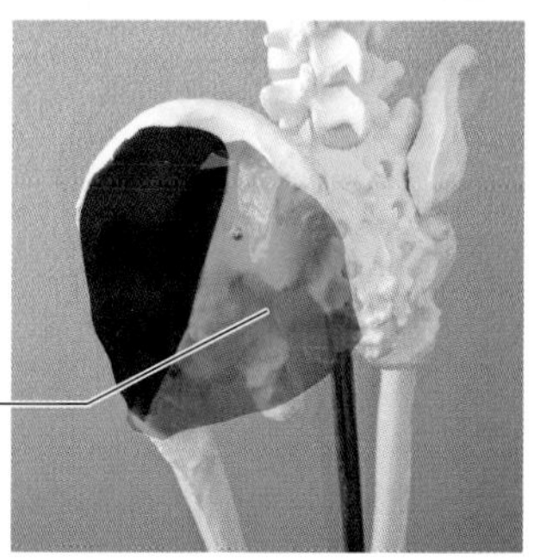

筋です．大殿筋は基本的にお尻の後ろ側です．この大殿筋，腸骨の後ろの方，そう，仙腸関節近くの腸骨外側部分（凹んだ部分）や仙骨，尾骨から股関節をまたいで大腿骨と結んでいましたね．

この筋肉の付き方ですから，股関節の伸展に働きます．こ

れが一番の働きです．また，大腿骨の外側に後ろからくっついているので，外旋(外側にひねる)の働きもありました．お尻に力を入れると，大腿の前が開くような感じがしますね！まさにそれが外旋です (^^) ！

ついでにお尻にあるもう2つの筋肉，中殿筋と小殿筋も透かして見てみましょう♪

中殿筋は，腸骨の外側，腹側から背側へ向かう2/3までの上半分に幅広く付着しています．小殿筋は中殿筋の下に完全に隠れていて，腸骨の外側下半分に幅広く付着しています．中殿筋も後ろの方は大殿筋が上に乗って隠れています．でも，体側では最浅層になりますので，収縮させるとよく分かります．一方，両筋肉の反対側は大転子に付着(停止)するんでしたね！

ということで，それらが収縮するとどういう運動になるかは，写真を見ても理解できますよね？　一番の働きは外転(^^) ！ これは分かりやすいと思います．前回p.159で見た内転筋群の働きと逆の働きです．

その共通の働きである外転以外の中・小殿筋の働きは，前と後ろの方で運動が逆になるんでしたね！　結ばれている所を考えれば理解できるはずです．分からなかったら第10回p.121をご覧ください (^^).

内転筋群は，座った状態で，脚が動かないように膝の内側に手を当てながら脚を閉じようと力を入れると鍛えられます．逆に脚が動かないように膝の外側に手を当てながら脚を開こうと力を入れると中・小殿筋が鍛えられますよ～ (^^).

殿筋3兄弟のうち，大殿筋だけがちょっと変わった子，あとの中殿筋と小殿筋はまったく同じ働きをします．付いている向きが同じ，すなわち引っ張る向きが同じだからですね！

さて，中殿筋，そして小殿筋が働かなくなったらどうなりますか？　片足立ちを考えてみましょう♪　そうでしたね！

■ 左足だけで立った時

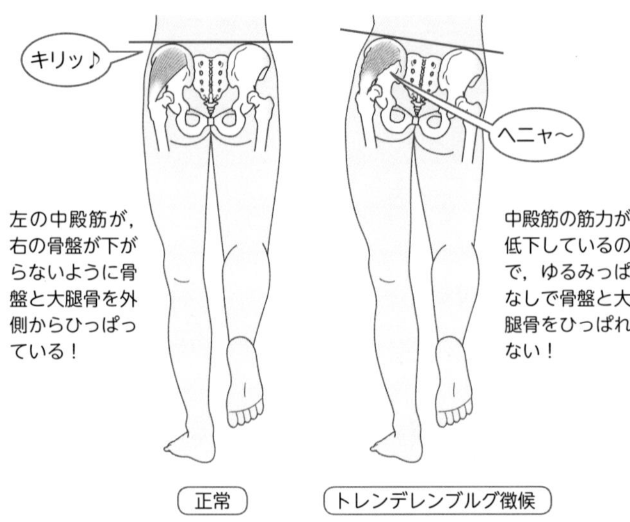
キリッ♪
ヘニャ～
左の中殿筋が，右の骨盤が下がらないように骨盤と大腿骨を外側からひっぱっている！
中殿筋の筋力が低下しているので，ゆるみっぱなしで骨盤と大腿骨をひっぱれない！
正常
トレンデレンブルグ徴候

トレンデレンブルグ徴候，勉強しましたね(p.124)！　中殿筋と小殿筋はまったく同じ働きをしますが，中殿筋の方が小殿筋よりも力が強いので，トレンデレンブルグ徴候のもとは中殿筋，と言われるのです．

大，中，小，は大きさを表していますが，大きい方が筋自体も太く大きい，すなわち収縮力が強く，強い力を出すことが出来ます．大胸筋(p.151)と小胸筋も同様です(小胸筋は見てきませんでしたが，大胸筋の下にある小さい筋肉だから小胸筋です)．

あっ……あと，お尻に筋肉注射する時に気をつけなきゃならないことも，以前お話ししましたね(p.124)！
これも押さえておいてくださいね～ (^^) ！

3 体幹背側の筋肉

■ 体幹背側の筋肉

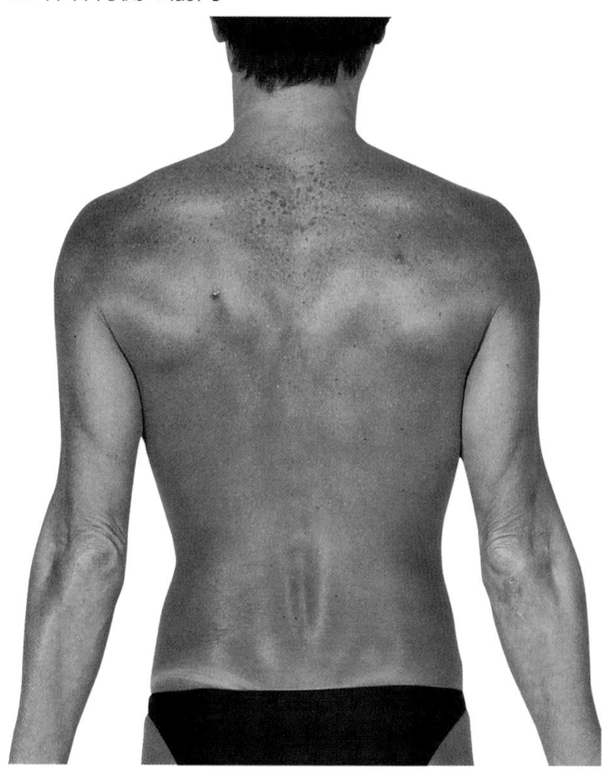

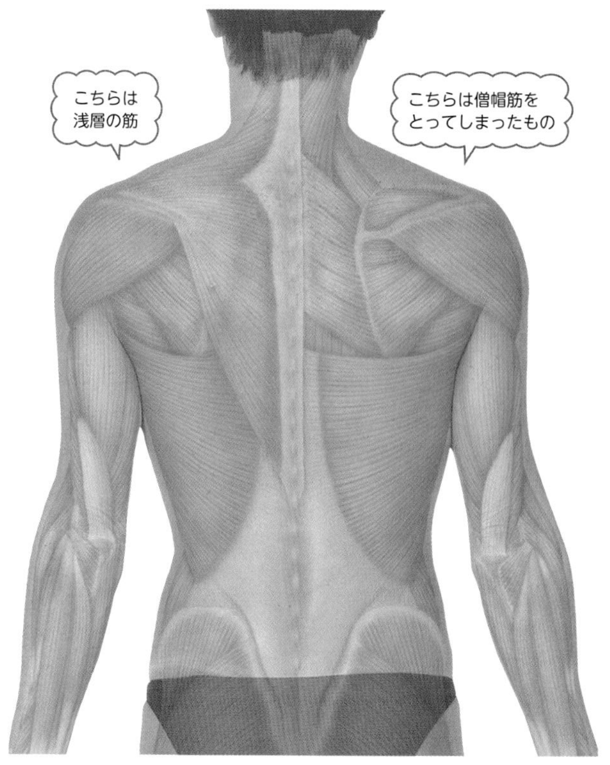

シャネルの創始者，ココ・シャネルは，生き様までもがエレガントであり，フランス女性のみならず現代女性の元となる考え方を実践し，それを世界中にファッションを通して広めた方だと思います．その彼女が「動作の基本は背中」という意味の言葉を残されておりますが，これはエレガントな動きの基本，そしてエレガントさが最も現れるのは背中だ，ということを意味していたのだろうと思います．

さらに，「背中で語る」という言葉，皆さん，一度くらいは耳にしたことがありませんか？　これは姿勢などのコントロールと言うよりも，その人の生き様や，それから派生して気持ちを背中で語る，ということを現している言葉ですが，なかなか趣のある言葉だと思いませんか？　いろいろと背中には現れますからね (^^).

見た目や姿勢などをコントロールするのみならず内面までをも物語ってしまう背中，その中心を担う目立つ筋肉を主として，今回と次回で見ていきましょう♪

まずは目立つ3つの筋肉から (^^)！　目立つ筋肉，覚えていますか？　それらが透けて見えて，働きをイメージできますか？

まずは僧帽筋，そして背中の広ぉ～い筋肉である広背筋，さらには背中に縦に通っている脊柱起立筋，これらは分かりやすい筋肉なので，絶対に自分の身体の中で追ってみてくださいね (^^)！

これらを少し詳しく見ていきましょう．ん？　自分で背中は見られない!?　そうですよね～！　ご家族に協力してもらうか，学校でお友達に協力を願ってみてくださいっ！

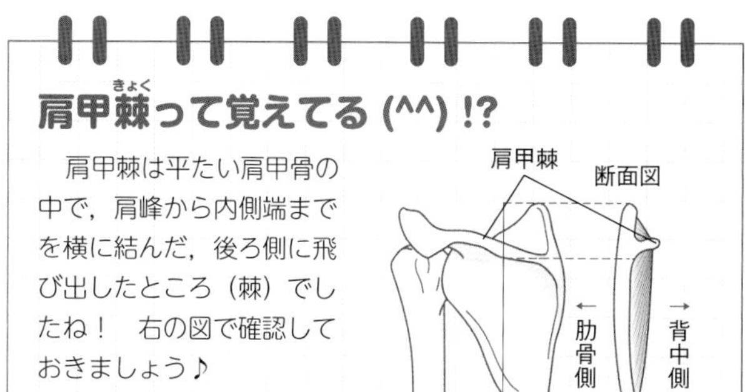

肩甲棘って覚えてる (^^) !?

肩甲棘は平たい肩甲骨の中で，肩峰から内側端までを横に結んだ，後ろ側に飛び出したところ（棘）でしたね！　右の図で確認しておきましょう♪

4 僧帽筋

■ 僧帽筋の弛緩

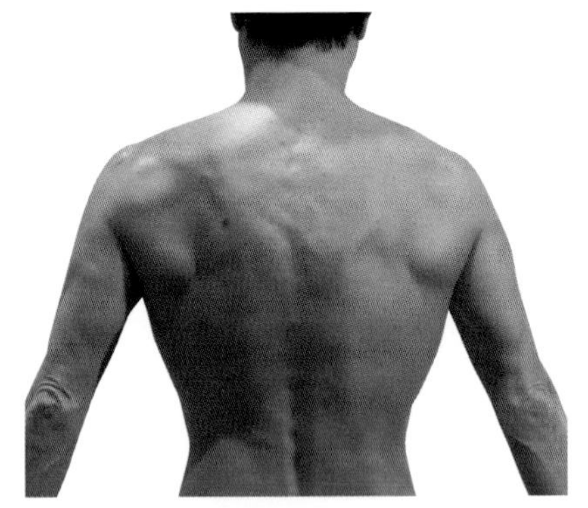

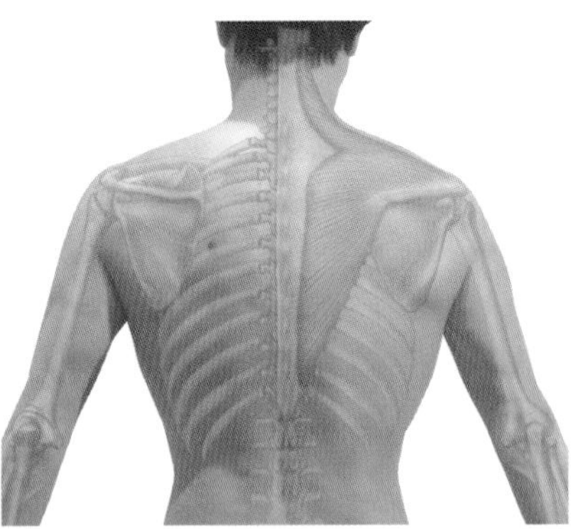

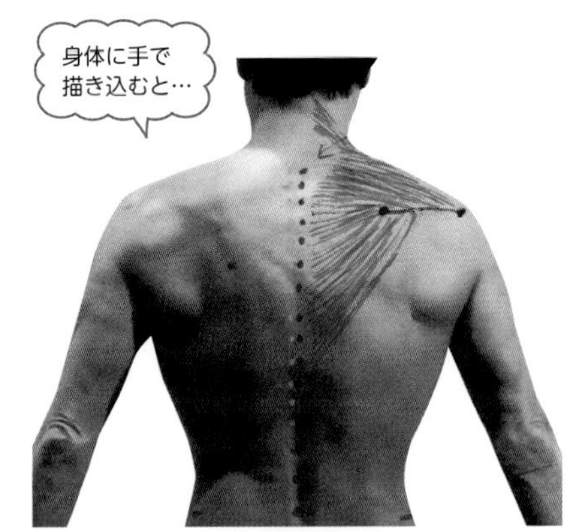

■ 僧帽筋の収縮

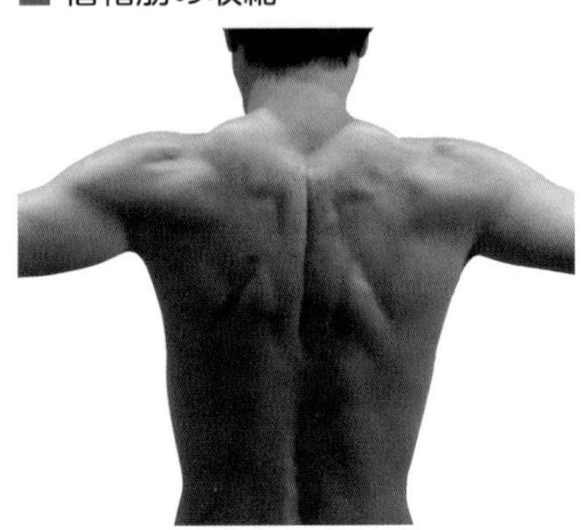

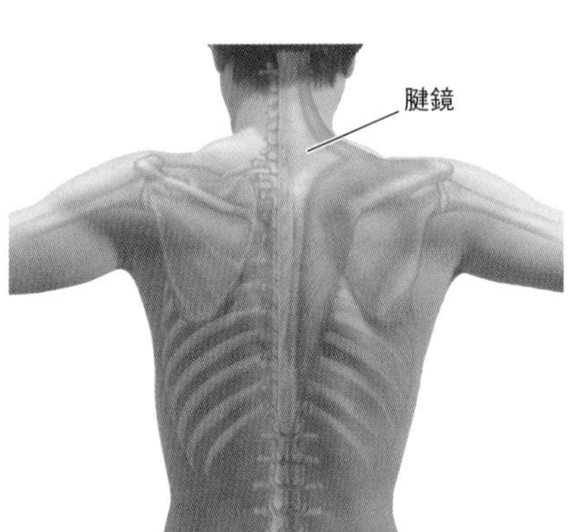

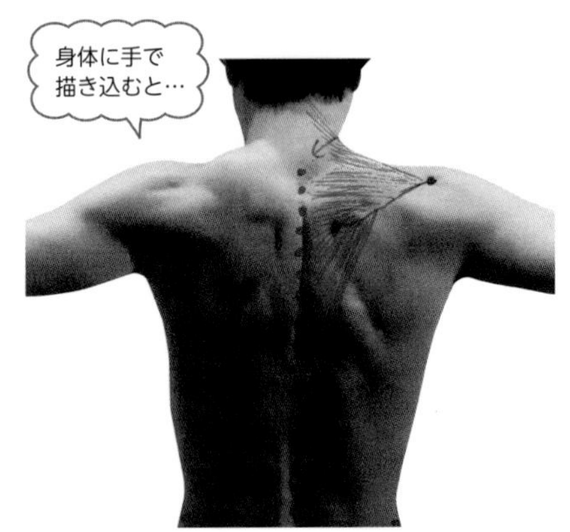

僧帽筋，キリスト教の僧侶のガウンに付いている帽子に形が似ているから僧帽筋でしたよね～！ この筋肉，背中の一番浅い層にある，皮膚を剥いたらすぐに見える平たい筋肉です．

p.128で取りあげた時はごく大雑把に述べましたが，腕の動きを考える際に僧帽筋は非常に重要なので，もうちょっと詳しく見ていきましょう (^^) ♪

この僧帽筋，大きく見ると基本的には，中心寄りにある脊椎骨など(起始)と，左右の肩甲骨や鎖骨の外側 1 / 3(停止)を結んでいます．もうちょっと細かく見ると，筋の停止部である肩甲骨に付くところは，肩甲棘や肩峰です．

僧帽筋の起始部は，上は後頭部から下は第12胸椎(の棘突起など)までと言われていますが，そうでない人もいます．極端な例だと，上は第6頸椎，下は第8～9胸椎まで，といった場合もあるようです．

ですからみなさんは，頸椎や胸椎から筋肉が伸びて肩甲棘や鎖骨にくっつくんだなぁ～，くらいの理解で大丈夫です．

ちなみに頸椎の下部ならびに胸椎の上部の付着部位の腱はほかの腱と比べて少し長いため，左右合わせてみると全体としてかなり大きい菱形(ひしがた)の腱となり，真っ白でちょっと光って見えます．それゆえ，これを腱鏡(けんきょう)と呼びます．この部分，皮膚の外から見ると凹みを作っていることも多いです．

僧帽筋すべての部分が働いた動きは簡単に分かりますよね (^^) ♪　大雑把に見ると，いずれも肩甲骨(または鎖骨)に付いているため，結果として肩甲骨を後ろに引く，言い換えれば正中に近づけてきます．僧帽筋の筋繊維の1本1本が短くなるとそうなるのが，手描きの図を見るとよく分かるでしょ (^^)！　身体の外から，すなわち皮膚を通してもよく分かります．腱鏡の部分は凹んでいますね．

では，上中下の僧帽筋が別々に働くとどうなりますか？ それとともに上腕を外転(!?)させる運動も考えてみましょう！　次回はまず，その動きを見ていきます．また，腕の運動に関連して広背筋，そして背中の目立つ重要な筋肉である脊柱起立筋を見ていきましょう♪

第15回 身体を透かして見てみよう！ Part 5…背中の筋肉

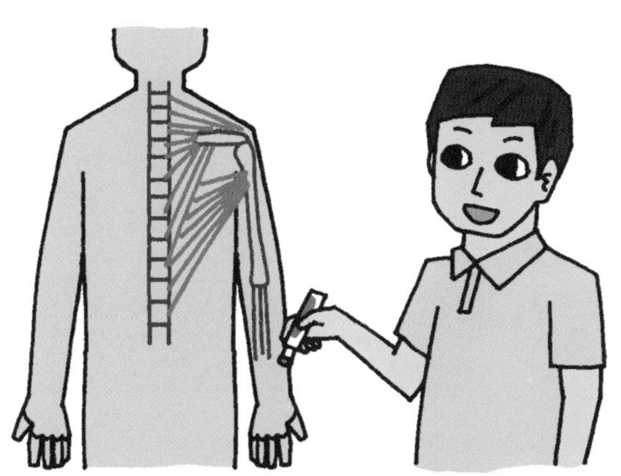

今回のテーマ
1　僧帽筋と肩甲骨の密な関係
2　背中にある広ぉ～い広背筋
3　気をつけ！　の脊柱起立筋
4　聴診三角はオペでも大事！

皆さん，こんにちは～！　前回，全身背側の筋肉をざっくりと見ました．背側にも多くの筋肉がありましたね．「これだけの筋肉，全部使っているの!?　こんなにいっぱい，覚えられなぁ～いっ (><) ！」と思うかもしれません．でも，何事もまずは基本，そして身近なものから (^^)♪　だからご自身（または他の方）の身体を，透かして見える表層（最外層・最浅層）の筋肉から理解していきましょう♪　見えるものの方が理解しやすいでしょ (^^)！　浅層の筋肉が理解できれば，深層の筋肉も同じように理解できます．そして，浅層の筋肉の方が大きな筋肉が多いので，動きもダイナミックで理解しやすいんです (^^)．全部を覚えようと思ったら，それこそ嫌になっちゃいますからね (^^;).

ちなみに，余計な筋肉，つまり使わない筋肉というのは存在しません！　なぜって，あっても使わないと，どんどん退化（萎縮）してしまいますから (^^;)．これは筋肉だけではなく，身体の何でも共通です！　存在する＝使っている，ということです (^^)．だからどれも重要な筋肉ですが，今回は，前回の続きで僧帽筋と腕の運動との関係と，僧帽筋以外で背中の目立つ筋肉である広背筋ならびに脊柱起立筋を見ていきましょう♪

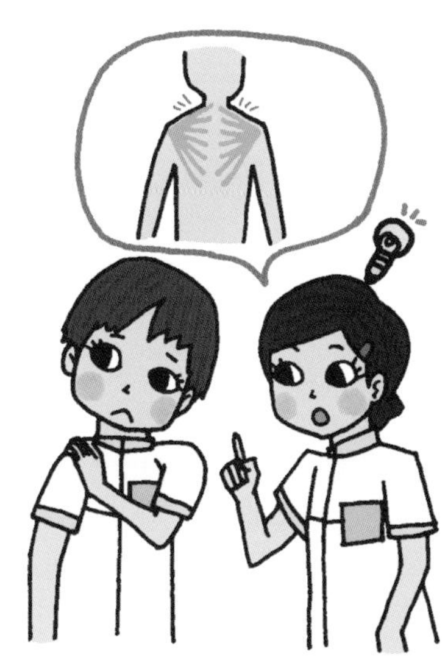

1 僧帽筋と肩甲骨の密な関係

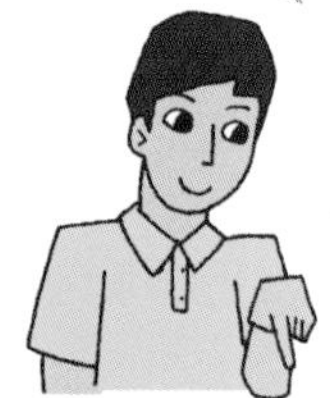

上腕を外転させる運動を考えてみましょう！
外転，腕を横に上げていく運動ですよ～ (^^) ！
前回見てきた僧帽筋の働きが分かりますか (^^)!?

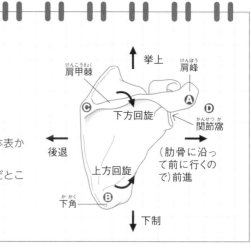

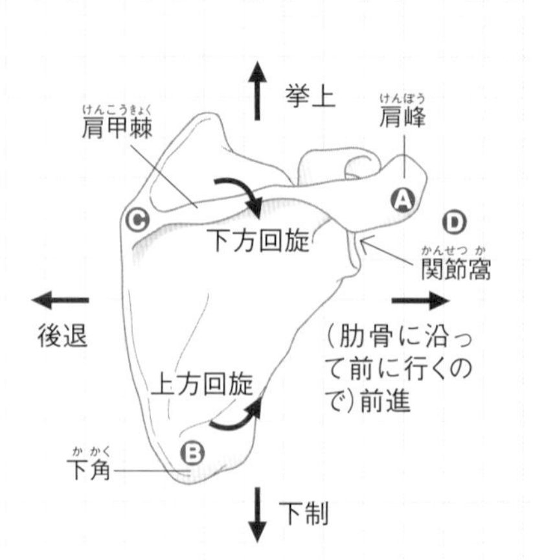

肩甲骨とその運動

Ⓐは肩峰，Ⓑは下角，Ⓒは肩甲棘の一番内側の部分（棘三角）です．触れると体表から確認できますね．

写真①のような解剖学的正位（覚えていますか？）の時，肩甲棘（ⒶとⒸを結んだところ）は外側に向かうにしたがって，若干上がっています．

ちなみに，Ⓓは上腕骨がはまりこむ関節窩です．

運動は xyz 軸の３方向，計６通りの名前があります．

■ **図１** 肩甲骨の動き

①
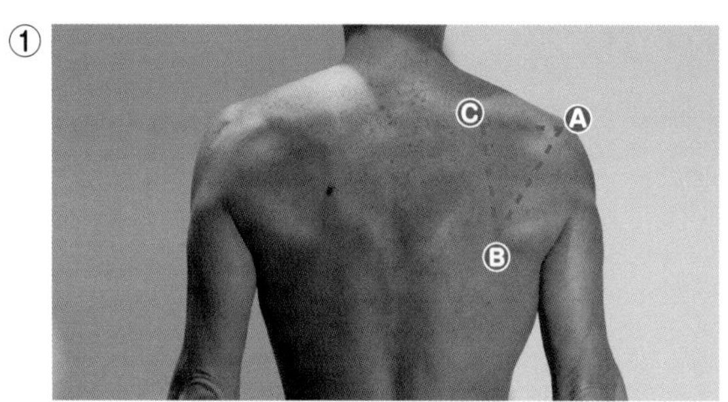

②
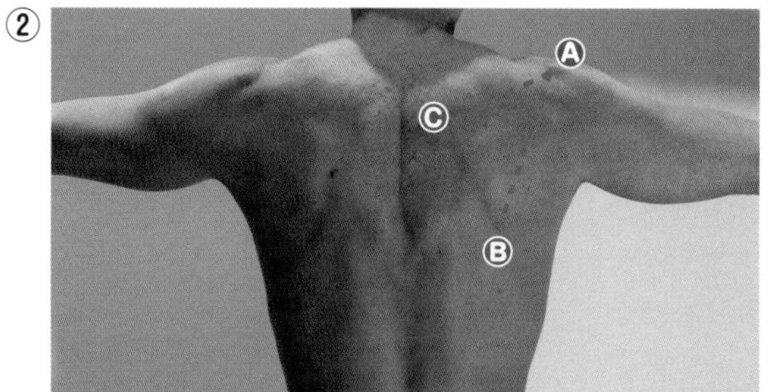

③
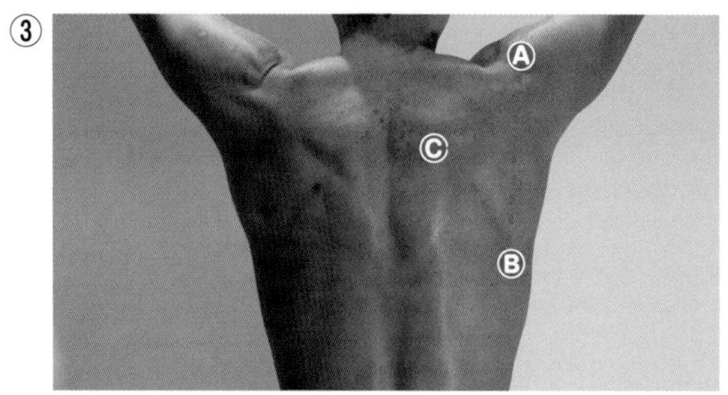

④
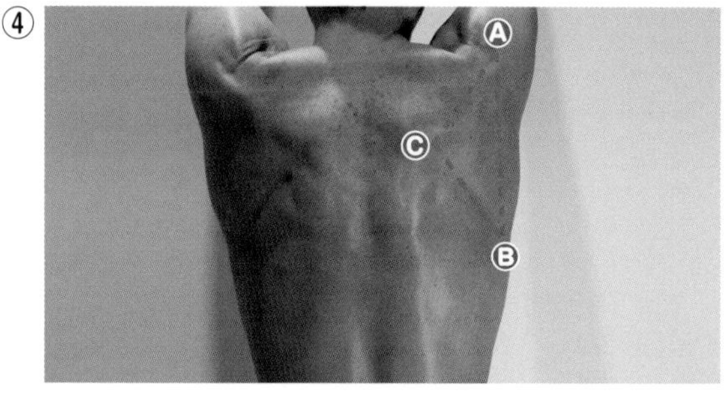

前回，僧帽筋すべての部分が働いたら，どう体表から見えるのか，そしてどう肩甲骨が動くのか，確認しました．ちなみに，僧帽筋の動きと拮抗して肩甲骨を前に引っ張る筋の１つが，前鋸筋でしたねっ（p.112）！ 肩甲骨には，この前鋸筋と僧帽筋以外にも多くの筋肉が付着しますが，ここでは僧帽筋に焦点を当てて見ていきましょう♪

僧帽筋の上，中，下部が別々に働いたらどうなるか……これも筋肉が付着している部分がどこかを考えれば分かります．その距離が短くなるんでしたね！

では，僧帽筋の上，中，下部の位置と，それぞれの筋肉の線維走行を**図２**を見ながら確認しておきましょう♪

僧帽筋の上の方の，脊椎骨などから筋線維が下行して鎖骨にくっつくのが僧帽筋上部です（筋線維が下に行くので，下行部とも言います）．中間の，ほぼ横に走って鎖骨の外側端や肩峰，そして肩甲棘にくっつくのが僧帽筋中部です（筋線

■ 図2　僧帽筋３部作♪

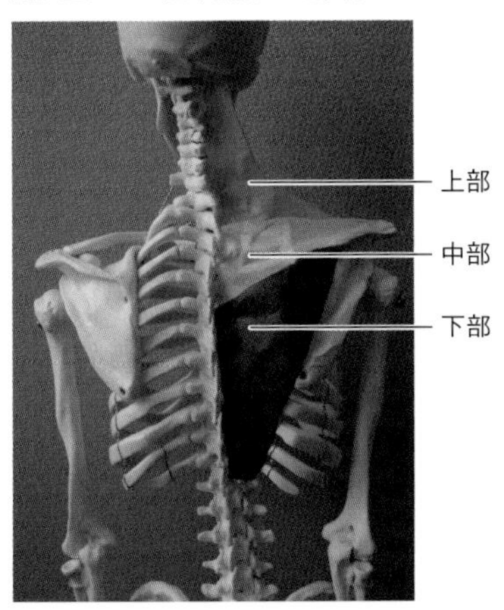
上部
中部
下部

■ 図3　腕（上腕骨）は僧帽筋と三角筋などで吊られているだけ！

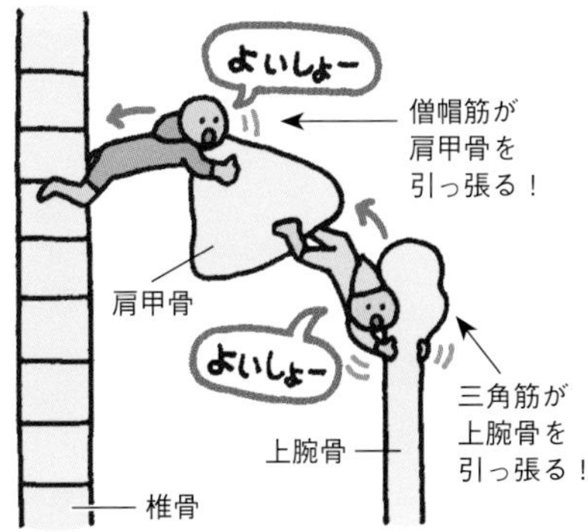
よいしょー
僧帽筋が
肩甲骨を
引っ張る！
肩甲骨
よいしょー
三角筋が
上腕骨を
引っ張る！
上腕骨
椎骨

■ 図4　肩甲骨がクルッ♪（左）

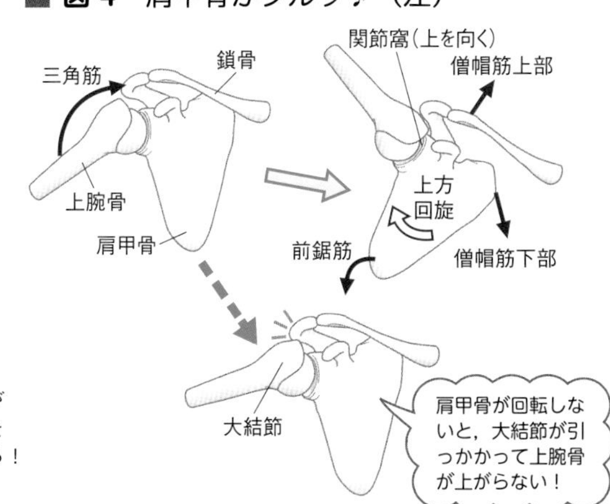
三角筋
鎖骨
上腕骨
肩甲骨
関節窩（上を向く）
僧帽筋上部
上方
回旋
前鋸筋
僧帽筋下部
大結節
肩甲骨が回転しないと，大結節が引っかかって上腕骨が上がらない！

維が横に走っているので，横行部，水平部とも言います）．下の方の，脊椎骨から上行して肩甲棘の内側寄り（棘三角とその近く）に下側からくっつくのが僧帽筋下部です（筋線維が上に行くので，上行部とも言います）．

こうして筋の走行が分かれば，各部位が働くとどうなるかは分かりますよね (^^) ！

筋が短くなればどうなるか……考えていきましょう．

僧帽筋が付着している肩甲骨は，体幹には鎖骨を通して端っこだけがつながっているに過ぎず，あとはゆらゆら～♪と大きく動きます．ちなみに，ネコや犬，馬といった四足歩行動物は鎖骨が無いので，もっと自由に肩甲骨が動けるんでしたよねっ (p.112)♪　このようなことから，僧帽筋の働きと肩甲骨の動きは，まだ専門家のあいだでも議論の余地があるくらい難しいところなんです．でも，その動きを考えていくのは，解剖学のほかの部分にも共通するところですので，一緒に考えていきましょう (^^)♪

では，みなさんも**図1**の①のように，解剖学的正位から腕を外転し（横に上げ）てみましょう．“外転”と“外旋”，全然違うことは覚えていますか (^^;) (p.122，123)！　忘れたら，また覚えれば良いです♪　1回で覚えられる人はいませんから，ねっ (^^) ！

腕を外転させるのは主に三角筋の働きであることは第10回 (p.128) で学習しましたね．次回でもう一度，皮膚を透かしながら復習しますが，簡単におさらいしておくと，三角筋は「肩甲骨や鎖骨から上腕骨に伸びている筋肉」で，その距離を短くしようとします．ですから，肩甲骨や鎖骨が安定している状態では，三角筋は上腕骨を引っ張ってきます．これにより腕を外転させることになるのです (^^) ！

このとき，肩甲骨が安定していないとどうなるでしょうか？　いくら三角筋が収縮して腕を上げようとしても，起始部の肩甲骨がフニャァ～ッと肋骨の上で動いて（下がって）しまい，腕が上がりません (><) ！　腕を上げたとき，肩から首にかけての筋肉が張っていませんか？　僧帽筋が収縮して，肩甲骨を引っ張り上げて安定させているのです．この状態で三角筋が働けば腕は上がります．

では，もうちょっと注意深く，肩の位置を見ながら腕を外転していきます．写真の①→②，腕を水平にもってくるまでは，肩の位置はほとんど変わらないで腕を上げることが出来ますよね．

では，②→③のように水平より上に腕を上げていくと，肩自体がかなり上がっていきませんか!?　そうしないと，上腕骨の大結節が肩峰などに当たって腕が上げられないからです（**図4**）．そこで僧帽筋の出番！　僧帽筋が収縮して肩甲骨の下角を外側に回し（肩甲骨の上方回旋），関節窩を上に向けて，大結節が肩峰などに当たるのを避けているのです．これで腕を水平より上げることが出来るんですよっ (^^) ！

なお，実際には腕を水平に上げるまでのあいだにも，効率的に動かすために，肩は若干上がってきます．

また，③→④では，それ以上肩甲骨はほとんど回らないので，ほかの回避策により腕が上がるようにしています．

ところで皆さんは，腕を外転させたとき，水平までと，そこから頭に腕を近付けるまでと，どちらが大変に（つらく）感じましたか？　水平までが大変な方は三角筋が弱い方．逆に水平から上に腕を持っていくのがつらい方は僧帽筋が弱い方と言えます．これだけで自分の弱いところ，すなわち健康的な将来のためにも鍛えておいた方が良いところが分かるんですよ～ (^^)．

図1の①～④の肩甲骨の動きは，お友達の背中，肩甲骨の上に手を後ろから置かせてもらって，腕を下げた状態から横に上まで上げていってもらうと良く分かりますよ (^^) ！

肩甲骨を立体的に見てみよう！

身体の真後ろから肩甲骨を見てみましょう♪　肩甲骨って，いろいろな形に見えるんです！

解剖学的正位から腕を前に伸ばした状態の場合，肩甲骨は肋骨の丸みの上を滑って前の方に移動するので，肩甲骨の斜め後ろから見ることになります．一方，正中の方に肩甲骨が引かれたら……肩甲骨全体が見える，つまり，少し大きく見えますね．

身体を立体的に理解する……これは解剖学的に非常に重要ですよ (^^) ♪

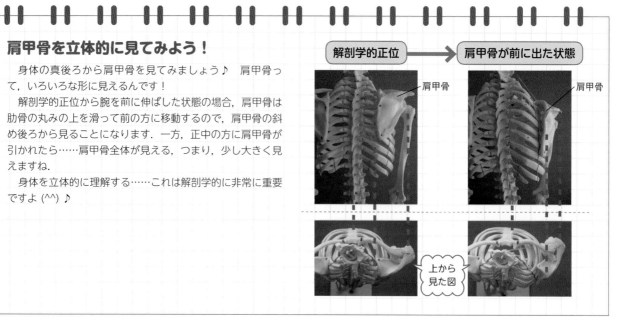

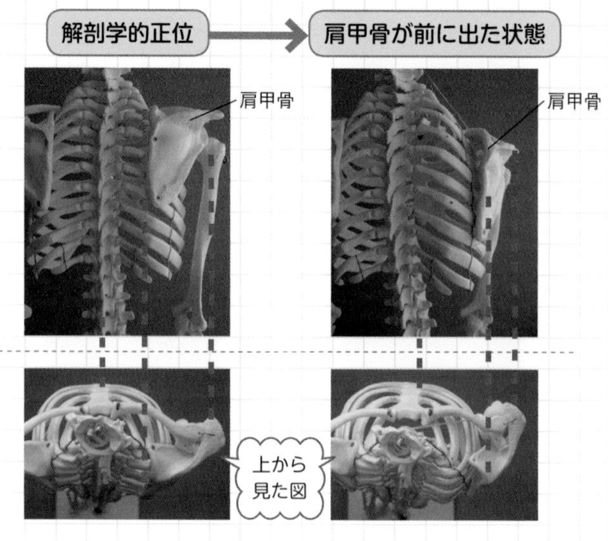

僧帽筋が麻痺すると……？

僧帽筋が完全に麻痺してしまうと，どうなるでしょうか？ 肩甲骨は重力に負けて下がってしまうため，結果として肩が下がってしまいます．また，肩甲骨を正中に引き付ける力もなくなるため，通常より外側に離されてしまいますし，肩甲骨が安定せず，腕の外側への挙上は大きく制限されてしまいます．

顕著な例として，「翼状肩甲（よくじょうけんこう）」という形で現れることもあります．肩甲骨の内側縁が，筋による緊張が無くなって体幹から離れてしまい，翼のように盛り上がってしまう状態です．ただ，これは前鋸筋麻痺の場合の方がもっと顕著です．

頭頸部の悪性腫瘍（がん）では，がん細胞が頸部リンパ節に転移しやすいため，頸部リンパ節を周りの組織ごと取り除く頸部郭清術（かくせいじゅつ）を行うことがあります．これは，乳がんが腋窩リンパ節に転移しやすいため，腋窩のリンパ節切除を行うのと同様です．

頸部郭清術では，僧帽筋をコントロールしている副神経（第11脳神経でしたね！　p.102）を傷つけてしまうことがあります．そうすると，僧帽筋が麻痺してしまいます．僧帽筋麻痺では，肩が動かないために拘縮してしまったり，癒着により関節に炎症を起こしたりしてしまう場合もあるんです．食道がんを切除する時の，反回神経損傷による嗄声（させい）(p.96) と同様に，おさえておきたいところです．

もし，余裕があれば (^^;)，筋肉がどこからどう指令を受けて収縮するかも，確認してくださいね！　中枢からの指令の流れはお話ししましたね (^^)！　そうです！　あのちょっと恐ろしげなホムンクルス(p.72)，そしてその指令が筋肉に至るまでの神経の流れを思い出してみてくださいねっ (^^)！

■ 翼状肩甲

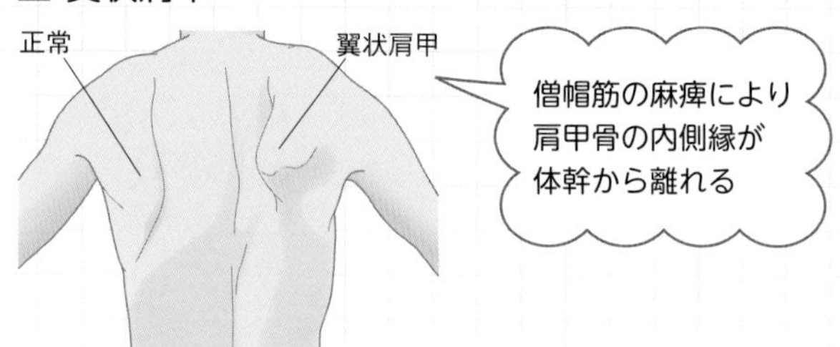

■ 副神経損傷による僧帽筋麻痺

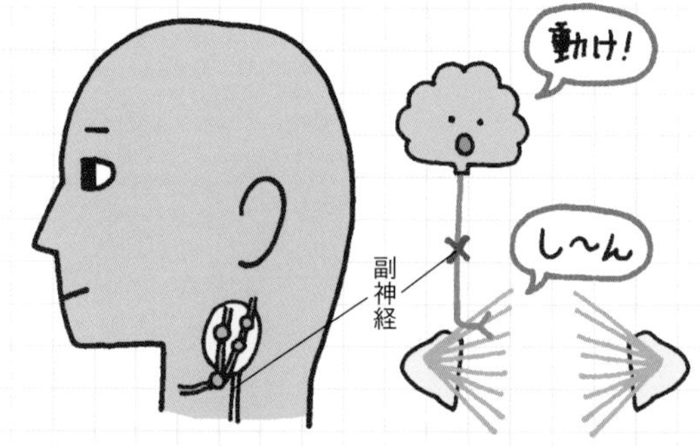

頸部リンパ節を切除しようとして副神経を傷つけてしまうと… → 僧帽筋に中枢からの指令が届かず，麻痺してしまいます！

2 背中にある広ぉ〜い広背筋

文字通り背中の広ぉ〜い筋肉である広背筋，その存在感も断トツです！　えっ？　「広背筋よりも，僧帽筋の方が盛り上がって見えて存在感があるんじゃ……」ですか!?　確かに広背筋は筋肉としては広いけれども，比較的薄いので，皮膚の持ち上がりは，そこまでありません．でも，後ろ姿の印象には，大きく関わっているんですよ．腋窩を構成する後ろのところ，これは広背筋の一部でしたね．また，広背筋を鍛えると，たくましく見える逆三角形の背中になります！

■ 広背筋の全体像

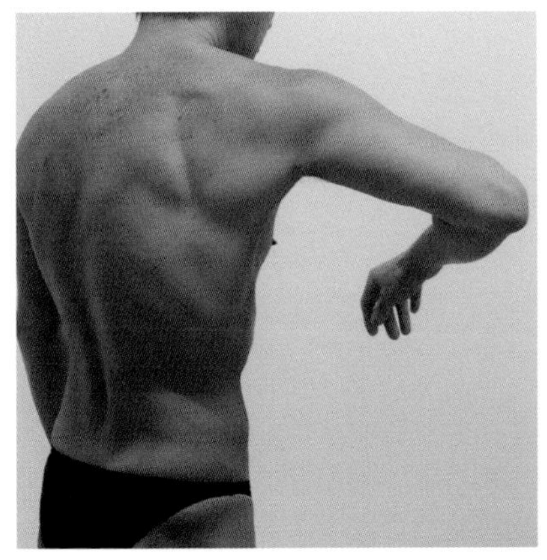

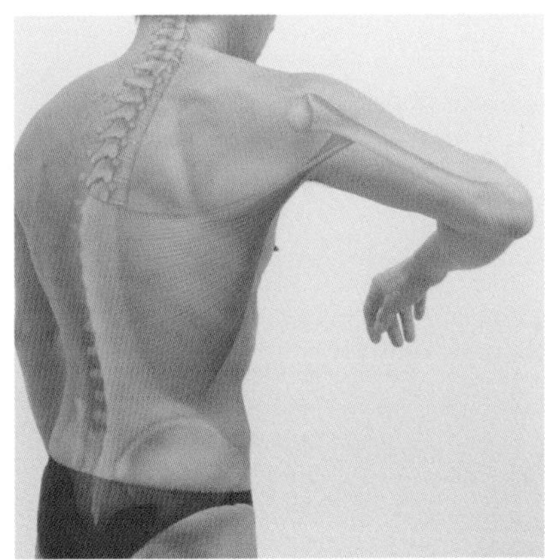

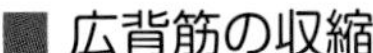

■ 広背筋の収縮

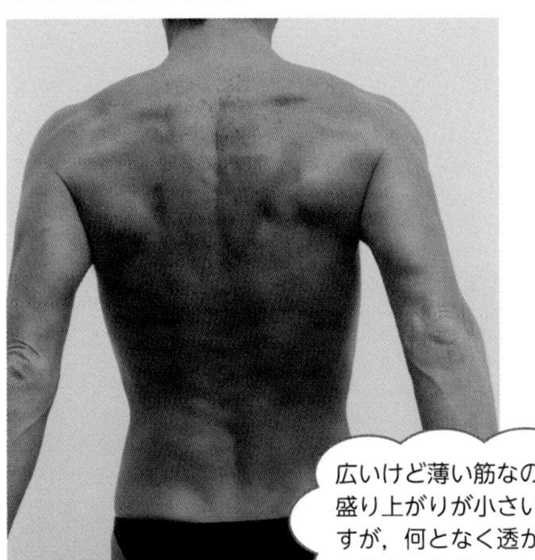

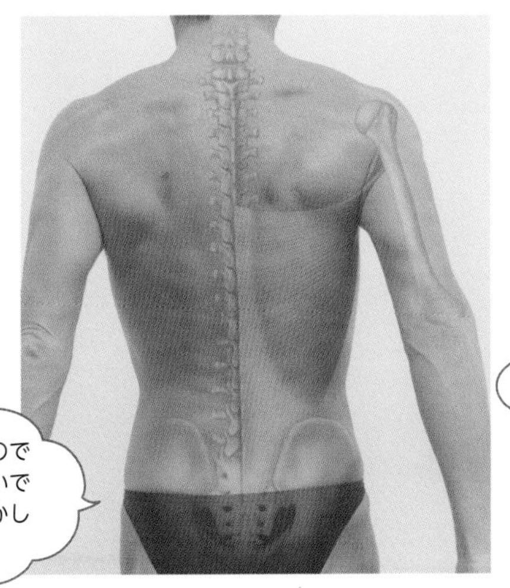

広いけど薄い筋なので盛り上がりが小さいですが，何となく透かして分かりますか？

■ 広背筋の起始と停止

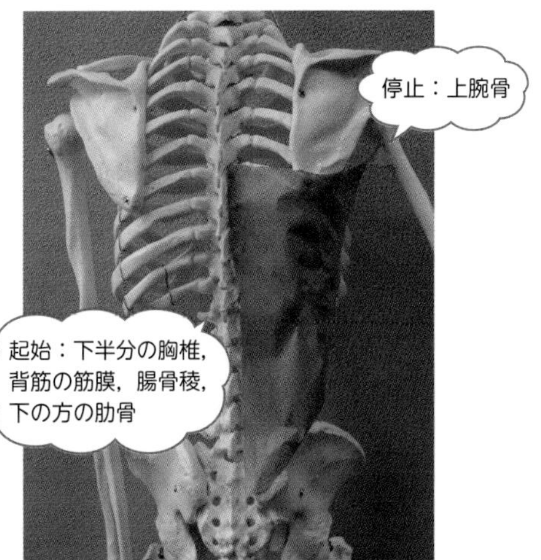

背側の皮膚だけを剥いた状態(p.173)からも分かるように，広背筋の上部内側は僧帽筋に覆われています．僧帽筋をはずすと広背筋の全容が見えますが，その構造はいたって簡単！　ほぼ直角三角形！　直角三角形の直角でない角の1つを腕に，そこから脊椎骨に向かって横一直線，そのまま脊椎骨がもう一辺．仙骨辺りがもう1つの直角でない角です．くっついているのは脊椎骨の一辺と，腕の角がほとんどです．つまり，身体の正中に近いところから伸びて上腕骨の1か所に集中しています (^^)．正中に近いところ……もう少し細かく言えば，人により若干異なりますが，脊椎骨(下半分の胸椎と全腰椎の棘突起や仙骨)，腸骨稜の後ろの方，そして下の方の肋骨です．上腕骨の1か所とは，"小結節稜"で，上腕骨の上の方，しかも内側の前の方です．腋窩を構成する後ろの部分をたどれば大体の位置は分かると思います．

このような付着部位を考えると，広背筋が収縮すると腕を後ろに引くことになるし，腕を脇に上げた状態から内転させてくることにもなることは分かりますね!?

さらに言えば，脇の下を通って上腕骨の前の方の内側の部分に付いているので，腕を上腕骨を軸として内側に捻る動作(内旋)も行います．また，肋骨から腕を結ぶので，腕の位置が固定されていれば，肋骨を上げることも可能です．肋骨を上げるのはどんな時でしたか (^^)？

3 気をつけ！ の脊柱起立筋

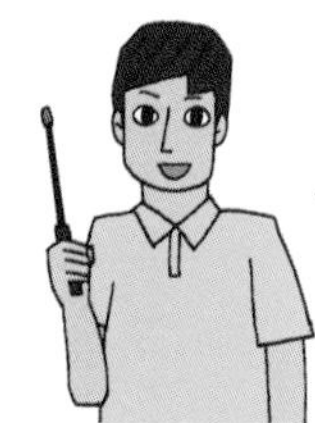

背中で目立っている重要な筋肉をもう1つ！
脊柱起立筋を見ていきましょう♪

■ 脊椎骨を輪切りにして上から見たところ

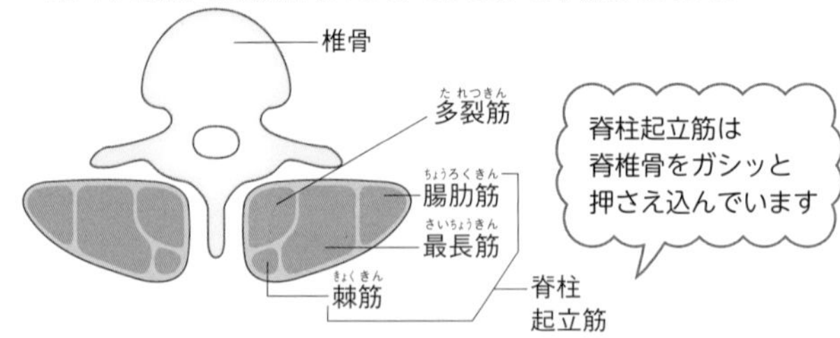

椎骨
多裂筋
腸肋筋
最長筋
棘筋
脊柱
起立筋
脊柱起立筋は
脊椎骨をガシッと
押さえ込んでいます

■ 脊柱起立筋

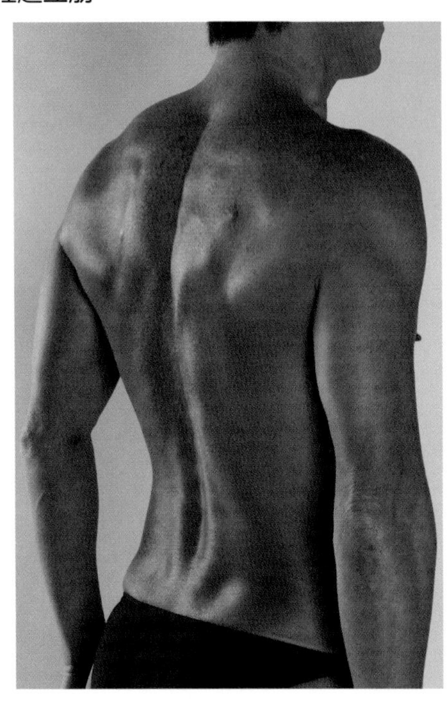

脊柱起立筋の一例
(胸最長筋).
停止はほぼ全部の
肋骨にありますが,
便宜上，図では割
愛しております.

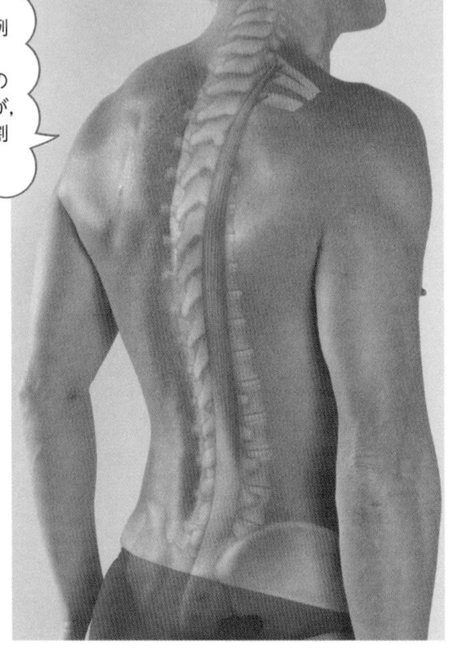

「背筋をピシッと伸ばして！」などと言われたことがある人も多いかと思います(笑). 背中を丸めていると見た目でも貧相に見えるだけでなく，気持ちまで暗く悲観的になってきませんか!? つらい時や悲しい時もあるかもしれませんが，前を見て，背筋を伸ばして歩いていきましょう♪ そして顔には表情筋を使って笑顔を，ねっ (^^)！ そうすればいつかきっと夢は叶いますから (^^)♪

さて，その背筋をピシッと伸ばすのに最も重要なのが脊柱起立筋ということは，みなさん，ご存じですよね (^^)♪ 脊柱起立筋は，脊椎骨の棘突起と横突起の間の凹みなどに入って，頭蓋骨の乳様突起から仙骨まで縦にドォ～ン♪ とつながっていて，脊椎骨を後ろからガシッ♪ っと押さえ込んでいるんです．だから，脊椎骨がどこかに飛び出したりしないんでした (^^) (p.130)！

そして，脊柱起立筋は3種×3，計9種の筋肉の総称です．脊椎骨背側の棘突起から外側に向かって，棘筋，最長筋，腸肋筋と3種類の筋が並んでいます．この3筋が脊椎骨の左右両側に縦に走っているんです．ことに最長筋は，図に示した通り，腰の辺りで目立ちます．縦に走っているのが分かるでしょ？

この3筋自体も，その存在する場所によりそれぞれの筋肉も3つずつに分かれてそれぞれ名前が付けられていますが，そんな名前よりも，まずは大体どこに付着して，どういう役目をしているかを知っておきましょう．これらが脊椎骨の棘突起やら横突起，はたまた肋骨などを縦に結んでいるので，背中を丸めた状態から伸ばすことが出来る，さらには反らすことも出来るわけですね～ (^^)♪

4 聴診三角はオペでも大事！

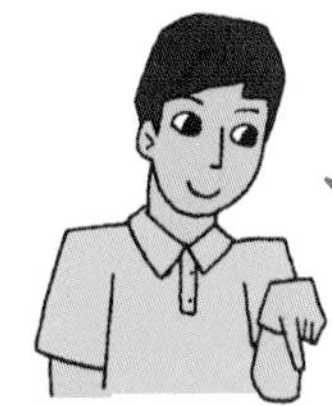

聴診三角も確認しておきましょう♪

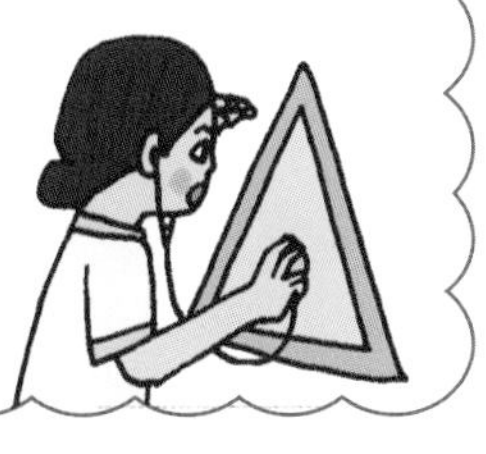

分厚い筋肉も骨も無いので
中の様子が伺いやすい！

■ 聴診三角

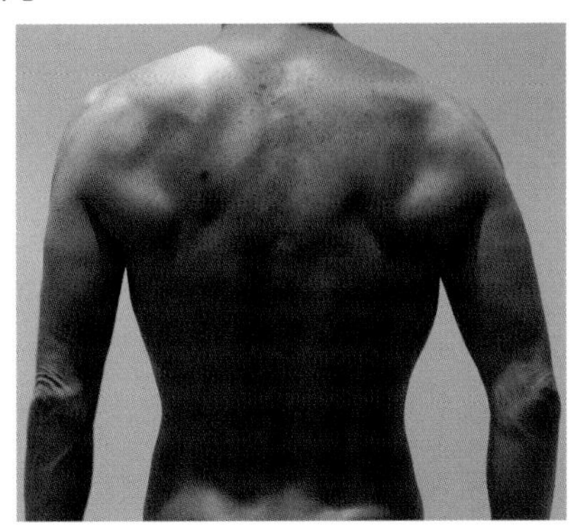

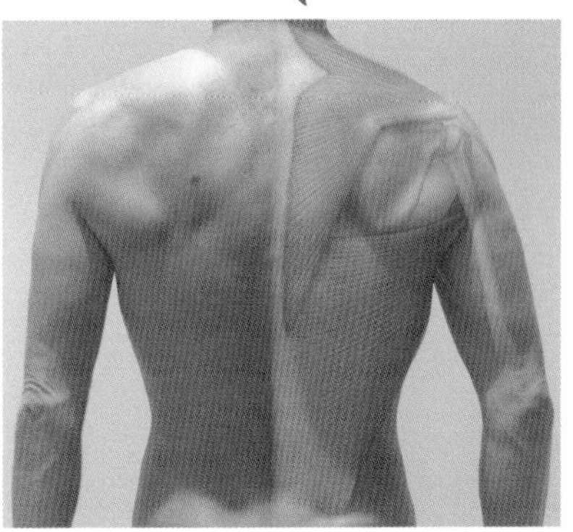

僧帽筋，広背筋，そして肩甲骨が皮膚を透かして見えるようになりましたか (^^)？　そうすると聴診三角，そうです，この3つが重なり合わない聴診三角がはっきりと分かりますよね！　ここは胸郭内まで，厚い筋層も骨も無いので，中の音を聞きやすいんでしたね．ここに聴診器を当ててみてください，肺胞呼吸音が聞こえましたか (^^)？

そうそう，今回で，腕を後ろに引く筋肉である広背筋を見ましたが，同じ働きをする筋肉に大円筋というのもありましたね(p.129)！　上の図でもはっきり見えているのが分かりますか (^^)？　大円筋は，肩甲骨の背側下側と，上腕骨の小結節稜(広背筋の付着部位と同じところ！)を結んでいます．ぜひ描き込んでみてください！

また，図に書き込めるほかの筋肉として，大菱形筋(だいりょうけいきん)という筋肉があります．肩甲骨の内側縁と，椎骨棘突起を結んでいます．興味をもったら調べてみましょう♪　何事も興味が最大のモチベーションです (^^)♪

聴診三角，実は肩甲骨の代わりにこの大菱形筋を指標とする場合もあるんです．聴診だけなら肩甲骨を指標にして問題ありません．しかし，内視鏡を用いた手術をする場合には，より侵襲性が少なくなるよう，大菱形筋がない部分を切開するため，大菱形筋を指標とした三角をとります．

さらに言えば広背筋，外腹斜筋，腸骨稜で囲われるところに，“腰三角”というものもあるんですよ～．これは知らなくても構いませんが…… (^^;)．三角，身体の中にいっぱいありますね (^^)！

今回は体幹背側の大きな筋肉三種を，その運動と共に体表から透かして見てきました．

背中の最外層にあるので目立つ僧帽筋，そして背中の広ぉ～い筋肉である広背筋，さらには背中にずぅ～っと縦に通っている脊柱起立筋，ついでに僧帽筋と広背筋の関連する密(ひそ)かな穴場の聴診三角！

ちょっと僧帽筋の運動は難しかったかもしれませんが，ぜひ自分で運動してみて，「ここところを結んでいるこの筋肉が収縮するから，こう動くんだなぁ～」って実感してくださいね (^^)！

何度も言いますが，自分の身体は試験の時も持って入れますから，ねっ (^^)！　そして，誰かに説明してみてくださいね～！

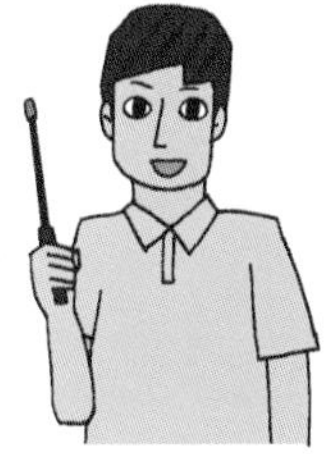

次回は，いよいよ筋肉透かし
シリーズの最終回です！
今まで見てこなかった重要な筋肉，
三角筋，上腕二・三頭筋，下腿の
筋肉などについて見ていきます．

Memo

第16回 身体を透かして見てみよう！

Part 6…上肢・下肢の筋肉

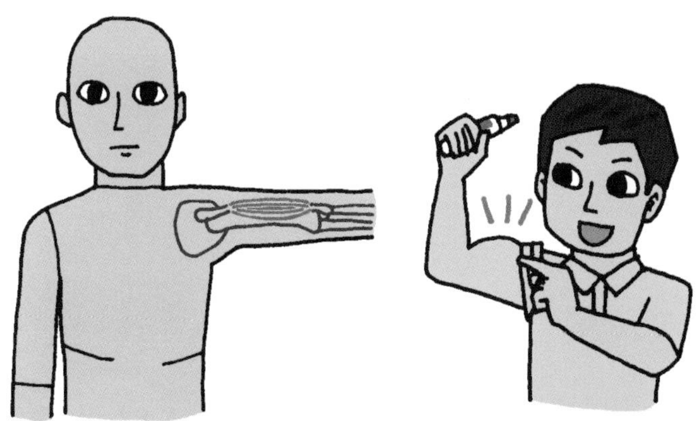

今回のテーマ
1　腕を横に上げる三角筋
2　力こぶの上腕二頭筋
3　二頭に拮抗！　上腕三頭筋
4　前脛骨筋＆長(母)趾伸筋
5　ハム(!?)ストリング(ス)

こんにちは～！　前回の僧帽筋の働きと肩甲骨の動き，誰かに説明してみましたか (^^)？　ほかの内容についても，どこをどう理解したか，少しずつで構いませんので，ぜひ，お友達と説明し合ってみてくださいねっ！　あやふやな理解だと説明出来ません！　人に説明すると，きちんとした知識になりますよ～ (^^)♪

さて，いよいよ今回で筋肉は最終回です！　長かったですか (^^;)？　でも，随分と皮膚を透かして身体の中が見えるようになってきているでしょ!?　それに，身体を立体で捉えられるようになってきたでしょ (^^)

浅いところにある筋肉は皮膚が盛り上がって見えるので，内臓よりもイメージしやすいと思います．筋肉を使って，透かして見たり立体で捉えたりといったトレーニングをしておけば，内臓はすぐにイメージできると思います！　まったく難しくないですよ～っ (^^)！

今回は，前回お約束した三角筋と，分かりやすい上腕二頭筋，それに拮抗する上腕三頭筋，そして下腿にある筋肉たち（前脛骨筋，長（母）趾伸筋，ハムストリングス）を考えていきます．もう透かして見ることに慣れてきたでしょうから，今回は臨床にも絡めて見ていきます．

筋肉は今回で最後です！　皮膚から透かして見て，実際に動かして体感しながら理解していきましょう♪

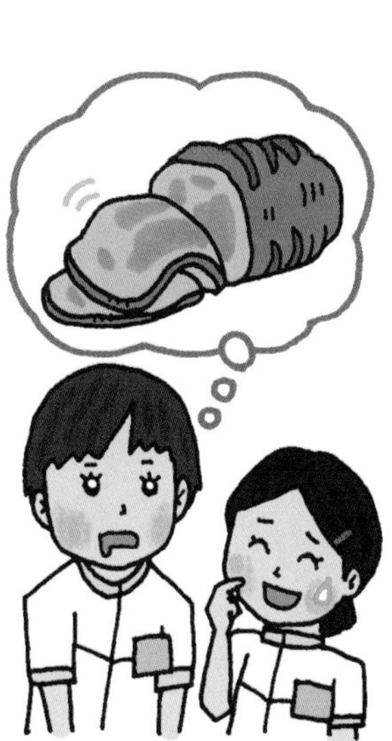

1 腕を横に上げる三角筋

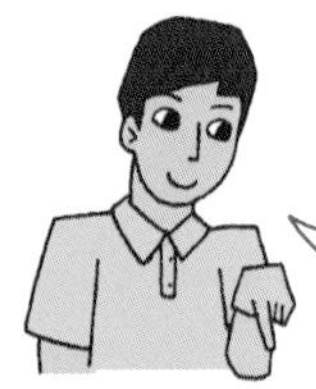

三角筋は，第10回でごく簡単に紹介しましたね（p.128）！
せっかくですから，もうちょっと詳しく見てみましょう♪

■ 三角筋の弛緩

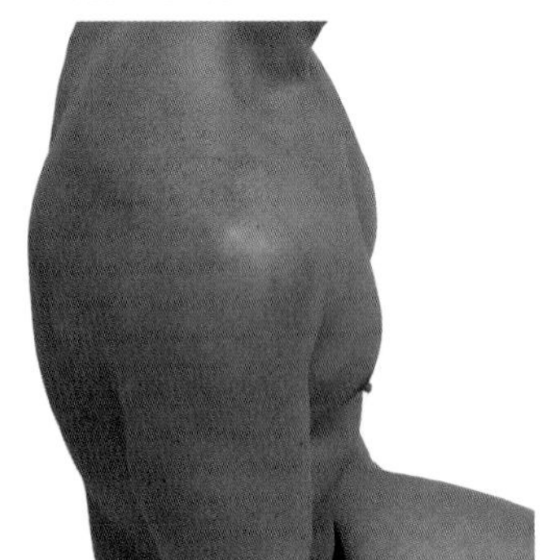

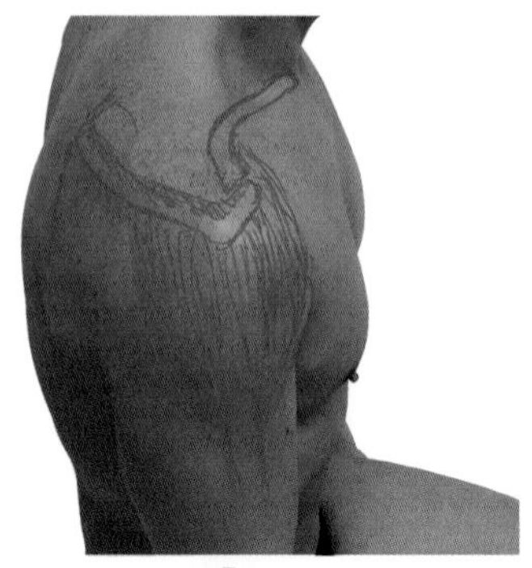

左右見比べて，
左の写真に
骨と筋肉が
透かして見えて
きましたか（^^）？

■ 三角筋の収縮

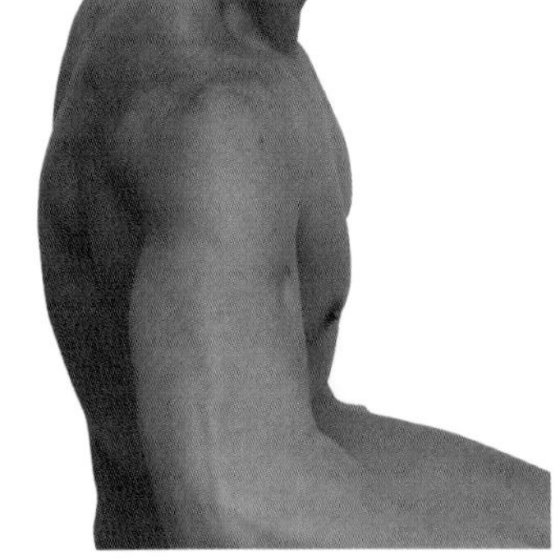

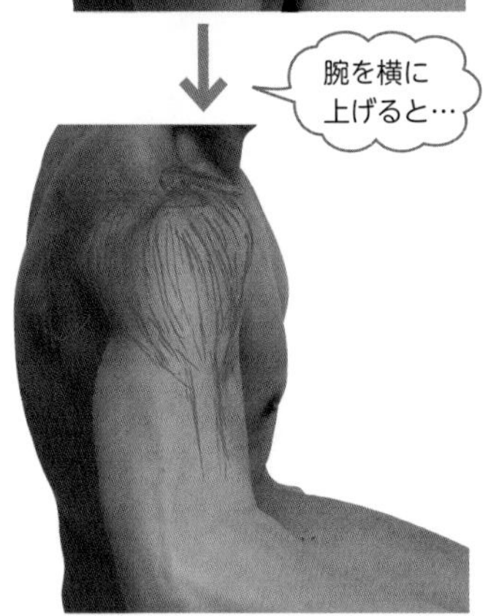

腕を横に
上げると…

■ 図1　三角筋の起始と停止

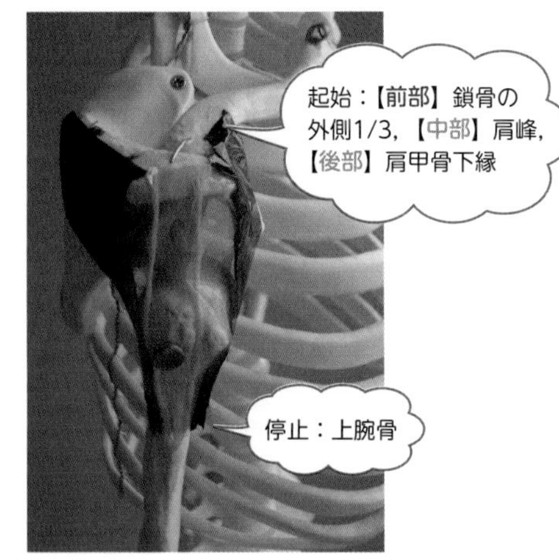

三角筋は鎖骨の外側1/3，そして肩甲骨の肩峰（けんぽう）や肩甲棘（けんこうきょく）から伸びて，肩関節を守るように包み，上腕骨の肩関節に近いところの外側にくっついているんでしたね！　この上腕骨に三角筋が付く部分は，ざらざらして粗くなっているので“上腕骨三角筋粗面”と言います．ざらざら粗い方が骨に筋肉がくっつきやすそうでしょ（p.186参照）！　イメージしてください（^^）．そして，写真に描いてみましょう！　大体で構いませんよ（^^）♪　実際に写真に手描きした図も載せておきますね！

三角筋の付いている位置を考えると，鎖骨の外側1/3からの部分（**図1**の赤色の部分．“三角筋鎖骨部”と言います）は上腕を屈曲（前に上げる）・内旋（内側にひねる）するのが理解できますか？

そうです，短くなったらどうなるかを考えれば良いんでしたよね（^^）！　肩甲棘からの部分（**図1**の青色の部分．“三角筋肩甲部”と言います）は，鎖骨部とはちょうど前頭面（p.39）に対して対称になりますから，上腕を伸展（後ろに引く）・外旋（外側にひねる）させます．

残りの上腕よりも前でも後ろでもない肩峰からの部分（**図1**の黄色の部分．“三角筋肩峰部”と言います）は，上腕を外転させるのみなのも良いですね（^^）　三角筋に関しては，この肩峰部の働きを第一に覚えましょう♪　収縮させた時の写真もこの状態ですね（^^）！　ちなみに，この状態から腕を前後に動かすと，三角筋の収縮部位も変わるので，見た目も変わってきます（^^）！　変化で捉えると分かりやすいですよ～！

2 力こぶの上腕二頭筋

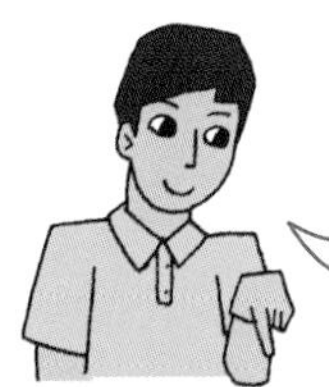

前回までに挙げなかったもので，主要な目立つ筋として上腕二・三頭筋などもあります．上腕二頭筋はいわゆる力こぶの筋肉として有名ですねっ！　上腕のみならず肩の痛みにも関係するので，ちょっと触れておきましょう♪

■ 上腕二頭筋の弛緩

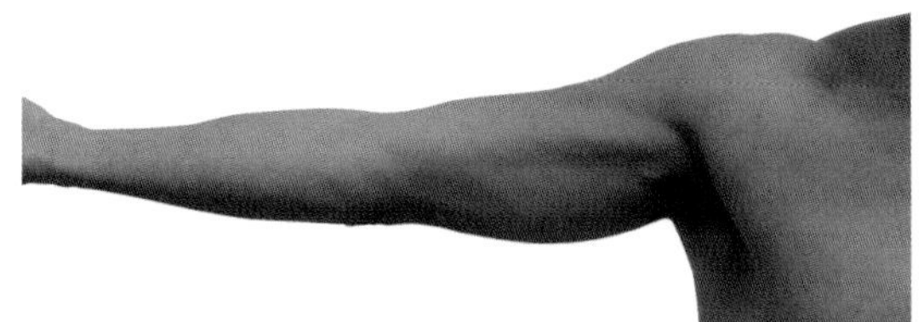

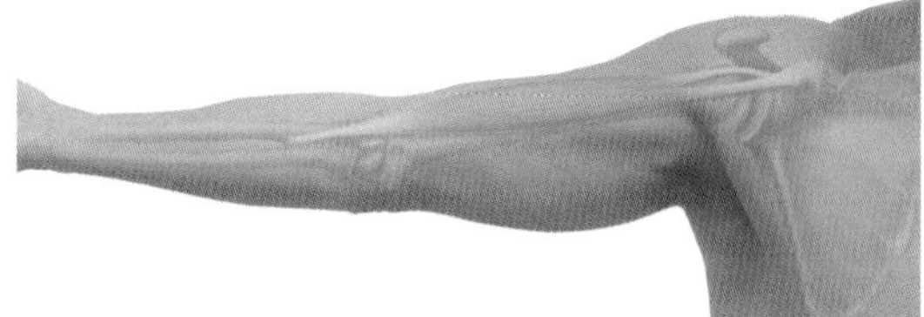

■ 上腕二頭筋の収縮

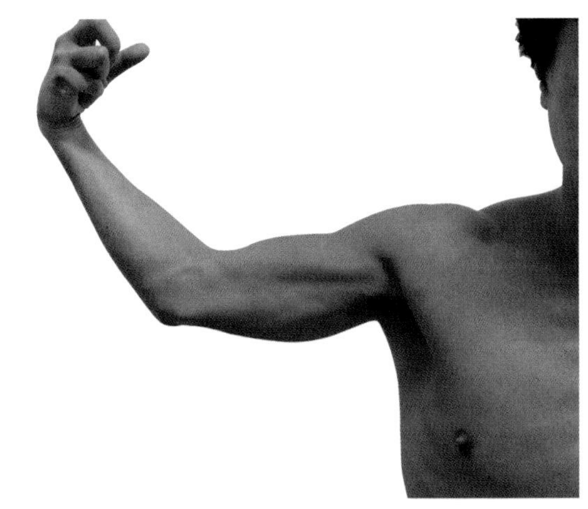

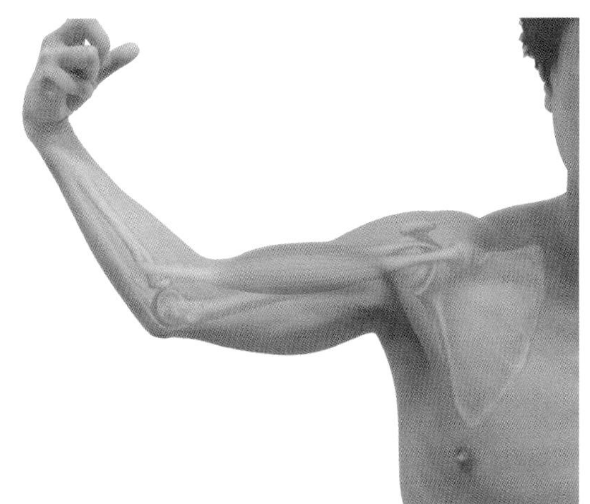

上腕二頭筋は二頭筋と言うくらいですから，頭が2つです(p.118)．停止は共通してほとんどが橈骨の内側の肘に近い部分("橈骨粗面"と言います)です．起始は両者とも肩甲骨なのですが，長い方の筋肉(頭が長く出ているから"長頭")の腱は上腕骨頭がはまり込む関節窩の上の部分(関節の上にあるから"関節上結節"と言います)に，短い方(短頭)の腱は烏口突起に付いています(**図2**)．

つまり上腕二頭筋は，肩関節と肘関節の2つの関節をまたぐ二関節筋ですねっ！　ということは，肘の関節も肩の関節も動かします．どことどこが結ばれているからどこの関節が動くのか，考えてみると分かりますよね(^^)！

最初に肘関節を考えると，当然肘を曲げることは分かると

■ **図2**　上腕二頭筋の起始と停止

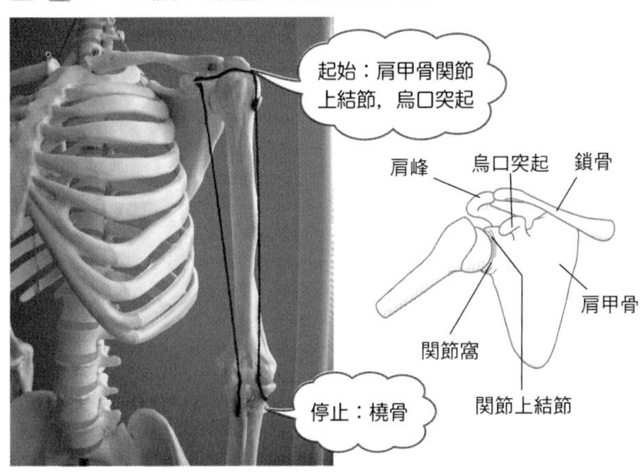

思います．上腕二頭筋の働きで最大のものは，この“肘関節の屈曲”です！　ちなみにこの屈曲の反対，肘関節を伸展させる筋肉は，この後でも説明する，上腕三頭筋がほぼ一手に引き受けています．

上腕二頭筋は，肘関節の屈曲以外では，橈骨粗面を前に引っ張ってきます，すなわち橈骨の内側を引っ張り上げますから，前腕を回外するんです．これは，まず肘を曲げて力こぶをつくって，その力こぶを反対の手で掴（つか）み，前腕を回外してみてください．上腕二頭筋が，より盛り上がってくるのがはっきり分かると思いますよ～．

この回外する力，結構強いんです！　回内よりも，回外する方が力を出しやすい，言い換えればやりやすいんです．

ネジを締める時を考えてみてください．あるいはドアノブや蛇口を回す時を考えてみてください．すべて右回し．右利きの人が回外する方向ですねっ！　この世の中，多くのハサミのように右利き用に出来ているものが多数ありますよね！

その他の動きもあります．肘関節以外，肩関節もまたいでいますから，その付着部位から長頭は肩関節の外転（腕を横に上げる）に，短頭は肩関節の屈曲（腕を前に上げる）にも働きます．ただ，肩関節の外転は三角筋の中部，屈曲は三角筋の前部の働きがメインで，上腕二頭筋は補助的に働きます．

上腕二頭筋の一番の動きは，先ほども申し上げたとおり，“肘関節の屈曲”ですからねっ！　一応，前腕の回外も覚えて，否，理解しておいてくださいネ(^^)！

“結節”と“結節間溝（けっせつかんこう）”

上腕二頭筋の長頭の起始は“関節上結節”と言いました．“結節”と名前がつくところは身体の中にありますが，骨の結節というのは，周りから盛り上がった部分のことです．骨の表面から飛び出している部分には，ツンツンしている“棘”もありましたね (^^)．結節はそれよりもなだらかな，丘のような，周りから比較するとはっきりした盛り上がりをしているものです．

関節上結節から肩関節の上を通り，上腕骨頭近くの前方外側には，大結節と小結節という盛り上がりがあります．この間の細い溝を，結節の間の溝だから“結節間溝”と言います（**右図の (a) の部分**）．

上腕二頭筋は，この結節間溝を通り，上腕の前面を下ってきます．結節間溝を抜けてもう少し遠位（p.38）までは腱，そこから筋腹が始まります．いわば上腕骨の前方外側が滑車のように働いて，上腕二頭筋の腱が外れないように結節間溝を通っているんです．

ちなみに，そんな狭いところを走っているので，上腕二頭筋の長頭は，溝に擦れたり当たったりして，炎症を起こしてしまうことがあります．上でお話ししたように上腕二頭筋は腕を回外する働きも結構強いので，ドアノブを回す時に痛んだとしたら，炎症が起きている可能性が高いでしょう．臨床的には簡単なヤーガソンテストというものなどで上腕二頭筋による肩の痛みかどうか判別することが出来ます．興味を持ったら調べてみてくださいねっ (^^)！

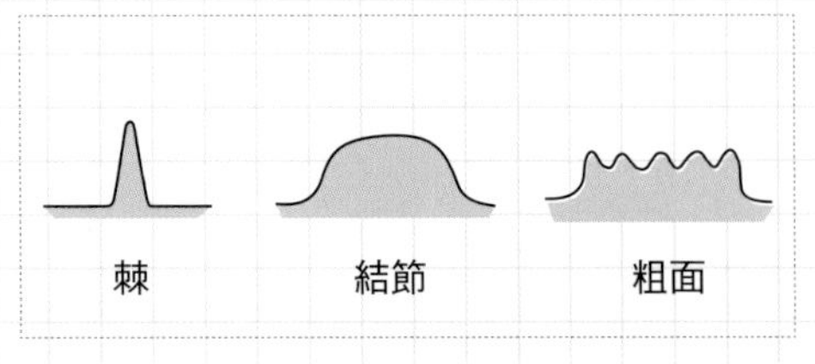

■ 上腕二頭筋の長頭

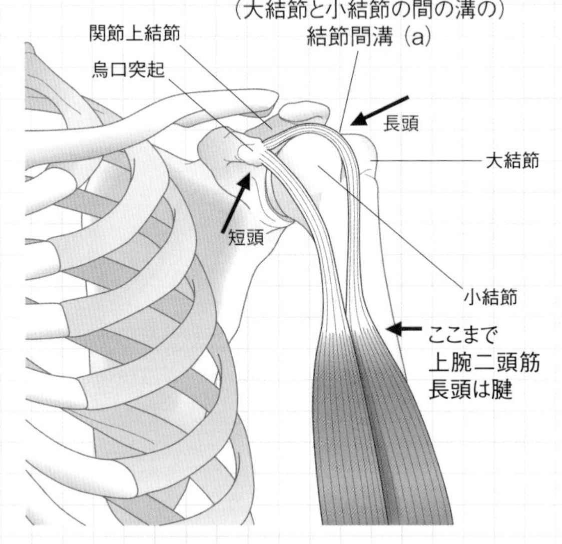

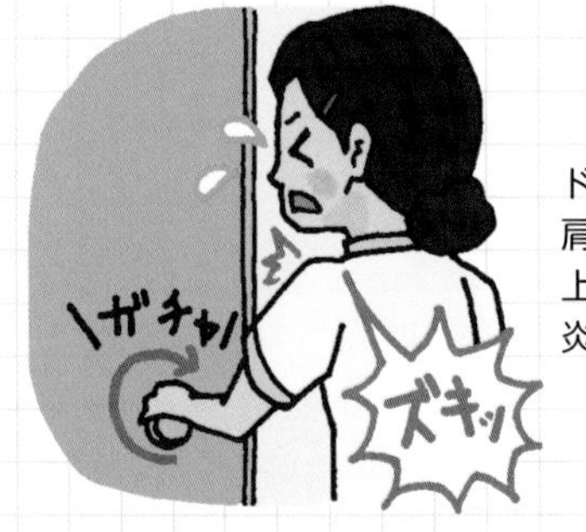

ドアノブを回す時に
肩のあたりが痛んだら
上腕二頭筋の
炎症の可能性が！

3 二頭に拮抗！ 上腕三頭筋

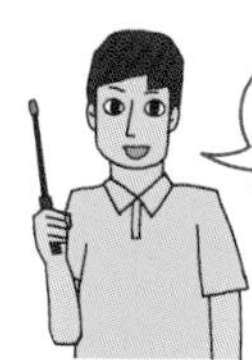
先ほどお話しした通り，肘関節の伸展を担うのは上腕三頭筋です．

■ 上腕三頭筋の弛緩

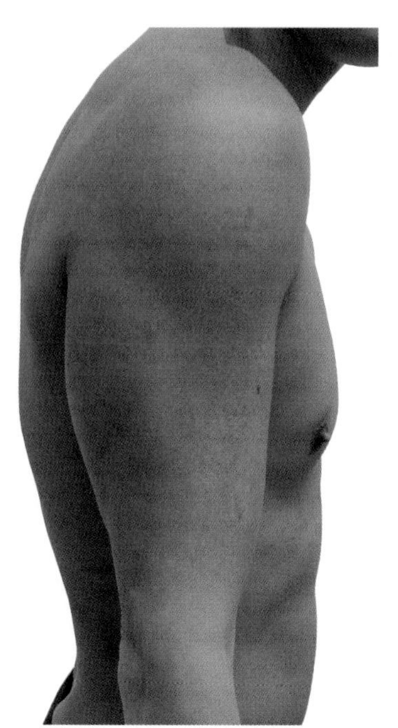
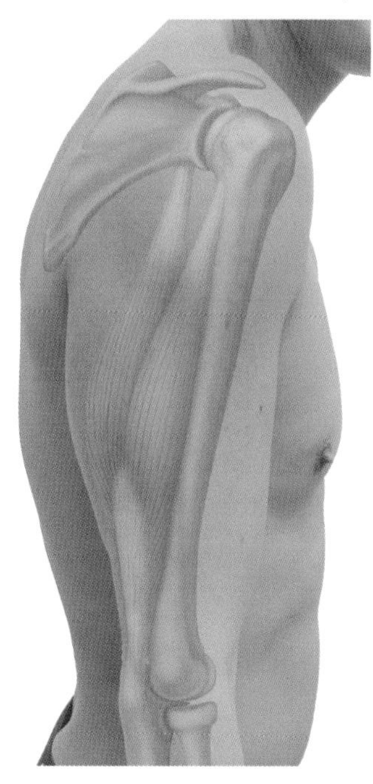

■ 上腕三頭筋の収縮

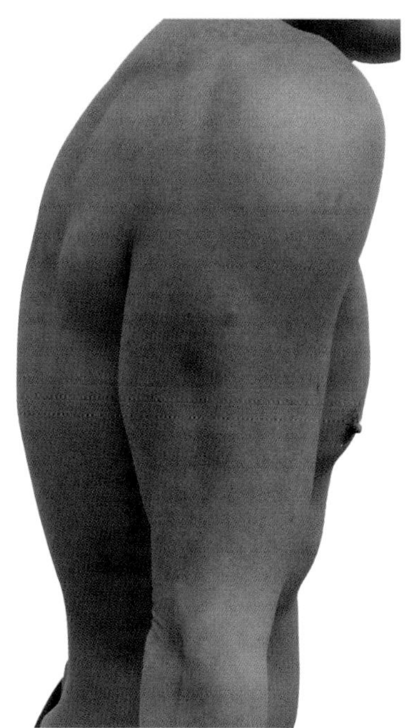
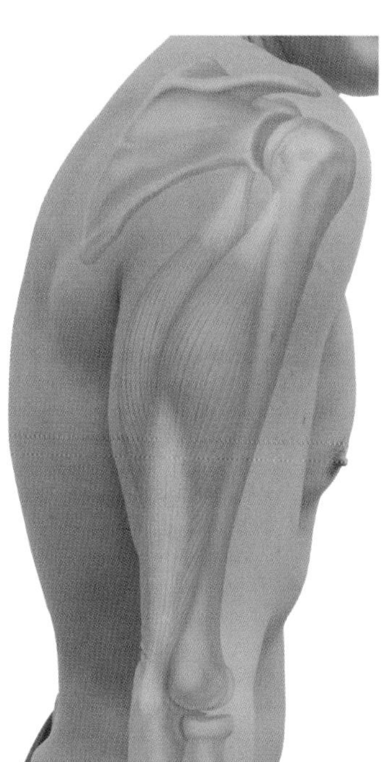

上腕三頭筋は，上腕の後ろ側でつまめますよね(^^)！　三頭という通り，頭が3つに分かれています(**図3**)．1つは長いから長頭と言われるもので，肩甲骨の関節窩の下側に付いています．これも上腕二頭筋の逆ですね (^^)！　あとの2つは内側頭と外側頭といい，両方とも上腕骨に広く付いています．この3つが合流し

て尺骨の肘頭に付いているので，肘関節の伸展を担うことになります．長頭は関節下結節に付着するので，二関節筋ですね！　ということで，肩関節にも働きます．

この上腕三頭筋，私が小さい頃(!?)は，筋肉内注射の部位としても使われることがありました．今は，クラーク点(p.124)やホッホシュテッターといったお尻の中殿筋，大腿部外側の大腿四頭筋中の外側広筋，または上腕部でも肩に近い三角筋を使用しますよね！　でも上腕三頭筋には注射しません．これは，上腕三頭筋と上腕骨の間を上腕最大の神経である橈骨神経が走っているので，注射をした際に傷つけてしまう可能性があるためです．

橈骨神経をはじめ，腕に行く神経が傷つけられて麻痺すると，どうなるんでしたか (^^)？　もう一度，復習しておきましょう(p.84, 85)！

このように，その時点では常識とか正しいとされていたことでも，そのうちにそうでなかったと分かる例は数多くあります．医原性(医療行為が原因)や薬害による事故……これは，医学がtry and errorであるために，完全にゼロにすることは残念ながら不可能だと思います．しかし，その確率を低くし，可能な限りゼロに近づけることは出来ます．ぜひ，みなさんも，「今，普通に行われているから良いんだ」「そう習ったから正しいんだ」などと信じ込むのではなく，常に最新知識を得ながら，「今やっていることが正しいことなのか」「これが最良なのか」と考えてくださいね (^^)．

そうすれば，悲しい事故を最大限に減らせますからね！

■ 図3　上腕三頭筋の起始と停止

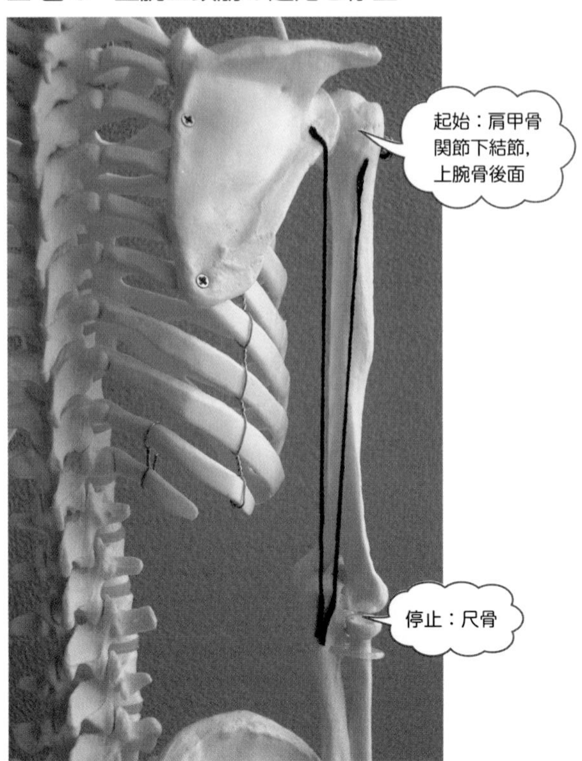

医原性に興味を持たれた方，ぜひ筋注関連で大腿四頭筋拘縮症を調べてみてください．他にもサリドマイド・ベビー，薬害AIDS，クロイツフェルト・ヤコブ病等も知っておくことは，医療従事者としては必要なことだと思います．

腕神経叢麻痺！？

前回で，頸部の手術による僧帽筋麻痺の可能性を見ました(p.178)．脳から「僧帽筋，動け！」の指令が出ても，それを伝える副神経が傷つけられていると，指令が伝わらないのでしたね．

今回は，事故や分娩による三角筋や上腕二・三頭筋などの麻痺を見てみましょう．

「○○筋，動け！」の指令は脳（ホムンクルス！）から出て錐体交叉の後，脊髄の中をずぅ～っと降りてきて，無理なくその筋肉に行けるような脊髄の場所から運動神経が出て，それにより筋肉自体に伝えられるんでしたね（p.70 ～ 73）．

肋間筋は最も分かりやすい例で，各肋骨の高さ（位置）の脊髄から出ている脊髄神経(p.102 ～ 103)によりコントロールされています．

では，「腕（や手），動け！」の指令は，脊髄のどの辺から出た運動神経によって伝えられるのでしょう？　正中近くから上肢に行くには，首の下の方から出れば良さそうですよね(^^)！　その通りで，上肢に向かっていく運動神経は，正確に言うと第５頸神経から第１胸神経の５本（!?）です．自分の身体のこの辺から上肢をコントロールする神経が出ているんだなぁ～ってイメージしてくださいねっ (^^) ♪

運動神経は，出る場所によって，上肢のどの筋肉をコントロールするかを役割分担しています．例えば，一番上の第５頸神経のところだと三角筋（肩の運動），第６頸神経だと上腕二頭筋（肘の屈曲）といった感じです．

ところが，この５本の運動神経は，首から肩にかけての辺り，つまり鎖骨と第１肋骨の間を通って腋窩に到達するまでに，それぞれの神経線維を複雑に入れ替えちゃっているんです．これを“交叉している”と言い，いわば混ざり合った状態になります．そしてワサワサと草むら（叢）のようになっているので“腕神経叢”と言います．

この腕神経叢があるために，各運動神経はお隣さん同士助け合ったりもしています．これ，結構，身体の中で珍しいんです．

例えば，横隔神経（横隔膜をコントロールしています）などはC3 ～ C5から一直線に胸腔内を脇目もふらずに降りてきます．

ちょっと嫌なことに，この腕神経叢，いろいろな要因で傷つけられちゃうんです (><)．よくあるのが，オートバイやスキー，スノーボードでの事故によるものです．高速状態から転倒して側頭と肩を打ちつけてしまった場合，打ちつけられた側の首はギュゥ～ッと過剰に伸ばされますよね．

それから分娩時にも起こり得ます．骨盤位（いわゆる逆子）の分娩時が多いのですが，産道の狭いところに肩などが引っかかり牽引をし過ぎてしまった場合に，首から肩のあたりが過剰に伸ばされてしまいますよね．

これらのように腕神経叢に過剰に力がかかって伸ばされると，神経が切れたり，脊髄のところから抜けてしまったりすることがあります．そうすると，損傷された神経によって支配されている筋肉が麻痺してしまうのです．

■ 腕神経叢

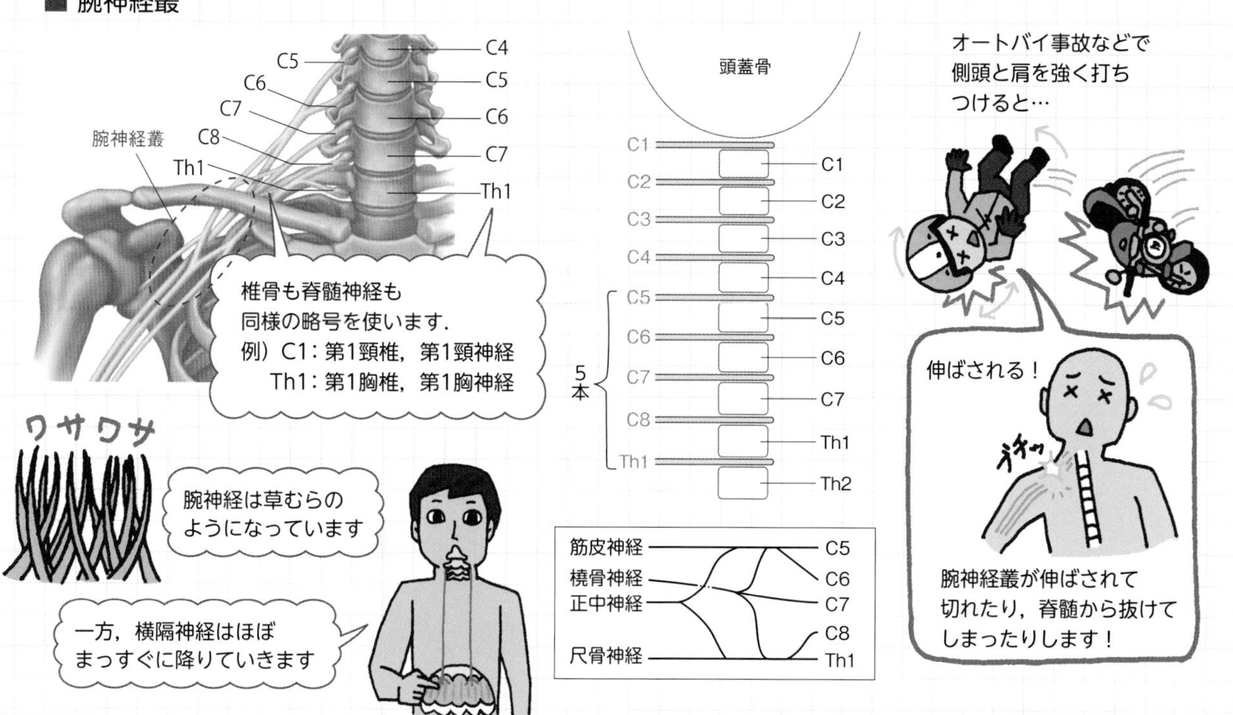

4 前脛骨筋&長（母）趾伸筋

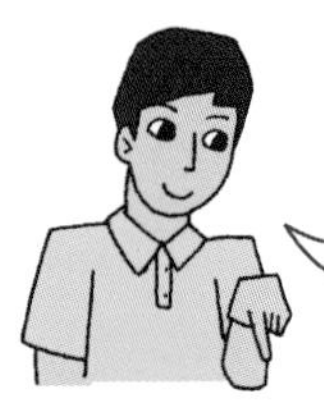

やっと下腿，前脛骨筋と，長母趾伸筋＆長趾伸筋です（p.127）！　実際に動かしながら考えて理解していきましょう（^^）♪　交連骨格に赤い紐を通した写真を見ると，どことどこが結ばれているか，それが短くなったらどうなるかが分かると思います（^^）．

■ 前脛骨筋の弛緩

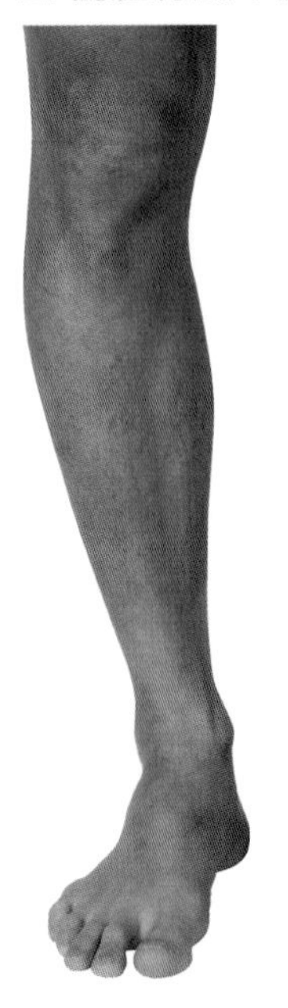

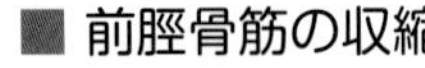

■ 前脛骨筋の収縮

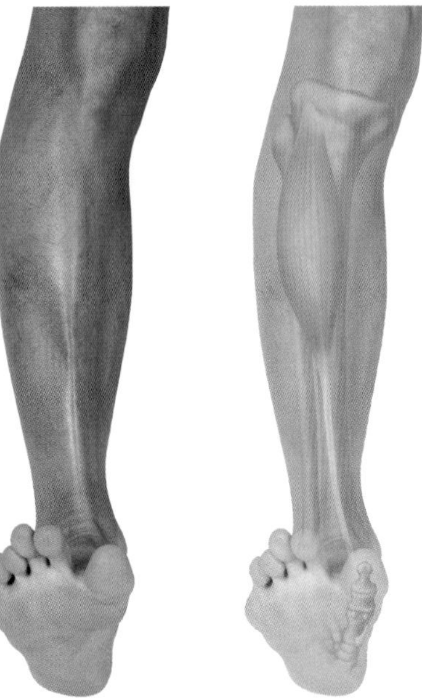

■ 前脛骨筋の起始と停止

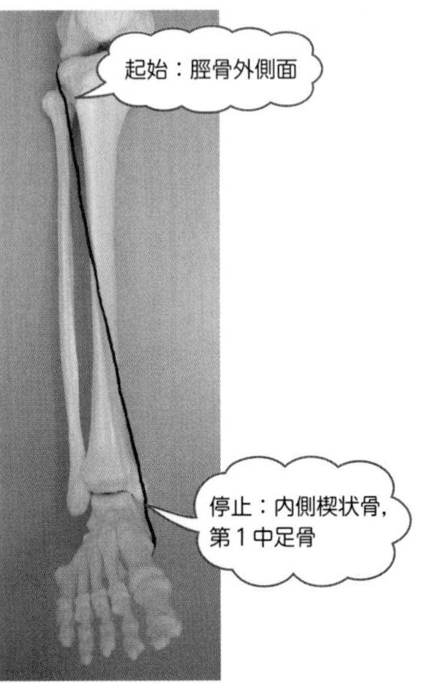

前脛骨筋は，足首をピキッ♪ピキッ♪と屈曲させる働きをします．要はふくらはぎを持って足首を曲げてつま先を立てる運動です．ですから，この筋肉が麻痺すると，つま先がダラァ～ンとしてしまい，歩行時につま先が引っかかってつまずきやすくなってしまいます．

脛骨の外側の前の方と，足の親指側真ん中辺りの裏（正確には“第1中足骨”と“内側楔状骨”の“足底部”と言いますが，名前よりもイメージで覚えてくださいね！）を結んでいるので，このような動きになります．

足首を強く曲げると脛骨のすぐ外側に盛り上がってくる筋肉です．これを辿って行くと足首のところにその腱が良く見え，内側に入っていっているでしょ（^^）？

その前脛骨筋の腱より外側には，足首から足背（普通に立っていると見える，足の背の部分）にかけて，指（趾）に向けて真っ直ぐ伸びていく腱が，5本見えると思います．それらが長母趾伸筋（母趾に向かっている1本）と長趾伸筋（それ以外の足趾に向かっている4本）の腱です．だんだん透けて見えてきましたか？

長母趾伸筋と長趾伸筋は，伸筋という名前の通り，両方とも足の指を伸ばす働きがあります．長母趾伸筋は母趾を伸ばし，長趾伸筋はそれ以外の足の指を伸ばします．逆を言えば，それしか言いようがありません（^^;）．

これは，長母趾伸筋は腓骨の上の方と母趾の先の方を，長趾伸筋は脛骨，腓骨の上の方と足の親指（母趾）以外の指の先の方を結んでいるので，そのような働きになるのです．これも自分の足を動かして，実感してみてくださいね！

ちなみにこの逆で足の指を曲げる（屈曲させる）のが，長母趾屈筋（母趾のみ）と長趾屈筋（それ以外の足趾）です．

以前，「足の指，親指（母趾）以外を別々に曲げたり伸ばしたり出来ますか!?　出来ませんよね～！」と申し上げました．母趾以外は，すべて長趾伸筋によって一括でコントロールされているためでしたね（p.127）．

■ 長母趾伸筋の弛緩

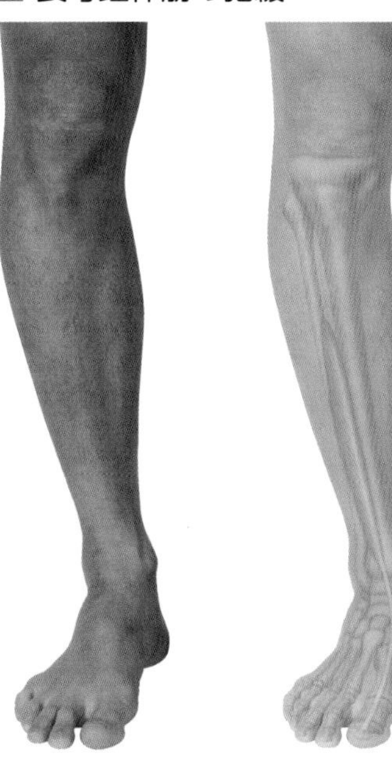

■ 長母趾伸筋の収縮

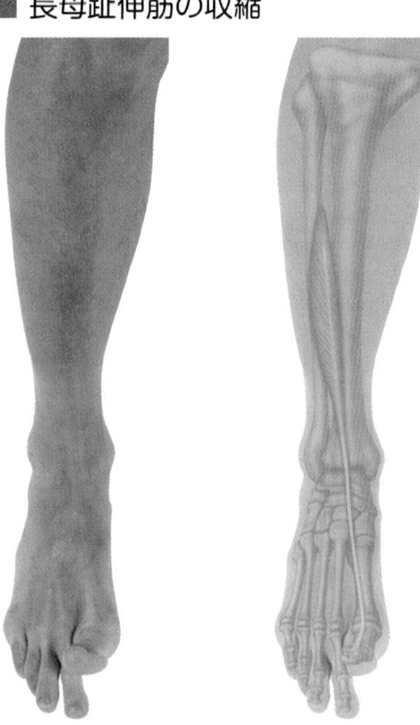

■ 長母趾伸筋の起始と停止

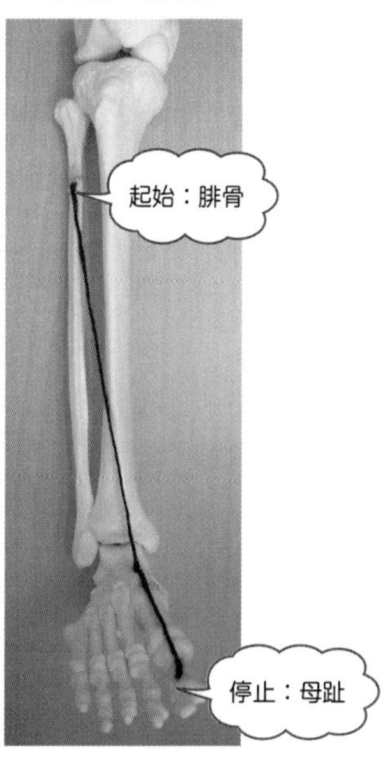

■ 長趾伸筋の弛緩

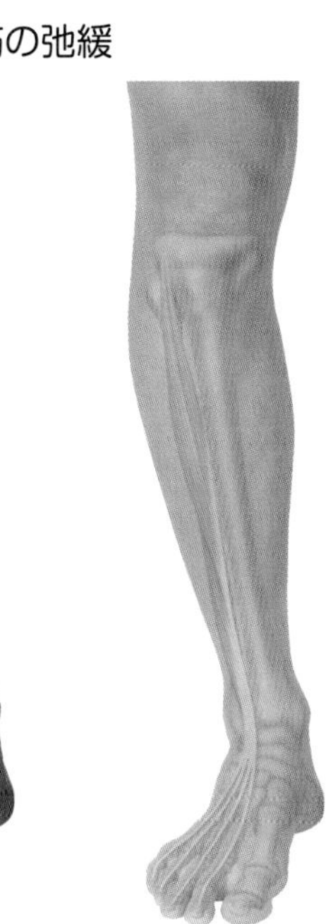

■ 長趾伸筋の収縮

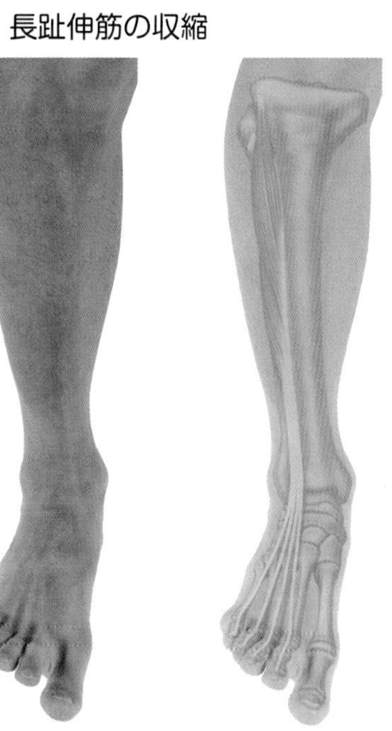

■ 長趾伸筋の起始と停止

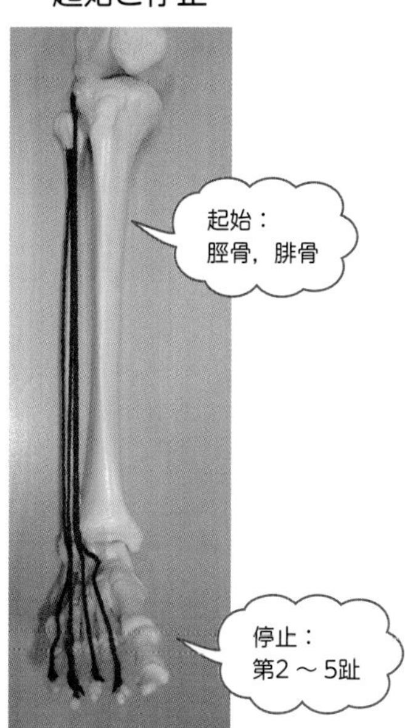

長母趾伸筋と足背動脈に触れてみよう！

長母趾伸筋は，フィジカルアセスメントの際にも使えるんですよ！　足背動脈はどうやってとりますか？

外くるぶし（“外果”でしたねっ！）と親指の付け根，内くるぶし（内果）と小指の付け根を結んだ線が交差するところ，長母趾伸筋の腱のすぐ外側でとれます (^^).

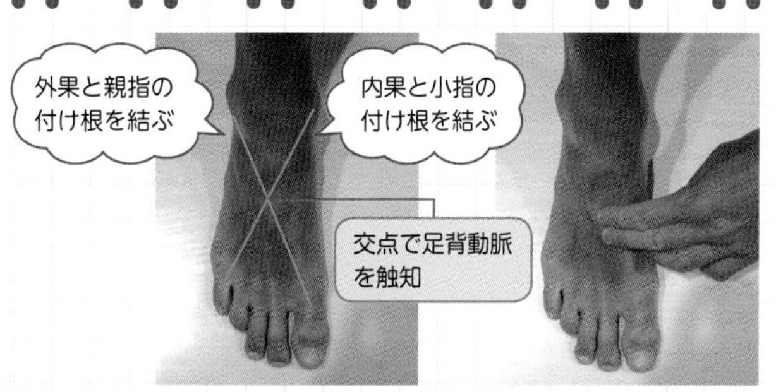

5 ハム(!?)ストリング(ス)

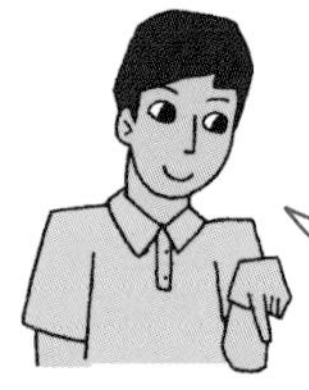

最後にハムストリング（ス）（p.131）．いわゆる太ももの後ろ側の筋肉で，大腿二頭筋，半腱様筋，そして半膜様筋という3つの筋肉の総称でしたねっ（^^）！　これらは，外から見てもなかなか分かりにくいと思います（^^;）．右下の，収縮した時の写真に手描きした図を見て，イメージしてください．

■ ハムストリング(ス)の弛緩

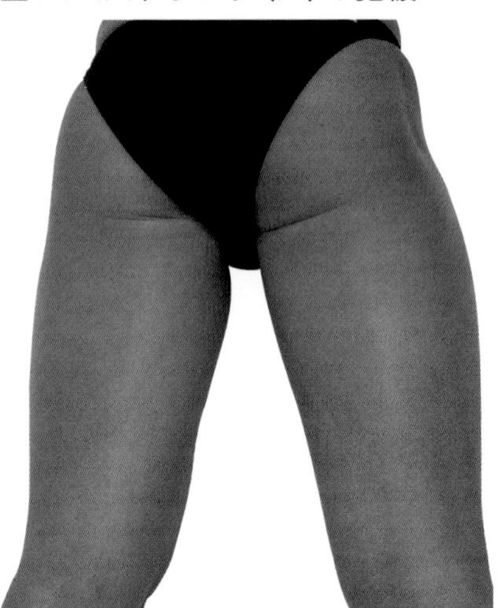

■ ハムストリング(ス)の収縮

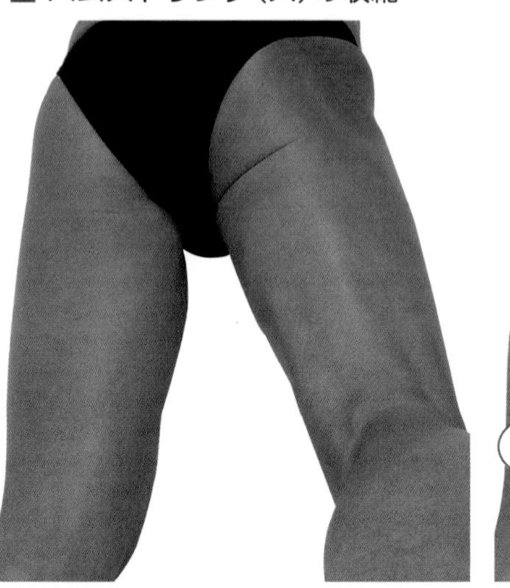

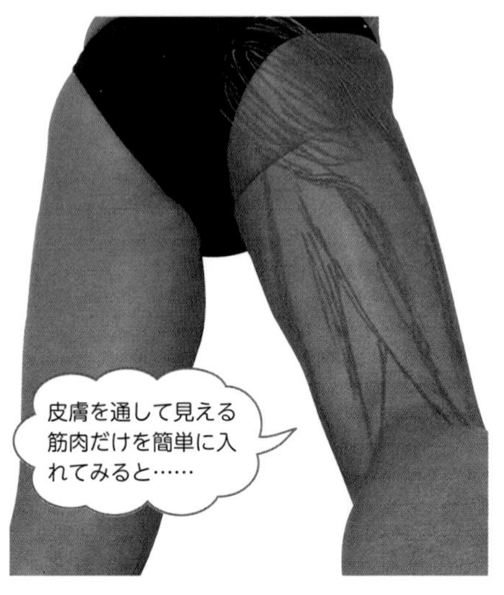

皮膚を通して見える
筋肉だけを簡単に入
れてみると……

大腿二頭筋はその名の通り頭が2つで，長い方（長頭）と短い方（短頭）があります．長頭は坐骨に，短頭は大腿骨に付着して，いずれも下腿の腓骨に付着します．長頭は股関節も膝関節もまたぐ2関節筋ですねっ！　一方，短頭は1つの関節しかまたぎません．

これで働きは簡単！　大腿の背側にあるので，いずれも膝関節を屈曲させますし，腓骨に停止するので外旋もさせますが，長頭が股関節を伸展させるのは理解できますね（^^）♪

半腱様筋や半膜様筋，これらは余裕があったら押さえておいてください（^^;）．いずれも坐骨と脛骨を結んでいるので，股関節の伸展と膝関節の屈曲に働きます．

半腱様筋と縫工筋（p.160），薄筋という大腿部にある3つの筋肉は，停止側の腱が集まって鵞足（がそく），つまりガチョウの足のような形になって脛骨の内側に付着するんです（**図4**）．

ここが炎症を起こしたのが鵞足炎．膝に負担がかかり過ぎると起こります．脛骨の内側なので膝の内側ちょっと下あたりに痛みが出ます．鵞足炎，足が炎症を起こしてガチョウの足のようになっちゃうんじゃないですからね（^^;）．

■ ハムストリング(ス)の起始と停止

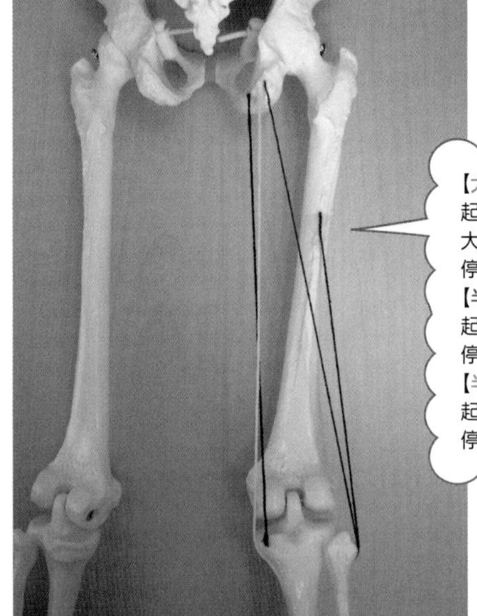

【大腿二頭筋】
起始：坐骨（長頭），
大腿骨（短頭）
停止：腓骨
【半膜様筋】
起始：坐骨
停止：脛骨
【半腱様筋】
起始：坐骨
停止：脛骨（鵞足）

■ 図4　鵞足

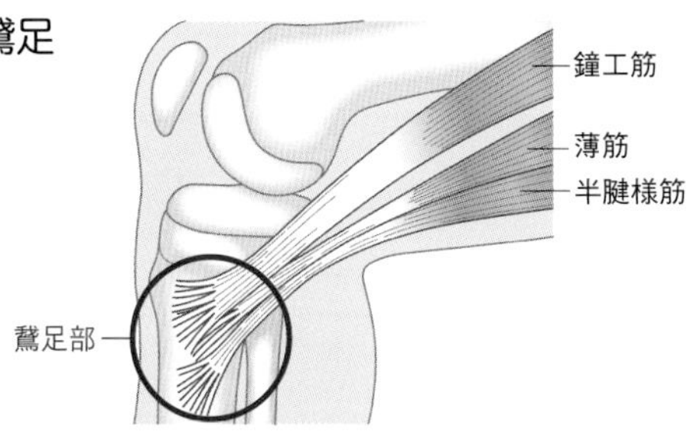

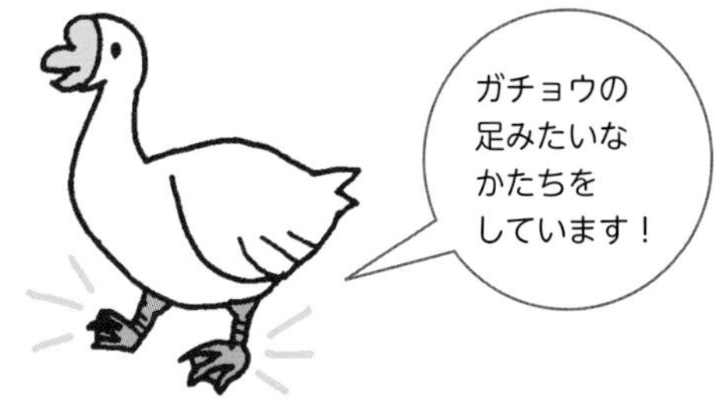

半腱様筋と膝窩動脈

皆さんは膝窩動脈の脈拍をきちんと触知できますか？　なかなか難しいですよね (^^;)!?　そこで簡単に触知する方法を伝授しましょう♪　実は知っている人も少ないんですよ～ (^^)！

膝窩とは，膝の裏の窪みです．この膝の裏の窪みはどうやって出来ているか分かりますか (^^)？

上（頭側）はこの半膜様筋とその上に載っている半腱様筋，および大腿二頭筋，下は腓腹筋で形作られています．膝の部分は腓腹筋も二頭に分かれているので，膝窩はちょうど菱形に見えます．ここも大きな筋肉が無い，身体の中を覗きやすい場所なんです．この膝窩の中心のやや内側を膝窩動脈が走っています．

どんな体位でもとれますが，被験者の方に仰臥位で膝を立ててもらうのが良いでしょう．膝窩動脈をとるには，膝の内側から手を入れて，この半腱様筋の腱（簡単にとれる，すごく張ったスジ）に自分の指の第１関節（指先に近い方の関節）を置き，ちょっとつかむような感じで指を当てて，指先に神経を集中させると簡単にとることが出来ますよ (^^)！　上下の位置は，膝を曲げた時に一番凹むところに人差し指をあてて，中指と薬指を揃えてその隣（頭側）に置いてやると良いと思います．

なお，膝窩動脈よりも，後脛骨動脈や足背動脈のほうが断然とりやすいです．そうした遠位（下流）の脈を触知できれば，もちろん膝窩動脈をとる必要性がありません（**右図Ⓐ**）．脈がとれるところまでは血流が来ている証拠になりますから．

逆に，大腿動脈は通常であれば簡単に触知できると思いますが，そこで脈が触れなければ，膝窩動脈でも触れるはずがありません（**右図Ⓑ**）．鼠径部より下には血流が無いことになりますので．

心臓から出た血流がどこまで到達出来ているか，脈を触知することによって分かります．なので，膝窩動脈をとる必要性が生じるのは，大腿動脈は触知できるけれど，足背動脈や後脛骨動脈では触知できない場合，ということです（**右図Ⓒ，Ⓓ**）．

脈が触知できるところとできないところがある場合は，その間に塞栓や閉塞性の動脈硬化が起こっている可能性があります．

例えば(Ⓒ)の場合は鼠径部と膝の間の動脈に，(Ⓓ)の場合は膝と足の間の動脈に問題が生じているということです．

脈の左右差も大事です．例えば，大腿動脈に左右差が無く，足背動脈に左右差がある場合は，その間に問題が生じているということです．

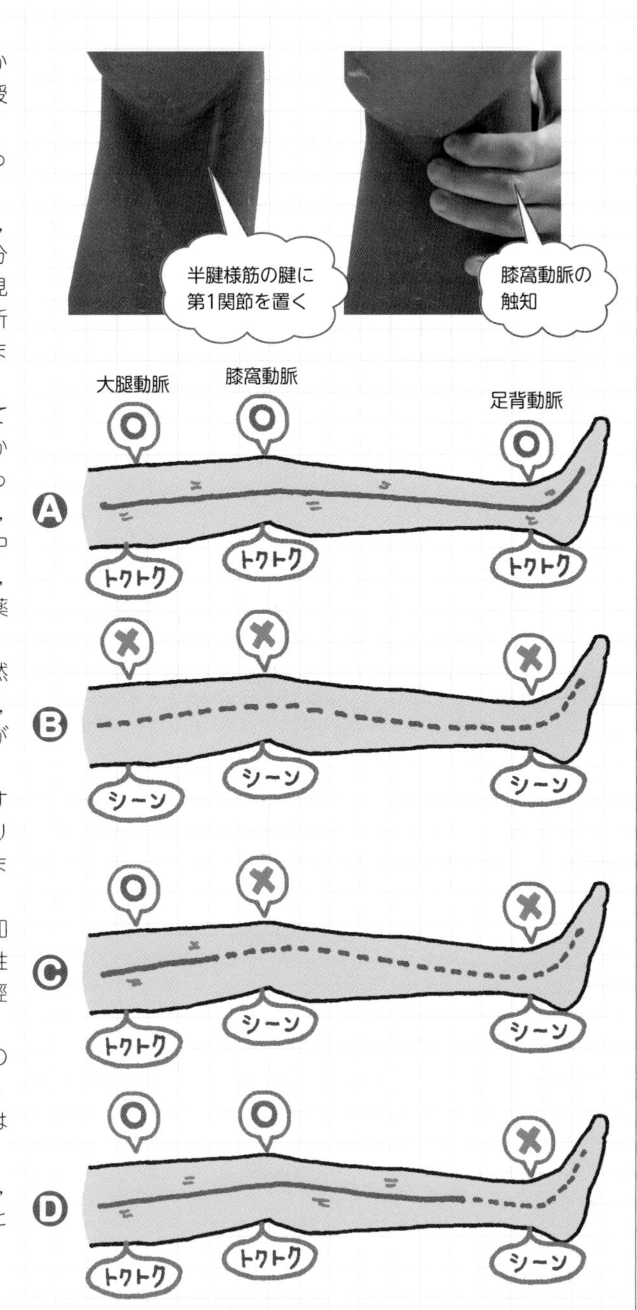

■ 今まで学んできた筋肉の起始，停止，作用（第９回～第 16 回）を簡単にまとめてみよう♪

紹介回	筋肉名		起始	停止	主な作用
第9回 第12回	胸鎖乳突筋		胸骨柄，鎖骨の内側1/3	乳様突起	頭部の反対側への回旋，胸郭挙上
	前斜角筋		第3頸椎～第6頸椎の横突起	第1肋骨	第1肋骨の挙上，頸椎の前屈・側屈
	中斜角筋		第2頸椎～第7頸椎の横突起	第1肋骨	第1肋骨の挙上，頸椎の前屈・側屈
	後斜角筋		第5頸椎～第7頸椎の横突起	第2肋骨	第2肋骨の挙上，頸椎の前屈・側屈
	大胸筋		鎖骨内側1/2～2/3，胸骨，第1肋軟骨～第6肋軟骨，腹直筋鞘	上腕骨の大結節稜	肩関節の内転・屈曲・内旋
	前鋸（ぜんきょ）筋		第1肋骨～第8肋骨外側面	肩甲骨内側縁肋骨面	肩甲骨の前進
	腹直筋		恥骨・恥骨結合	第5～第7肋軟骨・剣状突起	体幹の屈曲
	外腹斜筋		第5～第12肋骨	腹直筋鞘，鼠径靱帯，腸骨	体幹の反対側への回旋，体幹の屈曲・側屈
	内腹斜筋		腸骨稜，鼠径靭帯，腰筋膜	第10～第12肋骨，腹直筋鞘	体幹の同側への回旋，体幹の屈曲・側屈
第10回 第13回	縫工筋		上前腸骨棘	脛骨近位端内側面	股関節の屈曲・外旋・外転，膝関節の屈曲
	長内転筋		恥骨・恥骨結合	大腿骨（内側真ん中あたり）	股関節の内転
	大腿四頭筋	大腿直筋	腸骨（下前腸骨棘あたり）	脛骨粗面（膝のすぐ下あたり）	股関節の屈曲，膝関節の伸展
		外側広筋	大転子		膝関節の伸展
		中間広筋	大転子より下の大腿骨前面外側		
		内側広筋	大転子より下の大腿骨内側		
第10回 第14回	腸腰筋	腸骨筋	腸骨	大腿骨（小転子）	股関節の屈曲
		大腰筋	第12胸椎・腰椎の椎体や横突起		
	大殿筋		腸骨外側面後方，仙骨と尾骨の外側縁	腸脛靱帯，大腿骨（殿筋粗面：大転子の下の背側）	股関節の伸展・外旋
	中殿筋		腸骨の外側面上方	大腿骨（大転子）	股関節の外転，腹側は股関節の屈曲・内旋，背側は股関節の伸展・外旋
	小殿筋		腸骨の外側面下方		
第10回 第14回 第15回	僧帽筋	上部	後頭骨，項靱帯	鎖骨外側1/3	（鎖骨を介した）肩甲骨の後退・上方回旋・挙上
		中部	第7頸椎～第3胸椎の棘突起	鎖骨肩峰端，肩峰，肩甲棘	（鎖骨を介した）肩甲骨の後退
		下部	第3胸椎～第12胸椎の棘突起	肩甲棘内側端付近	肩甲骨の後退・上方回旋・下制
第10回 第15回	広背筋		下半分の胸椎と全腰椎の棘突起ならびに仙椎，腸骨稜，下の方の肋骨	上腕骨（小結節稜：上の方の内側前面）	肩関節の伸展（後方挙上）・内転・内旋
	最長筋群（脊柱起立筋の中の一群）		椎骨の横突起	乳様突起，頸椎・胸椎・腰椎の突起部，肋骨	脊柱の伸展・側屈

紹介回	筋肉名			起始	停止	主な作用	
第10回 第16回	三角筋	鎖骨部		鎖骨の外側1/3	上腕骨三角筋粗面（肩関節に近い部分の外側）	肩関節の屈曲・内旋	
		肩峰部		肩峰		肩関節の外転	
	筋肉注射	肩甲部		肩甲棘		肩関節の伸展・外旋	腕神経叢麻痺
第16回	上腕二頭筋（結節間溝での炎症）			肩甲骨関節上結節と烏口突起	橈骨粗面（内側の肘に近い部分）	肘関節の屈曲，前腕の回外	
拮抗！	上腕三頭筋			肩甲骨関節下結節と上腕骨	尺骨肘頭	肘関節の伸展	
第10回 第16回	前脛骨筋			脛骨（前面外側）	足の親指側真ん中あたりの裏	足関節の背屈（足首を曲げる）	歩行時はほぼ常に働く
	長母趾伸筋（足背動脈の触知）			腓骨	母趾	母趾の伸展	
	長趾伸筋			脛骨，腓骨	母趾以外の足趾	母趾以外の足趾の伸展	個別に動かせない
	ハムストリングス	大腿二頭筋	長頭	坐骨（坐骨結節）	腓骨（腓骨頭）	股関節の伸展，膝関節の屈曲・外旋	
			短頭	大腿骨（後面外側）		膝関節の屈曲・外旋	
	膝窩動脈の触知，鵞足	半膜様筋		坐骨（坐骨結節）	脛骨近位端背側	股関節の伸展，膝関節の屈曲	
		半腱様筋			脛骨近位端内側面		

※筋肉の付着部位には個人差があるため，表の記述とは異なる場合があります

※主な作用に挙げた動きはp.122などを参考にしてください

最後に，今まで見てきた筋肉について，それぞれの起始と停止（すなわち付着部位）と，主な作用を一覧表にしました．

まずは大体どことどこを結ぶか，イメージで捉えましょう！　次にどの骨が関係するか，次にその骨のどこか，と細かく見ていきましょう♪

言葉で覚えても実際にイメージできなければ意味がありません．まずはイメージできることが大切！　その後，お友達に説明できるように言葉を覚えてくださいね (^^).

運動も言葉でなく，動作で覚えましょう♪　どこにどのように付いているから，どう動くか．自分で筋肉に力を入れて，収縮と働きを実感してください！

この表は，細かいところは省いてまとめてありますので，わからないところは，各回に戻って確認してください．また，よりくわしい内容が知りたい場合は，参考書などで調べてみてください．

これまでで，身体を透かして見る，立体で捉える訓練が自然に出来てきたと思います．
これでp.138,139の写真に，ランドマークをとって，骨を描けて，さらに筋肉を描き込めますよね!?
さて，いよいよ次回からは，体表のランドマークを指標として，内臓の位置を見ていきましょう (^^)♪

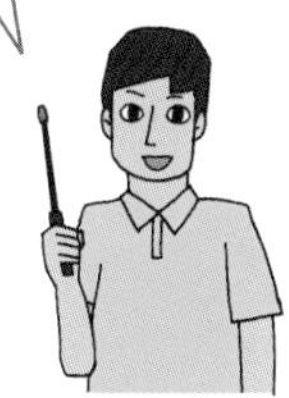

Memo

第17回 内臓を見てみよう♪ Part 1…心臓

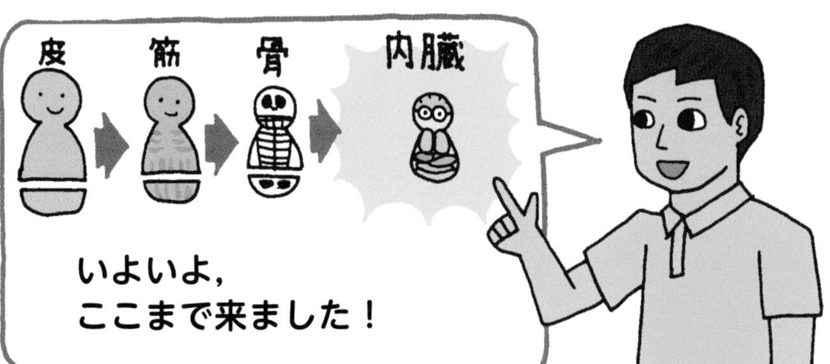

皮
筋
骨
内臓
いよいよ，
ここまで来ました！

今回のテーマ
1 胸とお腹の境目は!?
2 心臓の位置が考え方の基本！
3 AEDで除細動！
4 心電図のしくみと心音
5 心音の聴取部位は!?

みなさん，こんにちは～！

いよいよ今回から骨格筋の下，そうです，内臓を見ていきます (^^)！

骨格筋，長かったですか (^^;)!? 名前を覚えて欲しいから挙げたわけではなく，透かして見るための，そして場所や働きをイメージするためのトレーニングとして，ちょっと力を入れてきました (^^)．骨格筋，全身をくまなく覆っていましたね～っ！

では，内臓と骨格筋，どちらの種類が多いですか？ これは考えるまでもなく骨格筋です．だって，○○筋，□□筋，△△筋と名前がい～っぱいありますよね！ でも臓器は，肝臓，腎臓，心臓……と少ないです．だから筋肉や骨（200個でしたねっ！）が分かれば，数の少ない内臓はもう簡単です！

ただ，筋肉は短くする役目だけですが，内臓はいろいろな機能を持っています．その辺が難しく感じてしまうところですかね？ でも，解剖学的（構造的）には簡単ですよ～ (^^)！ 体表からは見えないから，得体の知れないものと思うかもしれません．でも，透かして見る訓練は今までしてきましたよね！ 体表から見て，ここにどんな臓器があって，どんな機能をしているのか，イメージしてくださいね (^^)♪ イメージできれば理解しやすく，そして覚えやすくなりますよ (^^)！

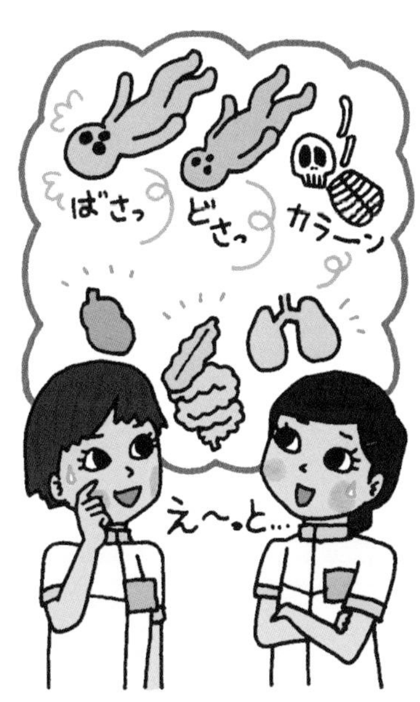

1 胸とお腹の境目は!?

■ 図1　胸腔と腹腔

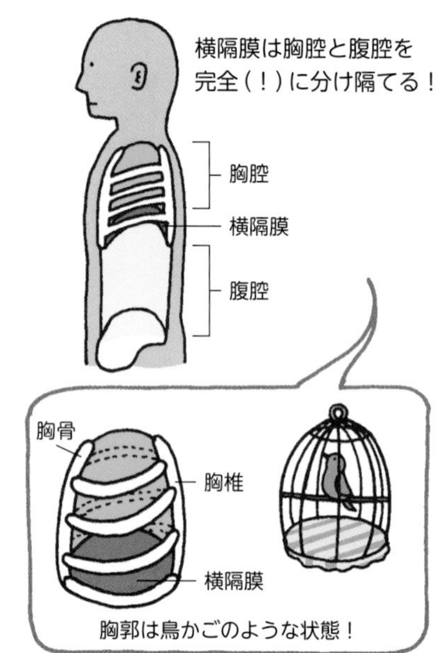
横隔膜は胸腔と腹腔を
完全（！）に分け隔てる！
胸腔
横隔膜
腹腔
胸骨
胸椎
横隔膜
胸郭は鳥かごのような状態！

骨格筋（肋間筋等）が鳥かご（骨）を肋骨とともに形成しています．その内側（身体の内側）を壁紙のように裏打ちしているのが"壁側胸膜"です

■ 図2　内臓を描いてみよう！

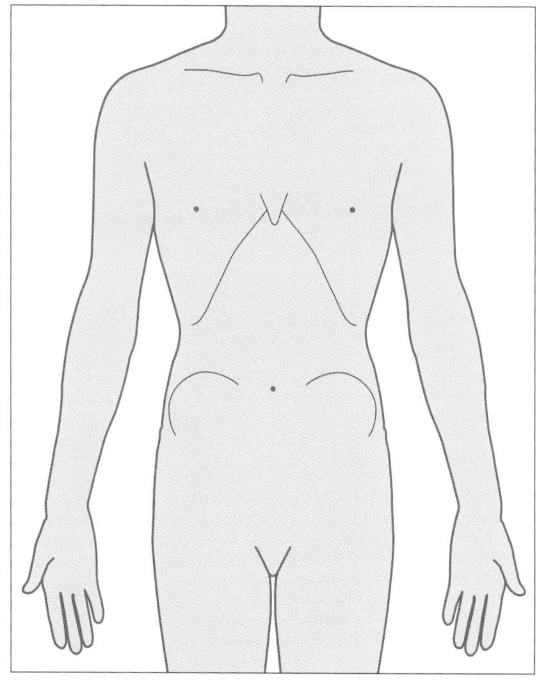

■ 図3　コンタクトインヒビション

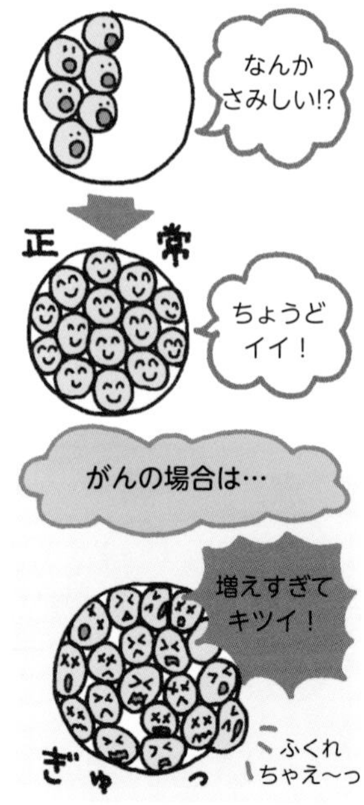
なんか
さみしい!?
正常
ちょうど
イイ！
がんの場合は…
増えすぎて
キツイ！
ぎゅっ
ふくれ
ちゃえ〜っ

内臓を考える際に重要なのは，まずは胸腔と腹腔の区別です．体幹にある腔(内臓などを入れる空間)である体腔は，胸腔と腹腔とに完全に分け隔てられています．

では，この胸腔と腹腔の境はなんでしょう？　隔てているので｢隔｣という字が付きます．そう，横隔膜ですね！　いきなりですが，これが今回のポイント No.1 です (^^) ！

当たり前のことと思われるかもしれないですが，横隔膜で完全に胸腔と腹腔が分け隔てられていることは，かなり重要なんです．完全とは言わないまでも，それぞれの中に存在するものは，お互いに行き来し難いんです．

胸郭の中の腔である胸腔は，肋骨(と，それを支える胸椎〔背側〕，胸骨〔腹側〕)および横隔膜で形成されます．一方，腹腔は横隔膜より下，骨盤までです．

では，**図2**に教科書などを見ずに内臓を描いてみましょう♪　臓器を10個くらい描き込んでみてください．その時に，胸腔と腹腔の境である横隔膜も必ず描き入れてくださいね！

できたら，お友達の描いたものと比べてみてください．あなたの描いたのと違っていますか？　人って個性もあって見た目もまったく違うのですが，実は皮膚や筋肉を取ってみると，ほとんど皆，哀しいくらいに変わらないんですよ〜．

内臓の位置や大きさは，個人差もある程度はありますが，骨を基準にして決まります．なぜかというと，コンタクトインヒビション(contact inhibition: 接触阻害．つまり接触による増殖抑制)がかかることも，その一因です(**図3**)．

その良い例が肝臓です．肝臓は"再生臓器"と言われ，手術で大きく切り取っても元の大きさに戻ろうとします．でも，増え過ぎてしまったら大変ですよね!?　そこで，｢この大きさ以上にはなってしまってはダメだな｣と細胞自身で歯止めをかけるのです．すなわち，骨などに触れたら細胞分裂を止めます．だから，大きさはある程度，決まってくるわけです．

この歯止めが効かなくなるのが，いわゆる｢がん｣です．肝がんになると，肝臓の細胞が増え過ぎて肝臓がどんどん大きくなります．また，骨に四方八方を覆われている脳に腫瘍が出来たら……．もうスペースが無いのに細胞が増え続けますので，頭蓋内圧が高まってしまいます．頭蓋内圧亢進症，大変でしたよね(p.62)！

2 心臓の位置が考え方の基本！

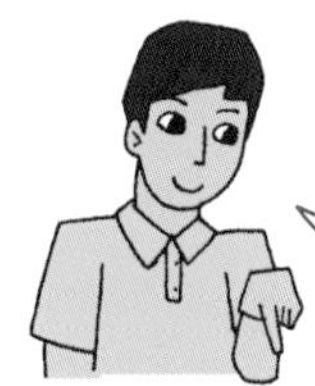

内臓全般の位置を押さえるのに「この位置さえ分かれば後は大丈夫 (^^) ！」という臓器があります．それは心臓です！　では，皆さんの身体の中で心臓の位置はどこですか？

■ 図4　心臓の位置のとり方

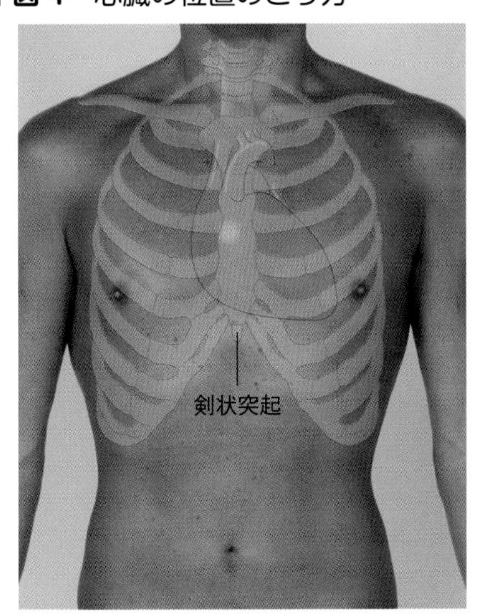

剣状突起を二横指で隠し，その上（頭側）に手掌を当てると，心臓の位置がとれます．だいたい下縁は乳頭と乳頭の間ですね！

○ 硬いものの上で胸骨を押すと，心臓が胸骨と脊椎に挟まれるので，心臓を圧迫出来ます

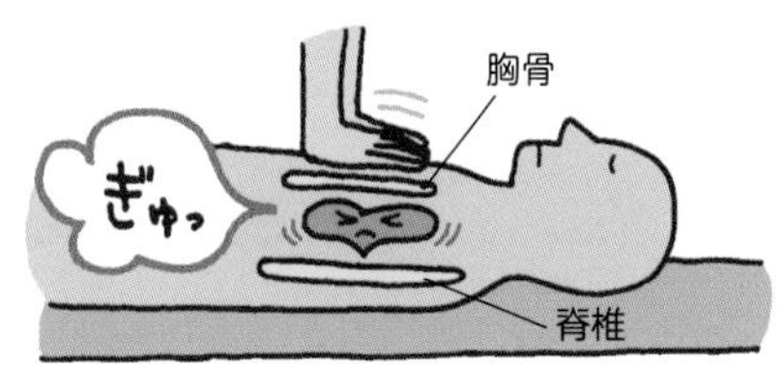

× 柔らかいものの上で押しても脊椎が沈んでしまうので心臓を圧迫出来ません！

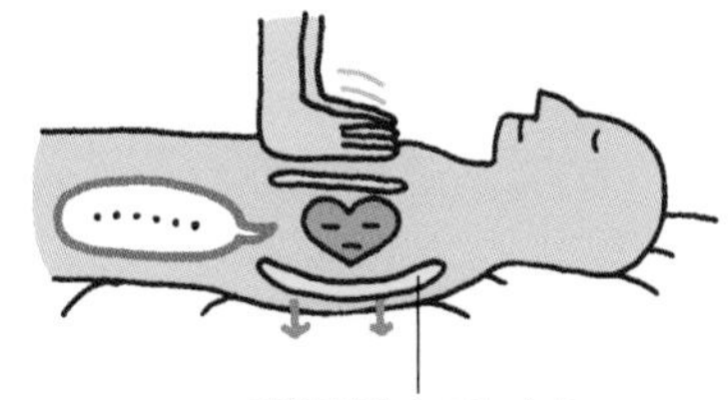

脊椎が沈んでしまう

■ 図5　胸骨と心臓

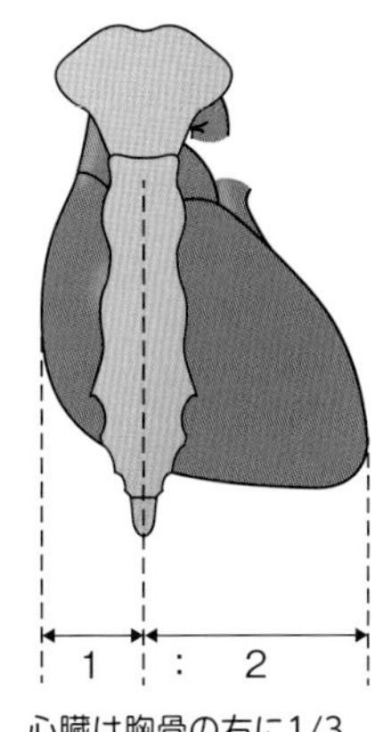

心臓は胸骨の右に1/3，左に2/3が入っています

①救急蘇生で押さえる！　心臓の位置

皆さんは救急蘇生法をご存じですよね!?　私が学生のころは，Airway（気道），Breathing（呼吸），Circulation（循環）の頭文字で「ABC法」と言われていました．しかし，人工呼吸の mouth to mouth は感染のおそれなどがあるため，誰もが躊躇（ちゅうちょ）なく行えるよう，胸骨圧迫（心臓マッサージ）だけでもとにかく行ってもらうようになりました．

では救急蘇生法のC，心臓マッサージ，すなわち心臓の圧迫はどうやって行いますか？

一般的に自動車教習所などでは，「胸の真ん中」とか「乳頭と乳頭の中間」を押すように説明されています．広く一般の人々にも，倒れている人を見たら心臓マッサージをしてもらいたいために，このように簡単に教えているのです．

ただ，心臓の位置を正確にとろうとする場合は，このように体表の目印，すなわち動く可能性のある目印は使いません．「胸の真ん中」とか「乳頭と乳頭の中間」は，ことに女性では動く可能性があることが分かると思いますし，男性だって筋肉や脂肪の付き方で変わってきますよね．

では，どのように心臓の位置をとるか．まず，肋骨弓の下をなぞって正中に向かうと，正中でコリッ♪　としたところにぶつかりますよね．これが剣状突起です．この剣状突起を心臓マッサージで押し込んで折ってしまうと，その下にある臓器（何でしょう!?）を傷つけてしまう可能性があるので，この剣状突起を折らないよう，二横指（おうし）で隠します．その上（頭側）の正中に手掌（しゅしょう）を当てて，そこを押し込みます．

この位置は，確かに男性で平均体型であれば乳頭と乳頭の中間だと思います．とにもかくにも，そこを押し込めば胸骨と椎骨で挟まれて心臓マッサージが出来るのです．ところが，背面が柔らかいものの上で胸骨を押しても，背中，すなわち椎骨が沈んでしまうので，心臓マッサージになりません．そのため，心臓マッサージは必ず硬いものの上で行います．

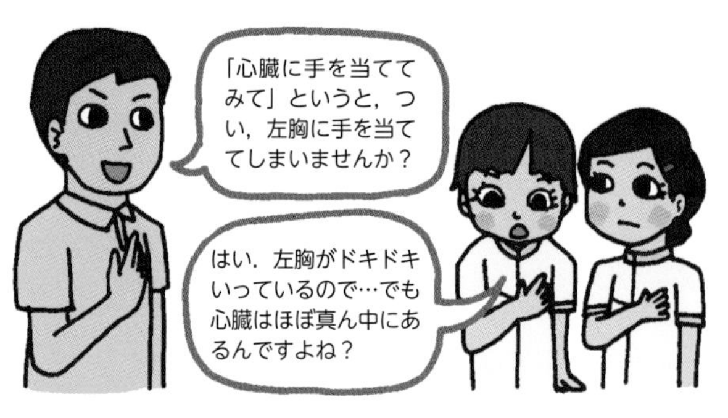

「心臓に手を当ててみて」というと，つい，左胸に手を当ててしまいませんか？
はい．左胸がドキドキいっているので…でも心臓はほぼ真ん中にあるんですよね？

■ 図6　心臓の構造

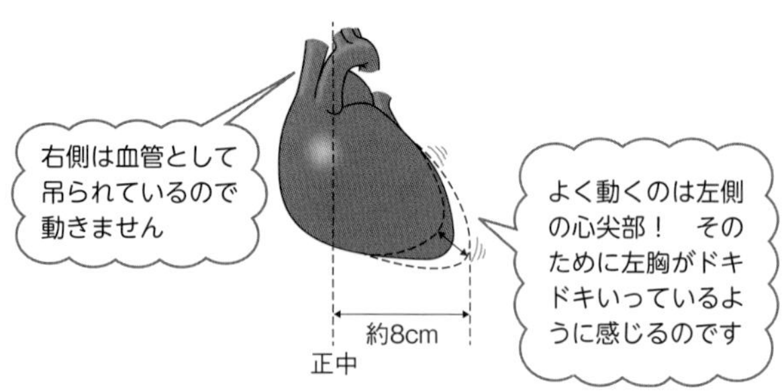

右側は血管として吊られているので動きません
よく動くのは左側の心尖部！　そのために左胸がドキドキいっているように感じるのです
約8cm
正中

■ 図7　心尖拍動のとり方

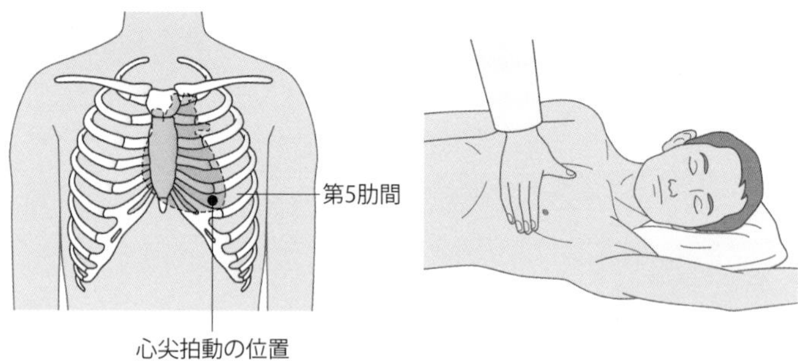

■ 図8　重力による心尖拍動の位置の変化

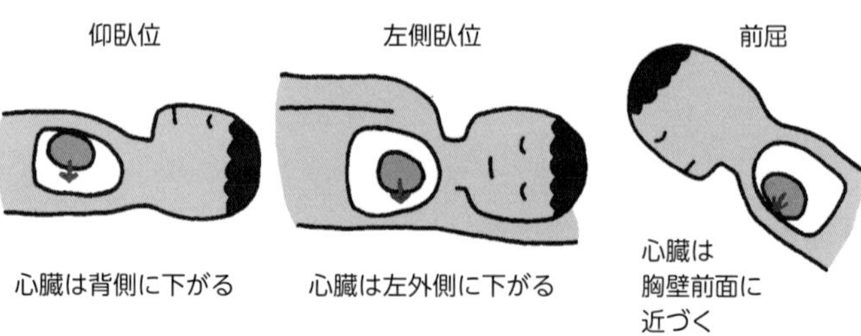

②「心臓は左にある」と思ってしまうのは……？

ここまでお話ししたように，心臓マッサージは，剣状突起を折らないように隠した位置でできることと，また，乳頭と乳頭の真ん中を押すとできることから，その高さに心臓が存在します．要は剣状突起のすぐ上，胸骨の下縁くらいに正中線での心臓の一番低い位置があるんです．また，胸骨を押せば心臓マッサージが出来るのですから，胸骨は心臓の上にあり，その左にも右にも心臓は入っています．もう少しくわしく言うと，心臓は胸骨の右に1/3，左に2/3が入っています（**図5**）．これが今回のポイントNo.2です（^^）！

でも一般の人々には，「心臓は左胸にある」と思っている人が多いですよね！　もし心臓が左胸にあって，胸骨の左側のみに存在するとしたら……胸骨を押しても，心臓が左に逃げてしまい，心臓マッサージにはなりませんよね！

では，なぜ「心臓は左胸にある」と思われたのか……．心臓がドキドキするのって，左の胸に感じませんか!?　これは心臓の造りを見れば分かります（**図6**）．

心臓の右側に集まっているのは血管系です．これらは血管として吊られているために，動くことが出来ません．したがって，ドックンッ♪　ドックンッ♪　と動く時は，心臓の心尖部が一番動くのです．この心尖の位置が，正中より左に8cm前後（当然，身長や身体の容積も違うので個人差があります）．そこが一番ドキドキするので左に心臓がある気がするのです．

では，心臓マッサージの時に，左胸に心臓があると思って左胸の真ん中辺りを押し込んじゃったら……？　肋骨が折れてしまう，というか肋骨と肋軟骨の境がありますので，そこが外れてしまいます．骨付きの鶏肉の軟骨部分，容易に外れてしまうでしょ（^^;)!?

この心尖拍動，手を当てれば，簡単に分かります．**図7**のように，被験者の右側に立ち，乳頭のすぐ下に右手の人差し指の第二関節が来るように手を横向き（被験者の水平断方向）に置きます．すると心尖拍動を手掌で感じることができます．

この時，仰臥位だと心臓は重力で背側に下がりますから，心尖拍動は一番触れにくくなります．一方，左側臥位になると心臓が重力で左下に移動して，一番触れやすくなります．一般的には，この左側臥位でとることが多いと思います．

ただし，この際には注意が必要です．というのも重力により心尖が左外側に移動する場合があるからです．触れやすくかつ正確なのは，前屈した状態ですかね!?　被験者を立たせておくのも何ですから坐位がよろしいかと（^^;)．これだと重力で心臓は胸壁前面に近付きますし，外側（横）へのズレもありません．体外から心尖を把握するの，簡単でしょ（^^）♪

このように，内臓は重力の影響を受けることも知っておいてください．例えば，妊娠後期，左側臥位と右側臥位，どちらが楽だと思いますか？　考えてみてくださいね（^^）！

スクラッチテスト

エックス線などの機器を使わずに，身体の外から心臓の輪郭が分かる方法があります！　スクラッチテストです (^^)！

被験者に仰臥位に寝てもらい，聴診器を心臓の上に置いてください．第５肋間と書かれている本が多いですが，心臓の位置や後々の手技を考え，第４肋間胸骨左縁あたりがよろしいですかね (^^)．この聴診器を当てた位置は動かさないでください．

その状態で音を聞きながら，被験者の胸郭領域の皮膚を正中線と平行に，軽く爪を立てるようにして上から下に軽く引っ掻いて（スクラッチして）みましょう♪　これを胸骨左縁に置いた聴診器のすぐ左脇から初めて，徐々に外側に向かって行っていきます．

心臓から外れている部分の皮膚を引っ掻いている時は，聴診器からは皮膚を引っ掻いている「スゥ〜ッ♪」という音しか聞こえません．ところが心臓の上に来ると，心臓に液体（血液）が詰まっているために，そこを通しても聴診器に音が伝わってきますから，いきなり音が「ッザァ〜ッ♪」と大きくなるんです！

再び心臓から外れると，また「スゥ〜ッ♪」と音が小さくなります．これで心臓の上縁と下縁が分かりますネ (^^)♪

これにより，心臓の輪郭を描くことが出来るのです．

引っ掻く位置が正中からだんだん離れて，この大きい音が聞こえなくなった場所が，心尖部の外側端ですから，心尖がどこにあるのかが分かります．

このスクラッチテスト，肝臓の大きさを調べるのにも使えますよ (^^)♪

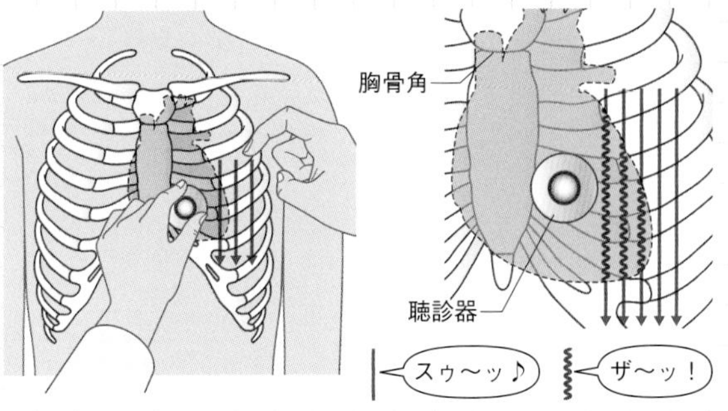

心拡大と心肥大

これまでお話ししたとおり，心尖部の同定は，触診やスクラッチテストで可能ですので，ぜひ，基本原理を覚えておいてくださいね (^^)！

心尖（拍動）の位置が正中より 10cm 以上離れている場合，心臓のサイズが大きい，すなわち“心拡大”の可能性があるとされます．

正確には，胸部エックス線撮影を行い，心胸郭比が 50% 以上の場合に心拡大と言われます．心拡大は，単に通常に比して大きくなっていることを言い，心室の壁が厚くなっても薄くなっても起こります．

心臓に血がたくさん溜まってしまった鬱血性（うっけつせい）心不全などでは，心臓の内腔が大きくなり，その結果，心拡大になります．このような場合，風船が膨らみきったような状態なので，心筋は引き延ばされた状態で，心臓の壁は薄くなってしまいます．これが心拡張による心拡大です．

一方，心臓の壁（心筋）が厚くなった状態のことを，心肥大といいます．この場合も心拡大を示すことがあります．要は，心拡大は単に心臓のサイズが大きくなったこと，心肥大は心臓の壁の厚さが厚くなったことです．これらは心エコーで分かります．

高血圧症など，病的な心肥大の場合には，心筋は心臓の内側に向かって（これを“求心性に”と言います）肥厚していくことが多いです．この場合，心臓の大きさは変わらずに心臓の内腔が狭くなりますので，心拡大とはなりません．つまり，心拡大が無いからと言って，心肥大が無いとは決して言えません．しかし，心肥大が遠心性に起こった場合は心拡大に見えます．

また，持久的な運動をするマラソンランナーなどに多いのですが，スポーツ心臓と言って，１回当たりの心拍出量を増やすために心内腔が広くなり，心筋が肥厚していることがあります．心肥大状態であり，かつ心拡大状態でもあります．とても大きく，収縮力の強い心臓になっています．このこと自体は問題は無いとされ，心エコーにより，病的な心肥大と区別されます．こうした変化は可逆的で，その原因となるスポーツ，すなわち高負荷を与えずにいれば数年で元に戻ります．戻らなければ……なんらかの疾患があると考えられます．

心肥大と心拡大，一緒にしないようにしてくださいね (^^)！

では，スポーツ心臓の場合，脈拍は速いと思いますか，遅いと思いますか？　考えてみてくださいねっ (^^)！

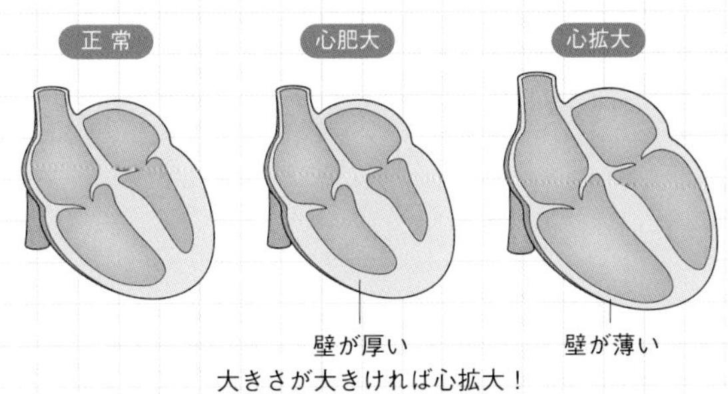

3 AEDで除細動！

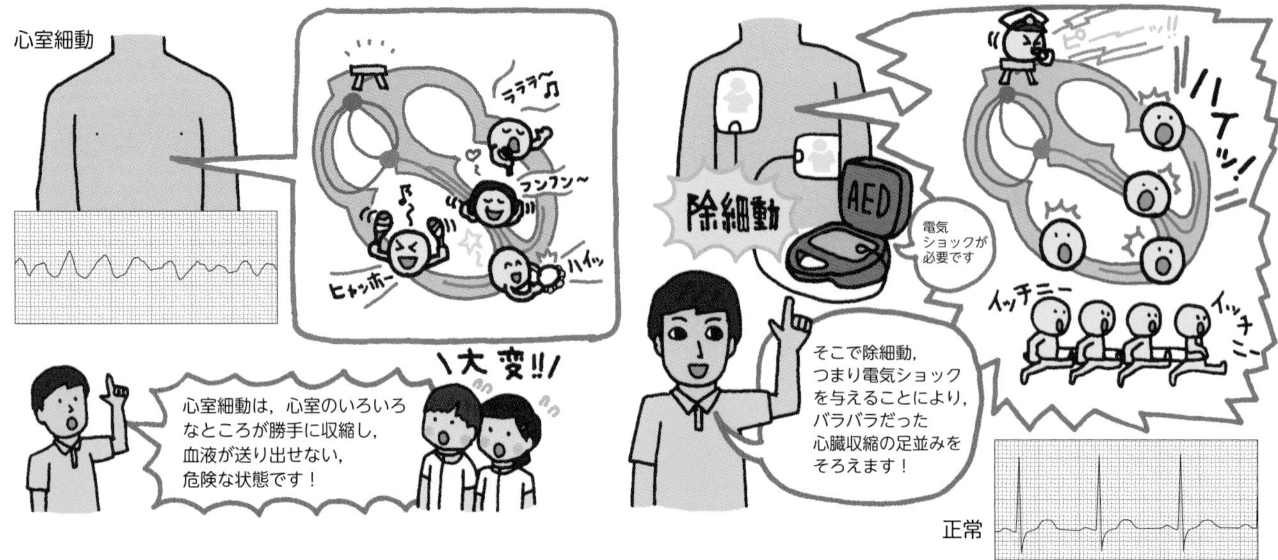
心臓の各部に指令が伝わらないため，
みんな好き勝手に動いている！
心室細動
除細動
AED
電気ショックが必要です
ハイッ！
イッチニー
心室細動は，心室のいろいろなところが勝手に収縮し，血液が送り出せない，危険な状態です！
大変!!
そこで除細動，つまり電気ショックを与えることにより，バラバラだった心臓収縮の足並みをそろえます！
正常

近年ではAED (Automated External Defibrillator: 自動体外式除細動器)が普及してきたので，救急蘇生では，心臓マッサージと合わせて，必要に応じて除細動(defibrillation)も行います．

fibrillation(細動)とは，心臓がブルブル細かく震えている状態のことです．正常では，心臓は刺激伝導系の働きにより規則正しく収縮しています．しかし，洞房結節に異常が起きたり，その刺激が伝わらなくなったりすると，それよりも下流が，勝手に動き出してしまうのです．これにより，きちんと血液を送り出すことが出来ず，命の危険が生じます！

このfibrillation (細動)を除くのが除細動で，「除く」とか「逆」とか，打ち消す意味の接頭辞である「de-」をつけてdefibrillationといいます．AEDなどを用いて，「皆，キチッとせいっ (¯¯＃)！」とばかりに喝(かつ)(電気刺激)を入れます．そうすると，うまくいけばみんなの足並みがキチッとそろい，血液をきちんと送り出せるようになります．

AEDは，倒れている人のところまで持ってきて，パッドを貼り付けるところまで出来れば，あとは自動的に，皆さんにやってもらいたいことをしゃべってくれます．ぜひ使い方をおさえておいてくださいね！

刺激伝導系って？

通常「心筋収縮しろ！」の命令は，洞房結節を大元締め（号令係）として刺激伝導系を通して心臓内を伝わっていきます(^^) ♪　すなわち洞房結節から房室結節に，そしてヒス束を抜けた後，左脚と右脚に分かれ，最後にプルキンエ線維で心室全体に，きちんと順番に刺激（電気信号）が伝わっていきます．このようにして刺激が伝わったところの心筋が収縮するわけです．

このように，洞房結節の号令にしたがって，それぞれの部位が順番に協調して収縮し，心臓から血液をうまく送り出しているのです．規則的（周期的）にリズミカルに動くことから，これを律動的収縮と言います．

ちなみに刺激伝導系は，何の組織ですか？　刺激が伝わっていくから神経組織？　それとも心筋の中にあるから筋肉組織？

刺激伝導系は特殊心筋です！　そう，筋肉ですよ！　筋肉組織！　これは十分に注意しておいてくださいね (^^)！

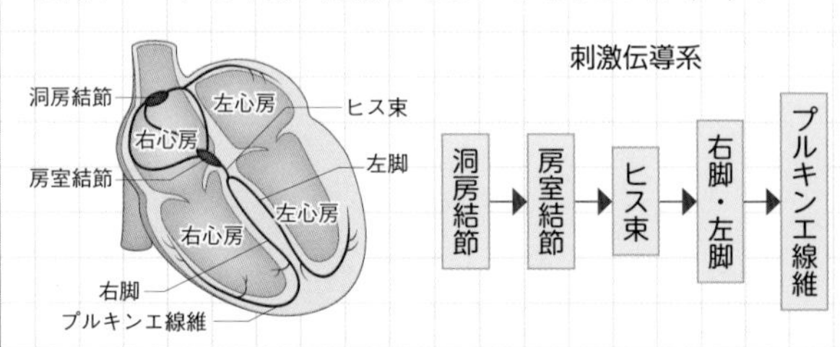

4 心電図のしくみと心音

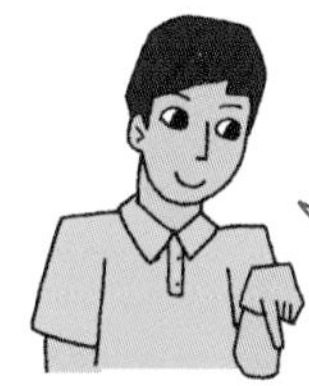

心電図は，身体の中を“電”気信号が“流”れる，つまり電流が生じるから取れるんでしたよね!?
電極のある方向に電流が向かってくる時はプラスに，流れ去る時はマイナスに振れるのですが，
あまり難しく考えないでください．大体のところをつかんでおきましょう♪

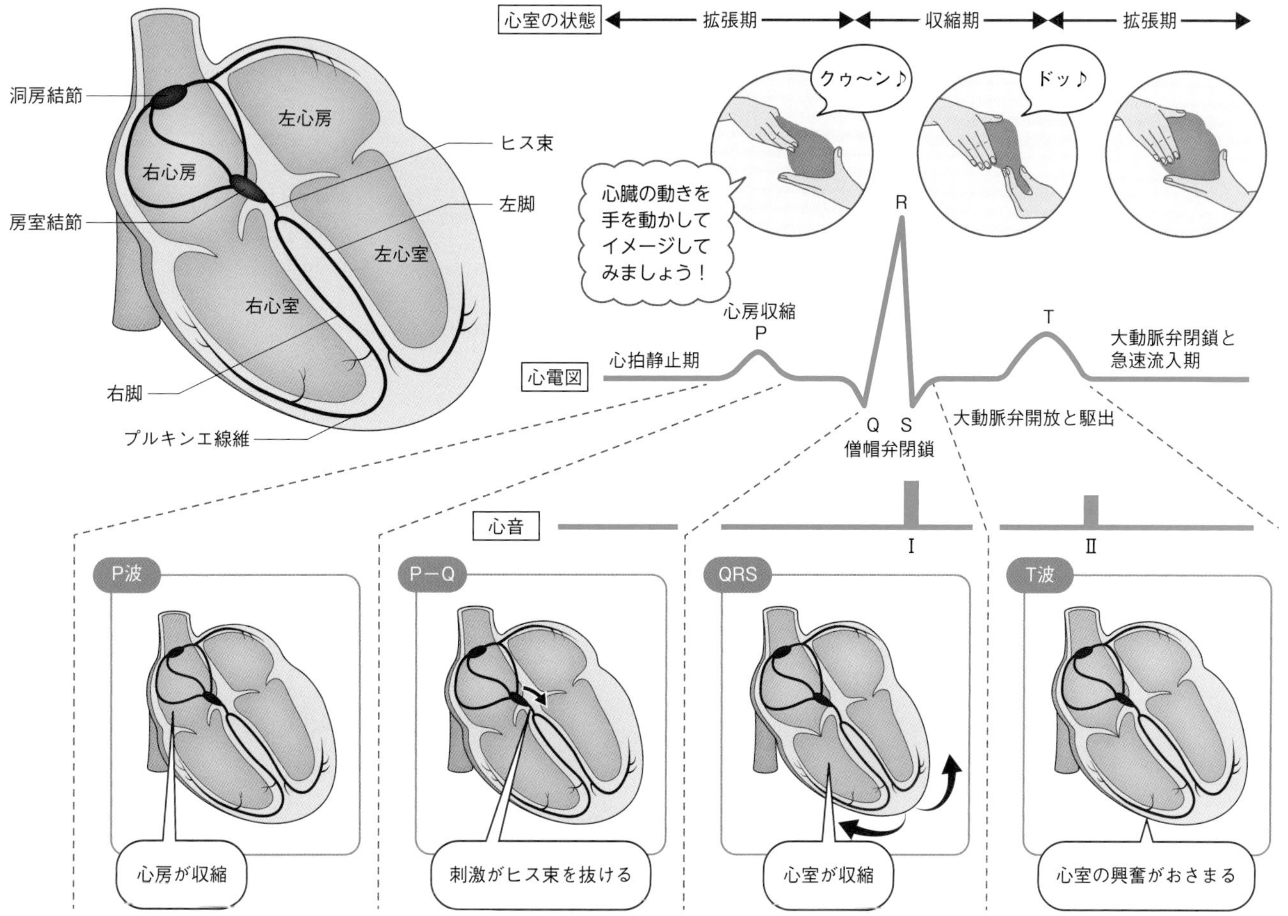

洞房結節
左心房
右心房
ヒス束
房室結節
左脚
左心室
右心室
右脚
プルキンエ線維

心室の状態　拡張期　収縮期　拡張期
クゥ〜ン♪
ドッ♪
心臓の動きを手を動かしてイメージしてみましょう！
R
心房収縮
P
T
心拍静止期
大動脈弁閉鎖と急速流入期
心電図
Q　S
僧帽弁閉鎖
大動脈弁開放と駆出
心音
Ⅰ
Ⅱ

P波
心房が収縮

P−Q
刺激がヒス束を抜ける

QRS
心室が収縮

T波
心室の興奮がおさまる

①心電図の基本波形

皆さん，正常の心電図の形はよろしいですか？上に青い線で示した心電図を見てください．洞房結節興奮開始時からP波がピョコンッ♪　と始まって房室結節に刺激が伝わります．この時に心房が収縮します．また，P波からQ波に至るまでの平坦な部分では，刺激がヒス束を抜けます．次にQRSで勢いよく左脚，右脚，プルキンエ線維に刺激が伝わり，心室が収縮します．そして，その心室の興奮（収縮）がおさまる時（心筋が弛緩する再分極の時）にT波が生じます．これくらいを知っておいていただければよいのではないでしょうか (^^).

なお，それぞれの山（波）の急峻（きゅうしゅん）度と高さは，刺激の伝わる速さと大きさを意味しているんですよ〜．QRS，山が急峻ですから，ものすごく速く伝わる，ということです！

こうやって，心電図でも身体の中の心臓がどんな状態か，さらには，次のページでお話しする弁の状態までもが類推出来るんですよ (^^)！

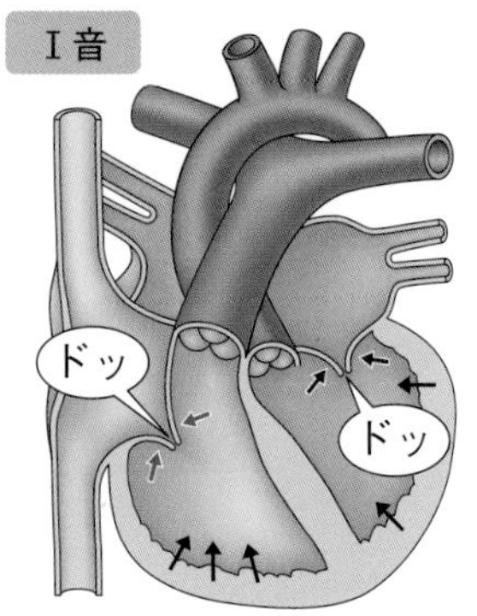

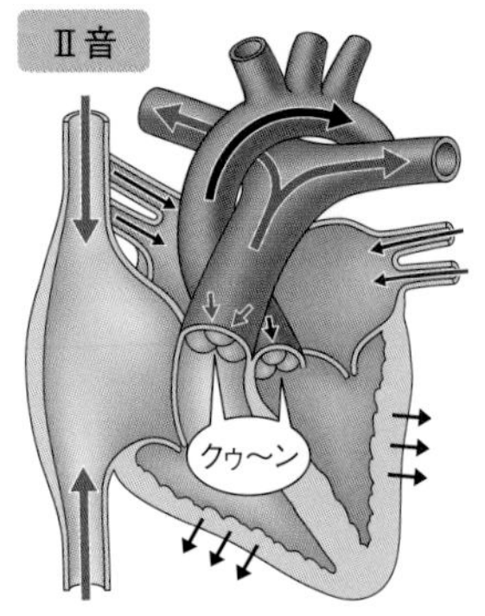

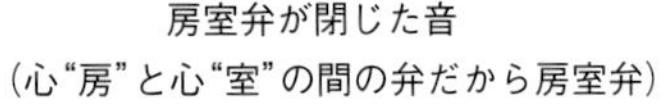

房室弁が閉じた音
（心"房"と心"室"の間の弁だから房室弁）

動脈弁が閉じた音
（肺動脈弁と大動脈弁）

②Ⅰ音とⅡ音が生じるしくみ

さらに心電図では，どの時にどの弁が閉じるか，すなわち心音が聞こえるかが分かります！

心音について"大雑把に"おさえていきましょう♪細かくみると少しズレがありますが，ここではあくまでも大雑把につかみましょう！

また，通常は心室の状態を基本に，収縮期とか拡張期とは言いませんが，理解しやすいように，ここでは便宜的にそのように呼んでいきます．

まず，**全身に血を送り出すため**に心室が収縮し出す時にする音が「第Ⅰ音」，つぎに，心室が拡張しだす時の音が「第Ⅱ音」です（^^）．たったこれだけです(^^)．これが分かればあとは簡単！

それぞれの音が発生する時について，もう少しくわしくみていきましょう．第Ⅰ音は，全身に血液をドバッ♪っと送り出し始める時ですから，心室が収縮し出す時です．心室が収縮し出すのは，心室に刺激が伝わる心電図ではQRSの時ですね（^^）！　この時に閉じる弁は，心"房"と心"室"の間にある弁である房室弁(三尖弁と僧帽弁)です．これらが閉じなければ，血液は心室から心房に逆流しちゃいますから自然と閉じます．つまり第Ⅰ音は房室弁の閉じる音で，収縮期の始まりです．

血液を送り出して小さく収縮した心室が弛緩しだすと(T波の時)，そのままでは心室に大動脈や肺動脈から血液が逆流してきちゃいます．そうならないように自然に動脈の圧で動脈弁(大動脈弁と肺動脈弁)が閉じます．その動脈弁の閉じる音が第Ⅱ音です．つまり第Ⅱ音が拡張期の始まりです．それとともに三尖弁と僧帽弁は自然と開き，心房に溜まった血液が心室の拡張に伴って急速に多量に流れ込んできます．さらに心房の心筋が収縮して(P波の時)心房の血液をもっと心室に送り込みます．そして心室に最大限に溜まった血液を全身に送り出すために，また収縮期が始まります．したがって，拡張期は第Ⅱ音から次の第Ⅰ音まで続くことになります．

ちょっと難しい（!?）「Ⅲ音とⅣ音」

心室が収縮して血液が全身に送り出された後，心室が弛緩しだして動脈弁が閉じる，すなわち第Ⅱ音がするのはよろしいですね．その後，心房にある血液が心室拡張により自然と心室に急速かつ大量に流れ込んできます．この急速かつ大量に流れ込んでくる血液が心室の壁に当たった際に，その衝撃を逃せないと血液が心室にぶつかって音がします．これが第Ⅱ音の後に聞こえるので第Ⅲ音です．心室の壁が伸びまくって膨らむことができない心拡大（p.201 参照）で聞こえやすくなります．

さらに，この急速流入期が終わると，P波が生じた時に心房が収縮して，最後の一絞りの血液が心室に送り込まれます．この時に流れ込んでくる少量の血液の衝撃をまともに食らってしまってする音が，第Ⅲ音の後のタイミングなので第Ⅳ音です．

これは心肥大（p.201 参照）などで少量の血では心室壁が膨らむことができず，その衝撃を逃せない，というか少量過ぎて厚い壁が伸ばせない場合に聞こえます．

第Ⅳ音のするタイミング，すなわちP波のタイミングの後は……そう，QRSなので心室収縮の収縮期．ということは第Ⅰ音が聞こえます．全身に送り出すのが始めの一歩，第Ⅰ音です．

こうやって心音を聞くだけで，身体の中の心臓の中の弁の状態が見えてくるんです！　聴診ってすごいでしょ（^^）！

とは言っても，聴診5年とか聴診10年とさえ言われます．要するにそれくらい難しいということです．

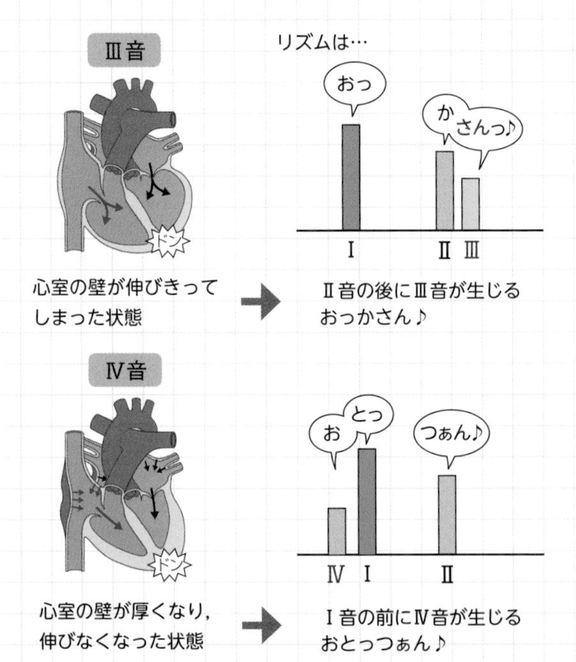

5 心音の聴取部位は!?

■ 図9　心臓の弁と聴診部位

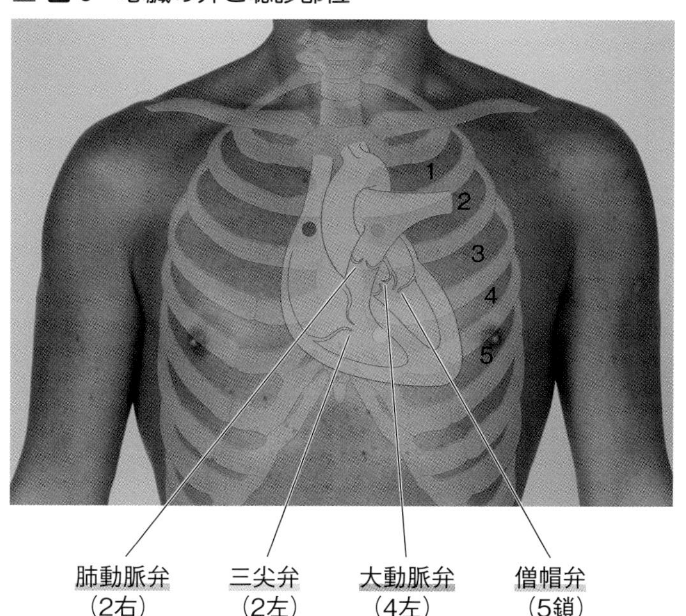

肺動脈弁（2右）　三尖弁（2左）　大動脈弁（4左）　僧帽弁（5鎖）

第二肋間胸骨右縁で大動脈弁の音が聞けます
↓
次にそのままの高さで胸骨左縁に動かしてください．
ここでは同じ動脈弁である肺動脈弁の音が聞けます
↓
そのまま縦に下におろすと第三，第四肋間と移動できます．
第四肋間胸骨左縁で三尖弁，そして第五肋間に移動して，
スゥ〜ッと肋間を鎖骨中線上まで動かすと僧帽弁の音が
聞こえます．

（参考までに…）
第二肋間胸骨左縁の肺動脈弁の音が聞ける位置から
すっ♪　と下ろした第三肋間胸骨左縁では，
４つの弁の音，すべてが聞こえます（Erb 域）

「聞く場所はわかったけれど，どこが何の音か忘れちゃう〜 (><) ！」っていう方は……「だい・はい・さん・そうっ！　だい・はい・さん・そうっ！　大・肺・三・僧♪」とご自身の身体でそれぞれの聴診部位を指でさしながら念仏のように10回言えば忘れないと思いますよ (^^)♪

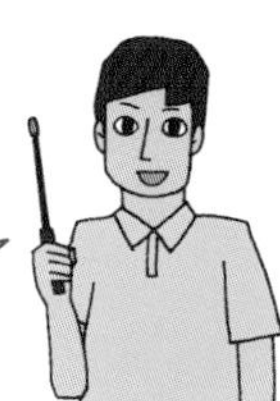

心臓の位置を見てきましたので，今度はその心臓の中を見てみましょう♪　心臓の4つの弁は，ほとんど同じところに寄っています（**図9**）．これじゃ，心音を聞こうと思っても，全部一緒に聞こえちゃう (@@;)!?　いいえ，ご安心ください (^^) ！　音は管に沿って伝わっていきます．管楽器を考えていただければ分かりますよね (^^)．ということで，それぞれの弁が閉じた音はその先の流れるところに伝わっていきます．

音は音波です．音波は直進しますし，通り抜けられない壁があればそこで反射していきます．大動脈弁の閉じる音は大動脈に伝わって行き，大動脈が曲がるところでぶつかりますから，そこでも一番大きく音を聞くことが出来ます．肺動脈弁もしかり，三尖弁，僧帽弁はそれぞれ心室に流れ込み，それが当たるところで聞くことが出来ます．

なので，第二肋間胸骨**右**縁で大動脈弁，第二肋間胸骨**左**縁で肺動脈弁，第四肋間胸骨**左**縁で三尖弁，最後に第五肋間鎖**骨中線**上で僧帽弁の音を聞くことが出来るんです (^^)．あっ，言葉で覚えず身体で覚えてくださいよっ！

ただし，4つの弁の音をすべて聞き分けるのは……無理だと思います（笑）！　ということで，心尖部に近いところと心基部に近いところの音の違いだけが分かれば結構です (^^)．

心尖部は心臓の尖（とが）った所ですから，心臓の下の方，すなわち三尖弁（第四肋間胸骨左縁）と僧帽弁（第五肋間鎖骨中線上）の音がよく聞こえるエリアでしたね (^^)．それらの弁が閉じた時に出る音は，第Ⅰ音ですよね〜！　だから心尖部に近いエリアでは第Ⅰ音の方が第Ⅱ音よりも大きく聞こえるんです！

逆に心基部では……．心基部は心臓の上（頭側）の方のことを言います．その辺では大動脈弁（第二肋間胸骨右縁）と肺動脈弁（第二肋間胸骨左縁）の方が，僧帽弁や三尖弁よりも聞きやすいはずです．つまり，心基部では第Ⅱ音の方が第Ⅰ音よりも大きく聞こえるんです．

位置が分かると，そして心臓の収縮状態が分かると，どうしてその音がそう聞こえるかがわかり，理解しやすいでしょ!?

弁のしくみと心雑音

心音を生じさせる弁の形と弁の枚数は大丈夫ですか？　心臓の弁は，基本的に３枚です．例外が１種類，僧帽弁だけ（！）が２枚です．僧帽筋の名前の元となった僧侶の帽子は，p.128でお話ししましたね（^^）♪　これとは異なる，下の図のような帽子です．この帽子，２片でしょ（^^)!?

弁の形ですが，動脈弁（大動脈弁・肺動脈弁）は血管の内壁にカンガルーの袋みたいなのが３つ付いています．血液が送り出される時は，下からシュゥ～ッ♪　と，足元から袋をなめるように，というかつぶすように血液は抵抗なく上がっていきます．逆流しそうになると，袋に血液が入って溜まるので，袋が大きく開き，それが血管壁の内側を３つで隙間なく埋めてしまうので，逆流しなくなります．この形から結構強くパチッと閉まり裏返りもしません．

大動脈弁の動きを，お友達と３人でやってみましょう♪

手掌を上にして片方の腕を前に出してください．そして肘を曲げて前腕を45度くらい屈曲し，手背同士を３人で合わせてください．肘が血管壁，手が弁といった感じです．その合わせた手背の下からギュゥッ♪と何かが出ようとすれば（ⓐ），自然と皆の手背は離れ，隙間が生じますよね（^^）！

逆に何かが上から下に抜けようとすると，手掌側にその物が入ってくるため，自然と３人の手背は合わさって隙間が閉じちゃいますよね（ⓑ）（^^）！　これが大動脈弁などの血管系の弁の働きです．

大動脈弁は閉鎖不全になる場合もあります．そうすると，逆流する血液が弁の間の細い所を通るので，雑音が生じます．大動脈弁が閉じる時の音は第Ⅱ音でしたね．ですから，第Ⅱ音から次の第Ⅰ音（大動脈弁が開く時）にかけての間に，雑音（ザァ～ッ♪　という音）がするわけです．拡張期に起こる逆流性の雑音ですね．

逆に，大動脈弁が完全に閉じられても，完全に開放できない場合もあります．大動脈弁狭窄症などの場合ですね．この場合は送り出す時に弁の間の細い所を血液がザァ～ッと通るので雑音が聞こえてきます．すなわち，本来であれば完全に開かなければならない第Ⅰ音から完全に閉じる第Ⅱ音にかけて雑音がするのです．収縮期に起こる駆出性（送り出す時）の雑音です．これは肺動脈弁でも同様です．

動脈弁と比べて房室弁（僧帽弁・三尖弁）はペッラペラでパラシュートのように開いて弁の役割を担います．したがって下から引っ張らないと裏返りかねません．この裏返りを起こさせないように，心室からこの弁を引っ張っているのが乳頭筋（とその腱索）です．

もし僧帽弁が裏返ってしまったら……僧帽弁逸脱症です．このような場合や，僧帽弁閉鎖不全症の場合，弁が完全に閉じないので，逆流する血液があり弁の間の細い所を通るので雑音がします．

僧帽弁が閉じる時が第Ⅰ音でしたね．ですから，第Ⅰ音から第Ⅱ音（僧帽弁が開く時）までの間で心雑音がするわけです．すなわち，こちらも収縮期の雑音ということになります．

では，僧帽弁狭窄症になったら……．もうお分かりですね！三尖弁も同様です．

「この疾患は○○期の雑音」などと，ただ言葉で覚えるのではなく，心臓がどういう状態の時，弁がどういう状態なのかを考えて理解してくださいね（^^)．

僧帽弁の僧帽↓

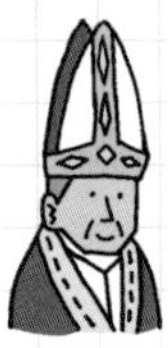

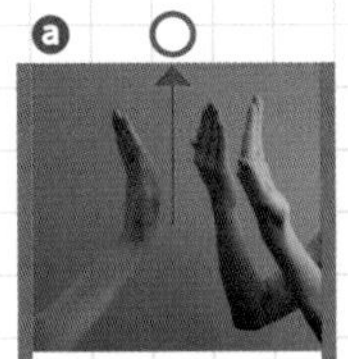

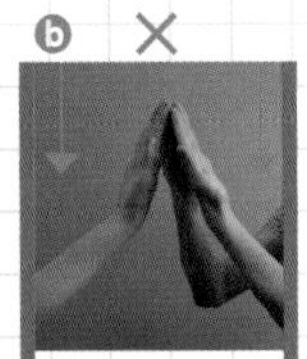

大動脈弁の動き．
下から入ってくるものは通せますが，
上から入ってくる者は通せません！

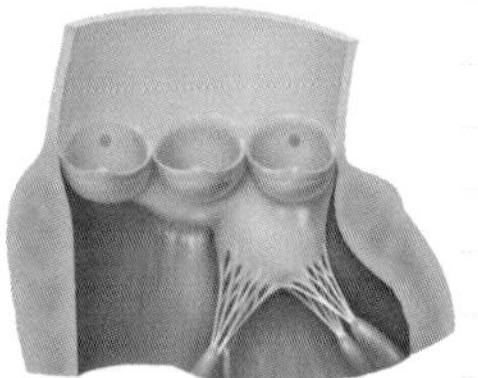

動脈弁を縦に切ったところ
（弁の位置はp.204参照）

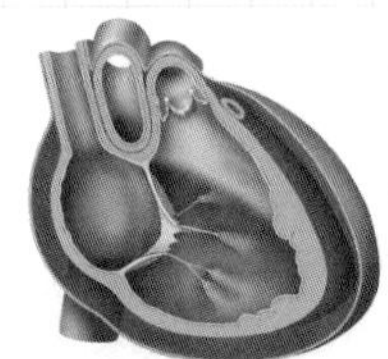

房室弁はパラシュートのように
開いて弁の役割を担います

＊

最後に，心臓の形をもう一度よく見てください．心臓の下（というか脇）は平らですよね～．心臓，何で平らな面があるんでしょう!?　これは，心臓が，あるものの上に乗っかっているからです．

心臓は胸腔にあるのはよろしいですよね？　では，胸腔内で心臓の下には何がありますか!?　胸腔内，心臓の下に臓器はありません！　ということで胸腔と腹腔の境が心臓のすぐ下にあります．

そうです，胸腔と腹腔の境と言えば横隔膜ですよね！　ということは……．皆さんの横隔膜は自分の身体の中のどこにありますか!?　いっせ～のぉ～でっ♪　横隔膜の一番上を自分の身体のどこか，指してみてください！

次回は横隔膜の位置，そして肺について見ていきましょう（^^）♪

第18回
内臓を見てみよう♪
Part 2…横隔膜

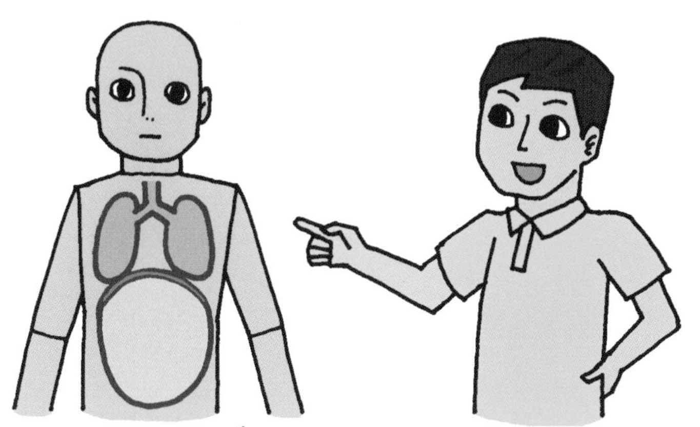

今回のテーマ
1　横隔膜の位置は？
2　横隔膜，どう動く？

皆さん，こんにちは～！　前回は胸郭内の心臓について見てきました．身体の外から心臓を感じることが出来るようになりましたか (^^)♪

さて，今回と次回にわたって，横隔膜と肺について見ていきます．横隔膜は胸腔と腹腔の境なので，しっかりとその位置は押さえてくださいね～っ (^^)！

肺は胸腔内で最大の容積を占めるのはご存じだと思いますが，言うまでもなく，それほどの大きさが要るくらい重要なんです．前回で，現在の救急蘇生法では A（Airway：気道）と B（Breathing：呼吸）の2つを抜かして，C（Circulation：循環）からやれば良いようになってきている，と申し上げました．しかし，もちろんA, Bも行えるならば，大抵の場合は行った方が蘇生を受ける側にとって好ましいのは言うまでもありません．当たり前ですが，呼吸が出来なければ人間は生きていけません！

看護師の皆さんがことあるごとに行うバイタルサインの測定は，呼吸数，脈拍数，血圧，体温ですよね (^^)．これらは簡単に測定できるにもかかわらず，バイタル（Vital：生命の，生命維持に必要な）サイン（Sign：徴候，しるし）と言うくらいですから，“極めて”重要です．近年はパルスオキシメーターを用いた呼吸動態の把握もよく行われますよね！

それらの測定値が正常ではない場合，その原因を探るために，呼吸音を聞くなどの呼吸に関するフィジカルアセスメントも必要になります！　ぜひ，自信を持って出来るように，横隔膜と肺が皆さんの身体の中のどこにどう入っているのか，今回と次回で把握してくださいね (^^)！

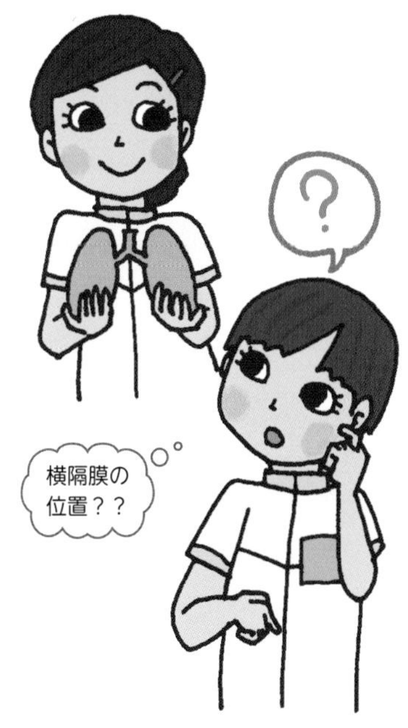

1 横隔膜の位置は?

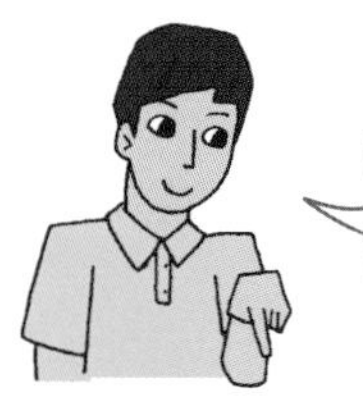

前回では，「内臓を考える際，“横隔膜は胸腔と腹腔の境としても重要！”」とお話ししました．
全身の図の中に横隔膜や内臓は描けましたか(p.198 **図2**)？
今回はまず，横隔膜の位置をおさえていきましょう (^^)♪　心臓の位置を基準にすれば大体の位置は分かりますが，細かいところは骨の位置をとらないといけません．
ここではちょっと細かいところまで見ていきますが，皆さん，次のページの**図4**で骨の位置に合わせて横隔膜を描いてみてくださいね！

■図 1 横隔膜と心臓

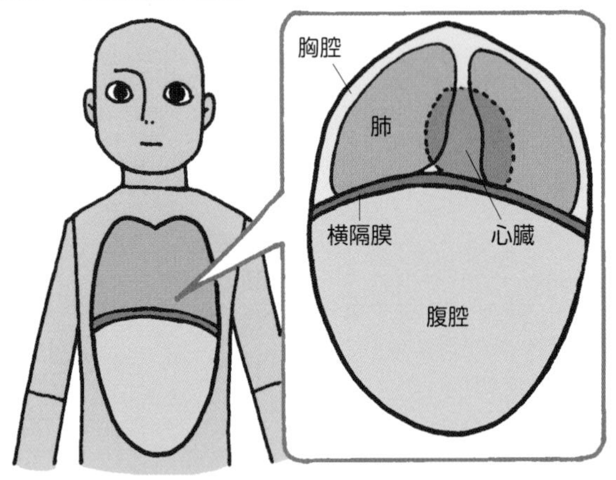

■図 3 横隔膜の構造

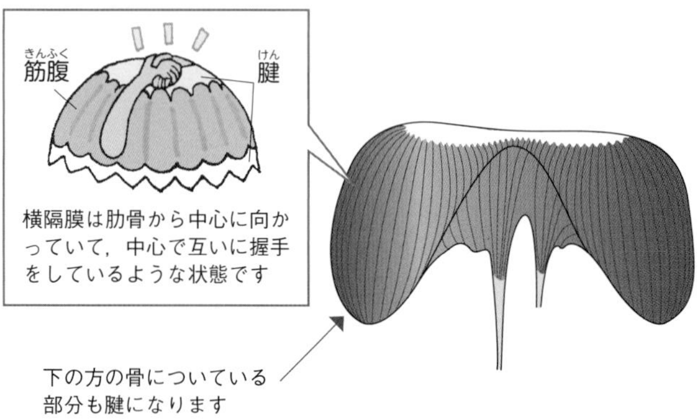

■図 2 骨格筋・心筋・平滑筋の違い

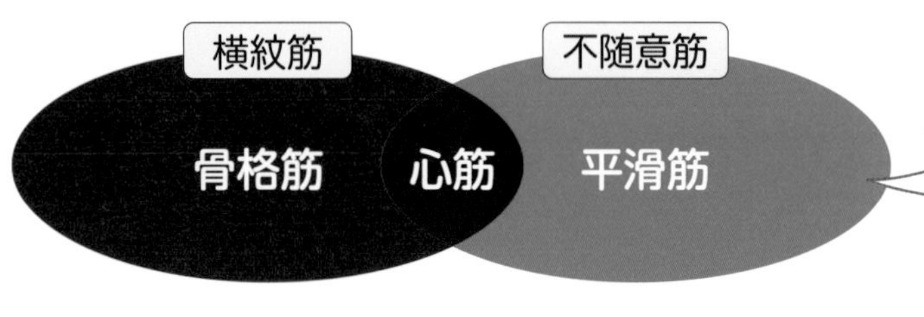

不随意筋

本人の意思に関係なく動く

言われなくても
わかってます～！

心臓・腸・膀胱

胸腔にある主だった臓器は，心臓と肺ですね．前回の最後に，「心臓は横隔膜の上に乗っかっている」とお話ししたように，心臓も肺も胸腔と腹腔の境である横隔膜の上に乗っかっているんです(**図1**)♪ ということは，心臓の位置が分かれば横隔膜の位置が分かるということです (^^)！

ではここで，もう一度，心臓の位置を思い出してみましょう♪　剣状突起を折らないように二横指で隠してその上を押すと心臓マッサージが出来ること，乳頭と乳頭の真ん中を押して心臓マッサージを行うことから分かるように，そこに心臓はあるんでしたね．要は剣状突起のすぐ上，胸骨の下縁くらいに正中線上での心臓の1番低い位置がきているんです．

では皆さん，自分の身体で，横隔膜の1番上(天井)がどこにあるか，指してみてください (^^)！　いっせ～のぉ～でっ♪

そうです，乳頭のラインですよっ！　これが今回のポイントです (^^)！　ドーム状になった横隔膜の天井の部分が，乳頭のラインということです!!

ここで問題！　横隔膜は，組織的には何でしょうか？

はい，息を思いっきり吸ってくださ～い！　はい，それ以上吸えなくなって苦しくなってきたら吐いてくださ～い！　……自分で思った通りに出来ますよね!?　ということは，

■図 4 横隔膜を描いてみよう！

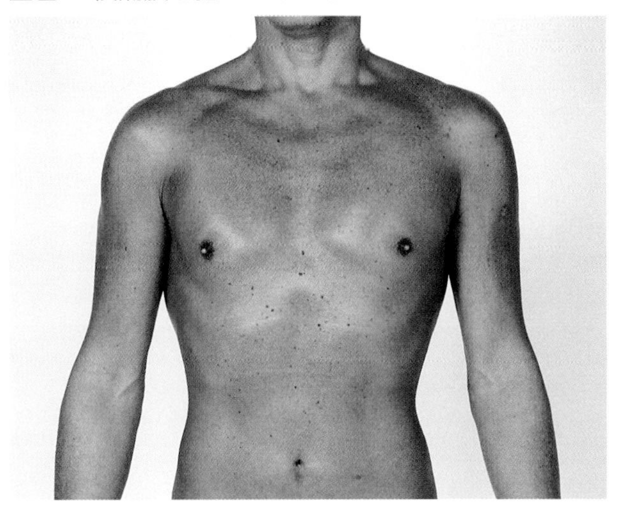

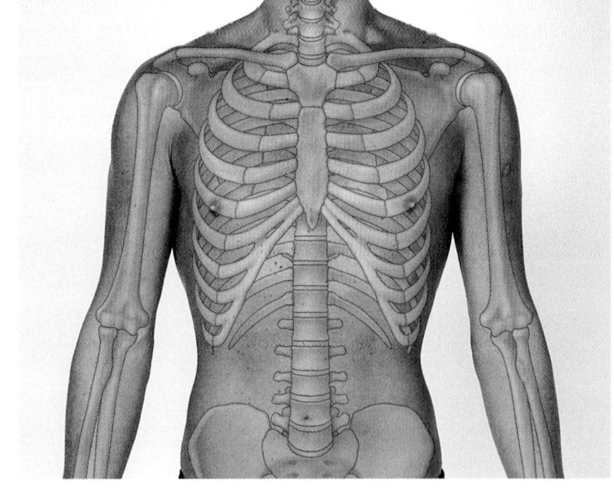

■図 5 左体側から第 10〜12 肋骨を大まかに見てみると…

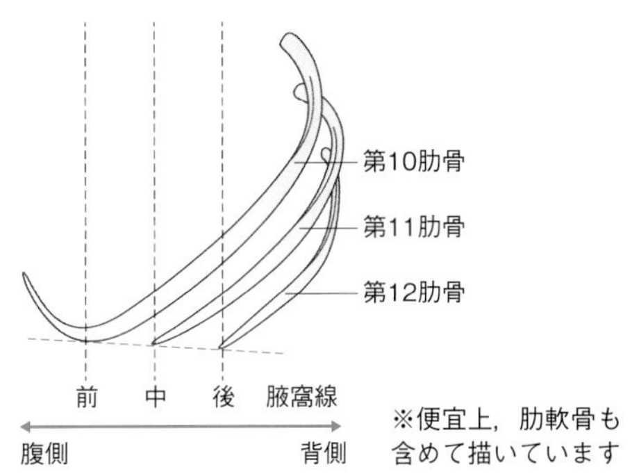

第11肋骨

※便宜上，肋軟骨も含めて描いています

■図 6 肋骨への横隔膜の付き方（右鎖骨中線の矢状断を見ています）

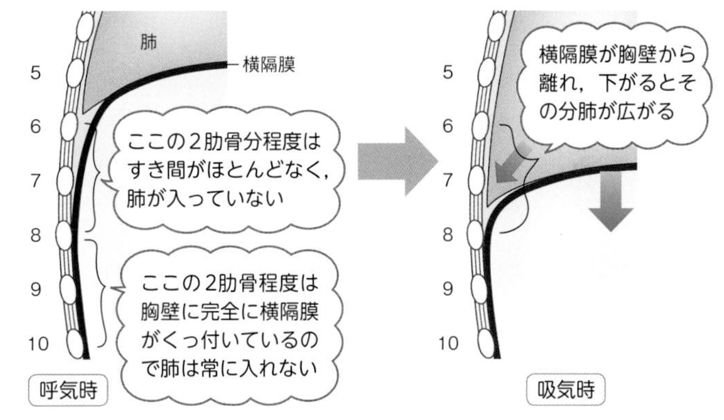

肺
横隔膜
5
6
7
8
9
10
ここの2肋骨分程度はすき間がほとんどなく，肺が入っていない
ここの2肋骨程度は胸壁に完全に横隔膜がくっ付いているので肺は常に入れない
呼気時
横隔膜が胸壁から離れ，下がるとその分肺が広がる
吸気時

横隔膜は随意筋，つまり骨格筋です(**図2**)！　p.69でお話ししましたよね．復習しておいてください．

骨格筋は，少なくとも片一方は原則として骨に付くのでしたね．正面から見て，皆さんの剣状突起の下の正中に骨はありますか!?　無いですよね!?　骨が無いということは，そこに横隔膜はあるわけが無いのです．細かいことを言えば，腹直筋鞘(ふくちょくきんしょう)にも付きますが，ここでは概要をつかみましょう．

横隔膜は，胸腔を形成する骨(肋骨，胸椎，胸骨)に付いています．そこから身体の中心に向かって伸び，反対側からの筋肉と握手して，ドーム状になっています．

ただしこのドームの1番下の部分は，肋骨，胸椎，胸骨に付いているのですから，平らではありません．起伏がある地面の上にあるドームみたいな形ですね(**図3**)．腹側から見ると，正中では，ドームの底は胸骨の先，剣状突起の高さですね．そこから身体の中心に向かって持ち上がっていき，ドームの天井が，乳頭の高さくらいになるわけです．

では，脇の方はどうでしょうか？　横隔膜が付いている肋骨は全部で左右12対，自分の身体のどの辺にあるか，ぜひ触って確かめてみてください．正中に近い部分と違って，脇の方では結構下の方，ウエストの1番凹んだところのちょっと上あたりにありますね！　ドームの1番下の肋骨はこのあたりです．**図5**を見て体側の肋骨の位置を自分の身体でおさえてみましょう (^^) ♪

横隔膜の骨への付着を細かく見ると，**図6**のようになっています．横隔膜は1番下の肋骨から上に1～2肋骨分程度は完全に胸壁にくっ付いています．そこからさらに1～2肋骨分程度は非常に狭いすき間しかなく，呼気時に肺は入れません．しかし吸気時にはすき間があるので胸壁から離れることができます．息を吸うとこの部分が下がって，その分胸腔が大きくなり，それに沿って肺が広がります．横隔膜の動きについては，後ほどお話しますね(p.211)！

文章で追うのは少し難しかったかもしれませんが，ぜひ**図4**で骨に沿って横隔膜を描いて，確認してみてください．

横隔膜を横から見ると

では，横隔膜を真横から見ると，どんなふうに見えるでしょうか？ 身体の真横から見ても，当然ながら横隔膜はドームの形をしています．横隔膜は1番低い肋骨から始まり，肋骨に沿って胸壁を上っていきます．そしてドームの天井の部分は乳頭の高さでしたね (^^).

ちなみに背側では，脊椎骨にも付着しています．第2腰椎にまで付着しているんですよ！ そのため横隔膜を横から見ると，背側の方が腹側よりも低い位置まで下がっています．正面と横から見たドームの形を見比べて，横隔膜全体の形を考えてみてくださいね！

ここで少し，生活の中でも立体を見て考える練習をしてみましょう♪ 私はとある年の夏，それにうってつけの島を見てビックリしました！

沖縄の西表島の南西にある，仲御神島（なかのかみしま）という島です．この島，見る場所によって見え方がまったく違うんですよ〜っ！ びっくりでしょ（**図8**）!?

1つの方向から見た形を平面で表現した図（投影図）では，この島全体がどんな形をしているのか，立体として想像するのは，難しいですよね！

でも，全体の形が分かると，いろいろな方向から見た時の投影図が，どのような形になるか想像しやすいと思います．横隔膜も同じなんです．自分の身体のどこにあって，どんな形をしているのかが分かれば，正面から見ても，横から見ても，どんな形に見えるのかが分かりますよね！

ぜひ，日常生活で目にするものを，まずは立体から投影図，そして次は逆に投影図から立体を構成出来るようになってください．そう，p.135でお話ししたみかんの切り口のように，ぜひ，立体で考えられるようになってくださいね (^^)！

■図7 横隔膜を側面から見ると……

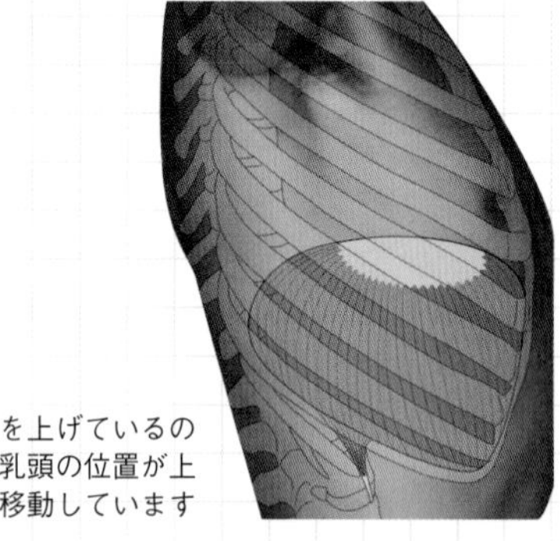

腕を上げているので乳頭の位置が上に移動しています

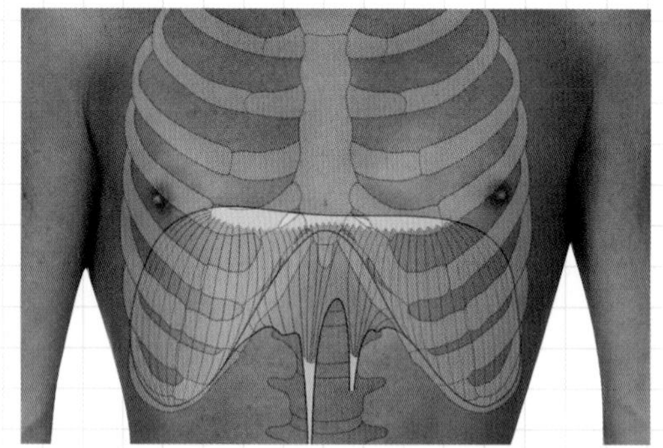

■図8 いろいろな形に見える島

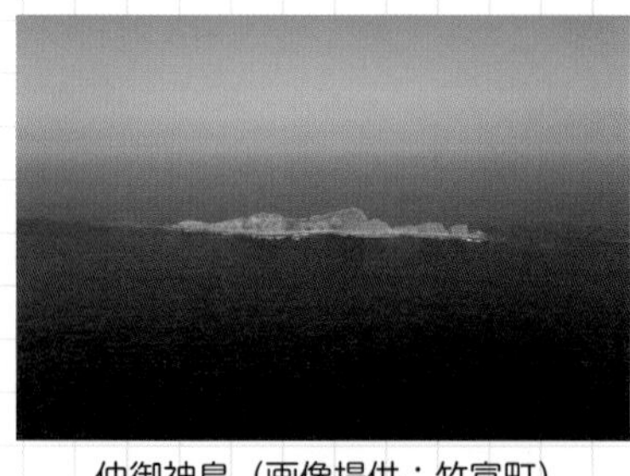

仲御神島（画像提供：竹富町）

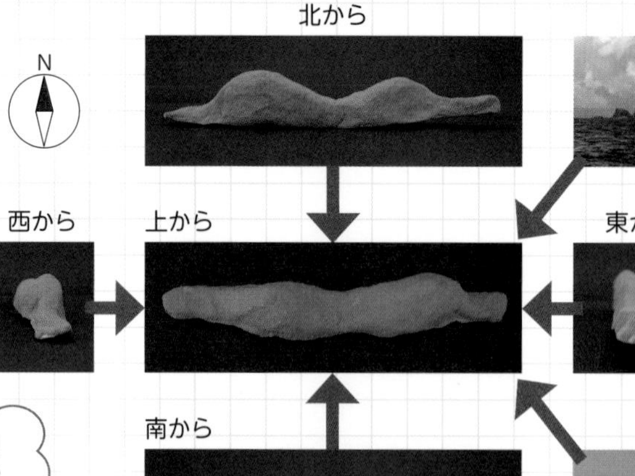

場所によってはこのように見えることも！
これらは，どこから見たところでしょう？

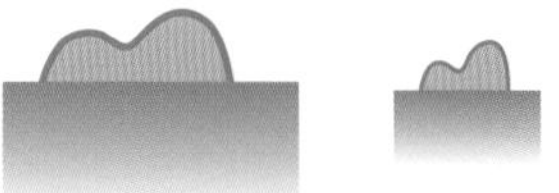

2 横隔膜，どう動く?

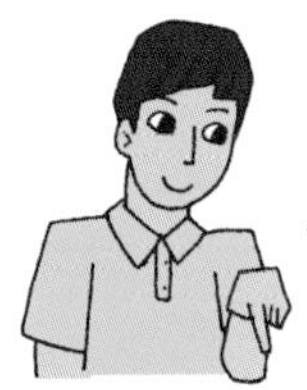

ここでちょっと横隔膜の呼吸による動きを見てみましょう♪
先ほども少し述べましたが，横隔膜は吸気時には収縮することにより，お互いに引っ張りあって下がります．
ですから，今まで見てきた横隔膜の位置は，息を思いっきり吸った時ではなく，
自然に息を吐いた時の状態です！

■図 9 横隔膜の呼吸による動き（天井の部位）

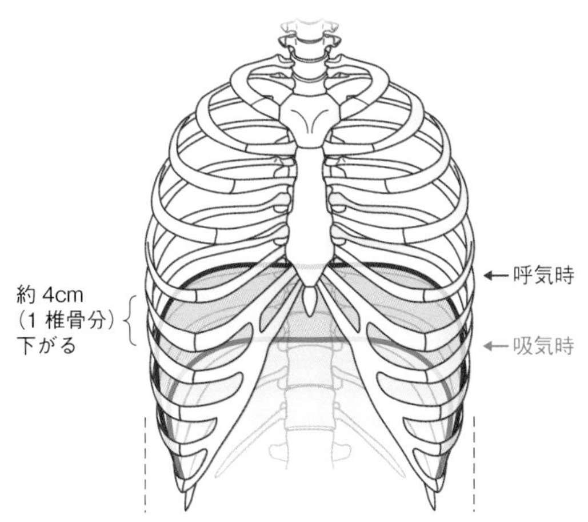

■図 10 肺活量の図

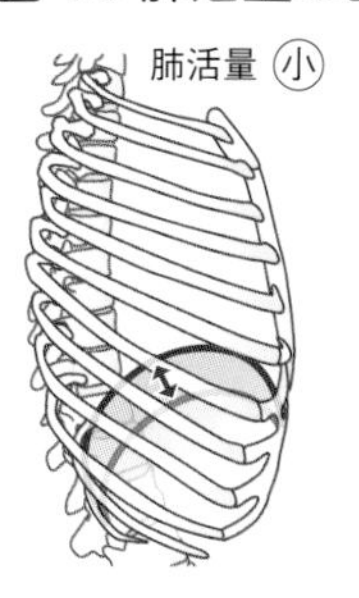

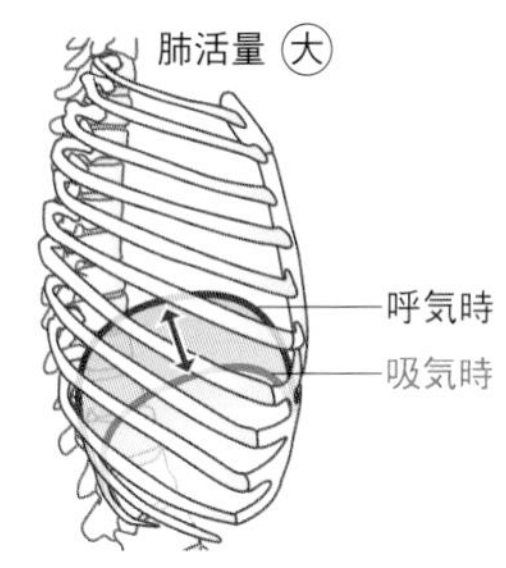

先ほどまで見てきたように，横隔膜は，自然に息を吐いた状態ではドーム状になっています．心臓が上に乗っている部分がその天井にあたり，平らになっているのですが，息を吸おうとすると横隔膜が収縮し，この天井の部分が4cm程度，すなわち１椎骨分ほど下がります．天井が下がってくるので，横隔膜のドームは潰れて全体的に平べったくなります．これによって胸腔は拡大し，外界の空気が気道を通って肺の中へ入ってきます．

次に息を吐く時には，弛緩した横隔膜を腹圧が上方に押し上げ，ドームの天井が持ち上がってきます．これによって胸腔が狭くなり空気が外に押し出されます．

横隔膜は筋肉であることから，その高さは当然その緊張（収縮）の強さや弛緩の状態によって変化します．この変化の大きさにはかなりの個人差があって，肺活量の違いの一要因となります（**図10**）．

ちなみに胸部Ｘ線撮影をする際は「大きく息を吸ってください」と言われると思いますが，その際の横隔膜は通常の呼吸時よりももっと収縮し，もっと下がります．ですから乳頭が肺の中に写って見えることもあります．

次回は肺の形から見ていきましょう♪

腰椎麻酔，肋間筋と横隔膜のどちらに先に効く？

腰椎穿刺をして腰椎麻酔した時，腰椎から頭側に向かって，麻酔薬がだんだん拡散していく可能性を考えましょう．この時，肋間筋と横隔膜，先に麻酔がかかるのはどちらでしょう？

肋間筋の支配神経（肋間神経）は，その筋肉がある肋骨の下縁に沿って，神経が脊髄（胸髄）から伸びています．一方，横隔膜も骨格筋ですから運動神経を通してコントロールされます．この神経（横隔神経）はC3（第３頸神経）～C5から出て，スゥ～ッと，右は大静脈に沿って，左は心臓の裏側を通って降りていき，横隔膜に垂直に入っていきます．

ということは……麻酔薬が胸髄に拡散していく間は，胸神経に支配される肋間筋に，下から順に麻酔がかかります．そして，頸髄のC3～C5を出す高さに麻酔薬が達すると横隔膜も麻痺してしまいます．

横隔神経，どこから出てどうつながっているか，もう一度自分の身体の中に落とし込んで考えてみてくださいね（^^）！

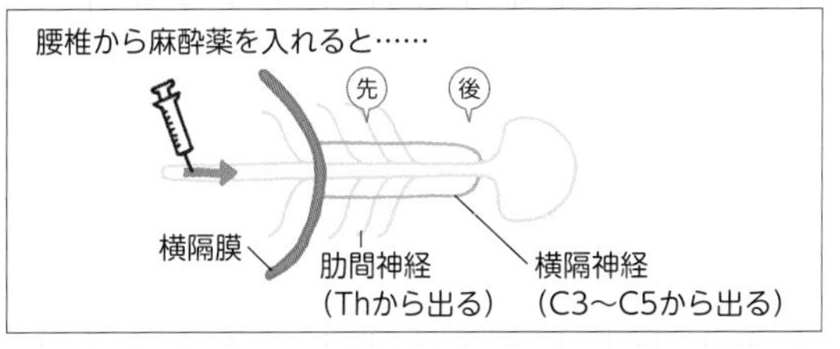

Memo

第19回 内臓を見てみよう♪ Part 3…肺

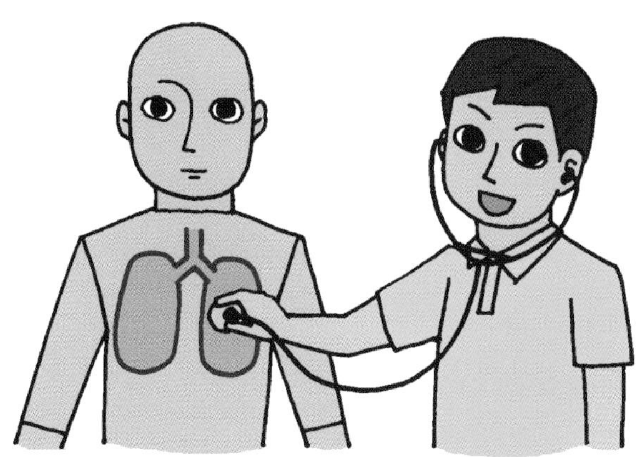

今回のテーマ
1　肺ってどんな形？
2　肺葉の境はどこ？
3　気管支ってどこにどう伸びている？
4　呼吸音の聴診部位と肺炎
5　縦隔を見てみよう！

みなさん，こんにちは～！　前回は横隔膜の位置を確認しましたね～．皆さんの身体の中のどこにどういう形で横隔膜があるか，完全に把握できましたか (^^)!? 何度もお話しした通り，横隔膜は胸腔と腹腔との境で非常に重要です．確実に押さえていただきたく，前回は横隔膜のみを扱いました．たっぷり時間があったので，もう大丈夫ですよね (^^)！

今回は胸腔第三弾！　胸腔の中の大きな臓器と言えば心臓と肺だけ！　胸腺なども胸腔にはありますが，心臓と肺のほかは血管やリンパ管，気管(支)，そして食道といった管や神経が走っているのみと言っても過言でないくらいです．若干の隙間はあるものの，それだけで胸腔内はいっぱいに詰まっています．要は心臓と管と神経を除けば，残りのほとんどの部分には肺が入っているんです．

前回までに心臓と横隔膜を見てきましたので，今回は胸腔内最大の臓器である肺を見ていきましょう (^^)♪　皆さんが現場に出て患者さんの呼吸音を聞く際，肺の解剖が分からないと正確に聞くことも判断することも出来ません！　ですから今回でぜひ，肺の解剖をマスターして下さいね (^^)！

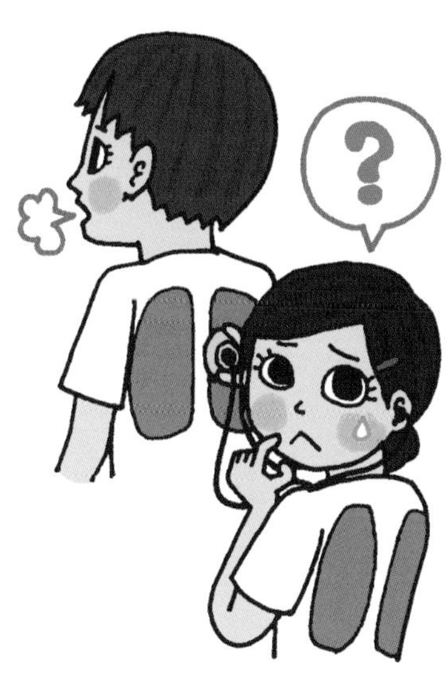

※ここでは肺の絵が描かれたTシャツを着用して行っていますが，実際は素肌で聴診します．

1 肺ってどんな形？

■図 1　肺の形と位置

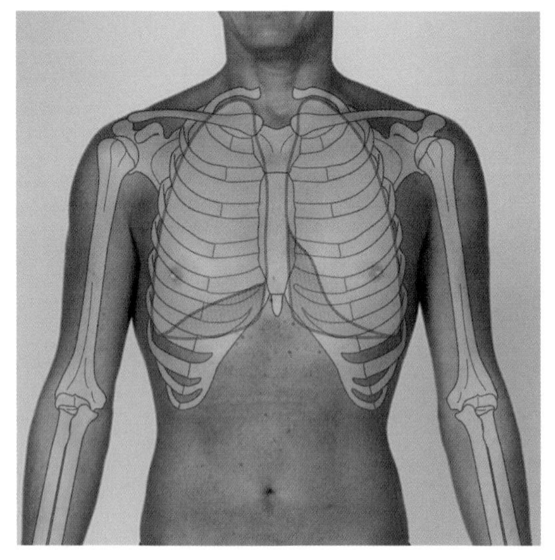

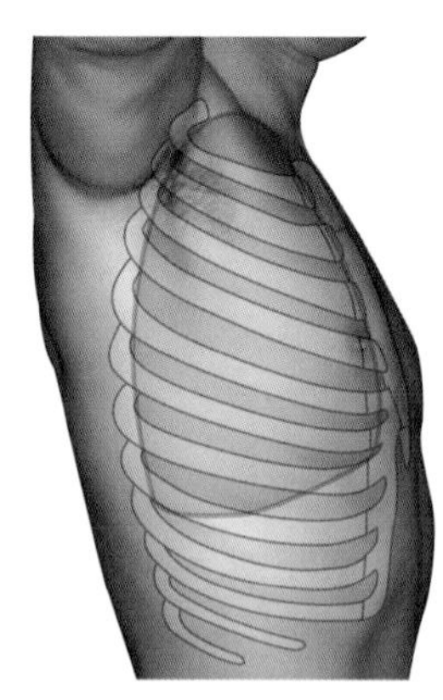

■図 2　頸椎と胸椎の違い

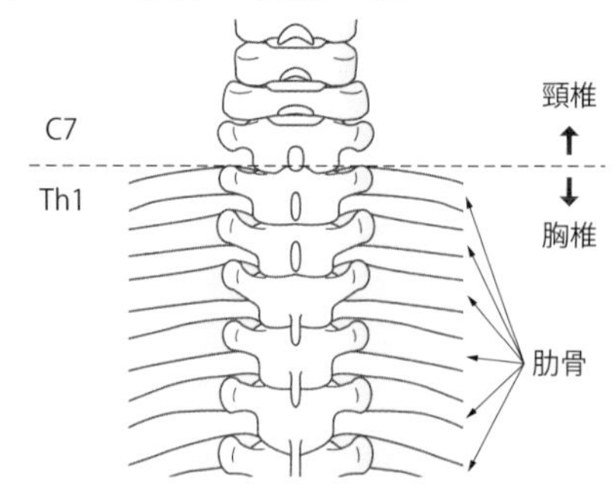

下を向いて，首の付け根あたりの1番出っ張ったところが第7頸椎．そのすぐ下が，第1胸椎です！

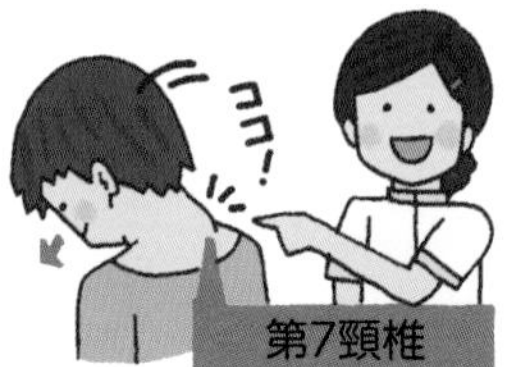

今度は肺について見ていきましょう！　肺の模型，または実際の組織を見たことがありますか？　肺の形を見てみると，下の部分(肺底部)は，持ち上げられたように凹んでいます．　これは，さっき見てきた横隔膜の形なんです！　胸腔と腹腔の境は横隔膜で，肺は完全に横隔膜に沿って乗っかっています．

ドーム状の横隔膜，1番高い天井の部分は，乳頭のラインでした．つまり，肺底部で1番持ち上がったところ(凹んだところ)は，この乳頭のラインになります．

では，肺底部のほかの部分はどこになるでしょうか．前(腹側)は乳頭の3横指くらい下，後ろはそれよりも椎骨1つ分くらい下です(**図1**)．

正確に言うと，横隔膜の背側は第12肋骨や第2腰椎辺りまで付いていて，腹側は下部肋骨に付いています．しかし，前回で見たように，一番下から2肋間分くらいは胸壁にくっつき，さらに下から2肋骨分くらいは，横隔膜と胸腔内壁はほとんど隙間が無く，肺もそこには入れませんので，肺底部の位置は，今述べたところになるのです．

では肺尖部(肺の1番上)はどこにあるでしょうか．鎖骨くらい？　はたまた鎖骨の下ですか!?

自分の身体で考えてみてください．皆さんの鎖骨の1番内側のすぐ下，胸骨柄の上部外側に，コリッ♪　としたものがありますよね？　これは，第1肋骨に続く第1肋軟骨です．皆さんの第1肋(軟)骨はここに終わります．体幹が基となるので，こちらが肋骨の遠位端です．

では，肋骨の始まりはどこでしょう？　皆さんの首の後ろの最初にボコッ♪としているところは何でしたか？　第7頸椎棘(きょく)突起でしたねっ (^^)！　忘れちゃった方は，p.43を見直しておいてくださいね！

では，そこから下に向かって指を這(は)わせて，次のボコッ♪は何ですか？　第8頸椎とか言わないでくださいねっ！　頸椎は7つですから第8頸椎ではなく第1胸椎です．

ここで，胸椎と頸椎は何が違うか分かりますか？　前々回，胸郭には肋骨があって鳥カゴ状態だとお話しました(p.198)．つまり，胸椎は肋骨を出している(正確には肋骨と関節している)ということです．一方，頸椎は肋骨を出しません．首から肋骨が飛び出していたら……(笑)．

ということは，第1胸椎も肋骨を出すんです(**図2**)．第1肋骨は，第7頸椎棘突起の次のボコッ♪　である第1胸椎棘突起の脇の高さから始まっているんですよ！　細かいことを言えば，棘突起は椎体から下がっていることと，肋骨が椎体の上の方にくっつくので，それぞれの胸椎の棘突起より少し上の部分から肋骨は出ています．

ということは，胸郭はそこまであるのですから，鎖骨より上まで肺が入っていてもおかしくないでしょ (^^)!?

X線画像で確認してみよう！

胸部X線撮影した際のカルテを見ると，肺の絵とともに，肺の上の方に斜めに線が入っていませんか!?　これが鎖骨です！　肺は鎖骨の上まで入っているんですよ (^^)！

中心静脈栄養は，昔は鎖骨下静脈からとるのが主流でした．肺は鎖骨よりも頭側までありますから，鎖骨下静脈を穿刺する場合，深く刺し過ぎると肺に達してしまい，気胸を起こす危険性がありますね．そのため，現在では内頸静脈を穿刺することも多くなっていますね！

内頸静脈では，気胸を起こしにくいという利点の一方で，首の動きが刺入部に影響しやすいことや，鎖骨下静脈の穿刺部位よりも常在菌が多いことなどが欠点と言われています．

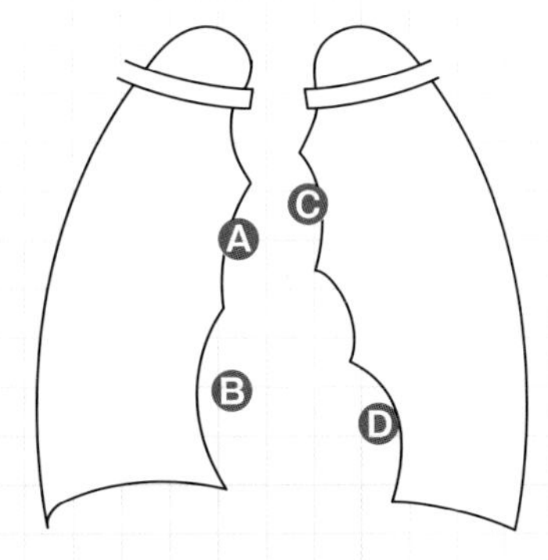

Ⓐは上大静脈または上行大動脈，Ⓑは心臓の右心房，Ⓒは大動脈から下降大動脈にかけて，そしてⒹは心臓の左心室の影です

気胸と肺気腫，どう違うの？

①気胸

胸腔内は自然呼吸時には陰圧です．でも，胸腔に穴が空いて外部と交通して（行き来が出来るようになって）しまったら，陰圧が保てませんよね!?　通常，肺胞の周りが陰圧になって肺胞を膨らませています．ところが気胸になると，陰圧でなくなりますので，結果として肺胞を膨らませることが出来なくなってしまう……すなわち，呼吸できません！　陰圧の胸腔内に空“気”が入ってしまった“胸”の状態だから“気胸”です．

突発性の自然気胸は10代後半から30代の痩せ型，いわば胸板の薄い男性に起こりやすいと言われます．肺胞が破れて肺胞内から胸腔内に空気がプシュゥ〜ッ♪　と抜けてしまい，肺を押し潰してしまいます．“突発性”とは，原因が分からないで，突然に起こった状態のことを言います．

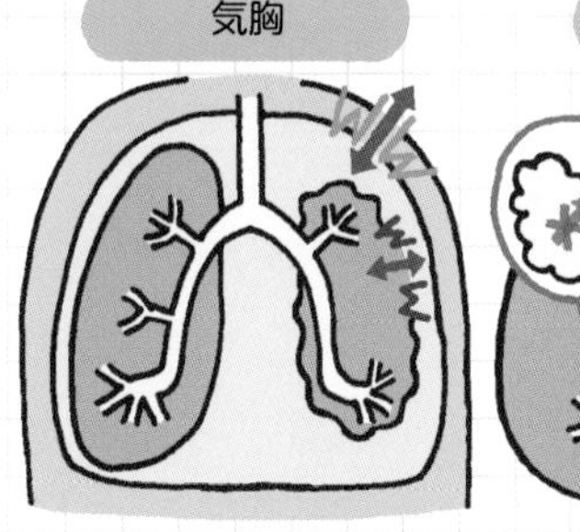

身体の外と，胸腔が交通，または肺と胸腔が交通

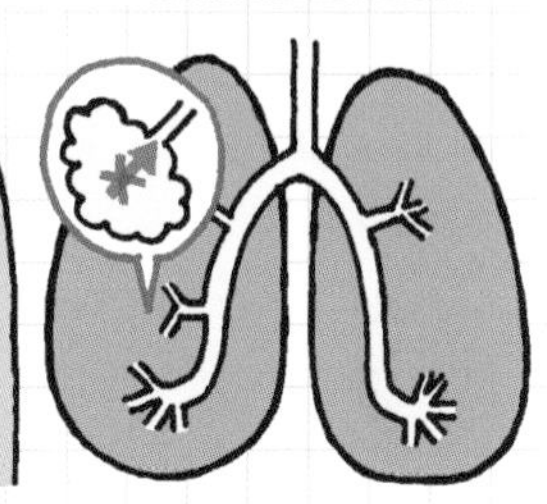

肺胞から空気を出せないため，肺が膨れてしまう

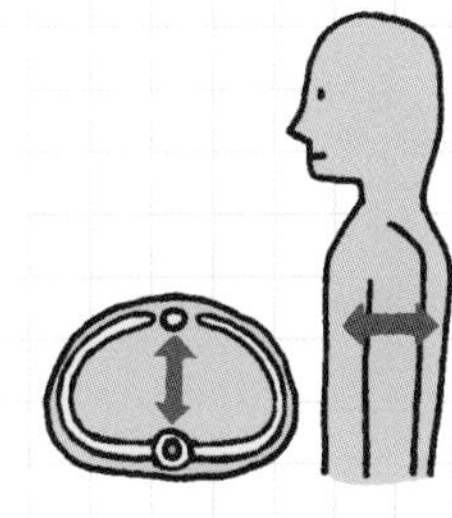

正常な人の胸郭

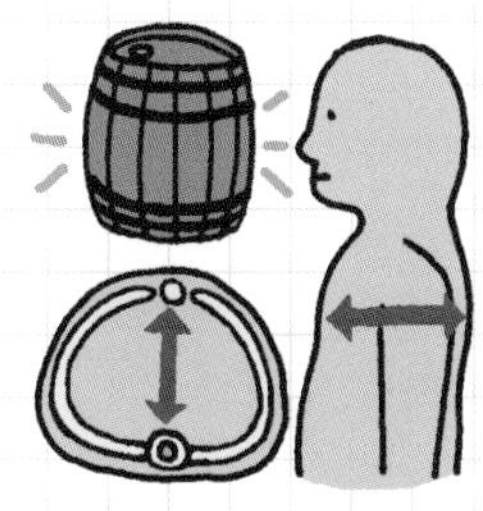

肺気腫では，胸郭の前後径が大きくなる“ビア樽状胸郭”がみられることも

②肺気腫

肺気腫は，「終末細気管支から末梢の肺胞が異常に拡張するか，あるいは肺胞壁が破れて隣り合う肺胞が融合し，容積を増した状態である」と定義されています．

すなわち，肺胞が壊れてしまい，隣の肺胞とくっついて大きな肺胞になって，肺に入った空気を押し出せなくなった状態です．息を十分に吐き出せず，肺胞内に空気がどんどん溜まってしまい，肺が膨れまくってしまいます．その結果，肺が大きくなるので，それに伴って胸郭がすごく大きくなります．これを“ビア樽状胸郭”などと言い，皆さんがフィジカルアセスメントで行う視診でもよく分かる場合があります．

ちなみに“腫”とは，その臓器などが大きくなってしまった状態を言います．そして，腫という漢字の前に，何で大きくなっているか，その原因物質をつけて表します．気体が溜まったら“気腫”，水が溜まったら“水腫”，血が溜まったら“血腫”，膿が溜まったら“膿腫”です．

すなわち，肺気腫は肺そのものが空気で大きくなってしまった状態ということですねっ！

この状態から肺胞が破れると，気胸となります．この場合は原因が分かっており，それに続いて起こる気胸なので，続発性の自然気胸と言います．

患者さんの中には“肺気腫”と聞くと，“腫”という言葉が入っているので，いわゆる癌（がん）と思ってしまう方もいらっしゃるようです．このような誤解をさせないためにも，医療人としては，正確で分かりやすい説明を心がけたいですね．

ちなみに腫瘍でも良性腫瘍と悪性腫瘍がありますが，この悪性腫瘍がいわゆる“がん”でしたよね．この“がん”でも上皮組織由来のものは癌腫と言いますが，これは癌細胞で大きくなってしまったので癌腫と言うのです．“がん”は2種類！　癌腫と肉腫の違いは大丈夫ですか (^^)？

2 肺葉の境はどこ？

肺は右が3葉，左が2葉に分かれていますが，水平に分かれているわけではありません

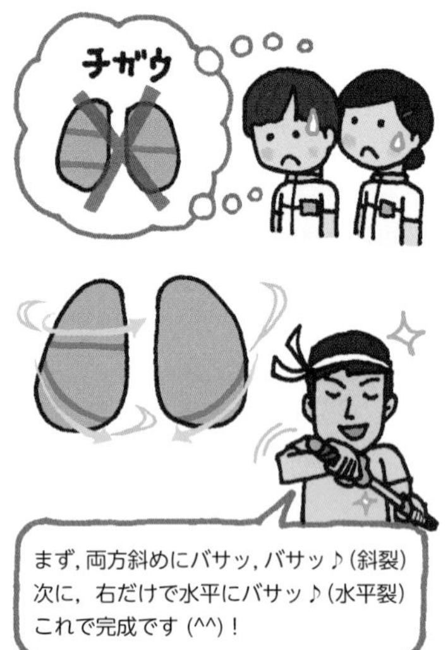
チガウ
まず，両方斜めにバサッ，バサッ♪（斜裂）
次に，右だけで水平にバサッ♪（水平裂）
これで完成です（^^）！

■図3　肺葉

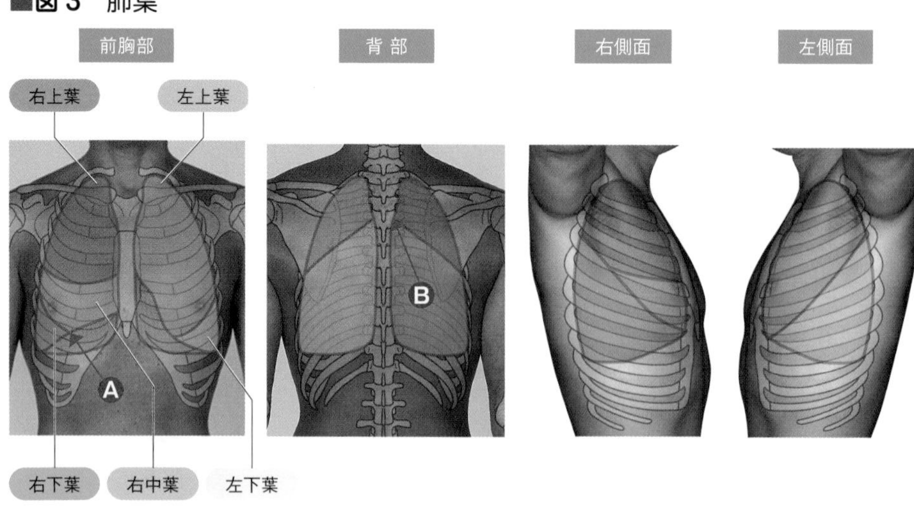

肺葉の区切りは，右肺を理解すれば，左肺もすぐに分かります．というのも，右肺の中葉と上葉の境を無くせば，ほぼ左肺の状態と変わりません．

左右どちらの肺も，まずは斜めにバサッ♪　次に，右だけ水平にバサッ♪　です．

最初の，斜めにバサッ♪　は斜めだから「斜裂」と言われる境目です．見た目にも隙間（裂け目）があるんですよ～．これは右も左もはっきりと見えるので，大葉間裂（だいようかんれつ）とも言います（この言葉は今は覚えなくても良いでしょう）．

次の右肺のみ，水平にバサッ♪　ですが，これは水平に裂け目があるので，水平裂と言われます．これは小葉（しょうよう）間裂とも言います（この言葉も今は覚えなくて良いでしょう）．

まず斜裂，上葉（＋中葉）と下葉の境を見ていきましょう♪　言葉で理解するのはなかなか難しいので，**図3**を見て自分の身体の中のどの辺りに境界線があるか，考えてみてくださいね～！

胸骨角を指で挟んで真横にスッとずらした時に挟めるのが，第2肋骨でしたね（p.44）！　そこから第6肋骨までとってみましょう（^^）．胸骨のすぐ横でとっていくと肋（軟）骨の間隔が狭くなってとりにくいので，若干，外側にずらしていくのがポイントです．

その第6肋骨と鎖骨中線（p.45）との交点（**図3Ⓐ**）と，第3胸椎棘突起（**図3Ⓑ**）とを結んだ線が，斜裂です．第3胸椎棘突起は大丈夫ですよね（^^;）？　首を前に曲げた時，1番ボコッ♪　っとするのが第7頸椎棘突起，次が第1胸椎棘突起でしたから，その2つ下のボコッ♪　ですね（^^）！

この斜裂は，左右共にあります．左肺はこの斜裂の下が下葉，上が上葉，これだけです（^^）．

この斜裂，実は後ろ側（背側）は腕を上げた時の肩甲骨の内縁（p.176 **図1**）にほぼ沿っているんです！　肩甲骨の内縁は身体の外からも触って分かるので，この斜裂は肩甲骨を基にすれば分かりやすいでしょ（^^）！　肩甲骨の動きはきちんと確認しておいてくださいねっ♪

では，右葉にしかない水平裂はどこでしょう？　簡単です（^^）！　第4肋（軟）骨に沿っています．

第4肋（軟）骨はおおよそ水平に走っていますので，胸骨の脇の第4肋軟骨の所から水平にスーッと線を引いていくと，先程の斜裂にぶつかります．そこでストップです．先ほど引いた斜裂とこの水平裂に囲まれたところが中葉，その下，つまり斜裂の下が下葉，水平裂の上が上葉です．

肺葉の境は呼吸音の聴取の際にも理解しておくことが必要となりますから，自分の身体の中のどの辺りに境があるのかを確実に押さえておいてくださいね（^^）！

3 気管支ってどこにどう伸びている？

■図4　気管支の形

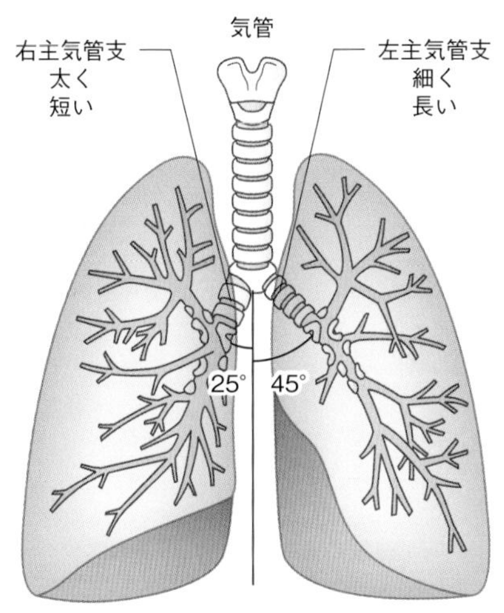

胸腔内にある心臓は正中から右に1/3，左に2/3！
ということは，空いているスペースは右の胸腔の
方が左より広い！

広いから
3葉とれる
太
狭いから2葉
しかとれない
細
20～25°
45°
くらい
1
2

そのため，
右の肺の方が左よりが大きく3葉！
左の肺は小さいので2葉！
ということは，左肺よりも右肺の方が
大きいので，右の気管支の方が太い！

心臓があるので，
気管支の角度も
左右で異なる！
（気管支は自然な
向きに走っている）

さて，次は肺につながる気管支をみていきましょう！　気管支の右と左，どちらが太かったですか？　また，分岐したときの角度はどうなっていますか？　こうした質問を学生さんにしてみると，「無理やり言葉で暗記しているのかな」と思うことがあります．気管支の左右差は，心臓の位置・形から考えると自然に分かるんですよ！

心臓は，正中より右に1/3，左に2/3でしたね(p.199)．そうすると，胸腔の左右，どちらの方がスペースにゆとりがあるでしょう？　左に心臓が2/3も入っているんですから，そう，右ですね！　ということで，右肺の方が左肺よりも大きいんです．したがって，そこにある肺は，右肺が3葉とれるけど，左肺が2葉しかとれません．右肺の方が大きいから，気管支も，右の方が左に比べて太いんです！

では，気管支の角度は？　**図4**を見て考えてみましょう．気管分岐部は胸骨柄と胸骨体の間，そうです，胸骨角の奥にあります．その下には心臓があるので，そこからどう気管支が走行すればスムーズか，分かりますよね！　右の分岐角度は20～25°くらい，左は45°くらいです．

では，誤嚥性肺炎が多いのはどこでしょうか？　角度が小さく，スゥ～ッ♪　と落ちそうなのは右ですね．落ちたら重力で下に行きますから，右の下葉の誤嚥性肺炎が1番多くなります．イメージで覚えれば簡単ですね (^^) ！

右の下葉の肺炎，聴診はどこで行うのかは，次のページでお話ししますね (^^) ♪

<参考>肺区域って？

肺は，気管支の分岐によってさらに細かく，区域に分けることが出来ます．右肺は上葉にS1～3，中葉にS4～5，下葉にS6～10の10区域が存在します．左肺は上葉にS1＋2，S3～5，下葉にS6，S8～10（S7は無い）の8区域に分けられます．

肺癌などの手術では，この区域ごとに肺の切除ができます．ちなみに肺は，半分まで切除してしまっても，生きていく上で最低限のガス交換は出来ます．ただし，半分になってしまった肺に肺炎などが起きたら……大変ですよね！

昔は肺葉ごとにまとまりとして切除していたのですが，取り残しがないならば，区域ごとに切除した方が利点の多いことは分かりますね (^^) ！

4 呼吸音の聴診部位と肺炎

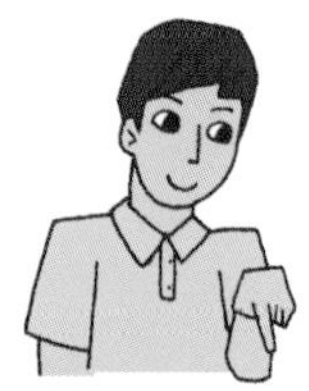

では，身体のどこでどんな呼吸音が聞けるか考えてみましょう♪
それぞれの音の特徴(呼気と吸気の強さや長さ，呼気と吸気の間の時間など）をおさえておいてくださいね (^^)！
それも言葉で覚えるのではなく，空気が「気管」から「気管支」，「気管支」から「肺胞」に流れるのをイメージすると理解しやすいですよ〜！ 身体のどこに何があるのかが分かれば，簡単ですよね (^^)♪
肺炎についても考えてみましょう！

■図5 肺・気管（支）と聴診位置の関係

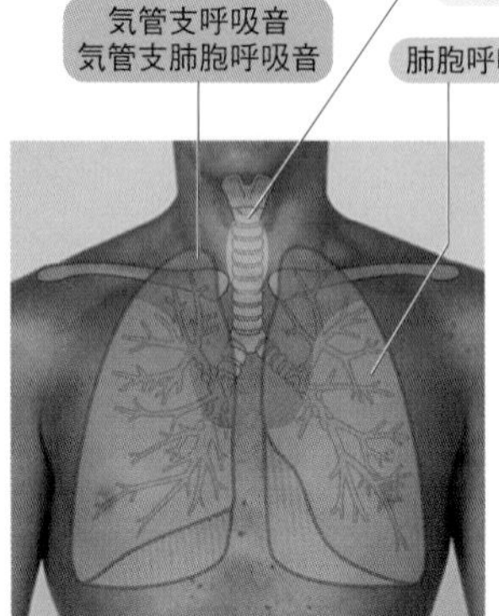

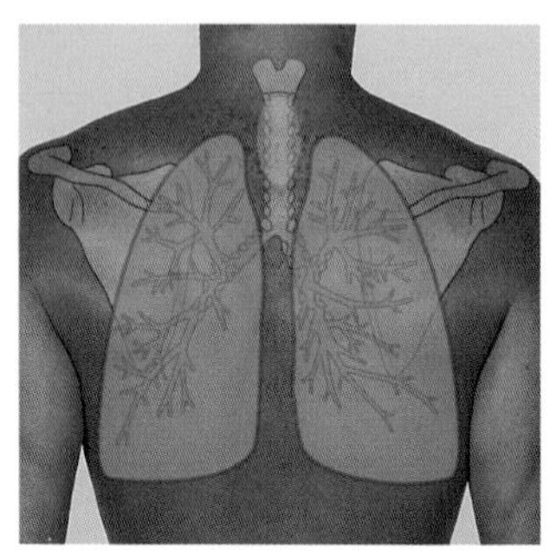

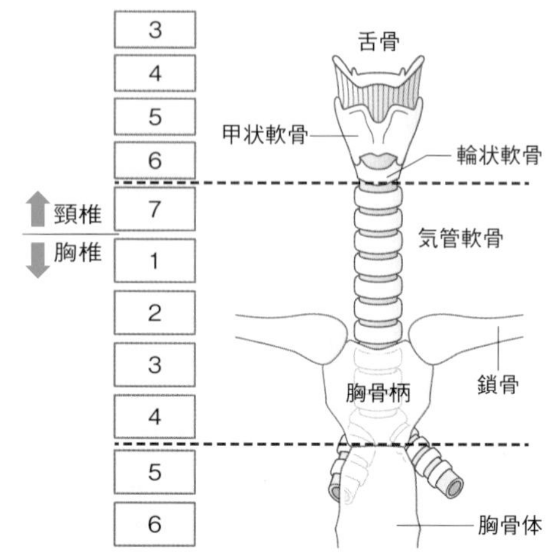

気管が走っているところの上(体表）で聞けるのが気管呼吸音，左右気管支に分かれた部分の近傍では気管支呼吸音や気管支肺胞呼吸音，そして残りの部分では肺胞呼吸音が聴取できます．気管分岐部は胸骨角の下でしたね！

肺胞呼吸音は上葉，中葉，下葉，それぞれの場所で聞くことが出来るのは言うまでもないでしょう．p.216の**図3**を見てください．正面，つまり腹側では下葉はほとんど見えませんから，主だって聞けるのは上葉と中葉(右肺のみ)の音ですね．逆に背側からは下葉が大部分を占めますが，上葉の音も聞こえます．ただ，右肺の中葉の音は聞けません．中葉の音は前から脇にかけてしか聞けません．上・中・下葉の位置が分かれば簡単でしょ (^^)!?

先ほど誤嚥性肺炎は右の下葉に生じることが多いとお話ししましたね．ということは，右下葉に生じた誤嚥性肺炎の場合は，腹側から聞くよりも右の背側から聞く方が聞きやすいのです．というか腹側から聞ける部分は本当に少ないです．

では，肺炎になると，どんな音が聞こえますか？ 肺炎は肺に炎症が生じた状態です．種々の要因で生じ得ますが，いずれの場合も硬くなり，空気を含まなくなってきます．炎症があるので水が溜まってしまうこともあります．とすると……．もう一度おさらいしておいてくださいね (^^)．ちなみにX線写真では白く写ります．

この肺胞呼吸音の聴取，ぜひ，模型でなく実際の人で練習させてもらってください！ というのも，肺胞呼吸音は極めて小さく，個人差もあるで，実際の人の呼吸音を聞かせてもらわなければ，分からないと思います．

呼吸音の個人差は，呼吸の強さの差だけでなく，胸郭を通して聞きますから，大胸筋の厚さや皮膚の厚さ(皮下組織(脂肪)の厚さ)も影響しています．筋肉や皮膚が厚くて聞きにくい場合には，ぜひ，聴診三角(p.129，p.181)を思い出してくださいね (^^)．

打診をした際は……胸郭のほとんどの場所は，その奥に肺がありますので，正常ならば共鳴音(または清音)と言われる音がします．

ところが，肺炎になると空気をあまり含まなくなってしまいますので，濁音になってきます．ことに胸壁に近い場所で生じた肺炎の時には打診が有効なようです．

では，乳頭の2cmくらい下を打診したら，どんな音がするでしょう？ この打診した時の音に関しては，次回，お話しします！ 打診や聴診，声音振盪が疾患でどのように変わるのか，確認しておいてくださいね！

5 縦隔を見てみよう!

■図6　縦隔内

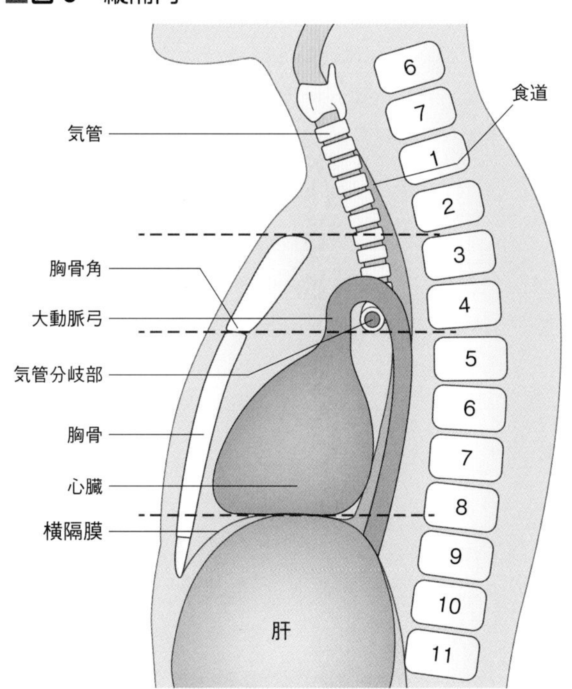

気管
食道
胸骨角
大動脈弓
気管分岐部
胸骨
心臓
横隔膜
肝
6
7
1
2
3
4
5
6
7
8
9
10
11

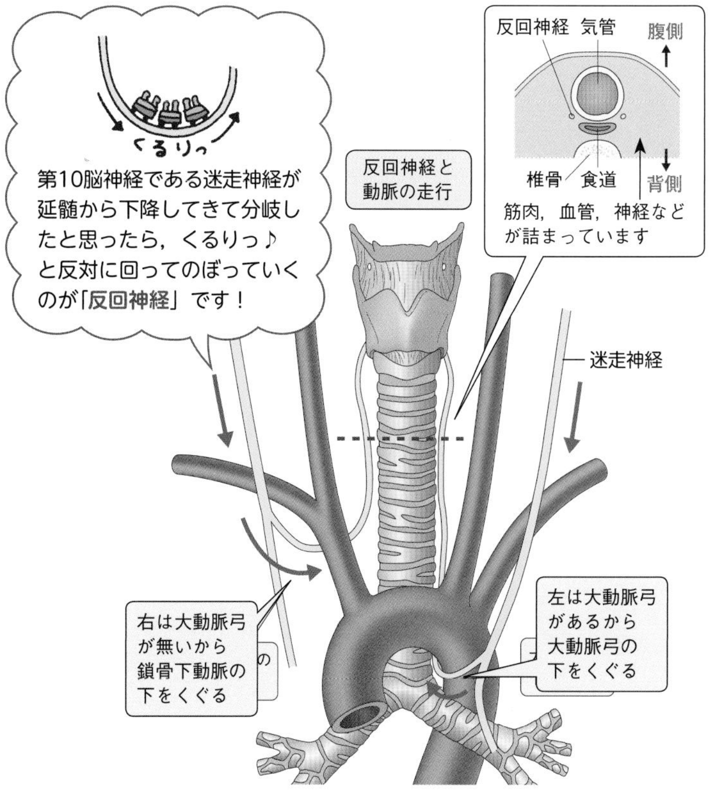

くるりっ
第10脳神経である迷走神経が延髄から下降してきて分岐したと思ったら，くるりっ♪と反対に回ってのぼっていくのが「反回神経」です！
反回神経と動脈の走行
反回神経
気管
腹側
椎骨
食道
背側
筋肉，血管，神経などが詰まっています
迷走神経
右は大動脈弓が無いから鎖骨下動脈の下をくぐる
左は大動脈弓があるから大動脈弓の下をくぐる

ここまで，横隔膜・肺と，呼吸に関する胸郭内の構造物を見てきましたが，そのほかの胸郭内にあるものを少し見てみましょう♪

胸腔のほとんどの部分を肺が占めているとお話ししました．胸腔にある肺以外のもの，すなわち心臓や気道，食道は，すべて縦隔と言われる中心の部分に寄っています．肺で“縦”に“隔”てられた胸腔内の部分です．

気管と食道の前後関係は大丈夫ですよね（**図6**）？　両者とも縦隔に位置しますが，腹側に気管が通っていて，その深部に食道が位置するのはよろしいですか（^^)!?

これは，気管切開して人工呼吸を行うことを考えれば分かると思います．以前，喉が腫れて気道が狭まり窒息しそうになってしまったため，自分で喉にステーキナイフを刺して気管に穴を開けて命拾いしたというアメリカの方のニュース※を見ました．一般の方に勧められる方法かどうかは別として……気管が食道の前（腹側）にあるからこそ，命が助かったんですね～．

あっ……気管と食道の間に反回神経が通っているから，食道癌の手術では，嗄声（させい）の可能性があるんでしたね（p.96～97）！　それから，もう1つ．食道は漿膜（しょうまく）に被われていないので，食道癌は転移しやすいということも要注意です！

最後に，腹側（胸骨など）と背側（椎骨）の関係がなかなか分からない方もいらっしゃると思いますので，位置関係を挙げておきます（**図6**）．これも言葉で覚えずに，自分の身体の中に落とし込んでくださいね（^^）！

＊

いかがでしたか？　これで「胸郭の中の解剖は大丈夫（^^）！」ですかね!?

ここまでお話ししたことが分かれば，フィジカルアセスメントもX線画像も，恐くないですよ～（^^）♪

今回は呼吸器系を見てきましたが，皆さんは，そもそも，「なぜ呼吸が必要なのか」考えたことはありますか？　一度，生化学的な点から考えてみて下さいね（^^）♪

次回からは，腹腔内の臓器を見ていきましょう♪

※Omaha Man Breathes Easy After Taking a Knife to His Throat.（ABC News, May 20, 2008）
http://abcnews.go.com/Health/AllergiesNews/story?id=4888600（2021年2月18日閲覧）

Memo

第20回
内臓を見てみよう♪
Part 4…肝臓，食道，胃

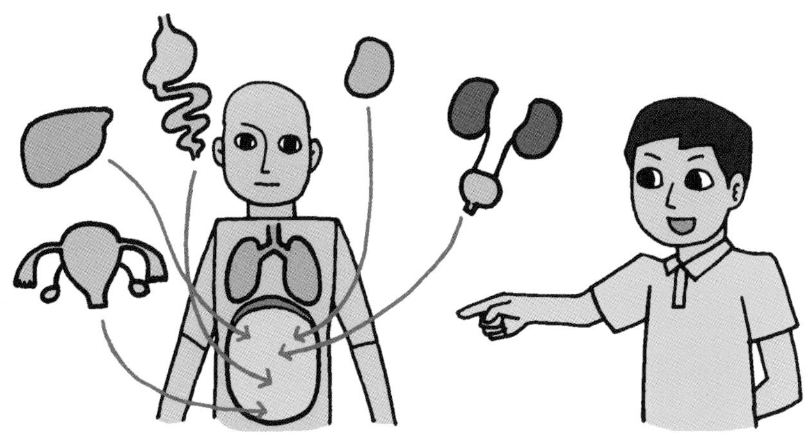

今回のテーマ
1　肝臓の位置を押さえよう！
2　打診で身体の中が見える！
3　食べ物を通す管，食道
4　食べ物をかき混ぜる，胃
5　血管が渋滞！　門脈圧亢進

こんにちは～！　前回まで3回にわたり胸腔の臓器を見てきましたね！　胸腔，主だった臓器は心臓と肺でした．胸腔と腹腔の境である横隔膜の位置も詳しく確認しましたが，横隔膜も含めて，心臓や肺の位置は，もう大丈夫ですね！　これらの位置は心音や肺音を聞く際の基本となる位置なので，確実に押さえておいてください (^^)

いよいよ今回からは大詰め，腹腔を見ていきましょう♪　腹腔にある臓器，解剖学的な位置はめちゃくちゃ簡単です！　なぜだと思いますか (^^)？

みなさんの腹部に骨はありますか!?　身体の腹側には，胸骨と，背側まで連なる肋（軟）骨，背側には脊椎骨，肩甲骨と，もっと下の背側から腹側にまたがる腸骨しかありません．つまり，腹部にはほとんど骨が無いっ！　ということは，きっかりしたランドマークがほとんど無いんです！

腹部の臓器は，詰まっておりますし，吊られているところもあるので，その位置が決まっている場所もあります．しかし，小腸などはグニョグニョ．動くものが多いため，大体の場所を押さえることしか出来ないのです．

そこで今回から，その大体の場所を，その臓器に関する派生事項とともに押さえていきましょう♪

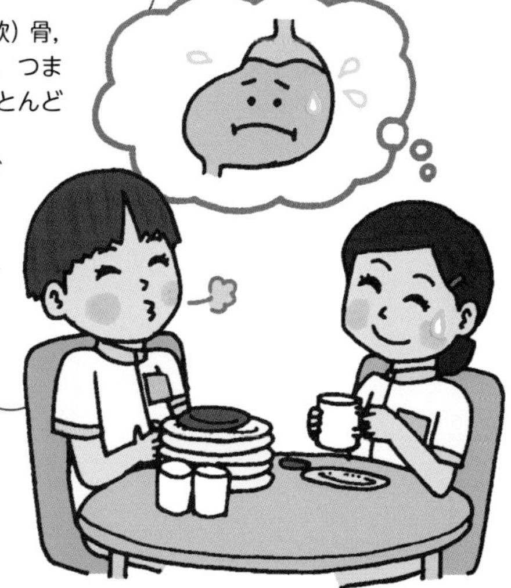

1 肝臓の位置を押さえよう！

■ 図1　横隔膜と腹腔

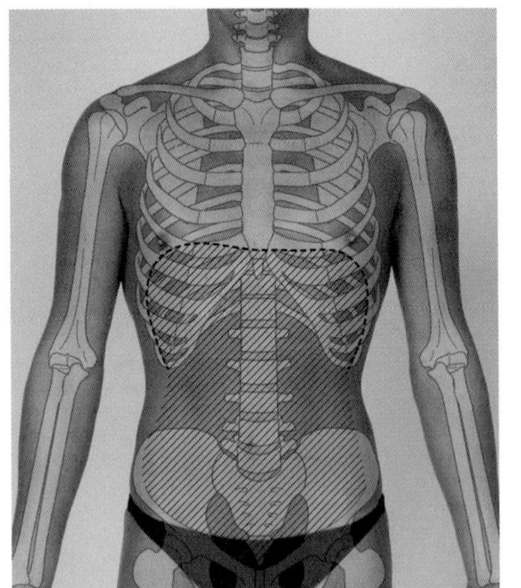

■ 図2　肝臓の位置

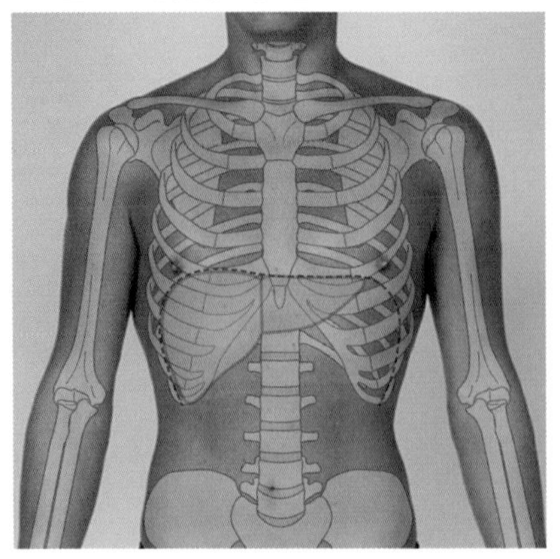

■ 図3　肝臓の触診

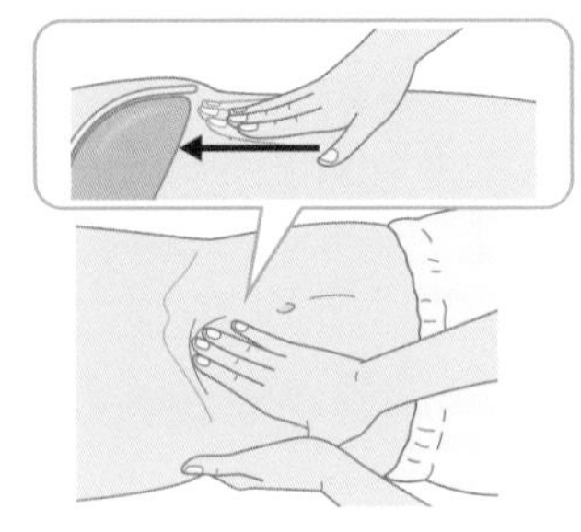

肝臓の大きさはスクラッチテストでも調べることができます.

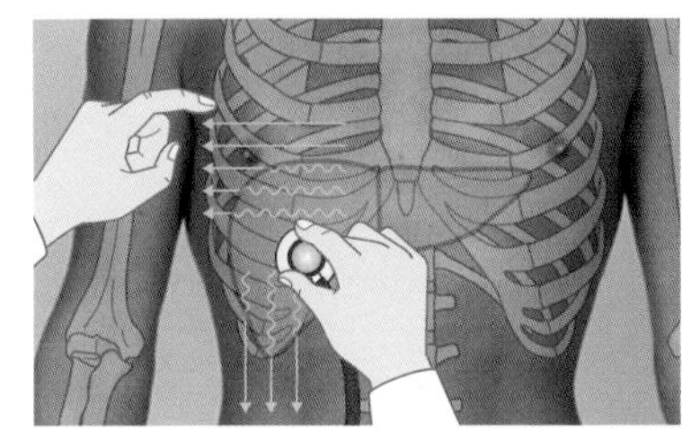

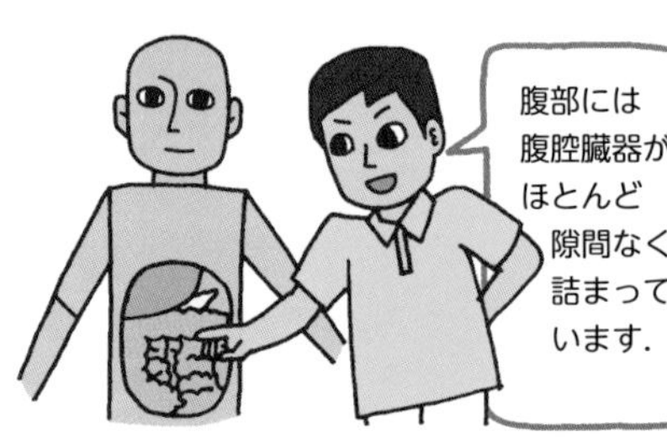

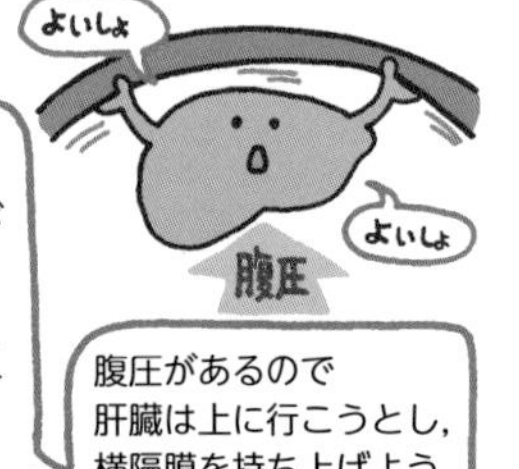

腹部には腹腔臓器がほとんど隙間なく詰まっています.

腹圧があるので肝臓は上に行こうとし，横隔膜を持ち上げようとします.

腹腔内にはどんな臓器が詰まっていますか？　肝臓，胆嚢，胃，膵臓，腸，脾臓，腎臓，そして内生殖器……．いろいろありますが，自分の身体のどこにどんな臓器があるかをイメージしてくださいね(^^)！ まずはその位置を意識しつつ押さえていきましょう♪

前回まで何度もお話ししたように，胸腔と腹腔の境は横隔膜！　ということは下部肋骨（肋骨弓）の奥の方（身体の深部）は，たとえ肋骨に囲まれていても腹腔です．

もう一度，体幹全体写真の中で腹腔の位置を押さえておきましょう（**図1**）♪　その中に腹腔臓器はほとんど“隙間なく”詰まっています．では，腹腔にある臓器で，横隔膜にぴったりくっついている臓器は何でしょう!?

それは肝臓です！　肝臓は，肺や心臓から横隔膜一枚（と言っても骨格筋でそれなりに厚さがありますが……）で隔てられています．肝臓の上が丸みを帯びているのは横隔膜の形そのもの．というか，腹圧があり，肝臓も上（頭側）に行こうとするので，肝臓で横隔膜が持ち上げられ，このようになっています．

この肝臓の一番上は，身体のどこになりますか？　横隔膜のドームの頂上ですから乳頭の高さですね！

では，肝臓の一番下はどこでしょう？　皆さん，自分の肝臓は触れますか？　ん？　触れない (^^)？　逆に，もし簡単に触れてしまったら，心配ですから病院に行ってください！　肝臓は，正常ではそんなに簡単には触れることができません(^^;)．

ですから，肝臓は肋骨弓より下方（尾側）までは来てないんですよ (^^)！　肋骨弓の下，腹側には腸骨まで骨がありませんから，もし肝臓が肋骨弓の下まで来ていたら手で触れられることになってしまいますよね．それをふまえて，**図1**に肝臓を描き込んでみましょう♪　答えは**図2**です (^^)．

肝臓下縁の触診は，フィジカルアセスメントでやってみましたか (^^)？　ぜひ，どなたかに協力してもらい，やってみてください（**図3**）♪

ちなみに肝臓の大きさは，心臓と同様に(p.201)，スクラッチテストでも調べることが出来ます．スクラッチテスト，簡単なのに有用ですね～ (^^)！

2 打診で身体の中が見える！

■ 図4　打診の方法

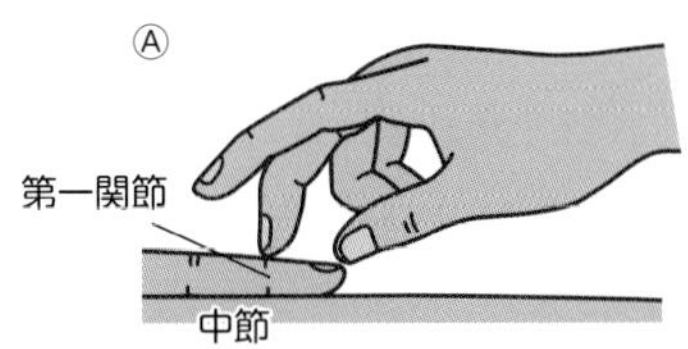

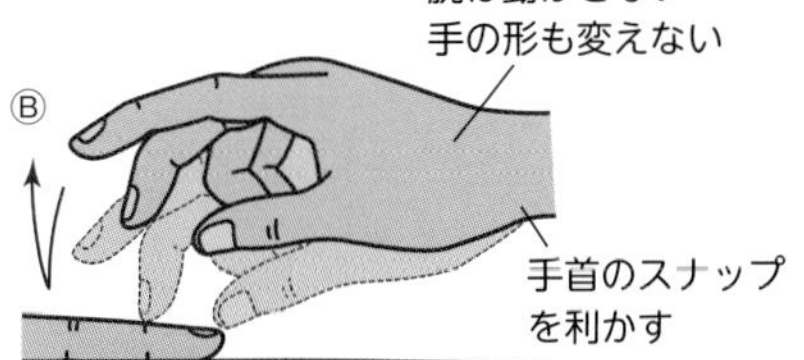

①叩く方の手は，「まずは脱力！」．手首の力を抜いて楽な形にする．ちょうど自然と下垂手になったような感じにしてから，手と腕が一直線になる位まで手首の関節を伸ばす．
②その形を保ちつつ，叩かれる方の手の中指の第一関節（指先に近い関節）または中節に，叩く方の手の中指の先を垂直にあててⒶの状態を作る．
③この状態から腕の位置と指の形は変えずに叩く方の手首を背屈させてⒷの実線の状態にする．
④そこから叩く方の手首のスナップを利かせて素早く叩き（Ⓑの点線），素直に指を跳ね返らせ，③の状態に戻る．この時，腕や手首の位置は動かさないことが肝要．
⑤もう一度④を繰り返す．
※Ⓑの点線とⒶの手と腕の位置や形は同じです．

■ 表1　打診音の違い

表面の下	代表例	打診音	音の特徴
詰まったもの・硬いもの	筋肉・実質臓器	濁音	タン・タン♪と響かずに詰まった，高く弱い音
細かく空気を含んだもの	肺	共鳴音・清音	トン・トンッ♪と強く響くやや低い音
空洞	胃・腸	鼓音	ポン・ポンッ♪と太鼓を叩いたような強い音

■ 図5　打診音の違い

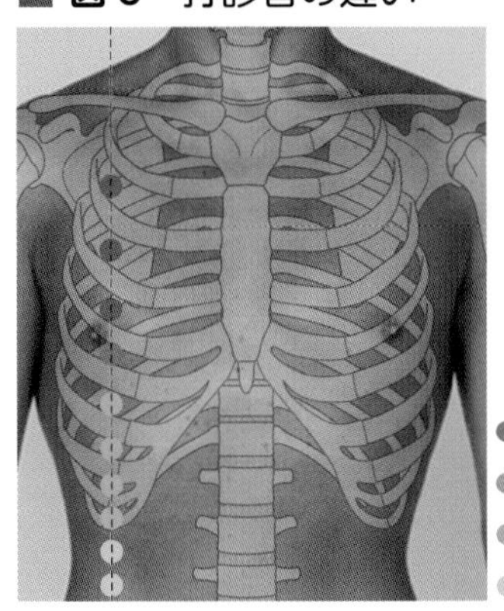

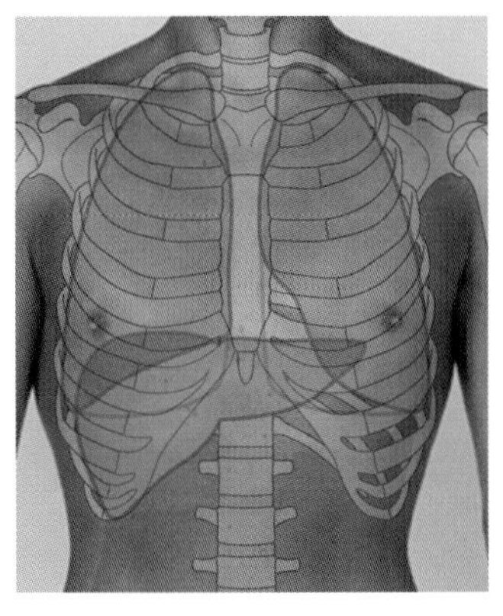

乳頭から2～3cm下では，体表から順に，皮膚→筋肉→肺→横隔膜→肝臓となっています．

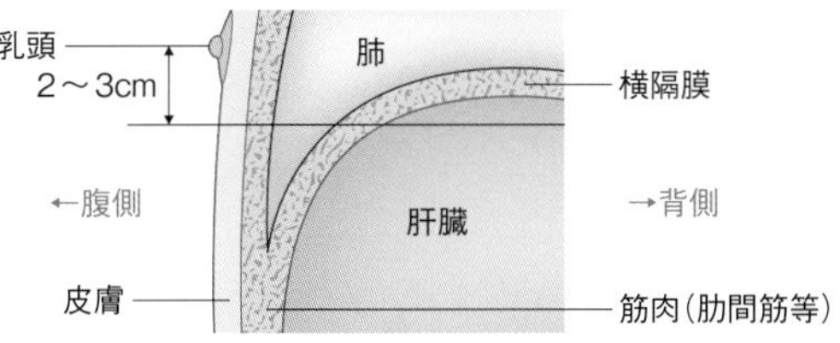

肝臓は打診でも調べることが出来ます．ただし！　打診が正確に出来るようになるには1に練習，2に練習です（^^）！

今まで私がフィジカルアセスメントの講義をしてきた中で，打診がきちんとできた看護学生さんは，初めてのことなので当然なのですが，おそらく1人もいらっしゃらなかったと言ってもよいと思います．それも当然！　打診なんて日常生活では行いませんし，数時間の講義中に出来るようになる方が不思議ですよね（^^）．

ところが，ある学生さんが講義を受けた1年後くらいに，見事な打診を見せてくれたんです．どうしてそんなに上手くなったのか聞いたら，「講義以来，暇があれば周りのものを叩いて，打診の練習をしていました（^^）♪」と話してくれました．努力の賜（たまもの）ですね～！　皆さんも，ぜひ練習してみてくださいねっ（^^）！　打診等の手技で最も大切なのは，手首の位置をずらさずスナップを利かせることでしょう（**図4**）．

では，肝臓の上を打診したら，どんな音が聞こえますか？肝臓は実質臓器で中身が詰まっていますから，濁音が聞こえます．あっ……骨は避けて打診してくださいね．中身が詰まっている実質臓器や骨は，タン・タン♪　と音も響かず詰まった高い音がします（**図5，表1**）．

肝臓から外れると，そこに実質臓器はありませんから，鼓音が出ます．まさしく太鼓を叩いた音です．幼児言葉のポンポ（お腹）は打診するとポン・ポンッ♪　です．

試しに鎖骨中線上を乳房の下くらいからだんだん下に打診していってください．肝臓の下縁を同定することが出来ましたか（^^）？

では，乳頭の下2～3cmの位置を打診したら，どんな音が聞こえますか？　その場所が，身体の外側から内側へ見ていくとどうなっているかを考えてみましょう♪

■ 図6　横隔膜の打診による同定

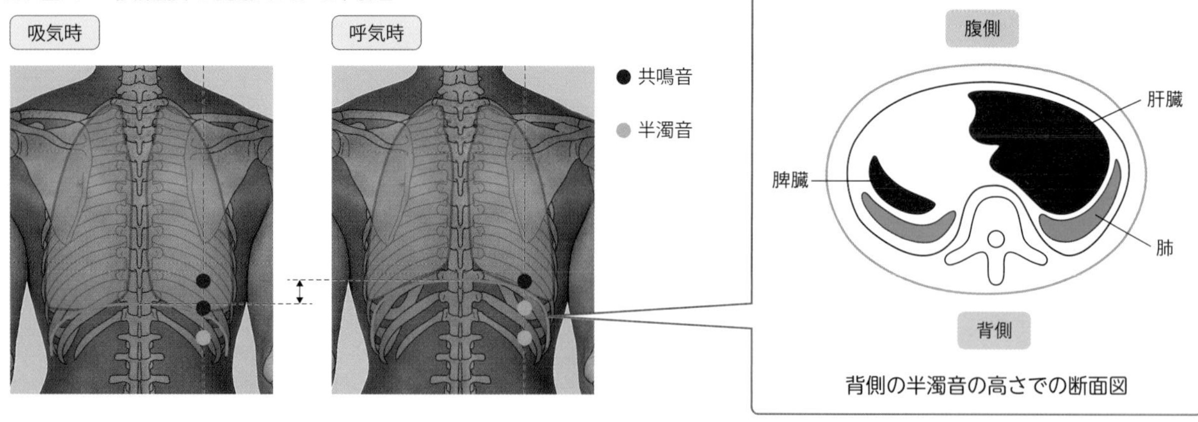

■ 図7　胃の位置

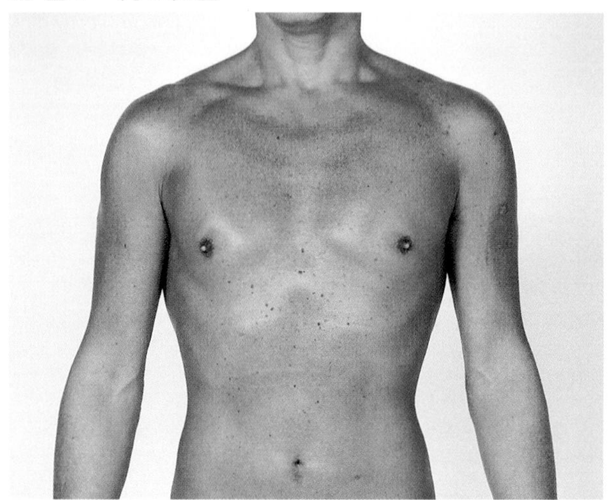

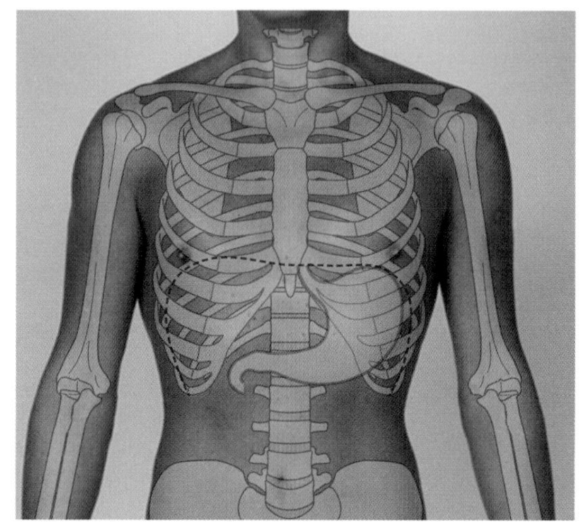

まずは皮膚，そして筋肉(並びに骨格)，その次は？　第18回で見た通り，横隔膜はドーム状で，その頂上が乳頭の高さですから，まずは肺が入ってきます．そして横隔膜があり，その後ろには肝臓が来ることになります．

では，肺や肝臓の上を叩いた時の音は？　肺はただの空洞ではありませんが，空気をい〜っぱい含んでいます．だから肺の上を打診すれば，清音または共鳴音という，トン·トンッ♪　と強く響く音がします．一方，肝臓は先ほどお話したとおり，中身が詰まっている実質臓器ですから，その上を叩けば濁音がします．

では，前に肺がちょっと入って，その下に肝臓がある部分を叩けば……．前の清音と奥の濁音が混ぜ合わさってきますよね！　この混ぜ合わさった清音とも濁音とも言えない音を比較的濁音または半濁音と言います．言葉だけで覚えようとすると難しいですが，臓器の位置を考えれば分かりますよね♪

ただ，比較的濁音(半濁音)がほかと区別できるか……．これは本当に打診がうまく出来るかにかかってきますので，難しいと思います．是非，それが区別できるようになってみてくださいねっ (^^).

打診が正確に出来ると，背側の打診により，呼気時と吸気時の横隔膜の位置の変化まで分かります(**図6**).

息を吐けば横隔膜が上がり，肝臓も次回でお話しする脾臓も頭側に上がります．逆に息を吸えば横隔膜は下がり，肝臓も脾臓も尾側に下がります．横隔膜の上は肺なので清音(共鳴音)，下は肝臓や脾臓なので(比較的)濁音です．ですから，横隔膜の位置が分かるでしょ (^^) ！

また，打診が正確に出来れば脾腫とかも打診で分かるようになりますよ〜！

いろいろと申し上げましたが，これでもう肝臓の位置は完璧ですよね (^^)．肝臓は横隔膜すぐ下の右の三角形！　では，横隔膜のすぐ下の左の三角形は何でしょうか？

言わずと知れた胃ですよね〜 (^^) (**図7**)！　自分で描いてみましょう♪

3 食べ物を通す管，食道

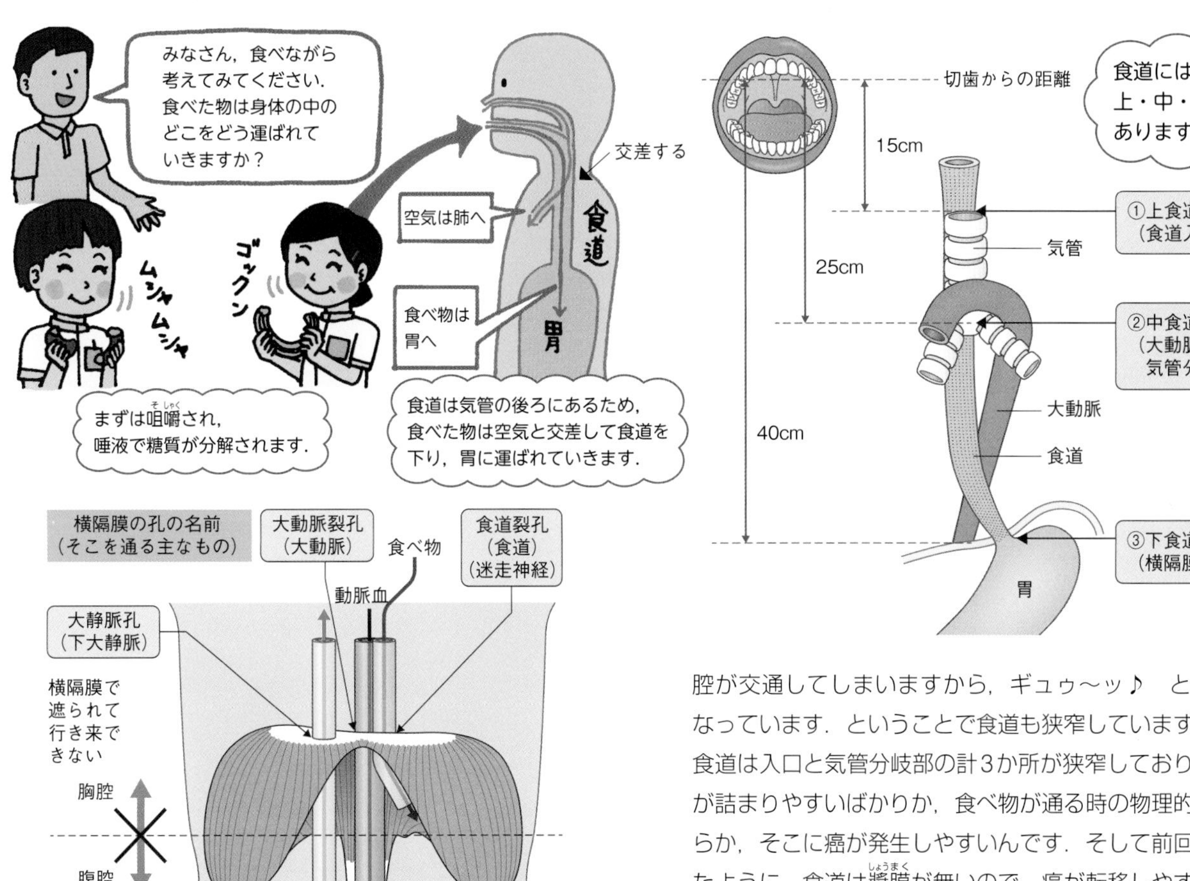

みなさん，食べながら考えてみてください．食べた物は身体の中のどこをどう運ばれていきますか？
ムシャムシャ
ゴックン
まずは咀嚼（そしゃく）され，唾液で糖質が分解されます．
交差する
食道
空気は肺へ
食べ物は胃へ
胃
食道は気管の後ろにあるため，食べた物は空気と交差して食道を下り，胃に運ばれていきます．
切歯からの距離
15cm
25cm
40cm
食道には狭窄部位が上・中・下の３箇所あります．
①上食道狭窄（食道入口部）
気管
②中食道狭窄（大動脈弓・気管分岐部）
大動脈
食道
③下食道狭窄（横隔膜貫通部）
胃
横隔膜の孔の名前（そこを通る主なもの）
大動脈裂孔（大動脈）
食べ物
食道裂孔（食道）（迷走神経）
動脈血
大静脈孔（下大静脈）
横隔膜で遮られて行き来できない
胸腔
腹腔
横隔膜
静脈血

ここで，食べ物の流れを考えてみましょう♪　出来れば食べながら読んでください(笑)！　ん……行儀悪いですか (^^)!?　とにかく食べた物が，自分の身体の中のどこをどう運ばれて行くのか，透かして，そして想像して見てくださいねっ (^^)♪

口から入った食べ物は口腔内で歯などを使って物理的に咀嚼されます．その時，唾液を出すから唾液腺と呼ばれるところから唾液が分泌されて，糖質がある程度分解されます．

食道は気管の後ろにありますから，その咀嚼された食べ物は空気と交差して，食道を通って胸腔から腹腔に抜けて胃に運ばれます．前回で見た通り，食道は胸腔内の縦隔を通って腹腔までつながっています．つまり食道は横隔膜を貫通しているわけです．

食道の横隔膜貫通部分，隙間が出来てしまっては胸腔と腹腔が交通してしまいますから，ギュゥ〜ッ♪　とタイトになっています．ということで食道も狭窄しています．ほかに食道は入口と気管分岐部の計3か所が狭窄しており，食べ物が詰まりやすいばかりか，食べ物が通る時の物理的な要因からか，そこに癌が発生しやすいんです．そして前回お話ししたように，食道は漿膜（しょうまく）が無いので，癌が転移しやすいんでしたね．あと，反回神経麻痺による嗄声（させい）も押さえておいてくださいよ〜 (p.96 〜 97)！

この横隔膜の貫通部分，食道が通るための亀“裂”が入った穴(“孔”)なので，食道裂孔と言います．**横隔膜**には全部で**3つ**の大きな**穴**が開いており，この食道裂孔のほか，大動脈裂孔と大静脈孔があります．大静脈孔のみが筋腹ではなく腱の部分を通るので“裂”という字が付きません！

いずれもタイトで，胸腔と腹腔を交通させないようになっていますが，この穴を通って，神経なども胸腔から腹腔に抜けていきます．ついでに左右の迷走神経が食道裂孔を通ることも押さえておきましょう (^^)♪

さて，食道は食べた物を胃に導くただの管なので，消化酵素等は出てきません．食道癌などで食道を切除してしまうと，口腔からの食べ物を胃に導く管が無くなってしまいますので，食道再建術を行います．このとき，自身の腸管(空腸)などを使ったりもします．もともと食道がただの管なので，ほかの管で代用できるんですよ〜．

唾液腺と“おたふく風邪”

唾液腺とは，三大唾液腺と言われる耳下腺，舌下腺，顎下腺を含む，唾液を分泌する腺の総称です（**図 8**）．ここから分泌される唾液，それに含まれるアミラーゼによって，多糖類が短く分解されますね．

デンプンはブドウ糖（グルコース）がたくさんつながったものですが，このうちほぼ直線状につながったものをアミロースと言います．このアミロースを分解する酵素だから，酵素を表す○○アーゼが付いて，アミラーゼ．名前のルールの一例は，p.18 に書きましたよね (^^) ♪

○○オースというのは“糖”です．グルコースはブドウ糖，フルクトースはフルーツ（果物）の糖，すなわち果糖ですね．ブドウ糖と果糖が 1 つずつくっついたものがスクロース（ショ糖），いわゆる砂糖です！　これを分解するのがスクラーゼです．ちなみに他の三大栄養素であるタンパク質は「プロテイン」，脂質は「リピッド」なので，それぞれを分解する酵素は，○○アーゼがくっついて「プロテアーゼ」「リパーゼ」となります．消化酵素に関しては次回以降見ていきましょう♪

さて，三大唾液腺はどこにありますか？　耳下腺は，いわゆるおたふく風邪に罹(かか)ったことのある人だったら，よぉ～く分かりますよね～．

ちなみに，いわゆるおたふく風邪はムンプスと言います．これはムンプスウイルスの感染によるからです．ウイルスなので抗生物質が効かないのはよろしいですね！　ついでに……普通の風邪はライノウイルス，コロナウイルス，アデノウイルス等のウイルスによるものですので，抗生物質を含む抗菌薬が効かないのもよろしいですね (^^) ！

舌下腺，舌の下です．顎下腺，あごの下のところです．そのまんまです（笑）．難しくないでしょ (^^) ？

名前だけ聴いていると眠くなりますが (^^;)，自分の身体に落とせば簡単ですよねっ (^^) ！

ところで，耳鼻咽喉科（学）は Oto-rhino-laryngology と英語で言います．Oto-(耳の), rhino-(鼻の), laryngo-(咽喉頭の), -ology（学問）からきています．風邪は鼻症状がメイン．鼻風邪を起こさせるウイルスだからライノウイルス（rhino-virus）です (^^)．SARS をはじめ，2020 年に流行しだし，社会に大変革をもたらした COVID-19 で有名なコロナウイルスはウイルスの形が太陽のコロナみたいだからコロナウイルス，アデノウイルスはアデノイド（咽喉扁桃）等のリンパ組織等を腫らすウイルスだからアデノウイルスです．

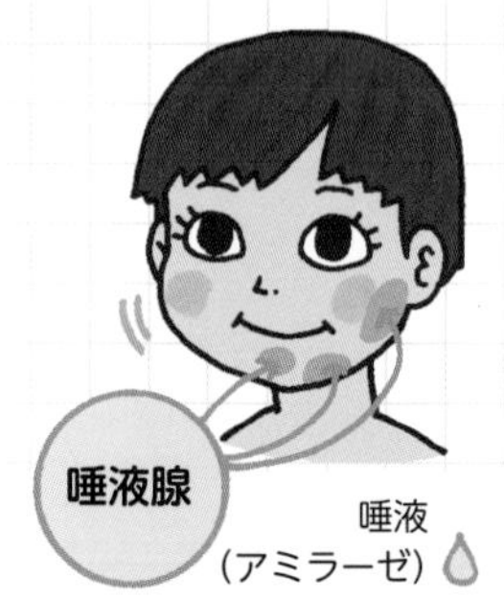
噛むと唾液腺から唾液が出てきますね．唾液に含まれるアミラーゼによって，多糖類が短く分解されます．
唾液腺
唾液
（アミラーゼ）
多糖類
分解！

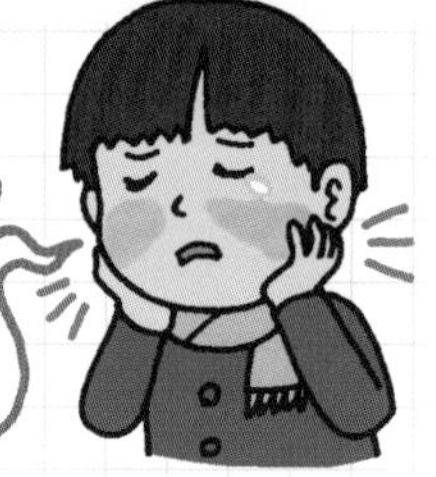
耳下腺が腫れるのがムンプス，いわゆる“おたふく風邪”です．

■ 図 8　唾液腺

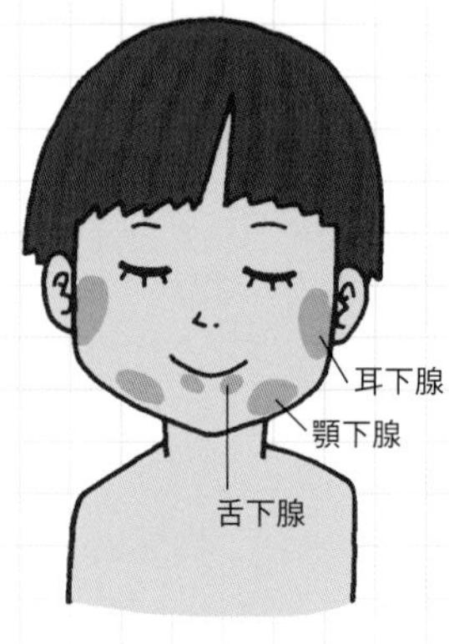

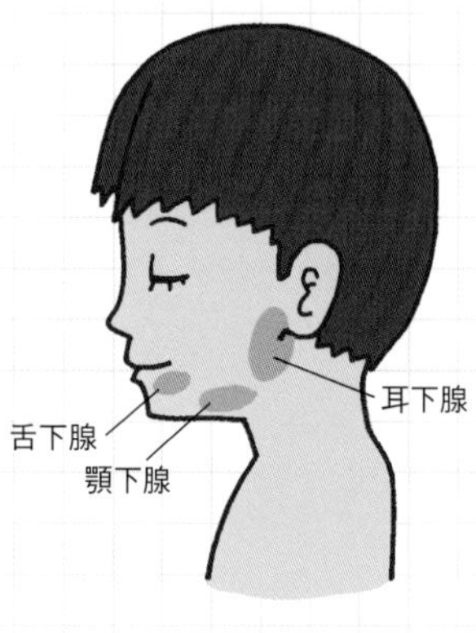

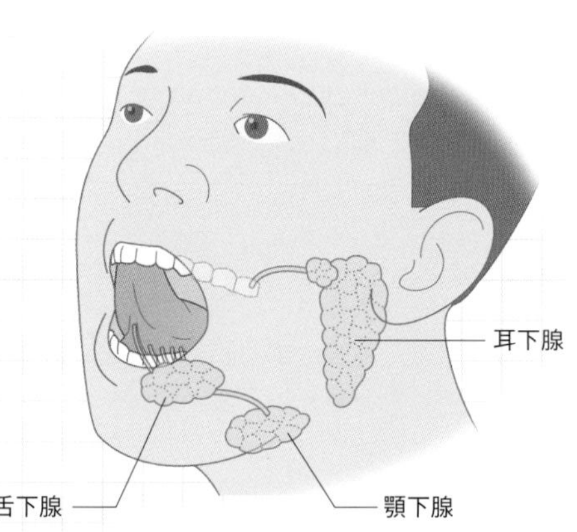

4 食べ物をかき混ぜる，胃

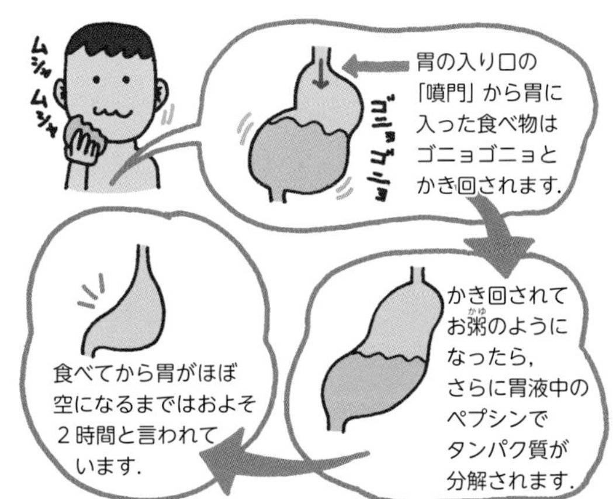

かき回されてお粥のようになったら，さらに胃液中のペプシンでタンパク質が分解されます．

■ 図9　噴門と幽門

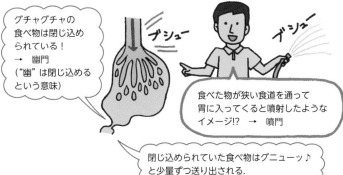

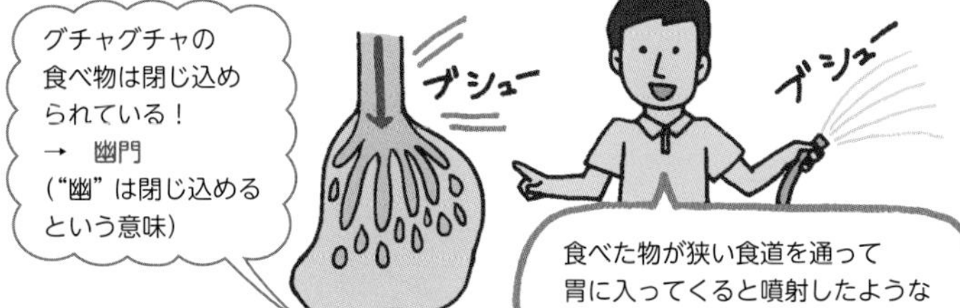
グチャグチャの食べ物は閉じ込められている！
→　幽門
（"幽"は閉じ込めるという意味）
ブシュー
ブシュー
食べた物が狭い食道を通って胃に入ってくると噴射したようなイメージ!?　→　噴門
閉じ込められていた食べ物はグニューッ♪と少量ずつ送り出される．

食道に流れてきた食べ物は食道を通って横隔膜を通過し，腹腔内にある胃の噴門に到達します．胃への入り口は，食べた物が狭い食道から広い胃に入ってくると，"噴"射したようなイメージになるからか，"噴門"です（**図9**）．胃の噴門は横隔膜のちょっと下．そこから胃底部（直立状態で胃の上の方）が盛り上がっていますので，胃底部も横隔膜に接しています．

食べ物が胃の噴門から入ってくると，胃がゴニョゴニョと動いて，食べ物を胃酸と一緒にグチャグチャとかき回します．塊では中の方には消化酵素が触れることが出来ず分解出来ませんので，お粥状態にするわけです．錠剤などでは腸で初めて溶けるように作られているものもありますが，それ以外はすべて，胃でグニョグニョにされて吸収されやすくなります．

詳しくは次回以降に述べますが，胃は食べた物をそのように機械的に細かくするばかりでなく，胃液中のプロテアーゼ（p.226参照）の1種であるペプシンという酵素で，タンパク質の分解もします．

まとめると，胃は三大栄養素のすべてを吸収されやすいようにしているのです．つまり，多糖類だったら単糖類になりやすいように，タンパク質だったらアミノ酸になりやすいように，そして脂質だったら脂肪酸とグリセリンになりやすいように，といった具合です．

こうしてグチョグチョになった食べ物は，胃の出口である幽門から，十二指腸に送られます（**図9**）．

食べた物を飲み込めば食道をグゥ〜ッと通り抜け，すぐに胃に入ります．胃に入ったものがグチャグチャにされて十二指腸に送られ胃が空になるまでは，おおよそ2時間と言われています．この時間を胃内容排出時間（Gastric Emptying Time; GET）（または胃内滞留時間）と言いますが，これはいろいろな状況によるので，必ずしも2時間とは言い切れません．

私が大学生だった頃，深夜に食事をしたあと，嘔吐・吐血してしまったことがあります．心配になり，一応翌日病院に行き，当時は胃カメラがメジャーではなく，胃のバリウム検査を予約して帰りました．検査前日は普通の体調に戻っていたこともあり，「確か検査前日は食べてもいいけれど，当日は食べてはだめだったな」と思い，育ち盛りの私は，午後11時頃にお腹い〜っぱいに食べてから眠りました（^^）！

翌日は正午前に検査開始．初めて渡されたバリウムのコップは，……重いっ！「密度の高いものでないと放射線は通り抜けてしまうから，重いんだなぁ〜」と実感した瞬間でした．なんとか飲み下して撮影が始まると，技師さんが，「検査の日は食べたらダメって書いてなかった（--;)!?」

「今日は食べてないですけれど……？」と私．技師さんは「胃の中が食べ物だらけで，何も見えないよっ（--#）！」

どうやら食べてすぐ寝てしまったこともあり，10時間経っても胃内容物が残っていたようです．こんな患者さんもいるので，検査前の説明は大事ですよね（^^;)

さてこの重いバリウムが入った時の胃の状態はどうなっていたのでしょうか？　胃は食道に吊られており，十二指腸球部も，第一腰椎のところに吊られています．食べ物などが入って重くなると，ビヨォ〜ン♪　と胃の下になっている部分が下に伸びるんですよ〜．胃の入り口も出口もあまり動きません．今思えば，あのバリウムと未消化の食べ物のコラボ写真，もらっておけば良かったなぁ〜と思います（^^;)．いっぱい食べて重たいバリウムも入っていたら，立位での胃はよく下がっていたでしょうね〜．

胃でも生じる“ヘルニア”

食道は横隔膜を突き抜けてきますので，もちろん胃の噴門部は腹腔内にあります．ところが何らかの要因で，たとえば横隔膜の食道裂孔がゆるくなったり，腹圧が異常に高まったりすると，胃が横隔膜の上に飛び出す場合があります．これを食道裂孔ヘルニアと呼びます．このうち胃の噴門部が飛び出しているのが噴門部のヘルニアです．

飛び出すことをヘルニアと言うんでしたね（p.62 ～ 63，p.90 ～ 91）！　この胃の噴門部のヘルニアになると，胃の噴門の少し下が横隔膜によってキュゥ～ッと締め付けられ，逆に食道側は解放されるので，胃酸が噴門から逆流して食道内に流れ込み，逆流性食道炎になりやすいとされます．

胃の噴門部のヘルニア

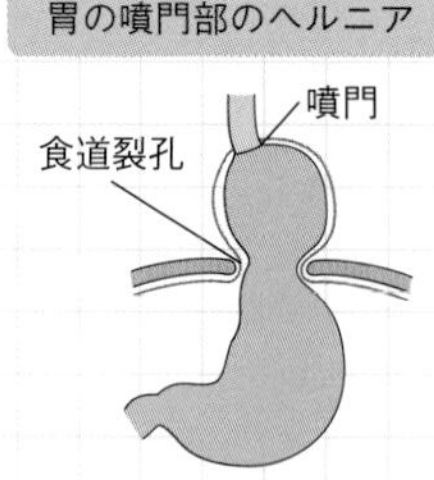

噴門が胸腔に飛び出す！

鼠径ヘルニア

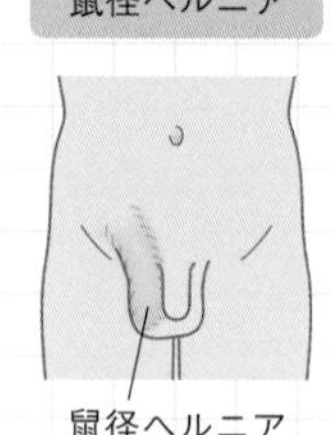

腸管が陰嚢に飛び出す！

椎間板ヘルニア，脳ヘルニアも押さえておいてくださいね！

吐き気の原因

みなさんは吐き気があったら何を考えますか!?　講義の際，こう質問すると，実にたくさんの答えが返ってきます．

まずは悪いものを食べた時（食中毒を含む）．悪いものを食べて，なぜ吐くか……．食べると身体の中に入ったように思えますが，腸管から吸収しない限り，まだ身体の外です！

そのまま肛門から排泄してしまえば，あるいは吐いてしまえば，まったく身体の中に入りません．そのことはp.83でカナマイシンのお話を絡めて説明しましたよね (^^)！

悪いものを飲み込んでしまった時に，吸収されるのを防ぐには，「吸収する前に吐いちゃえっ！」と嘔吐することです．もし胃を通り抜けてしまった場合は……「下から早く出しちゃえっ！」と下痢をします．ある意味，吐くのも下痢も身体の防御反応なんです．

ほかの吐き気の原因としてよく言われるのが，二日酔い（笑）．アルコールの代謝はよろしいですか？　飲用するアルコールは，エチルアルコール（またはエタノール）と言います．これは代謝されると，最終的には酢酸（酢）になります．酢は健康的(!?)ですから，酒は「百薬の長」といいますよね (^^)．ただし，飲み過ぎは害になります (^^;)！　なぜでしょう？

アルコールが代謝されると，酢になる前にアセトアルデヒドという物質を経由します．この“アルデヒド”と付くものは，身体にとって有害なんです．シックハウス症候群の原因は“ホルムアルデヒド”ですね．体内には，アルコールをアセトアルデヒドに変える「アルコール脱水素酵素」と，アセトアルデヒドを酢酸に変える「アルデヒド脱水素酵素」があります．

これらの酵素が生まれつき少ないと，アルコールに弱いことになります．ひどいとアルコールを飲めないばかりか，アルコール禁忌になります．酒精綿など，アルコールを含むものは使えませんので，医療の現場でも要注意です．

アルコールは水にも混ざりますが（消毒用エタノールや水割りなどを考えてみてください），脂に溶けやすい性質もあります（赤ワインが入ったソースなどを考えてみてください）．そのため，血液脳関門を越えて脳内に入ることが出来ます（p.81 ～ 82）．脳に入ると中枢神経系を麻痺させることが出来て酔うわけです．アセトアルデヒドが増え過ぎてしまったら……これは脳にとって脅威ですから，「もうアルコールは要らないっ (><)！」と吐くわけです．これも防御反応の1つですね (^^)．

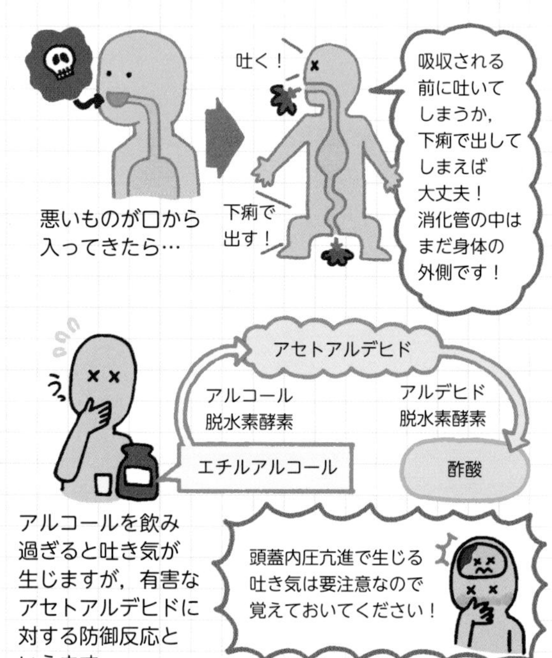
悪いものが口から入ってきたら…
吐く！
下痢で出す！
吸収される前に吐いてしまうか，下痢で出してしまえば大丈夫！消化管の中はまだ身体の外側です！
アセトアルデヒド
アルコール脱水素酵素
アルデヒド脱水素酵素
エチルアルコール
酢酸
アルコールを飲み過ぎると吐き気が生じますが，有害なアセトアルデヒドに対する防御反応といえます．
頭蓋内圧亢進で生じる吐き気は要注意なので覚えておいてください！

さて，吐き気の原因として，1つ絶対に忘れないでほしいものがあります．以前，p.62とp.90 ～ 91でお話しした頭蓋内圧亢進です．

頭蓋内圧亢進は，脳出血，髄膜炎，脳腫瘍，脳脊髄液の貯留などで起こり，いずれも要注意です．ぜひ，そのサインを見逃さないようにしてくださいね．

5 血管が渋滞！　門脈圧亢進

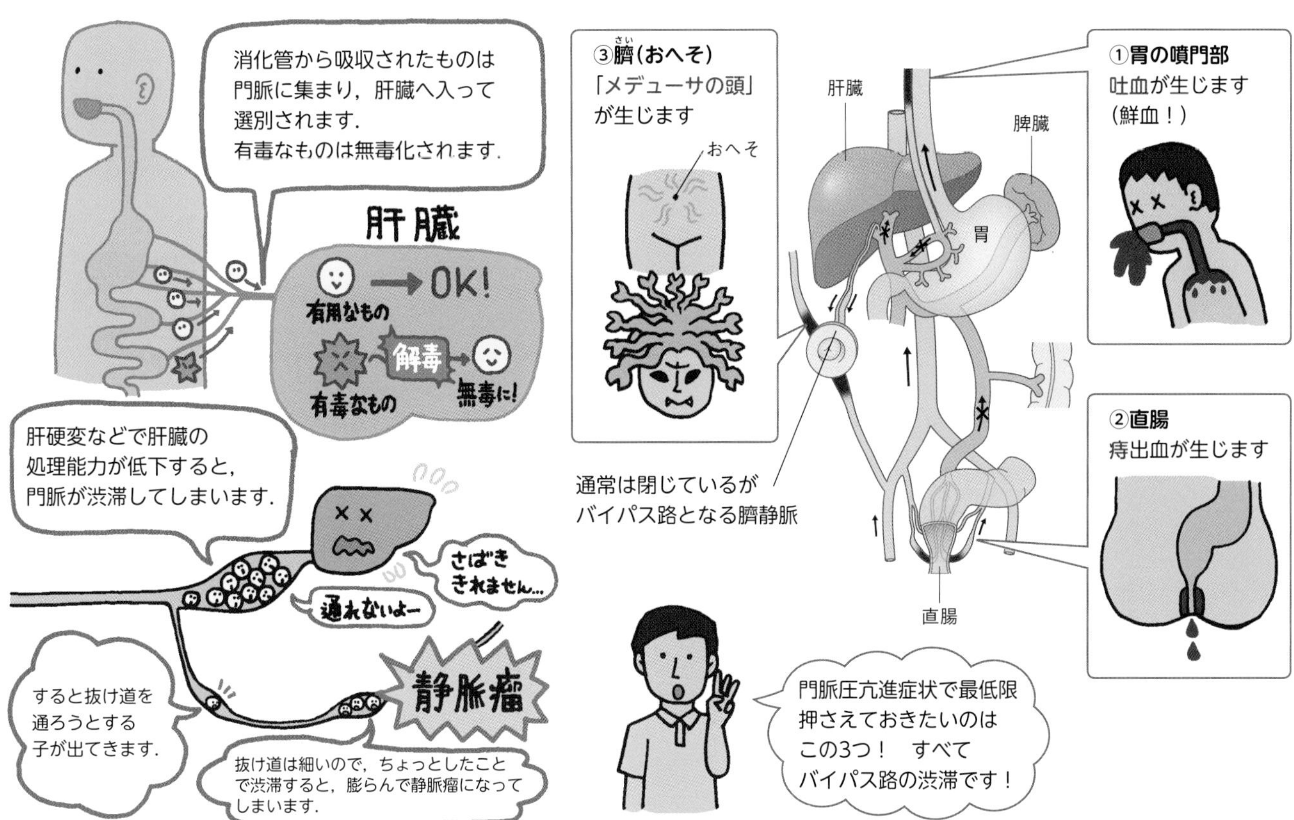

消化管から吸収されたものは門脈に集まり，肝臓へ入って選別されます．有毒なものは無毒化されます．
肝臓
OK!
有用なもの
解毒
有毒なもの
無毒に！
肝硬変などで肝臓の処理能力が低下すると，門脈が渋滞してしまいます．
さばききれません…
通れないよー
静脈瘤
すると抜け道を通ろうとする子が出てきます．
抜け道は細いので，ちょっとしたことで渋滞すると，膨らんで静脈瘤になってしまいます．
③臍（おへそ）
「メデューサの頭」が生じます
おへそ
肝臓
脾臓
胃
直腸
通常は閉じているがバイパス路となる臍静脈
①胃の噴門部
吐血が生じます（鮮血！）
②直腸
痔出血が生じます
門脈圧亢進症状で最低限押さえておきたいのはこの3つ！　すべてバイパス路の渋滞です！

何の事はない，実は先ほどお話しした私の吐血は，がっついて食べ過ぎて，食道を食べ物で傷つけたことが原因のようでしたが……（^^;）．致命的になりうる吐血の1つとして，食道静脈瘤破裂があります．

ここで門脈圧亢進症を考えてみましょう．体外から消化管を通って入ってきたもののほとんど全てが，吸収された後もさらに，身体にとって害が無いものかどうか肝臓で選別を受けます．すなわち血流に乗って肝臓に運ばれるわけです．

腹腔内のほぼすべての場所からの静脈は，門脈となって，肝臓に入っていきます．肝臓の血管などの出入り口である肝門を通るので，門脈と言われるのです．肺門，腎門というのもありますね（^^）！

要は，「外から来た者で邪魔な奴は，成敗してくれる！」って感じです．身体の中に入ってきたものは，ほとんどみんな連行されて，その審判を受けます．有用な子たちはそのまま肝臓をスルーしたり蓄えられたりしますが，そうでない子は解毒されます．

肝臓の能力には，かなりゆとりがありますが，たまにその処理能力がいっぱいになってしまうこともあります．たとえば肝硬変や肝癌になって処理できないと，連行された子たちが，その運ばれる道すじで渋滞してしまう……すなわち門脈圧が亢進してしまいます．渋滞すると，抜け道を探しますよね．ちょっとの交通量だったら，するっと脇道を通って，肝臓を通らずに体循環の静脈に直接入ることが出来るんです．

その代表例の1つが胃の噴門部です．胃の噴門の辺りから肝臓へ行く門脈，これが滞ってしまうと，その抜け道であるバイパス路が食道の脇を通っています．食道静脈です．この静脈，普段はそんなにいっぱいの血液が流れてきませんから，そこまで太くないんです．ところが，肝臓への門脈が滞って，バイパス路にたくさんの血液が流れ込むと……．そんな血液の量を想定して設計されていない食道静脈は，流れ込んだ血液によって膨らみ，食道静脈瘤となってしまう場合があります．

食道静脈瘤は，胃の内視鏡検査時にも見つかることがあり，食道の内壁から内側（食道腔）に盛り上がって見える時もあります．その色で破裂しそうか，まだ余裕があるかも大体分か

薬の「初回通過効果」

消化管を通して身体に入ってきたものは，ほとんどは肝臓に運ばれるとお話ししましたね．経口投与されて吸収された薬はすべてそうです．すなわち飲み薬は，吸収されると門脈を通って肝臓に運ばれ，解毒されようとします．その解毒を免れたものが身体に効果を現すわけです（中には肝臓で修飾を受けて効果を発揮する薬もあります）．

ということで，経口投与すると，腸管などで吸収されない割合があり，そして肝臓で最初に代謝されてしまう割合があり……飲み込んだ薬すべてが効くわけではありません．この服薬した薬が，腸管から吸収される際に代謝されたり，最初に肝臓を通る際に解毒されたりしてしまうことを，初回通過効果と言います．

この初回通過効果を避けるためには，どうしたらよいでしょうか？　まずは血管内に直接薬を投与する静脈注射などが考えられますね．

それともう１つ，坐薬があります．直腸下部から吸収されると門脈に行きません．そのため，ここから吸収されると，肝臓による初回通過効果を免れるんです．坐薬，ちょっと抵抗のある方もいらっしゃるかもしれませんが，胃障害もなく，効果大です！

そして，吸入剤の一部，軟膏などの塗布剤や湿布などのパップ剤，こういったものは患部から直接吸収され局所に効くので，この場合も初回通過効果は関係ありませんね．

薬の投与経路による，初回通過効果の有無と，それぞれの

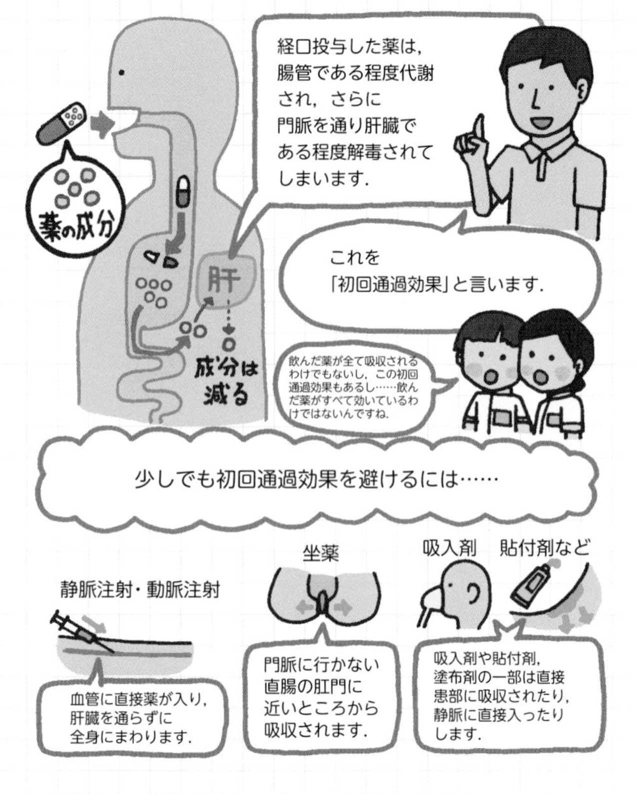

経口投与した薬は，腸管である程度代謝され，さらに門脈を通り肝臓である程度解毒されてしまいます．

飲んだ薬が全て吸収されるわけでもないし，この初回通過効果もあるし……飲んだ薬がすべて効いているわけではないんですね．

静脈注射・動脈注射
血管に直接薬が入り，肝臓を通らずに全身にまわります．

門脈に行かない直腸の肛門に近いところから吸収されます．
吸入剤　貼付剤など
吸入剤や貼付剤，塗布剤の一部は直接患部に吸収されたり，静脈に直接入ったりします．

利便性を，ぜひ押さえておいてくださいね（^^）．

るそうです．破裂しそうな時に，そこに食べ物が流れ込んでくると，その食道静脈瘤を傷つけ……．結果としては鮮血を多量に吐くことになります．時には致命的です！　肝疾患の際，食道静脈瘤は要注意です！

そのほか，この門脈圧亢進症の代表例として２例挙げておきます．今，挙げた食道静脈瘤と合わせて３例は意識しておきましょう．

まず１つは，直腸付近の静脈への影響です．直腸から門脈に血液が流れ込めなくなると，直腸付近の他の静脈に多量の血液が流れ込むことになります．これらの血管も普段はさほど太くありませんから，多量の血液によって怒張し，その結果，排便時などにその血管が切れ，痔が生じて出血します．「たかが痔，されど痔」．痔が肝疾患によるものだったということもあるのです．

もう１つが臍静脈です．有名な「メデューサの頭」という血管の怒張を腹部の皮膚に認めます．国家試験では肝疾患の皮膚症状としてクモ状血管腫が出題されていましたが，こちらは肝疾患が原因といえども，原因は門脈圧亢進ではありません．ぜひメデューサの頭を，門脈圧亢進の典型例として覚えておいてくださいね！

ちなみにクモ状血管腫は，肝機能が低下したため，血管を拡張させる作用のあるエストロゲン（女性ホルモン）の代謝が行えず，エストロゲンが上昇することで生じるとされます．このことから，肝機能障害がある場合，エストロゲン製剤の服薬は慎重にすべきということも分かりますよね！

なお，クモ状血管腫はエストロゲン上昇によるため，妊娠時にも出現することがあります．国試に出たからといって，クモ状血管腫＝肝機能障害とだけ暗記しないでくださいね！

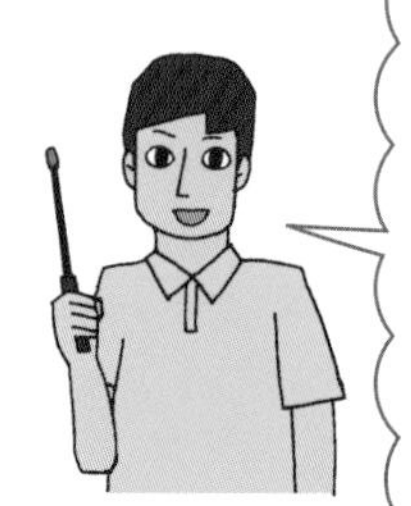

今回は肝臓と食道と胃について見てきました．横隔膜には，右は肝臓の，左は胃の三角形がくっついています．この解剖学的な位置をよぉ～く押さえたうえで，今回の派生事項，例えば門脈圧亢進症などを理解しておいてくださいね（^^）．次回はほかの腹腔内の臓器を見ていきましょう♪

第21回
内臓を見てみよう♪
Part 5…小腸，胆嚢，膵臓，脾臓

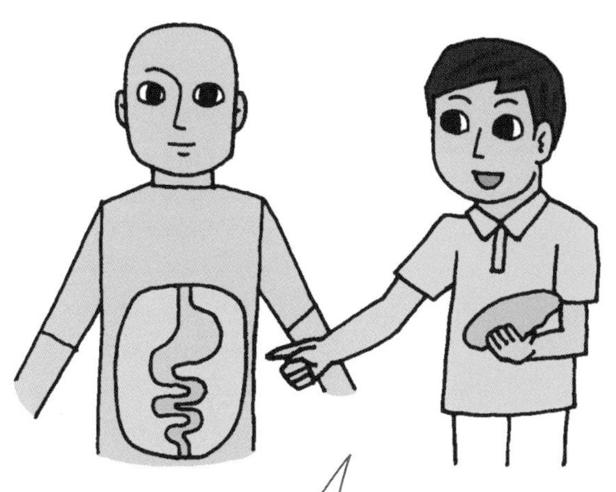

今回のテーマ

1. ほかの臓器との関連で重要な十二指腸の走行
2. 膵臓と胆嚢
3. 脾臓
4. 人体最大面積を誇る小腸
5. 空腸と回腸の違いって何!?

こんにちは～！　前回は腹腔にある臓器のうち，横隔膜にぴっちりくっついている身体の右側にある三角形の肝臓と，左側にある三角形といえる胃を見てきました．もう，位置は大丈夫ですね (^^)！　ついでにお話しした門脈圧亢進症も非常に重要ですから，ぜひ押さえておいてください！　ただ暗記するのでなく，なぜそうなるのかを理解することが肝要です (^^)．この門脈圧亢進症を理解していれば，患者さんのみならず，将来，あなたご自身や大切な人の命を救うことになるかもしれませんよ (^^)！

さて，今回は腹腔内にある臓器，第二弾です (^^)！　前回は，食べた物が食道を通って胃に入ってくるところまでを見ました．なので今回は，その食べた物が胃から運ばれていく先，すなわち小腸を追っていきましょう♪　ぜひ，ご自身で食べた物が「身体のこの辺を通って送られていくんだ！」と想像しながら見ていってくださいねっ！　初回から話しているように，文字面を単に追っていっても眠くなるだけですから (^^;)，自分の身体にイメージしながら理解していきましょう♪

それと並行して今回は，小腸とは切っても切れない関係の臓器たちもあわせて見ていきます．いよいよあと２回！　頑張りましょうねっ (^^)♪

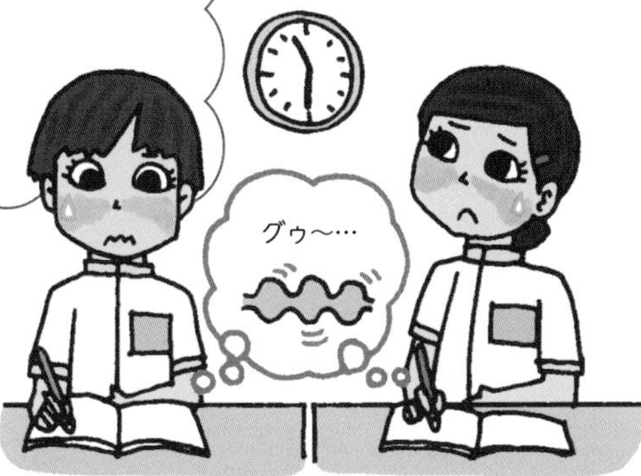

1 ほかの臓器との関連で重要な**十二指腸**の走行

十二指腸の重要事項はこの3つ！
① 前から見るとCの字であること！
② そこにビチッ♪とはまり込む臓器があること！
③ そのはまり込んでいる臓器から，十二指腸に向けて消化に関する液が注ぎ込まれること！

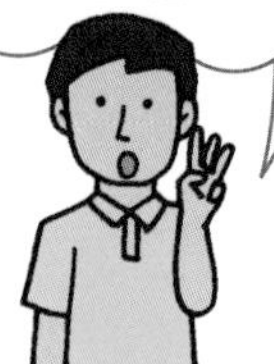

十二指腸の長さはおよそ12横指で，（19mm×12本=228mm）約25cmです！

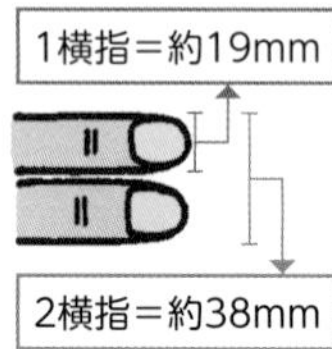

■ 図1 十二指腸の位置

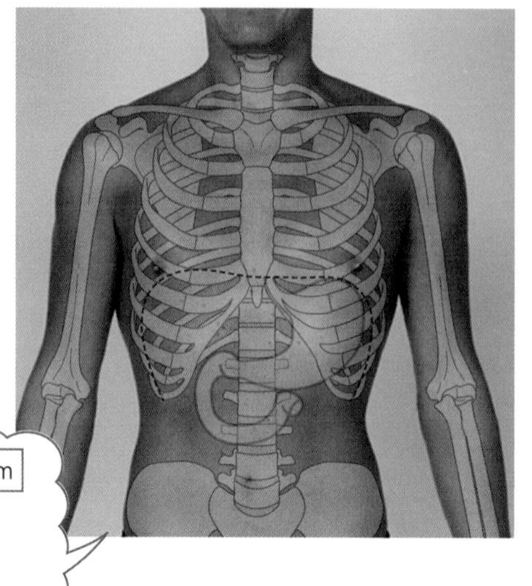

■ 図2 十二指腸の走行

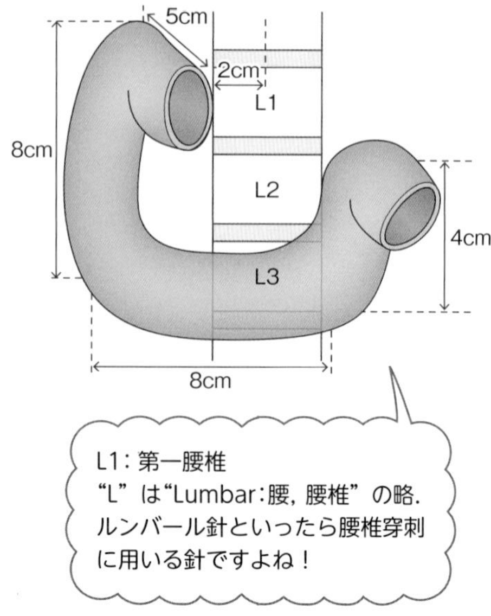

L1：第一腰椎
"L"は"Lumbar：腰，腰椎"の略．ルンバール針といったら腰椎穿刺に用いる針ですよね！

食べた物が胃でゴニョゴニョとされて粥状（じゅくじょう）になると，胃の幽門が緩んで，胃から内容物が送り出されます．送り出される先はどこですか？　そう，皆さんご存じの通り，十二指腸ですねっ (^^).

十二指腸は，その名の通り指12本分の長さなのでしょうか!?　指を横に構えて置いた幅を「○横指（おうし）」と言いますね．

ところで，パソコンのフルサイズのキーボードで，キーの間隔は何ミリだと思いますか？　指の幅に合わせて打ちやすいよう，キーピッチは19mmで作られています．では，人差し指から薬指までを揃えて，第二関節の部分の幅を計ってみて下さい．これが3横指，およそ57mmです．19mm/本 × 3本，ちょうどですね！　では，12横指だったら？　19mm/本 × 12本 で228mm．十二指腸の長さは……確かに近いですね～．だいたい25cmです．

今回，この十二指腸について覚えておいてほしい重要事項は，以下の3点です．

① 前から見るとCの字であること！
② そこにビチッ♪とはまり込む臓器があること！
③ そのはまり込んでいる臓器から，十二指腸に向けて消化に関する液が注ぎ込まれること！

まず，重要事項 ①に関して，Cの字が皆さんの身体のどこをどう通っているか，自分の身体で確認していきましょう（**図1**）♪

教科書等には前（腹側）から見た十二指腸の図がよく載っていますが，アルファベットのCの字の形をしていますね．確かに前（腹側）から見たらCの字です．ただし，このCの字，胃の方からたどっていくと，遠ざかるにつれて，後ろ（背側）に向かっているんです．

今回は少しだけ細かく十二指腸の走行を追っていきますよっ！　文章を読むのは苦手 (^^;)？　でも，最初から得意な人なんかいないですから，慣れていきましょうね♪

私のいる標本室に見学に来られた方からは，「頭の良い人の脳ミソ（ミソは要りません (^^;)）はどこか形が違うんですか!?　やはり大きいんですか？　皺（しわ）（脳溝のことですね (^^;)）が多いんですか？　深いんですか？」などとよく聞かれますが，頭の良さは脳の大きさや形の問題ではなく努力あるのみ，というのが現時点では通説になっております．

第3代（実質的には初代）東京大学皮膚科教授であり，皮膚科内に日本初の泌尿器科を創設した土肥慶蔵（どひけいぞう）先生の言葉を借りれば，「天才は勉強の別名なり．人間の運命の一寸先は闇である．しかし努力の頭上にはいつも明星が光る．一にも努力，二にも努力であり，努力して"職務に忠実"たれ．これが

胃・十二指腸潰瘍

十二指腸球部には，胃から送り出された粥状のものがダイレクトに入ってきます．この粥状のものには胃酸がたぁ〜っぷり混ざって強酸性です！　ということで，十二指腸球部がその酸で焼かれてしまうと，十二指腸潰瘍になっちゃうんです (><).

十二指腸潰瘍にならないためにも，胃の幽門からは，消化されたものが少量ずつ十二指腸に排出されるように，括約筋によりコントロールされているんですよ〜 (^^).

ちなみにごくごく粗い言い方をすれば，食べたら痛くなるのが胃潰瘍，空腹時に痛いのが十二指腸潰瘍の可能性が高いと言われています．

これは，胃潰瘍の場合は，食べ物が胃に入ってきて胃の潰瘍を刺激するから食べた時に，また十二指腸潰瘍の場合は，空腹時に胃で分泌された胃酸のみがダイレクトに十二指腸に流入して潰瘍を刺激するから空腹時に痛む，とされています．十二指腸潰瘍の場合，食後は胃酸が食べた物と混ざり合うため酸が弱くなり，痛みが軽くなったり治(おさま)ったりする場合もあります．

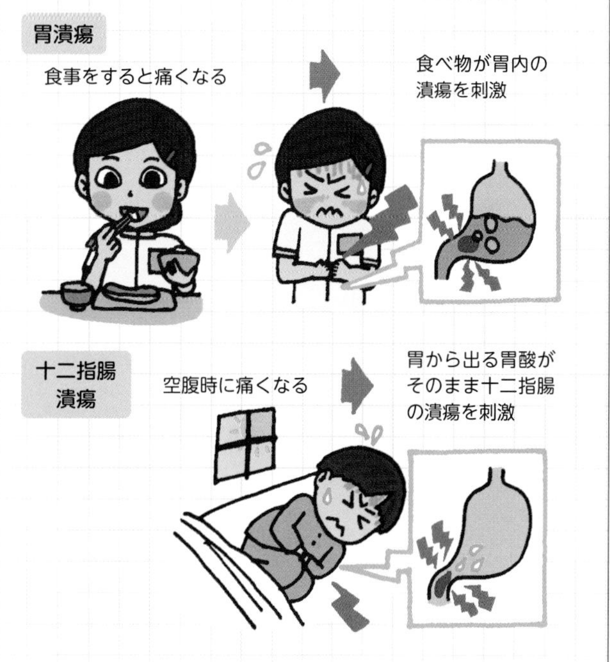
胃潰瘍
食事をすると痛くなる
食べ物が胃内の
潰瘍を刺激
十二指腸
潰瘍
空腹時に痛くなる
胃から出る胃酸が
そのまま十二指腸
の潰瘍を刺激

人生出世の最大要領である．人生運命は論ぜず．ただ勉強努力の集積あるのみ」だそうです．

なかなか実践するのは難しいですが (^^;)，努力すれば，しただけ報われるってことですね (^^)！　どんな経験でも，きっと将来役立ちますから，与えられたこと，今の皆さんの場合には「勉強」をしっかりしていきましょう♪

では，文章と**図2**で十二指腸の走行を追いながら，自分の身体の中のどこか，考えていきましょう (^^)！

前回少しお話ししましたが(p.227)，十二指腸は胃の幽門を出てすぐのところから始まります．この部分，十二指腸がちょこっと膨れているために，十二指腸球部と呼ばれます．また，胃の入り口も出口も動かない，ともお話ししましたが，厳密なことを言うと少しは動きます．幽門から出てすぐのところにある十二指腸球部は，全部を吊られているわけではないので少し動けます．しかし，その後に続く部分がほとんど動けないので，全体としては，あまり動けないのです．

この十二指腸球部は，第一腰椎の椎体の右縁前方にあります．肋骨は呼吸で上下に動くので椎骨と肋骨との関係は大体でしかありません．しかし，あえて分かりやすいように上下関係を言えば，腹側から見ると，第1腰椎は第8肋骨の1番下の部分くらいの高さです．左右の関係は，第1腰椎は幅4cmくらいなので，正中から2cmくらいのところから始まるわけです．そして十二指腸球部は5cmくらいの長さがあります．前後関係を抜きにして，腹側から見て十二指腸球部の終わりを投射すると，そこには何がありますか？　ちょうど肋骨弓くらいですね！　肝臓と肋骨との位置関係，もう一度思い出してくださいねっ (p.222)！うまく入っているでしょ (^^)?!

図2で大まかに見ると，第1腰椎の右縁から始まった十二指腸球部は，まず右上の後ろの方(背側)に向かい(約5cm)(Cの字の上の部分)，そこから急激に曲がって，今度は下に向かいます(8cm程度)(Cの字の縦の部分)．そこから，今度は脊椎骨の椎体や血管を避けるべく，前の方(腹側)に向かいつつ左へ曲がり，椎体を通り越して水平に伸びていきます(水平の部分全部で，またまた8cm程度)(Cの字の下の部分)．その後，椎骨の左縁に回るように後ろに向かいます．これが，第3腰椎の椎体左縁くらいです．そこから少しだけ上に向かって(4cm程度)，第2腰椎の左側で急激に前に曲がって空腸につながっていくんです．腹側からこれを見たら確かにCの字ですね (^^)．しかも，5＋8＋8＋4cmで確かに25cmですね (^^)！　ちなみにこのことからも気がつくように，この辺りの椎骨は4cm程度のピッチで並んでいます．

ん……難しい (^^;)!?　文章ではなかなか難しいですが，図を見ながら，自分の身体の中にイメージしていってくださいねっ (^^)！　十二指腸の走行で大切なことは，胃から出てすぐはCの字が後ろ(背側)に向かっているということです．あとの部分は大まかにとらえるだけで，まだ覚えなくても大丈夫だと思います (^^).

2 膵臓と胆嚢

■ 図3　膵管・胆管と十二指腸

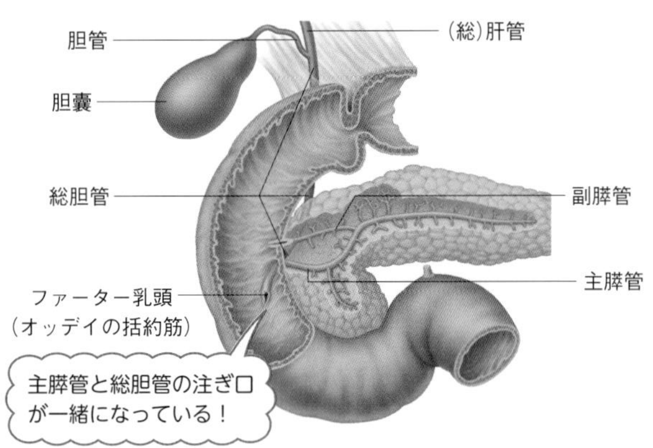

十二指腸には消化に必要なものが出ていましたよね!?　そう，胆汁と膵液です (^^)！　ということで，先に重要事項 ③の「十二指腸に向けて注ぎ込まれる消化液」，つまり膵液と胆汁の分泌について見ていきましょう！

① 膵液と胆汁の流れ

膵液は，その名の通り膵臓で作られて，膵管を通って十二指腸に出てきます．膵管は十二指腸に近いところで主と副の2本に分かれることが多いですが，皆さんはまず，主膵管の走行を覚えましょう(**図3**)！　膵液には，三大栄養素の消化に関わる全ての酵素が含まれていましたね (^^)！　この酵素については，次回にまとめてお話しします．

一方，胆汁は肝臓で作られ，肝臓にある管である肝管→胆管を通って胆嚢に運ばれます．胆嚢で濃縮された胆汁は，先ほどの胆管を逆向きに通り，さらに総胆管を通って十二指腸へ注がれます．胆汁は脂質の乳化に必要です．

その主膵管と総胆管は，十二指腸に注ぐんですよねっ！　この部分を，ファーター乳頭と呼ぶのは大丈夫ですよねっ!?　十二指腸に出っ張っているから"乳頭"です．このファーター乳頭には，オッディ (Oddi)の括約筋があり，胆汁や膵液の流れ込みを制御しています．ここは重要なので，しっかり理解してくださいね！

括約筋というのは，管を絞っている筋肉のことです．膀胱括約筋，肛門括約筋などもそうですね．前回見た胃の幽門(p.227)にも括約筋があるから，胃に入ってきた食べ物は胃からすぐに送り出されずに，グチャグチャにされるべく胃に閉じ込められるんです．

■ 図4　膵臓の位置

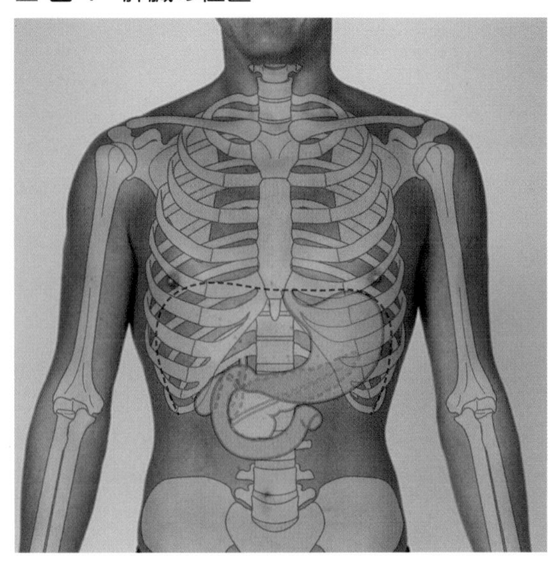

② 膵臓の位置とかたち

ということで，もうお分かりだとは思いますが，重要事項 ②「Cの字にピッタリとはまり込んでいる臓器」は膵臓です！

主膵管と総胆管が合流して注ぎ込むファーター乳頭は，十二指腸の垂直に走る縦の部分の真ん中辺りにあります．

さらに！　胃の幽門からつながった十二指腸球部は，右後ろに向かうんでしたよね!?　ってことは，十二指腸の下に向かっていくところは胃より後ろの方にあることになりますよね！　ということで，膵臓は胃の後ろ(お腹から見て胃の裏側)にあるんですよ～ (**図4**)！　膵臓は十二指腸のCの字側にピッタリとはまり込み，そちら側を頭にして(膵頭部)，ピストルのような先細りの形で，胃の背側にあります．つまり膵頭から徐々に細くなりながら，水平より若干上に向けて胃の裏側を左横に15cm程度伸びているんです．十二指腸より遠い側は膵臓の尾っぽということで，膵尾部と言います．お腹側から見ると，膵臓はすっごく後ろ(背中)の方にありますよね～．こんな後ろにあるので，いろいろと分かりにくいんです．癌の場合，早期発見が遅れて予後不良の場合も多くなってしまいます……．

しかし！　膵頭癌では，総胆管も閉塞することによって十二指腸に胆汁が出せなくなってしまい，ビリルビンが血中に溢れ出して黄疸が出ることがあります．これで膵癌の早期発見に結びつくこともあります．健康診断をしたら肝機能が正常なのに黄疸が出ていたので病院で精査し，膵頭癌が早期発見できた，という方もいらっしゃいます．

トライツ靭帯(じんたい)と吐血・下血

“十二指腸”は第２腰椎の左側で急激に前に“曲”がって“空腸”につながっていきますが，この部分そのまま十二指腸空腸曲と言います．トライツ靭帯という有名な靭帯のようなものにより上方後ろ（細かく言うと横隔膜右脚）に吊られています．別名，十二指腸提筋とも言います．

このトライツ靭帯より口側で多量の出血があると，吐血します．吐き過ぎて胃の内容物が無くなった場合，胃液等の液体だけが出てきます．その際，胃液に混ざって緑色のものが出てくることがありますが，これが胆汁です．胆汁は十二指腸に出てくるんでしたよね!?　ということは，十二指腸内のものも，胃の幽門を越えて吐くことができるということです．

吐血の際，胃より上，すなわち食道から口までの間の出血だと鮮血となります．例えば前回お話しした食道静脈瘤破裂（p.229）などもその１つです．しかし，トライツ靭帯から胃までの間の出血だと，胃液によって黒褐色から暗い赤色の吐血となります．コーヒーを入れた時の残りカスのようなので“コーヒー残渣様”といわれます．ただ，ここからの出血でも量が多いと，色が変化するほど胃酸には触れないため，鮮血になる場合もあります．

胃潰瘍や十二指腸潰瘍などの上部消化管からの出血でも，少量であれば吐血せず下血だけの場合もあります．下血とは肛門から血液成分が出ることです（注）．上部消化管からの出血では，吐血と同様，血液成分が酸化等されるため，黒色またはタール様の便となります．一方，肛門やそれに近い直腸やＳ状結腸からの出血では，見て分かる血液そのもの（赤色）の混ざった血便が出てきます．およそ口から上行結腸までの出血は“黒”，横行結腸から肛門までの出血は，肛門に近いほど“赤”と思っていてください．便の色も重要ですね!!

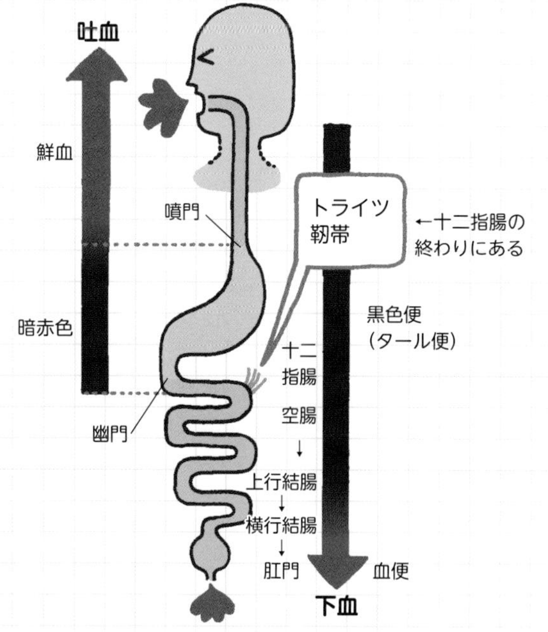

胃切除後の合併症

もし胃が無かったらどうなるでしょうか？　胃を全摘（全部取ってしまうこと）した場合，どうなるか，想像してみてください（><）．通常ですと食べた物は，胃に閉じ込められてゴニョゴニョやられつつ，少量ずつ十二指腸側に送られていきます．しかし胃が無いと，食べた物は直接腸管内にドシャァ〜ッと送られてしまいます．あたかもダンプが土砂を一気に降ろすみたいでしょ？　だから，胃の全摘を含め，幽門側を摘出して起こってしまう症状を，ダンピング症候群と言います．食べ物がすぐに小腸に送られてしまい，急激に糖質が吸収されるので，高血糖になって発汗，顔面紅潮，心悸亢進などを起こします．これらは食後５〜30分で起こるので早期ダンピング症候群と呼びます．高血糖以外の症状としては，ゴニョゴニョ粥状にするところが無いため，食べた物が一気に狭い腸管内に送られてしまうことにより，腹痛や吐き気，下痢が生じたりもします．

また，その急激に上がった血糖値を下げようとインスリンが過剰分泌されてしまい，２〜３時間後には低血糖症状（全身脱力感，めまい，ふるえなど）が出てしまうこともあります．これらを後期（または晩期）ダンピング症候群と言います．

そこで胃を切除した後は，少しずつ食べるようにして，ダンピング症候群を防ぐ必要があります．

胃を切除すると，ダンピング症候群以外にも，食べた物が胃でゴニョゴニョ撹拌(かくはん)されずに細かくならなかったり，胃酸が出ず消化が悪くなったりするので，栄養素の吸収が悪くなって痩せてしまう場合もあります．また，ビタミンB_{12}（VB_{12}）の吸収に必要なもの（内因子）が胃から出せずにその吸収が悪くなったり，鉄分やカルシウムの吸収も悪くなったりしてしまいます．VB_{12}と鉄分の吸収不良から貧血に，カルシウムの吸収不良から骨粗鬆症につながることもあります．

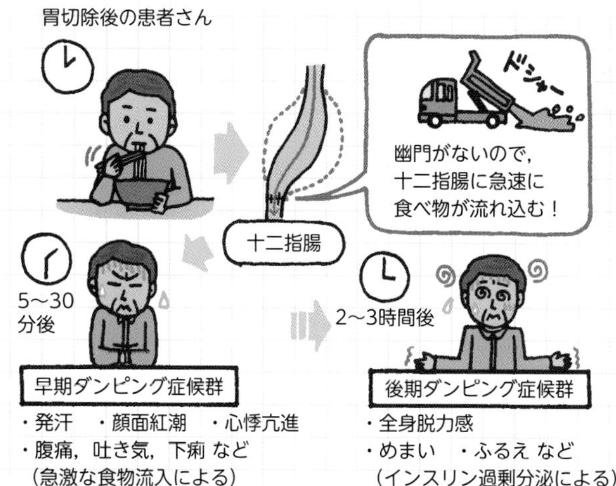

（注）「上部消化管からの出血によるタール便のみを下血と言い，赤い血の混ざった血便は下血と言わない」という方もいらっしゃいますが，医学大辞典や日本消化器学会によれば，「消化管からの出血による血液成分が吐き出されれば吐血，消化管の一番下にある肛門から出れば下血」とされています．つまり，出血部位は関係なく，出る所のみを問題にしているということですね（^^）．

3 脾臓

■ 図5　脾臓の形

脾臓の形は，親指以外の指の付け根にそれぞれの指の先を当て，軽く手を握り，その脇に親指をくっつけた状態に似ています

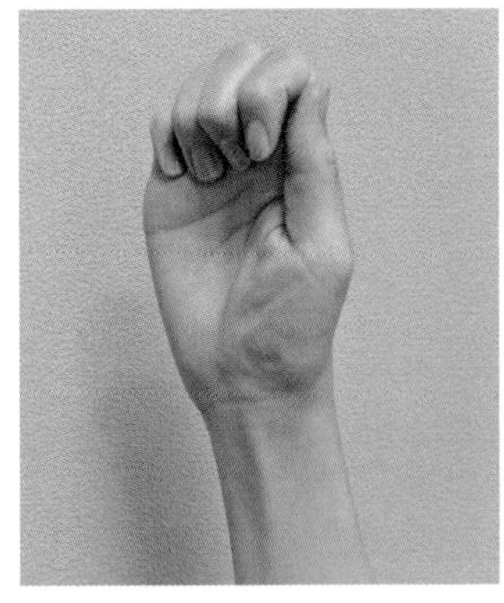

脾臓はこんなふうに胃にペタッとくっついています

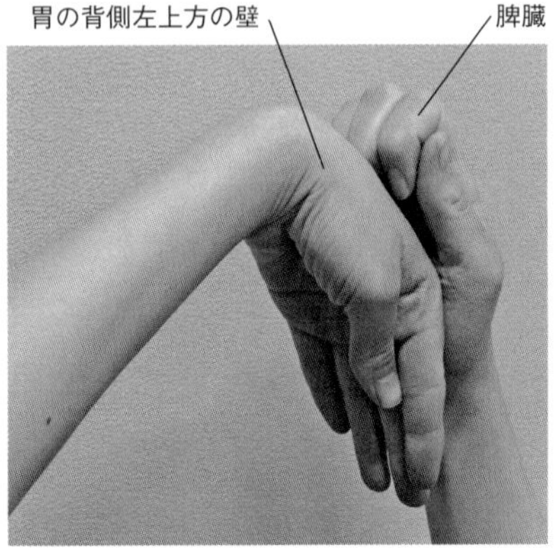

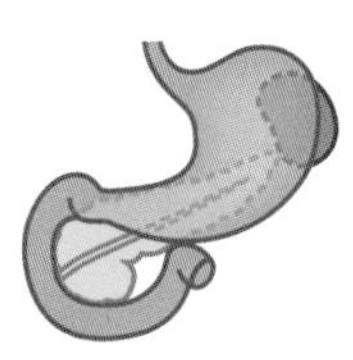

■ 図6　脾臓の位置

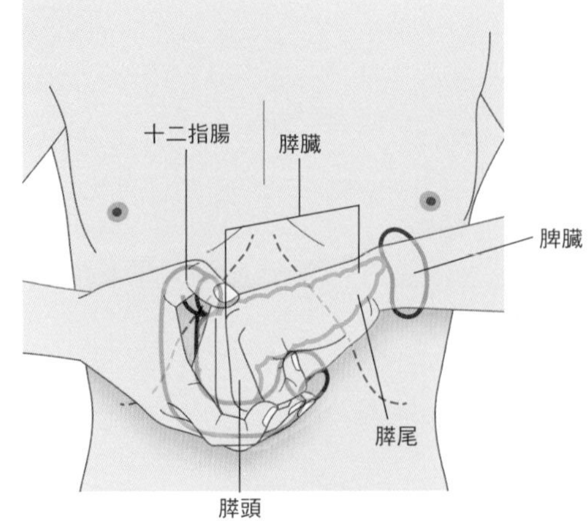

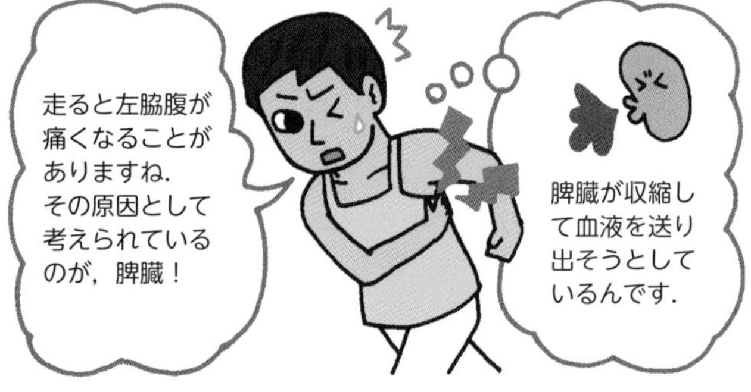

走ると左脇腹が痛くなることがありますね．その原因として考えられているのが，脾臓！
脾臓が収縮して血液を送り出そうとしているんです．

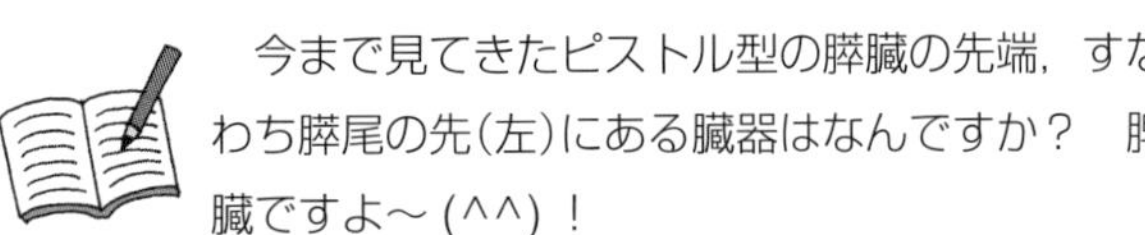

今まで見てきたピストル型の膵臓の先端，すなわち膵尾の先（左）にある臓器はなんですか？　脾臓ですよ～（^^）！

ということで，脾臓は胃の左上後方にあります．脾臓も丸味を帯びていますよね～!?　これも肝臓などと同様，横隔膜に接しているから丸いんですよ～．形は，親指以外の指の付け根にそれぞれの指の先を当て，軽く手を握り，その脇に親指をくっつけた状態です（**図5**）．この手掌の方を胃にペタッ♪　とくっつけたのが，脾臓です（^^）．

大きさは大体図のように握った手を一回り小さくしたくらい（縦10cm，横7cm，厚さ4cm程度）です．

ただ，この脾臓，何の問題もなく正常でも，大きさが結構変化するんですよ～！　まるでスポンジ！　例えば急激に運動を始めた時，酸素と栄養が急に多量に必要になるので，血液がい～っぱいあった方が良いですよね!?　そうなると脾臓がキュゥ～ッ♪　と収縮して，脾臓の中にある血液が絞り出されて，循環血液となるように放出されるんです．急激に走り出すと，左の脇腹の上の方が痛くなること，ありませんか？　あれは，この脾臓収縮が原因だとされています．

その脾臓の位置，自分の身体のどこか，イメージできますか!?　ごくごく簡単に言えば，いきなり走り出した時に痛くなる左脇腹の上あたり，と言えば分かりやすいですかね．でも，医療従事者としては，他の臓器との位置関係も併せ考えて自分の身体の中にイメージしていきましょう♪

自分の身体で，十二指腸の位置に右手をCの字にして置いてみましょう．そのCに，膵臓をイメージして反対の手の拳（こぶし）をはめ込んで，水平より若干斜め上に伸びているのを想像してみてください（**図6**）．その先に脾臓があるんですから，腹腔内にあるとは言え，肋骨に覆われていることがわかりますよね（^^）！

さらに言えば，脾臓はその大きさから，中腋窩線よりも前には出ておりません．ということで，脾臓は，正常であれば肋骨に囲まれており，触れることはできません！

脾腫

通常では触れることのできない脾臓ですが，脾腫になると，メチャクチャ大きくなるんです．どれくらいかと言えば，長さだけでも 30cm 以上ですよ（@@;）！　長さだけではなく，脾臓が中腋窩線よりも腹側まで出てきちゃいます．

この脾腫，胃の後ろにある脾臓が大きくなった結果，胃を圧迫するので，少し食べただけで満腹になっちゃったり，脾臓のあたり（左上腹部や背中）に痛みを感じたり，ひどいと左肩が痛くなったりすることもあります．しかし，そこまで大きくならなければ一般的にはあまり症状がありません．そのため，気づかないこともあります．

でも，脾腫をアセスメントすることは出来るんですよ～！

まず，打診でも分かります．脾腫になると正常の打診とどう違うか，想像できますか（^^）？　先ほど，脾臓は正常状態で中腋窩線より前には出ない，とお話ししましたよね！　そのため，脾臓が少し大きくなったとしても通常は左第6肋（軟）骨と左肋骨弓下縁，そして左の前腋窩線に囲われたところ（覚えなくても良いですが，ここを“トラウベ三角”と言います）には実質臓器（中が詰まった臓器）はありませんので，打診した際は鼓音になります．

しかし脾腫になると，血液が詰まっている臓器である脾臓が前腋窩線をも越えてくる場合がありますから，前腋窩線より前でも濁音となってしまいます．大きい脾腫であれば，下肋部（季肋部という言い方もあるんでしたね（^^）．p.48）に出てくる場合もあり，触診でも分かることがあるんですよ～！

ちなみに脾腫は，感染症や貧血，そして癌，その他さまざまな原因で生じる可能性があります．その原因を断つのが脾腫の治療となります．どうして腫れるのか，考えてみましょう！

■ 腹側から見たところ

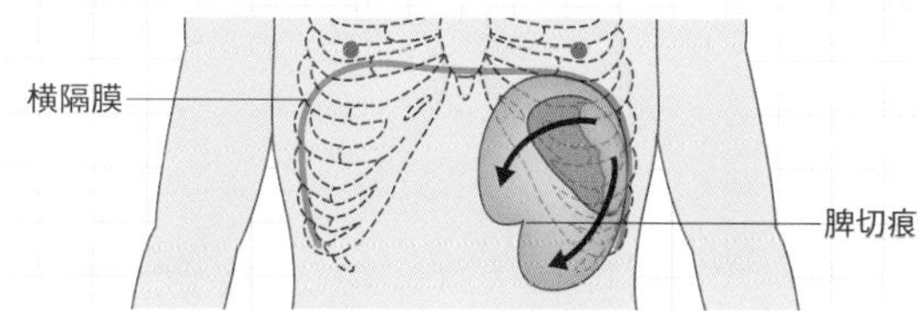

■ 側面から見たところ

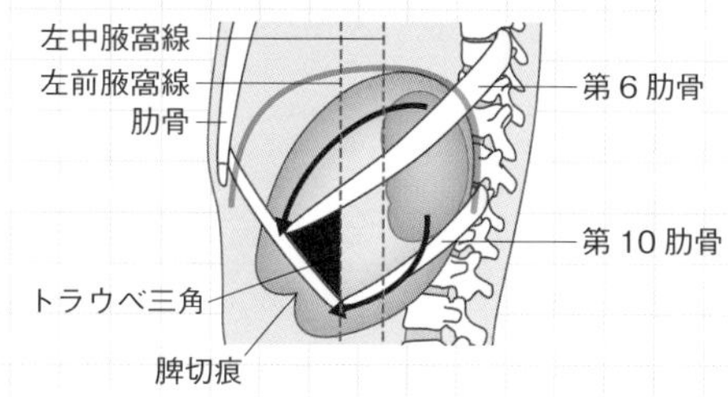

■ 輪切りにして下から見たところ

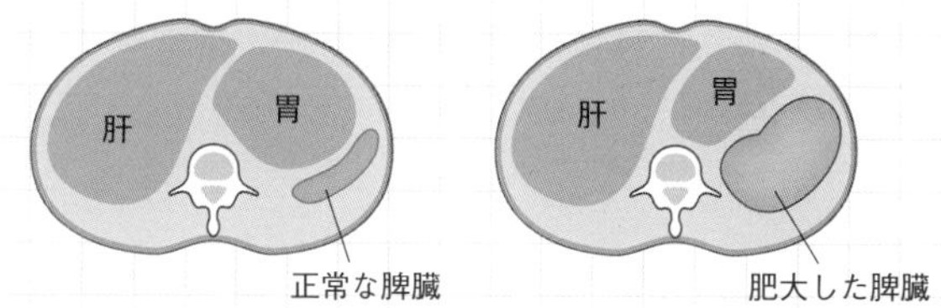

脾臓が肥大すると，胃が圧迫され膨らむことができなくなる

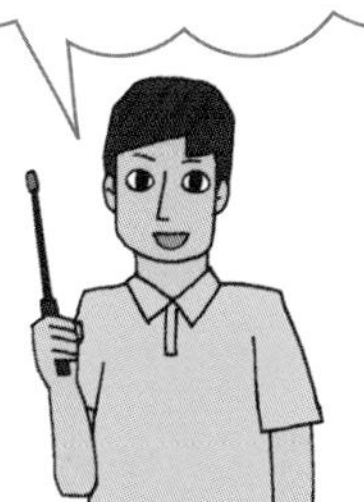
ここまでみてきた臓器を
身体に重ねると
右のようになります．
左の身体が透けて見えるよう
になってきましたか(^^）？
自分でも描いてみましょう！

■ 図 7　腹腔内臓器

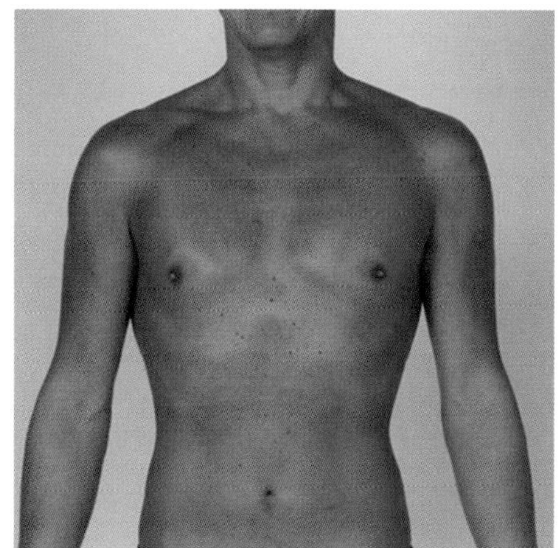

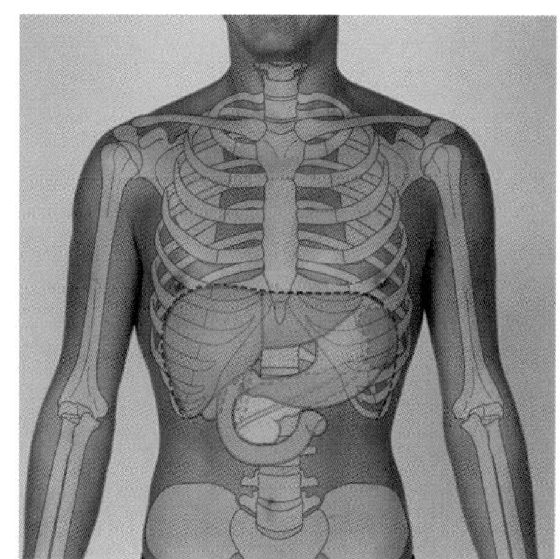

4 人体最大面積を誇る小腸

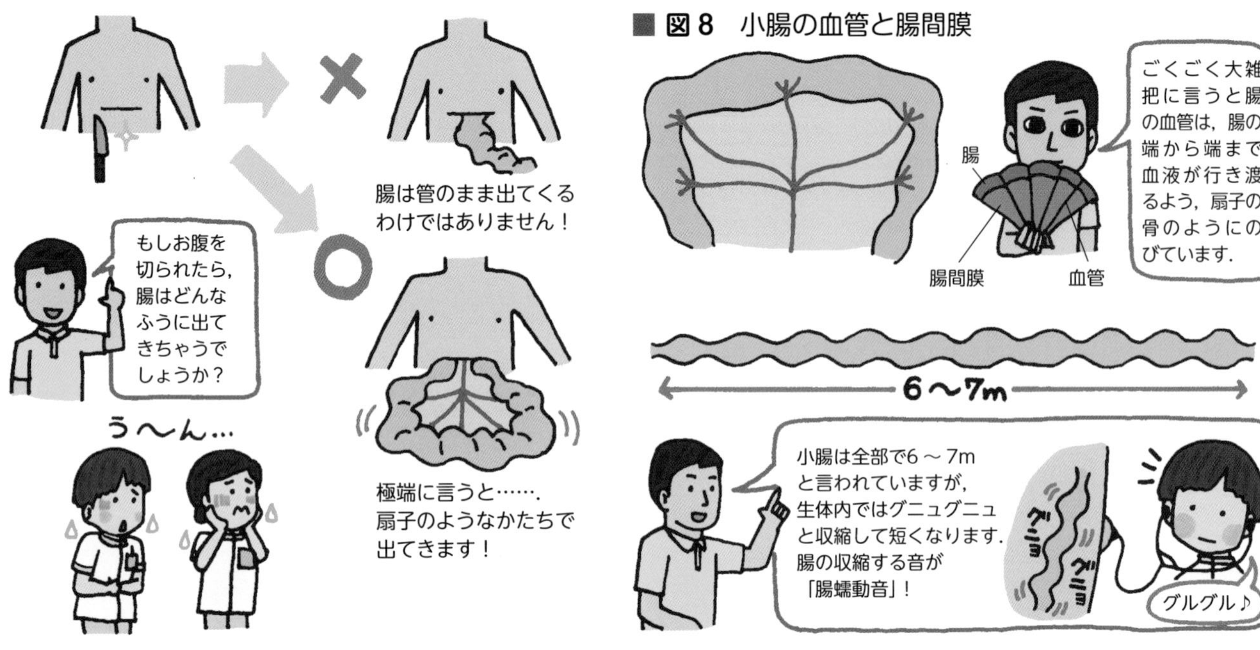

腸は管のまま出てくるわけではありません！
もしお腹を切られたら，腸はどんなふうに出てきちゃうでしょうか？
う〜ん…
極端に言うと…….
扇子のようなかたちで出てきます！
ごくごく大雑把に言うと腸の血管は，腸の端から端まで血液が行き渡るよう，扇子の骨のようにのびています．
腸
腸間膜
血管
6〜7m
小腸は全部で6〜7mと言われていますが，生体内ではグニュグニュと収縮して短くなります．腸の収縮する音が「腸蠕動音」！
グルグル♪

■ 図8 小腸の血管と腸間膜

①とにかく長い!

十二指腸を抜けると空腸，回腸に続きます．さて，ここで質問です！ 十二指腸は小腸に含まれますか？ 一般的には，この空腸・回腸のみを小腸と呼ぶことがありますね！ 空腸と回腸はグニョグニョ動きますが，十二指腸は後腹壁に固定されてそんなに動けませんし，何よりも空腸・回腸とは働きが若干違いますよね?! ですから，いわゆる小腸というと，空腸と回腸を考えるのだと思います．しかし，解剖学的には小腸に十二指腸は含まれます！

小腸は栄養素の吸収の要です (^^)！ ここから栄養を吸収できないと，大変なことになってしまいます．

では，この小腸，管が腹腔内にそのまま入っていますか？ 言い換えれば，皆さんが，万が一，お腹をバサッ！と切られたら，どうなっちゃいますか？ 「痛い」「血が出る」は別として，傷が入るだけでなく，腹圧がかかっていますからムギュゥ〜ッと腸が飛び出してしまいます (><)．この時，腸管は管の状態では出てきませんよね!?

腸管からの栄養の吸収，そして腸管自体への酸素と栄養の分配を考えれば，分かると思います．

長い空腸と回腸に栄養と酸素を送るのに，端から血液を順に送っていったら，最後の方まではなかなか届かず「もっと新鮮な血をくれっ！」ってなっちゃいませんか!? そこで，長い管全体に新鮮な血を送るには……．一点から放射状に送れば良いですよね（**図8**）！ 扇子を想像してみましょう．扇子の持ち手（要）から伸びる骨（中骨）のように血管が伸びていき，その一番外側の弧の部分に腸があると思ってください．

また，その血管がむき出しだったら，どうですか？ 腸がグニュグニュと動いた時に，その血管は切れてしまいそうですよね．そこで腸への血管は，腸間膜に覆われて守られているんです．扇子の紙の部分ですね．うまくできているでしょ(^^)．

このことから空腸と回腸は，腸間膜小腸とも呼ばれます．そのため空腸も回腸も腹壁に固定されずゴニョゴニョと動く，いわゆる腸といった感じです．だから，お腹をバサッ！と切られてしまったら，腸間膜に覆われた腸が出てきてしまうのです．

さて，この小腸は全部で6m程度と言われています．私が小学校の頃は7mと言われていたのですが……．うん十年で1mも短くなりました（笑）．ただし，生体内だともっと短くなります．現在は生体内では3mとも言われます．なぜでしょう？

腸はグニュグニュ動いているでしょ!? これは腸の筋肉（平滑筋でしたね！）が収縮（蠕動運動）しているからです．こ

■ 図9　小腸の構造

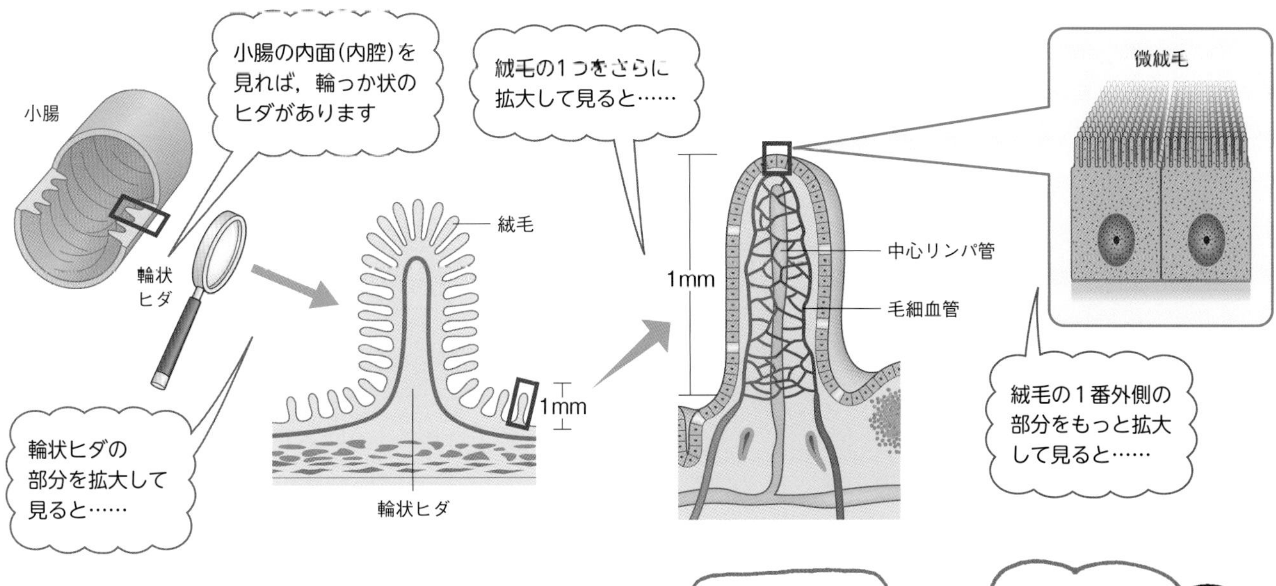

小腸の内面(内腔)を
見れば，輪っか状の
ヒダがあります
絨毛の1つをさらに
拡大して見ると……
微絨毛
小腸
輪状
ヒダ
絨毛
中心リンパ管
1mm
毛細血管
1mm
輪状ヒダの
部分を拡大して
見ると……
輪状ヒダ
絨毛の１番外側の
部分をもっと拡大
して見ると……

れにより腸蠕動音(いわゆる“グル音”)がするんです．音がしなかったら大変！　腸が動いていないということです．つまり腸閉塞！　七転八倒の痛みと言われます．

先ほど述べた括約筋だって然り！　生きているから筋肉が収縮して，中のものを出さないように出来るんです．亡くなってしまうと括約筋が緩んでしまいますので，中のものが出てしまいます．このことからも分かるように，生きていれば筋肉はある程度は緊張(すなわち収縮)しています．ということで，普段から収縮と弛緩を繰り返してグネグネ動いている小腸の長さをここでは議論しても仕方ありません．とにかく何mと長いんです(笑)！

小腸の内腔を
全部広げると……
テニスコート
1～1.5面分！
皮膚の表面積
のおよそ
100～200倍
もあります！

②表面積が広い!

さて，この長い小腸ですが，この小腸から栄養素が吸収されるのはよろしいですよね (^^). p.226やp.83でお話しした通り，消化管から吸収しなければ，まだ身体の外です！

では，せっかく食べた栄養素をたくさん吸収するには……？　食べた物と触れる面積を増やせば良いですよね～！　そのために，小腸の内側にある粘膜には，まず肉眼で見ても分かる輪っか状の襞があります．これを文字通り輪状ヒダと呼びます(**図9**)．その襞からは倍率の高い虫眼鏡で見れば見える指のような形の絨毛という約1mm程度の突起がワサワサと密生しており，さらにその絨毛からは電子顕微鏡でなければ見えない微絨毛という突起がほとんど隙間なくワンサと生えています．この絨毛の中に毛細血管とリンパ管が伸びてきており，小腸の内腔から吸収された栄養はこれら血管やリンパ管に入って運ばれるんです．

小腸の内径は約2.5cm程度なので，小腸が仮にただの管だとすれば円柱の表面積は直径×円周率×長さですから，0.025m×3.14×6m で，小腸内腔の面積は0.5m^{2}弱しか無いことになります．しかし，絨毛だけでなく微絨毛まで小腸内腔に飛び出していることにより，その表面積は200m^{2}とも300m^{2}とも，はたまた400m^{2}と書かれている文献もあります．よく言われるのが，腸管内腔の表面積はテニスコート(シングルスで約300m^2，ダブルスで約400m^2) 1面から1.5面分．皮膚の面積(約1.6m^2)の100～200倍の広さを持っているとされているんです．ただ，近年発表された論文では，そんなに広くないのでは，という結果も得られておりますが，長さと同様，表面積もとにかく広いということだけ，押さえておいてください (^^;).

5 空腸と回腸の違いって何!?

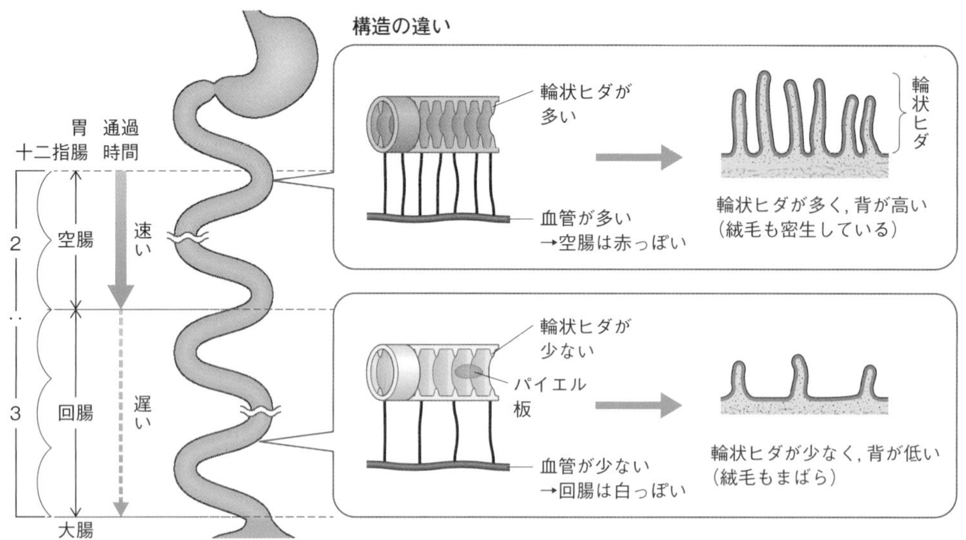

約6mの小腸のうち，十二指腸に続く空腸が2/5，それに続く回腸が残りの3/5と言われます．ただし，この空腸と回腸にはバシッ♪　と分けられる明確な目印はありません．十二指腸と空腸の境は，先ほどお話ししたようにギュッ♪　と曲がったところが決まった位置にありますので，その曲がり角が境目です．しかし，空腸と回腸は明確な境が無いんです．なにせグニョグニョ♪　と動きますから (^^;)．おおよその場所は，空腸が十二指腸の続きなので左上部，それに続いて結腸につながる回腸が右下部にあります．これはつながりを考えれば当たり前ですよね (^^)．

では，空腸と回腸の特徴や違いを見ていきましょう♪

まず，空腸では見てすぐ分かる輪状ヒダの背が高く数が多いのですが，回腸では背が低くて少ないです．また，この輪状ヒダにある絨毛が，空腸では密生していますが，回腸ではまばらです．これにより，空腸内腔の表面積は，回腸の実に7～8倍ともいわれています．空腸管腔内は輪状ヒダと絨毛により埋めつくされるような感じになっています．ということは，栄養素の吸収は空腸からの方が回腸からよりも多そうですよね!?　その通りです！　栄養素の吸収も，また，腸管自身へ送られる血液も，空腸の方が多くなっています．そのため，空腸の方が回腸よりも血管走行が多く，赤味が強いです．

また，空腸と回腸では，腸管の通過速度も異なります．空腸という名前は，空腸では食べた物の通過速度が比較的速いために，亡くなって解剖させて頂いた際，腸管の中が空に見えたことから付けられているんです．

ところで，大きさが異なるものの見た感じが回腸と少し似ているところが皆さんの身体の中にありましたね!?　どこでしょう(笑)？　脳です！　脳の皺(脳溝)の反対の盛り上がっているところは脳“回”って言うんでしたね (^^)(p.71)！　“回”……曲がりくねったものを表します．

回腸内は，内容物の停留時間が空腸よりも長いので，外から入ってきた悪い奴と接する時間も回腸の方が空腸よりも長くなります．したがって，これらと戦うためにも，皮膚や呼吸器系と同様，生体の防御機能として免疫機能が回腸には発達しているんです．その1つとして，回腸にはパイエル板という小判型にリンパ節が集まっているものが存在しています．腸は栄養素吸収のための器官としても，そして外敵から防御する器官としても重要なんですよ～ (^^)！

さらに機能的なことを言えば，胆汁酸とVB$_{12}$は，回腸末端でしか吸収されません！　なので，回腸末端を切除してしまうと，これらの欠乏による障害が出て来てしまいます．

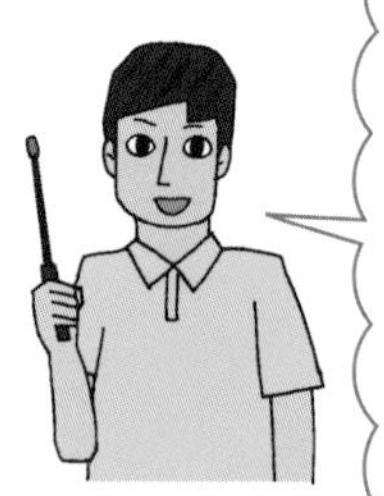

今回は少し細かく内蔵の位置を見てきました．ぜひ，その位置を自分の身体の中に落とし込んで下さいねっ(^^)！　いよいよ次回は最終回，食べた物の最後の処理場である大腸と，水溶性のものの排泄に重要な腎臓を中心に見ていきます．最後までどうぞよろしくお願いいたします．

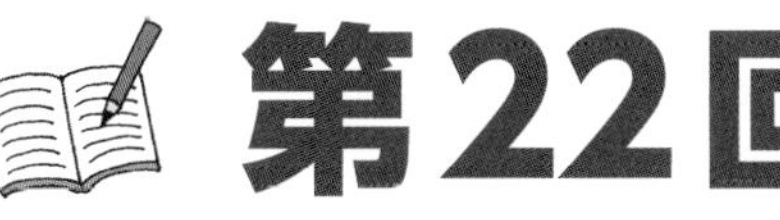

第22回
（最終回！）
内臓を見てみよう♪
Part 6…大腸，腎臓

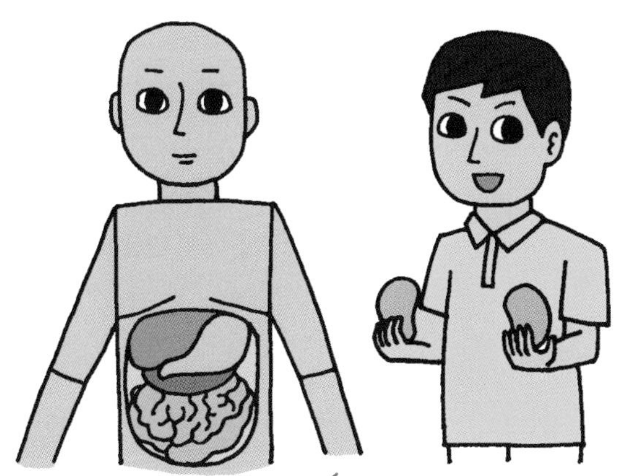

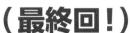

今回のテーマ
1　食べた物の最後の処理場，大腸！
2　行き止まりの回盲部
3　コの字型の結腸
4　水溶性のものの排泄，腎！

【誌上講座を終えるにあたって】
【最後に，内臓を描き込んでみよう！】

こんにちは～！　いよいよ今回は最終回です！

前回でお話ししたことは覚えていらっしゃいますか (^^)？　前回は十二指腸，空腸，回腸を合わせた小腸，そして十二指腸のファーター乳頭に関連した胆嚢と膵臓，さらには膵臓の膵尾の先にある脾臓を，それらの位置的なつながりを重視しながら見てきました．もう，自分の身体の中のどこにあるか，立体的に把握できましたか (^^)？　それと併せて，それら臓器の疾患で最低限押さえておいてもらいたい病態の一部もお話ししました．

腹腔内で押さえておかねばならない臓器は，残るは大腸ならびに泌尿生殖器関連くらいでしょう．それ以外の体幹部で重要なところは，とっつきにくいと言われる皮膚，骨や筋肉，そして神経系をも含めて，自分の身体のどこにあるかを今までに確認してきました．さらにはそれらに関連する病態まで，どうしてそうなるか，なぜそんなになっちゃうのか，気をつけなければならない点は何か，すでにその考え方まで学習しているんですよ～っ (^^)！　今まで皆さんはよく勉強してきたんです (^^)！

残るは今回の１回のみっ！　先ほど申し上げた通り，体幹で説明していないのは大腸ならびに泌尿生殖器！　ということで今回は，まずは前回あげた小腸の続きの大腸を，続いて泌尿生殖器系のうちでも無くては（何も措置しなければ）生きていけないほど重要な腎臓を見ていきます．

最後までお付き合いのほど，どうぞよろしくお願いいたします (^^)！

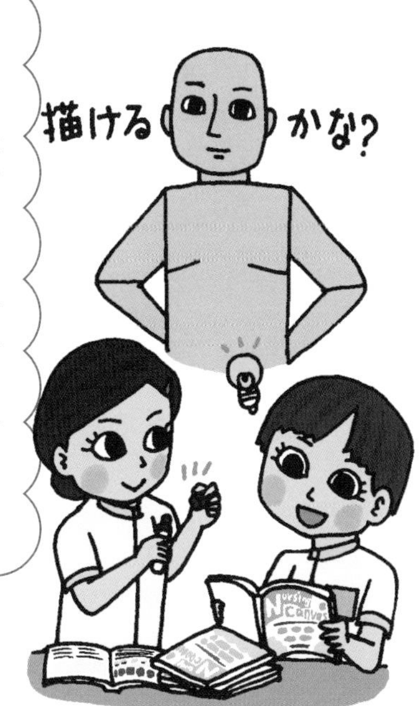

1 食べた物の最後の処理場，大腸！

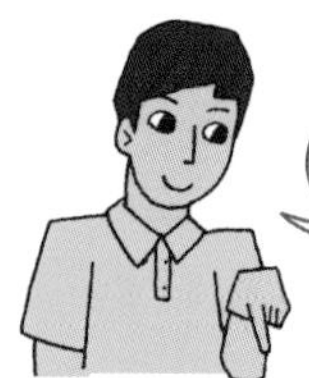
結腸の始まりはどこか分かりますか？
マックバーニー点は虫垂の起始部です！
とすると……

■図 1　マックバーニー点の復習！

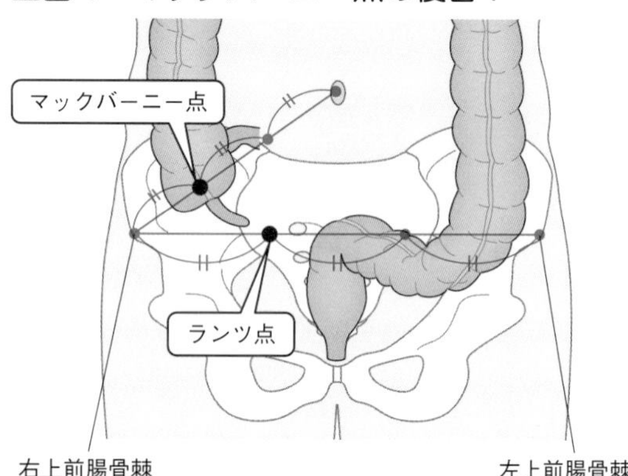

マックバーニー点は，臍と右の上前腸骨棘(きょく)とを結んで3等分した点のうちの右側の点，
ランツ点は，左右の上前腸骨棘同士を結んで3等分した点のうちの右側の点です．

■図 2　小腸が大腸に突き刺さる！

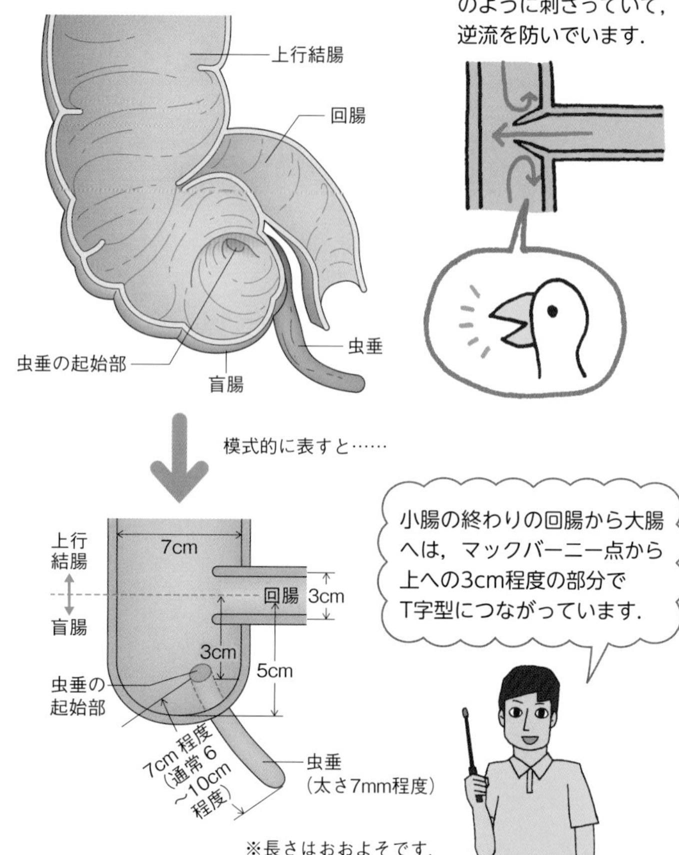

前回お話しした栄養分の吸収に重要な空腸，そしてそれに続く回腸の先にあるのが，水分の吸収に重要な大腸の1つである結腸ですよね！　では，皆さんの結腸はどこから始まりますか？　自分の身体の中のどこか，考えてみてください (^^).

こう質問すると，よく鼠径部辺りを考えられる方もいらっしゃるのですが……それじゃ，鼠径ヘルニア(p.228)です (^^;). そんなことないですよね～．おへそと右の上前腸骨棘(きょく)を結んだ線の右から1/3の点を何と言うんでしたっけ？　マックバーニー点(**図1**)ですね (^^) (p.49)！　マックバーニー点，虫垂炎の手術の時に開けるところでしたね！　ここに虫垂の起始部があると言われています．虫垂炎の時に押すと痛むことのある圧痛点です．そりゃ，炎症があったら，押したら痛いですよね (^^;).

とすると，虫垂の上に少しだけ盲腸があり，そこから結腸が始まっているんですよ～．最初は上に行く結腸だから上行結腸！　皆さんの上行結腸はマックバーニー点の約3cm上から始まっていることが多いんです (^^).

もう少し詳しく，この回腸と大腸がつながるところを見ていきましょう♪

いわゆる小腸から大腸へはＴ字型につながるわけですが，このつなぎ目，小腸側は“回”腸，大腸側は“盲”腸がありますので，回盲部と言います．この回盲部，回腸が大腸に，くちばしが突き刺さるように入ってきているので，ここもやはり乳頭状に膨らんでいます．この刺さっている回腸のくちばしのような部分が弁として働き，大腸から小腸へ内容物や大腸内の細菌が逆流しないようになっています．ここにある弁は回盲部にあるから，名前はそのまま回盲弁，開いているところは回盲口，その膨らみを回盲乳頭と言います．大腸とは回盲部よりも肛門側すべての部分を指します．

腸重積症←カニとイチゴに注意！

回盲部では，回腸が大腸に突き刺さるように入っているとお話ししました．この突き刺さりは，乳幼児ではことに顕著で，時として回腸がもっと結腸内に入り込んで腸重積症になってしまう場合もあります．もちろん結腸のところのみ，または小腸のところのみで腸重積症が起きる場合もあります．

この腸重積症は，口に近い側の腸管が肛門に近い側の腸管内に引き込まれ，腸管壁同士が重なり合ってしまった状態です．腸管と一緒に腸間膜の動静脈も引き込まれてしまうので，腸管の循環障害を伴う絞扼性（こうやくせい）イレウス（絞め付けられた腸閉塞）となっちゃいます．その結果，腸管から戻る血流が閉ざされ，引き込まれた血管が破れて血液が腸の中に出てきてしまったり，血行の悪さから腸管内壁が障害を受けて出血したりしますので，イチゴゼリー様の便となることもあります．処置が遅れれば腸管の細胞が壊死してしまうこともあるんです．X 線像は特徴的なカニ爪様になります．

腸重積症は，生後 6 か月程度の離乳期に 1 番多く見られ，1 歳未満の子が半数を占めます．お腹を痛がる仕草や泣くなどの不機嫌な様子，そして嘔吐といった症状が出ていたら要注意！ 早ければバリウムなどを肛門から腸に入れて（注腸）圧をかけることにより，手術しないでも治る場合もあります．現在は腸管破裂時などのバリウムの危険性を考えて，今はバリウムではなく，希釈したアミドトリゾ酸ナトリウムメグルミン（ガストログラフイン®）か空気，生理食塩水などを使用するのが一般的です．

しかし，重症度や場合にもよりますが，最初に泣き出してから 24 時間以上経過している場合は，腸管壁が壊死している可能性もあります．そこに圧をかけたら腸管が破裂しかねないので，注腸によって治すことは出来ず，手術するしかありません．また，注腸を 3 度やってダメであれば，やはり手術する方向で検討します．何とか手術しないでうまくいくと良いですよね！

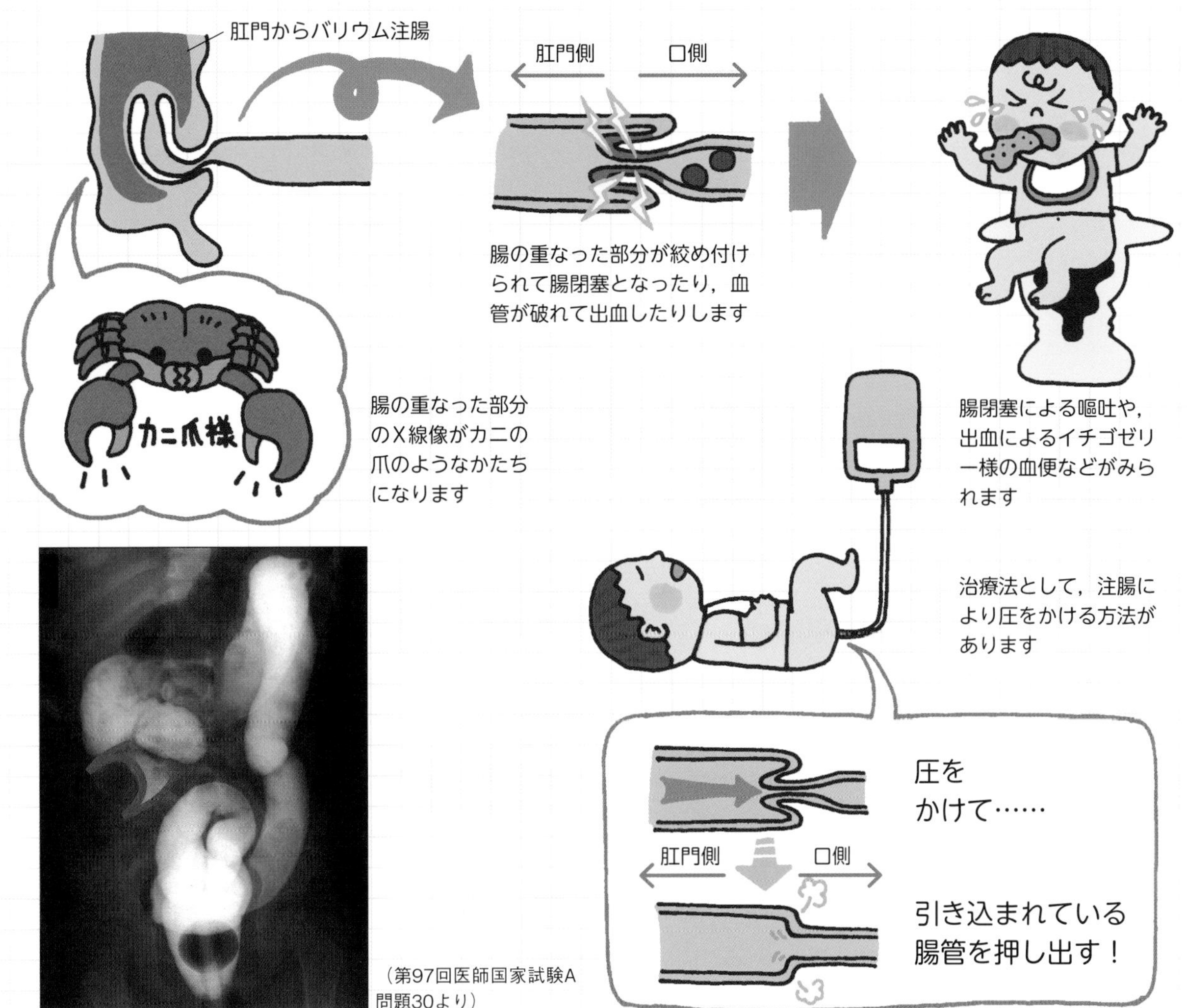

肛門からバリウム注腸
肛門側
口側
腸の重なった部分が絞め付けられて腸閉塞となったり，血管が破れて出血したりします
カニ爪様
腸の重なった部分のX線像がカニの爪のようなかたちになります
腸閉塞による嘔吐や，出血によるイチゴゼリー様の血便などがみられます
治療法として，注腸により圧をかける方法があります
圧をかけて……
肛門側
口側
引き込まれている腸管を押し出す！

（第97回医師国家試験A問題30より）

2 行き止まりの回盲部

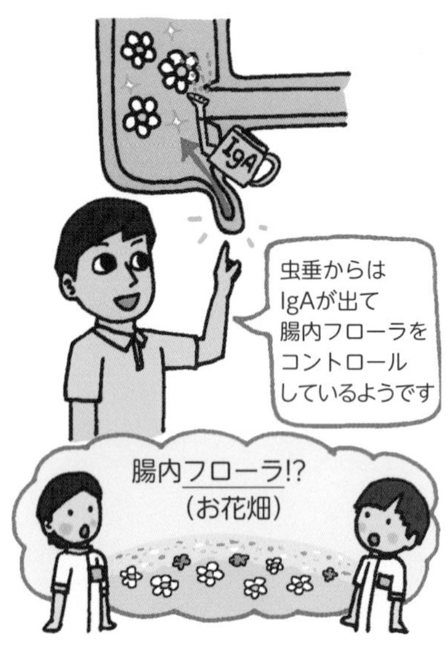

IgA
虫垂からは
IgAが出て
腸内フローラを
コントロール
しているようです
腸内フローラ!?
(お花畑)

■図 3　虫垂は自由気まま !?

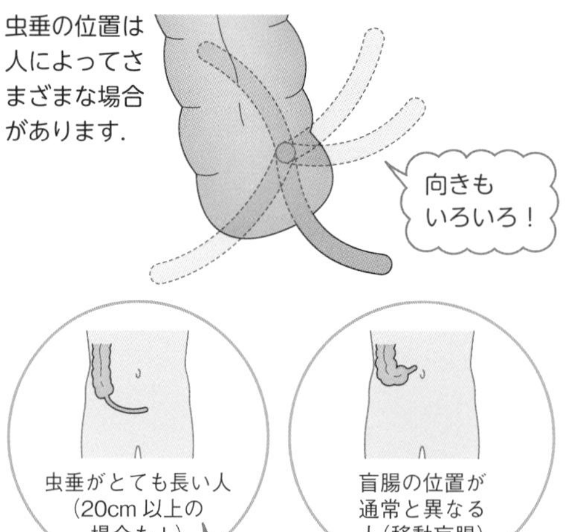

長さもいろいろ！

■図 4　虫垂炎の痛みは移動する！

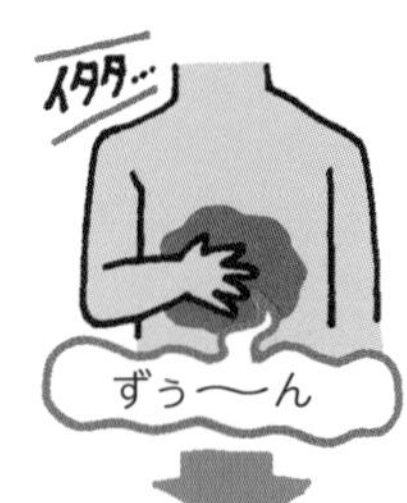

最初は
心窩部(みぞおち辺り)
からおへその辺りの
広範囲で，じわじわと
“ずぅ〜ん” とくる
鈍痛を感じます.

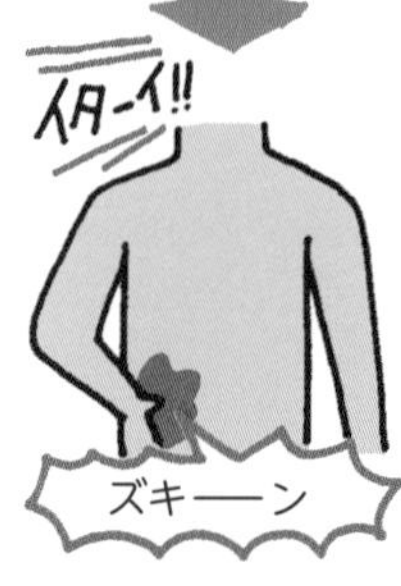

だんだんと
右下腹部に移動し，
ズキーンという
鋭い痛みに
変わっていきます.

回盲口より下向きの腸は，そこで行き止まりですね！ 盲端という言葉があるように，「盲」という字は「突き抜けていない」という意味もありますので，盲腸というのは「行き止まりの腸」という意味です．盲腸は，回盲口より下に少しだけ(長さ5cm程度)存在します．

①虫垂

その盲腸の下の方(回盲口より3cmのところ)の後ろ(背側)の内側寄りに，細ぉ〜いミミズのような虫垂がくっついています．虫垂の長さは約7cm (6 〜 10cm)程度，太さは約7mm (5 〜 10mm)程度です．この虫垂までで回盲口からの下向きの腸は行き止まりです．

この虫垂，先ほど触れたようにマックバーニー点に虫垂の起始部，ランツ点に虫垂の停止部(言わば先端)があるとも言われています(p.49)が，虫垂は，その先端の方は自由に動けますし，人によって長さが滅茶苦茶(めちゃくちゃ)違うこともあります(**図3**)．ですからマックバーニー点からランツ点に向かって教科書のように虫垂が存在する人は皆さんの中の1/3もいないのではないでしょうか．半数以上の方の虫垂が盲腸の後ろ(背側)を上に向かうという報告すらあります．長さもいろいろなので，ひどいと虫垂の先端は正中を越えて左にまで入り込んでいる場合や，右にあっても肝臓の下辺りまで伸びている場合もあるそうです．さらに，盲腸の位置自体も，発生過程の問題などで違う場所に移動している場合もあります．この状態を “移動盲腸” と言って，ひどいと盲腸自体が肝臓の下辺りに来ることさえあるそうです．

そんな風に位置が定まらないことも多い虫垂ですが，多くの場合，虫垂の起始部はマックバーニー点にあるようです．ということで，普通はマックバーニー点を開けて根元から虫垂を探していけば，どこに先端があろうとも虫垂の全容を把握できることが多いのです(実際には結腸ヒモをたどります)．

この虫垂の存在意義，いまだにはっきりしておりませんが，免疫と絡むことは間違いないでしょう．虫垂の内腔の壁にはリンパ組織が大集合しています．いわばお腹の扁桃(へんとう)とも言われます．喉とかの扁桃と一緒ですね (^^) ！

IgAという抗体のことは聞いたことがあると思いますが，このIgAを虫垂のリンパ組織は一所懸命作り出しているようです．そしてこのIgAは，近頃流行りの腸内細菌叢(そう)(腸内フローラ)を制御しているようです．確かに，虫垂炎の手術をしたら便通が変化したとかも聞きますから，虫垂もなかなか奥が深いですね〜．

この奥の深い虫垂に細菌などが入って炎症を起こした状態が虫垂炎です．一般の方には盲腸(!?)と言われるものですね (^^;)．最初，みぞおち辺り(心窩部，p.47)に，場所がはっきりしない広範囲にわたる痛み(鈍痛)の出ることが多いです．その後，だんだんとマックバーニー点辺りに痛みが移動してきます．ひどくなると鈍痛ではなく，そこに鋭い痛みを感じるようになります(**図4**)．

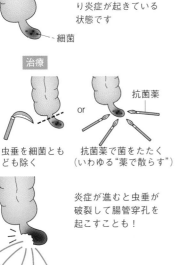

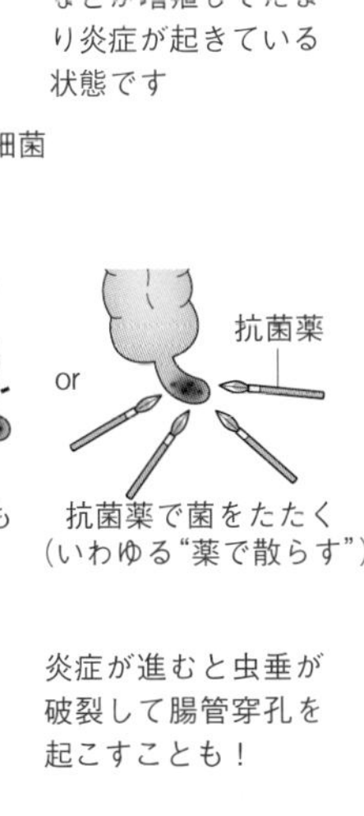

虫垂炎は虫垂に細菌などが増殖してたまり炎症が起きている状態です
細菌
治療
悪化すると
or
抗菌薬
虫垂を細菌ともども除く
抗菌薬で菌をたたく（いわゆる"薬で散らす"）
炎症が進むと虫垂が破裂して腸管穿孔を起こすことも！
細菌が腹腔内にバラまかれる！

■図5　ブルンベルグ徴候は大変！

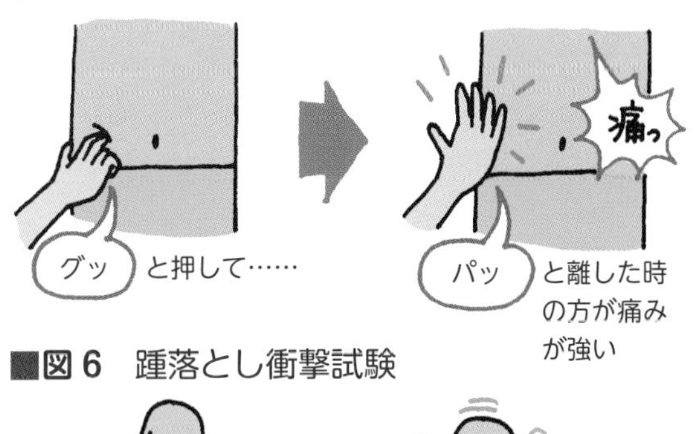

■図6　踵落とし衝撃試験

痛っ

トン

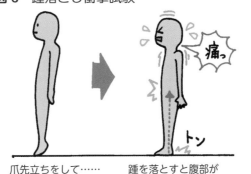

爪先立ちをして……

踵を落とすと腹部が強く痛む

■図7　ロブシング徴候は患部を押さないので有用

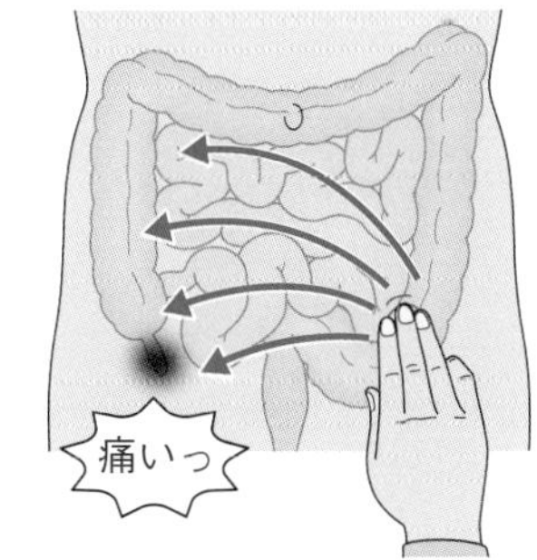

虫垂と逆側の左下腹部を押すと，腸管が押されることによって圧が伝わり，炎症のある虫垂の位置に痛みが生じます．

細菌感染である虫垂炎は，抗生物質や抗菌薬により原因となる細菌をやっつけて炎症を抑えることが可能です．ひどい場合や便が固まって出来た糞石が虫垂を閉塞してしまった場合，あるいは繰り返す場合などは，手術が適用されます．

虫垂は膨れると直径3cm以上にもなってしまう場合もあり，下手すれば，穿孔（穴が開くこと）してしまいます．腸管に穴が空いたらどうなります？　腸管内は外と一緒でしたね！　ですから細菌もいっぱいいます．そのため，穴が開いてしまったら，腸管内にいた細菌が腹腔に漏れてしまいます．腹腔内は無菌です．そこに細菌が入ってきたら……腹膜炎になってしまいます！　これは緊急対応しないと大変！　緊急手術になっちゃいます．

②腹膜刺激徴候のアセスメント

腹膜炎等の腹膜刺激徴候を簡単にアセスメントする方法が2つあります．1つがブルンベルグ徴候（反跳痛）というものです．数本の指の腹でグゥ～ッ♪　っと軽めにゆっくりと痛みのある点（圧痛点）などの腹壁を押してやり，パッ♪　とその指を離すんです．その離した時にウッ（><）！と鋭い痛みを感じるのが，ブルンベルグ徴候（**図5**）です．指を押し付けた時よりも離した時の方が断然痛いんです．

もう1つが踵落とし衝撃試験（**図6**）です．患者さんが立てる場合に限りますが，踵を挙げて爪先立ちになってもらい，そこから踵を落とした際に腹部に強い痛みが出れば，腹膜刺激徴候有りとされます．この2つの方法は，皆さん方も覚えておいて損は無いと思いますよ～（^^）！

ちなみに整形外科系の手術と腸管を切除する手術は，通常は同じ手術室で行いません．整形外科系（一部，外傷の処置をするもの等は除く）はバイオクリーンルームで行うことが多いと思いますが，その理由，分かりますか（^^）？　つけ加えて，バイオクリーンルームで腸管を切除したら……．あと，どうするんでしょう（^^;）？腸管は身体の外ですか？内ですか？　そこから考えてみてください（^^）！

それともう1つ，皆さんが出来るアセスメントで，ちょっと注意喚起です．先ほど，虫垂の起始部はマックバーニー点にあって，そこが圧痛点でもあるとお話ししました．ということは……．もうパンッパンに膨れあがった虫垂炎があったとして，その上を押しちゃったらどうなりますか？　虫垂が破裂しちゃうこともあり得るんです．そうなったら腸管穿孔し，腹腔内に菌をばら撒きまくってしまいます（><）！　これは医療過誤ですし，何よりも患者さんが大変です．

そこで，破裂のおそれがある場合を想定し，ロブシング徴候（**図7**）をみることがあります．通常，虫垂は右下腹部にありますね！　その虫垂のある部分を押して虫垂破裂の危険性がある場合，虫垂と逆側の左下腹部をゆぅ～っくり深く圧迫するのです．そうすると腹腔内の臓器が押されて，結果として虫垂のところにも圧がかかり，虫垂の位置に痛みが出ます．これをロブシング徴候といいます．

3 コの字型の結腸

■図 8　大腸の長さってどれくらい？

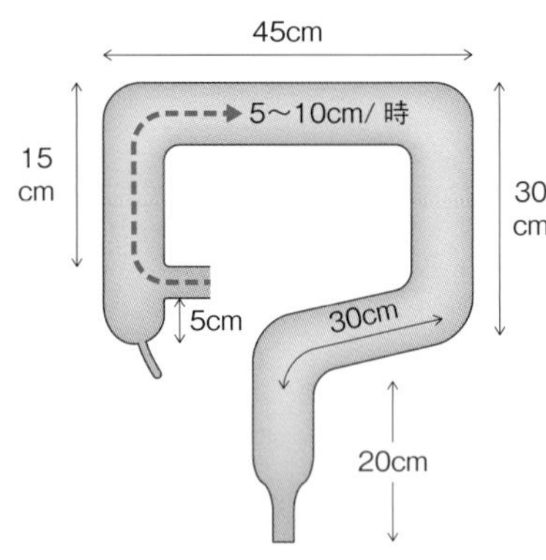

大腸の長さをすべて足すと約140cm.
内容物の移動速度が5～10cm/時なので
通過時間の合計は約14～28時間.

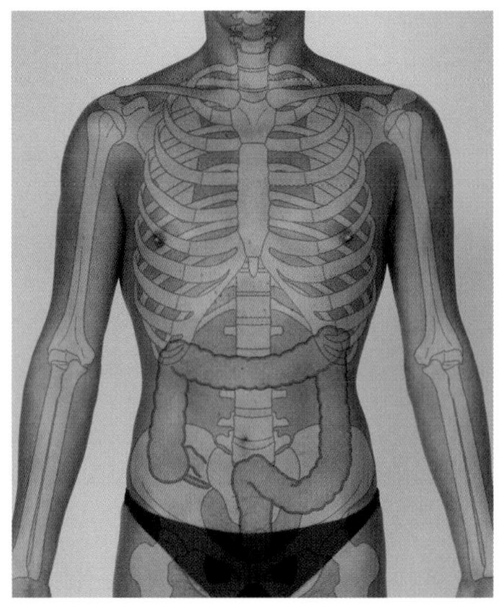

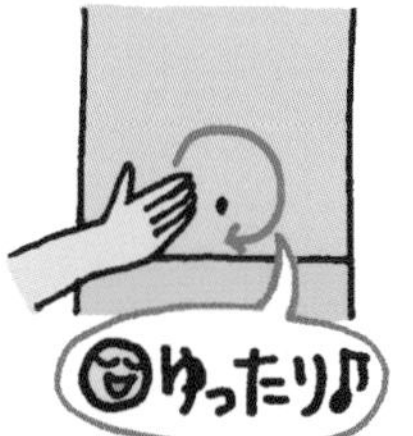

お腹をマッサージしてあげるとゆったぁ～り♪ 副交感神経が優位になる!?

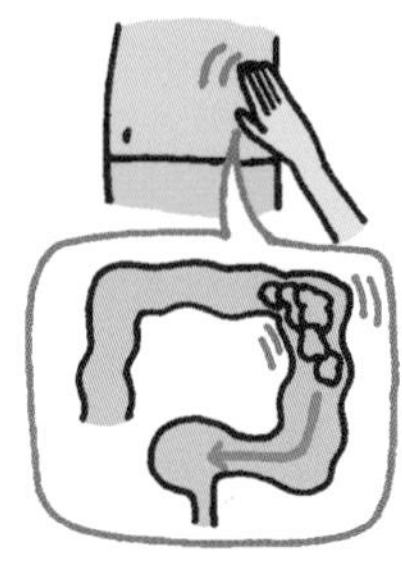

左脇腹の後ろの辺り（第12肋骨下の中～後腋窩線の間辺り）を下の方に押すと，大腸の角の辺りに溜まったガスなどが動きやすくなる!?

さて，回盲口から3cm程度下の盲腸の途中から虫垂が出ていることは先ほど申し上げた通りです．通常マックバーニー点は虫垂の起始部ですから，逆にマックバーニー点の3cmくらい上が回盲口，すなわちそこから上に向かって上行結腸が始まります．この上行結腸から始まる結腸は，カタカナのコの字！　ただしコの字を時計と反対回りに90°回転した形です (^^).

①上行結腸・横行結腸・下行結腸

上行結腸，教科書的には真っ直ぐ上にあがるだけですね．でも，実際には正面から見れば真っ直ぐですが，段々と腹側から背側に向かっている，すなわち，後ろに向かっています．

横行結腸は，その上行結腸からつながっているので，右脇の背側の方から始まり，前にグゥ～ン♪　と来て，左はまた後ろに行ってしまいます．この横行結腸，脇が吊られており，あまり動きませんが，真ん中はブラブラ．ということで，立っている時は横行結腸はブラァ～ン♪　と端と端が吊られたハンモック状態．寝ている時は，上の方(頭側)に移動します．ご自身の身体の中にイメージしてくださいね(^^)！

横行結腸は後ろに行ってしまうため，下行結腸は左脇の後ろの方から始まり，正面から見れば真っ直ぐ下りてきますが，また前に向かってきます．ですから便秘症の人ですと，左右の上前腸骨棘同士を結んで三等分する左の点（ランツ点と左右対称の点）の下くらいに，硬い糞塊(ふんかい)を触れることがあります．「何か変なしこりが身体の中に出来ちゃったっ (><)！」と慌てて病院に飛び込んだら糞塊だった，という例もあるようです (^^;) !?　ここからS状結腸でまた後ろに行き，直腸，肛門と続いていきます．

②便秘とお腹のマッサージ

便秘の場合，お腹のマッサージをすることがありますが，これはどのような意味があるのでしょうか？　お腹，おへその周りをマッサージすることもあるか思いますが，ここには横行結腸が少しあるだけでほとんど結腸はありません．空腸と回腸です．ということは，まだまだ便が出るまでには時間がかかってしまいます．

大腸の長さは，個人差もあるので大体ですが，上行結腸が15cm，横行結腸が45cm，下行結腸が30cm，S状結腸が30cm，直腸が20cm程度です(**図8**)．暗記する必要性はありませんからね(笑)！　だって，自分の身体のどこにどう通っているかが分かれば，その大体の長さは自分で類推できるでしょ (^^)!?

これらの長さをすべて足して，大腸は占めて140cm (実際はもうちょっと)！　内容物がこの中を通っていく速度は，内容物や腸の状態にもよりますが，5～10cm/時くらいしか無いと言われています．とすると，単純に計算しても14～

アウエルバッハ神経叢とヒルシュスプルング病

神経の話が出てきたので，ついでにもう１つ！　p.75～76で神経のシナプスのお話をしました．そして自律神経（交感神経と副交感神経）の節前線維と節後線維のお話も少しだけしましたね(^^)！　ここでこの神経をもうちょっと詳しく見てみましょう♪

交感神経と副交感神経の解剖学的な大きな違いの１つに，節前線維と節後線維の長さの差が挙げられます．交感神経は節前線維が短く，節後線維が長いのですが，逆に副交感神経は節前線維が長く，節後線維は短いんです．この副交感神経の節前線維と節後線維を結ぶ場所である神経節は，効果器（いろいろな臓器など）の中にまで入ってしまっている場合があります．

例えば腸管も然（しか）り．腸の筋層内には，副交感神経の節前線維にも，腸管壁が内容物により刺激されて興奮する神経線維にも，どちらにもコントロールされるアウエルバッハ神経叢という神経節があります．腸管は取り出してもグニュグニュと動くんですよ～．これはこのアウエルバッハ神経叢があり，腸管自身でのみ完結する反射経路を持っているためです．

神経は刺激されると興奮します．そのため腸管内からの圧力などによって，結果的にアウエルバッハ神経叢が刺激されると，腸管は収縮します．すなわち内容物の刺激によって蠕動運動することが出来るのです．つまり，腸管は副交感神経によって中枢からもコントロールされていますが，このアウエルバッハ神経叢などの働きにより，独立して動くことも出来るんです．

ところが！　先天的にこのような神経節の細胞が脱落してしまっている方がいらっしゃいます．その場合，腸管内容物による刺激があっても，はたまた副交感神経が「腸，収縮しろっ！」と言っても，反応ができません．すなわち，腸の蠕動運動が出来なくなってしまうのです(><)！

その結果，その先に内容物を送ることが出来ず，それよりも口側に詰まってしまいますので，腸管が膨れてしまいます．これがヒルシュスプルング病というものです．別名，日本語では「先天性巨大結腸症」という通り，滅茶苦茶巨大な太い結腸になってしまいます．

この場合，根本的に神経が無いので，腸の蠕動運動が出来ません！　治すことの出来ない麻痺性イレウスとなりますから，治療としては，神経節の無い腸管を切除し，残った腸管と肛門を吻合します．人工肛門（ストーマ）になってしまう場合もあります．

アウエルバッハ神経叢にある神経節の細胞は，胎生期に食道から肛門に向かって順に分布していきます．ところがヒルシュスプルング病では，その途中で何らかの異常が起き，神経節の分布がそこで止まってしまいます．そのため，腸の口から遠いところ，つまり肛門に近いところから順に神経節の細胞の脱落がみられます．ですから，この病気の約８割の方が，肛門からS状結腸くらいまでの神経節の細胞が脱落しているケースです．しかし，中には肛門から大腸全体，それを越して小腸にまで脱落が及んでしまっている方もいらっしゃいます．

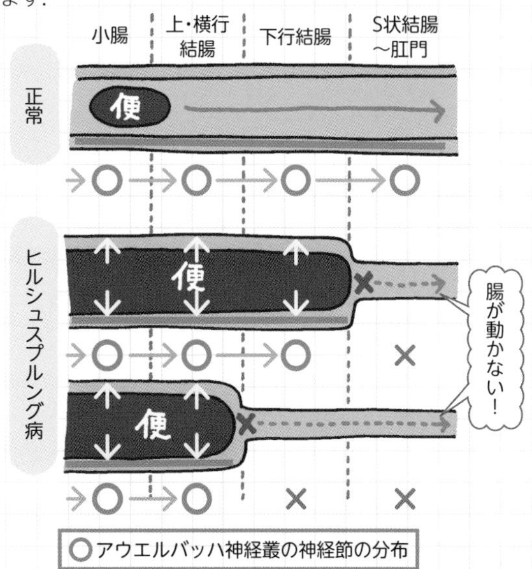

アウエルバッハ神経叢は，食道から肛門に向かって分布していきます．アウエルバッハ神経叢の分布が途中で止まってしまうと，そこから先の腸での蠕動運動ができなくなり，そこまでの腸管に内容物が詰まり，膨れてしまいます．

28時間はかかることになりますね～．ということはおへそ周りのマッサージによる便意は，結腸から直腸にかけて直接マッサージした結果というわけではなさそうですね(^^;)．

ただ，先ほどロブシング徴候についてお話ししたように，空腸や回腸をマッサージして揺らしてやると，周りの結腸等にも圧がかかるので，間接的に結腸のマッサージになることもあり得るかと思います．

もう1つ考えられるのは，お腹をマッサージすると，ゆったぁ～り♪　した気分になり，副交感神経が優位になるため，排便が促されているのかもしれません．ライオンが獲物を追いかけ，獲物が全速力で逃げている「闘争か逃走か」のイラストを思い出してくださいね～(p.94～95)！　排便，走りながらする人はいないでしょ(笑)？　だから基本的には副交感神経優位で排便です．

いずれにせよ，結腸や直腸のマッサージによる直接作用ではなく，間接作用でしょう．もし，もっと直接的に刺激したいなら，その結腸の走行を考えて，左の脇腹後ろ辺りの肋骨の下，ちょうど第12肋骨先端辺り，そうです，横行結腸から下行結腸になる辺りから下をマッサージすると，腸管内のガス等が動いて排便しやすくなるかもしれませんよ～(^^)！

ちなみに妊婦さんは便秘になりやすいですが，妊娠後期の腹部マッサージ，何を撫でていることになるか分かりますか？

4 水溶性のものの排泄，腎！

■図 9　CVA!?

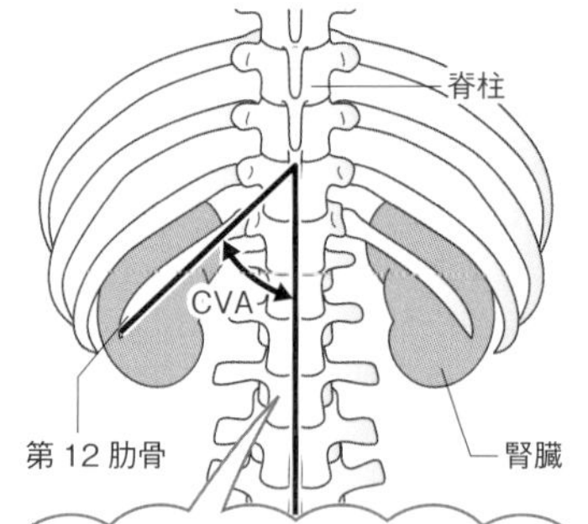

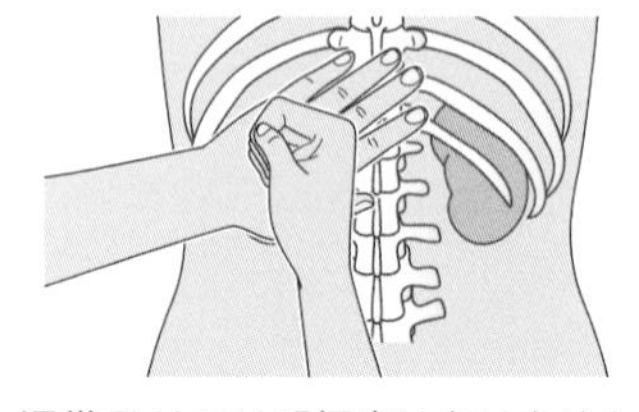

■図 10　腎結石の痛みが移動！

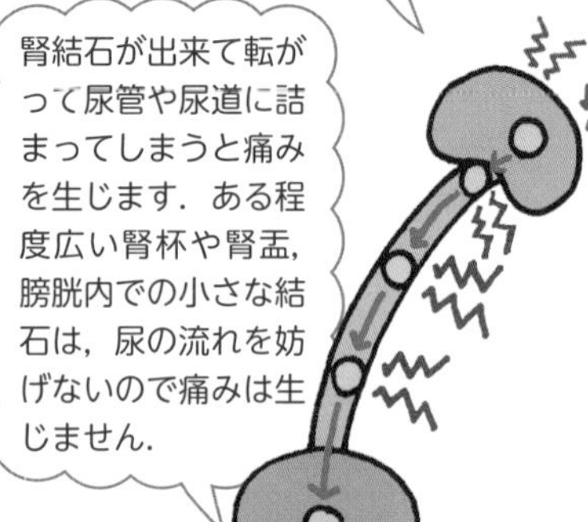
尿も流れないので腎に溜まり，激痛（><）！
腎結石が出来て転がって尿管や尿道に詰まってしまうと痛みを生じます．ある程度広い腎杯や腎盂，膀胱内での小さな結石は，尿の流れを妨げないので痛みは生じません．
ホッ

■図 11　腎臓の位置はどこ？

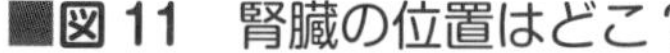

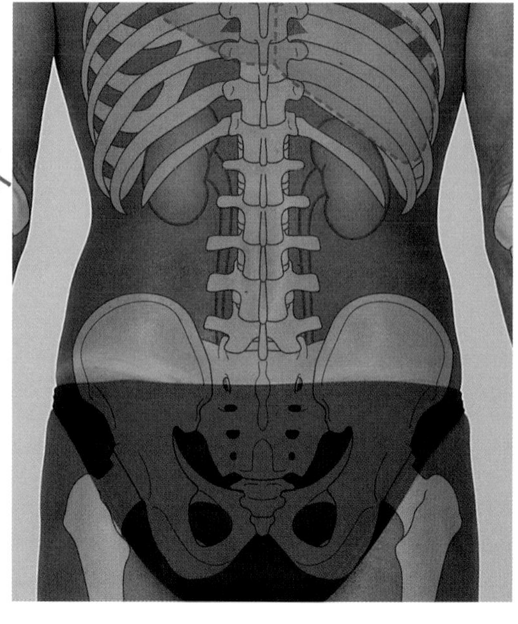

残るは腎臓．さて，その位置は皆さんの身体の中のどこでしょう？　第12肋骨はとれますか？　この第12肋骨と脊椎骨で作る角をCVA（**図9**）と言います．costovertebral angleの略です．costo- は「肋骨」を表す接頭辞です．スーパーマーケットのコストコはご存じでしょうが，ここに入っている「コスト」は英語の費用とか経費の意味で，まったく違います（^^;）．vertebral が「脊椎の」とか「脊柱の」という意味です．verte-brate（animal）で「脊椎動物」というのは聞いたことがありませんか？　angle は「角」をあらわしますから costo-vertebral angleで「肋骨脊柱角」となります．大体ここに腎臓はあります．結構，中心寄りでしょ!?　細かいことを言えば，右に肝臓があるので，腎臓は右の方が左よりも若干低い位置にあります．重さは左右合わせて300gくらいです．その重さ，飲み物とかでイメージしてくださいね（^^）！

腎盂腎炎のような腎疾患の場合，このCVAのところに腫れた腎臓があるので，ここを叩く（叩打する）と，患者さんはウッ！　と痛みを感じます．

ただし，今まで見てきたように，腹腔内にはいろいろな臓器が詰まっているので，CVA近辺には腎臓以外にも肝臓や膵臓，そして腸管，さらには脊椎骨や肋骨などもあります．そのため，CVAを叩打して痛みがあっても，必ずしも腎臓疾患とは限りません．ただ，痛みがあれば「何か」異常があるということです．皆さん，お互いにCVAを叩打しても痛みは無いでしょ（^^）!?

叩打診をしなくても，腎結石が出来て腎杯や腎盂で尿の流れを妨げるように詰まっていれば，痛みが生じます．この痛みは，石が尿管（『輸尿管』とも言います）に入り，膀胱に行くにしたがって，石とともに移動していきます（**図10**）．尿が出ないので腎臓も膨れて痛みます．膀胱内に入れば，ある程度広いので通常は痛みがありませんが，そこから尿道に入れば，またウゥ～ッ（><）！です．

そら豆みたいな形をした腎臓ですが，解剖学的なことを言えば，尿管は内側真ん中あたりの腎門から出ます（**図11**）．腎臓の下からでは無いですからね（笑）！　尿管は膀胱に入って行きます．それらの位置を考えると，尿管の長さが大体分かりますよね（^^）！

尿道は膀胱から尿道口までですから，その長さも想像できますね（^^）！　男性は長く，女性は短いです．だから，女性の方が膀胱炎を生じやすいですよね～．尿道の長さ，自分

前立腺の触診

膀胱からの出口には，男性ですと前立腺があります．この前立腺，肛門から指を第二関節くらいまで入れて直腸の腹側を探ると触れます．これが前立腺の触診です．前立腺は 3cm くらいの栗のようなものですが，ごく大雑把に言えば，それが単に大きくなっている場合には前立腺肥大が，大きいだけでなくボコボコしている場合には前立腺癌が疑われます．

前立腺癌の手術では骨盤内腔をいじりますが，そのあたりには非常に細かく仙骨神経が走っています．仙骨神経は機能的には副交感神経を含みますので，排尿や勃起にかかわってきます．走りながら（交感神経優位）おしっこ（副交感神経優位）しないですよね（笑）!?　そのため，骨盤内腔の手術をして副交感神経を傷つけてしまい，排尿障害（尿失禁）が出たり性機能障害（勃起不全）になってしまうこともあるんですよ～．

では，もし女性の直腸に指を深く入れて触診した際，直腸壁の前方にしこり等の異常を感じたら？　女性に前立腺はありませんが，そこには何があると思いますか？　そうです，正常でも触れる可動性の子宮頸部の奥にはダグラス窩（直腸子宮窩）しかありません！　ということは，もしここにしこりがある場合，深部子宮内膜症等の場合もありますが，腹腔内の臓器に癌が出来て，それが腹腔内にばら撒かれてダグラス窩に落ちた結果，そこに癌が転移している可能性もあります (><)．胃癌の播種性転移でダグラス窩に転移したものをシュニッツラー転移と言いましたよね！　ついでにそれ以外，発見者の名前を冠した胃癌の転移には，左鎖骨上窩リンパ節への転移のウィルヒョウ転移，卵巣への転移のクルッケンベルグ腫瘍などがありましたよね！

胃癌は何で右ではなく左のリンパ節に転移するんでしたっけ？　リンパ管の走行を p.59 で確認しておいてくださいネ (^^)！

また，癌の転移３種，血行性（血流に乗って遠くまで），リンパ行性（近傍のリンパ節から順に），そして播種性（バラバラと撒かれて）は，おさえておいてください！

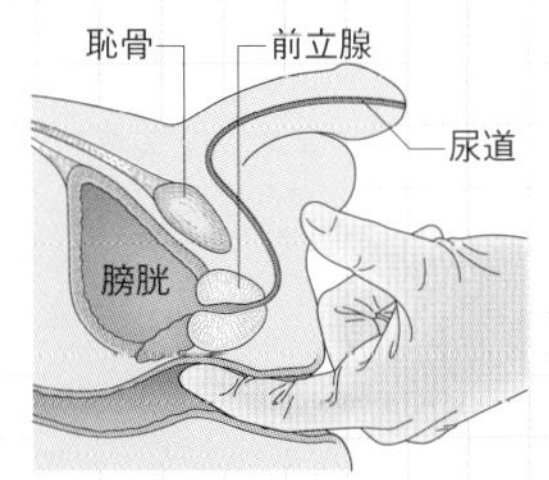
恥骨
前立腺
尿道
膀胱
前立腺が単に
大きくなっていたら
前立腺肥大，
大きいだけでなく
ボコボコしていたら
癌が疑われます．

■ 男性の骨盤内

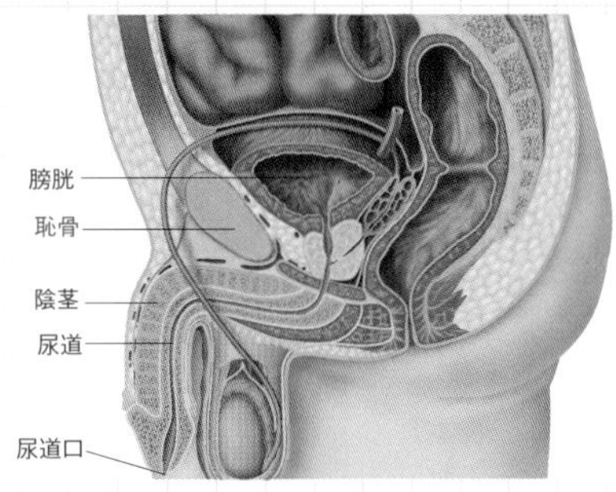
膀胱
恥骨
陰茎
尿道
尿道口

■ 女性の骨盤内

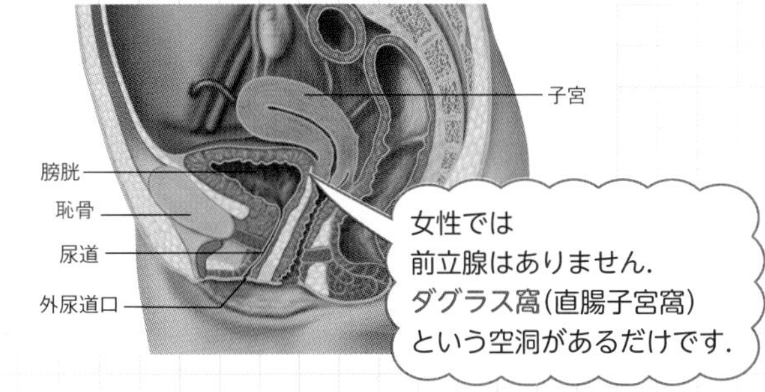
子宮
膀胱
恥骨
尿道
外尿道口
女性では
前立腺はありません．
ダグラス窩(直腸子宮窩)
という空洞があるだけです．

の身体で，膀胱がこの位置だからここからここまでだからどれくらい，と想像してみてくださいね (^^)！　尿道カテーテル挿入の長さにも関係しますよ-- (^^)．

＊

今まで見てきたように腹腔内にはたくさんの臓器が詰まりまくっています(p.253参照)．だから食べたらお腹が出るのは当たり前なんです (^^;)．それもあって，食べ物をのどに詰まらせてしまった時にはハイムリック法が有効です．また，妊娠した時には子宮底が上にせり上がってきますので，内臓もどんどん上に上げられてしまいます．その結果，横隔膜を下ろすことが出来ず，妊婦さんは肩で息すると言いますよね！

腹腔内にはADME〔A：absorption（吸収）；D：distribution（分布）；M：metabolism（代謝）；E：excretion（排泄）〕に関する臓器が詰まっています．

今回，誌面の都合で機能まではほとんど触れませんでしたが，ぜひ，その辺もご自身で押さえておいてください．

このように，内臓の位置が分かると痛みの位置から原因が分かるだけでなく，血管走行も理解出来たりします．今回は少し細かく内臓の位置を見てきましたが，ぜひ，その位置を自分の身体の中に落とし込んでくださいねっ (^^)！

〘 誌上講座を終えるにあたって 〙

この誌上講座は，雑誌『ナーシング・キャンバス』にて，2016年6月号から2018年3月号まで22回にも亘(わた)り連載させていただいた結果，書籍化に至りました．皆様の応援もあり，これだけ長期に亘り連載させていただくことが出来ましたこと，心より感謝いたします．

とっつきにくいとか難しいとか言われる解剖学を，ただの暗記でなく面白く学んでいただきたかったため，そして病態につなげていただきたかったため，当初8回を予定していた連載が2年度に亘ってしまいました．そのため，連載途中で学校を卒業された方や，途中から購読を開始してくださった方もいらしたことと思います．その方々には，まとまらず読みにくかった点もあるかと存じます．心からお詫び申し上げます．

どうでしたか？　解剖学の重要性をお分かりいただけましたか？　1人でも多くの方に，少しでも解剖学って面白いなぁ～，好きだなぁ～，と思ってもらえていたら，そして，自分の身体の中をイメージできるようになっていただいていたら，これほど嬉しいことはありません．

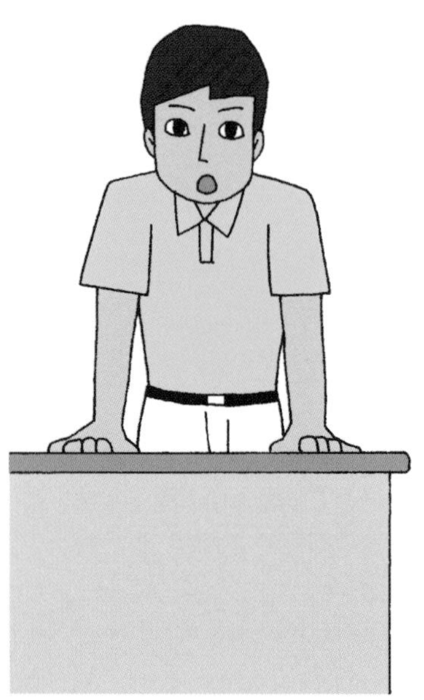

ごく基礎的なことから神経系の話などかなり難しいことまでお話ししてきました．しかし，これだけは押さえていただきたいということは，解剖学用語の暗記ではなく**「身体の外から見た内臓の位置の把握」**，すなわち**「身体を透かして見よう♪」**ということに尽きます．

このために，

- **解剖学(と生理学)がすべての身体のことの基本なので，解剖学を好きになろう(第1回)♪**

から始まって，

- **人間は皮膚という袋の中にすっぽりと覆われていること(第2回～第3回)**
- **そのため内臓の位置を把握するにはランドマークに出来る骨格を利用すること(第4回)**
- **その骨が姿かたちの基本であること(第5回)**

これらをまず理解しましたね．その後，

- **そのランドマークに使える骨にくっ付いていて，身体の動きで理解しやすい筋肉を体表から透かして見る訓練や，その筋肉を動かす神経の理解(第6回～第16回)**

もしてきました．

こうした訓練の土台のあと，

- **腹腔と胸腔の境である横隔膜の位置の把握と胸腔内の臓器(第17回～第19回)**
- **腹腔内の臓器(第20回～第22回)**

とつながりを重視しながら見てきました．

どうですか？　これで身体の輪郭の中に，骨格や筋肉，内臓の位置を描き込めますか (^^)？　p.252の写真に，描いてみてくださいねっ！

ぜひ，もう一度復習して，自分で身体の輪郭の中にランドマークを取って，そして内臓を描き込めるようになってくださいねっ (^^)！　そして自分の身体の中のどこに何があるのか，さらには目の前の人の身体の中を透かして見られるようになってください！

この本では，解剖学だけでなく，関連事項もたくさんお話ししてきました．それは，解剖学は解剖学，病態学は病態学と分けて考えてしまい，すべての医学の土台である解剖学と，その応用である病態学とのつながりが分からないという方が多かったためです．

この本の内容が理解できていれば，もう解剖学の考え方，そして解剖から病態への架け橋は，ほぼ大丈夫だと思います．細かいところは難しく考えずに，「へぇ～，そうなんだ～．そうなっているんだ～！」とイメージしていけば自然と頭に入ってくるのではないでしょうか．

物事はとっかかりが重要です．そして，全容を把握しておくことも重要です．まずは重要な点を押さえておけば，あとは，「あとこれだけ見ておけば良いんだな！」と楽になりますから，ねっ♪

限られた誌面ではお伝えしきれなかったこともありましたが，これまでお話ししてきたことを理解してもらえれば，応用が可能なはずです (^^).

たとえば，血管走行もお話しできませんでしたが，血管走行は，内臓の位置が分かれば，もうそこに栄養と酸素を送るべく，すなわち血液を送るべく分岐していくだけですし，その名前の付け方も，基本的にその場所の近くの骨の名前が付くなどのルールがあります！　また機会があったら，お話ししますね (^^)♪

*

最後になりましたが，本書執筆のきっかけをつくってくれた看護師さんたちへ．皆さんが看護される方々は病気の方々です．こうするのが医療だ，ではなく，その方々の気持ちに寄り添った医療を提供してあげられる看護師さんになっていただけたら嬉しいです．

患者さんにとっては，一番身近にいる医療従事者である看護師さんたちが頼りなんです．患者さんのそうした気持ちを理解して，心のこもった医療を提供していただければと思います．

p.6で，的確な判断および行動をするのに必要なものは何か……その1つは「正確な技術と知識」だとお話ししました．では，もう1つの土台は何でしょう？　もうお分かりですよね！　相手を思いやる「こころ」です (^^).

医療もどんどん機械化，AI化されつつあります．みなさまには是非，機械では出来ない心のこもった医療を実践していってもらいたいと思っております．

p.68でお話ししたように，気持ちは表情筋を使って顔に出るんでしたよね (^^)．笑顔，重要です．

笑顔でいられるためには，心身ともにゆとりが重要です．さらにそのためには，自分の健康も大事です．看護師さんはお忙しいですから，くれぐれもご自愛ください．皆様方のますますのご活躍をお祈りいたします．

*

長い時間，お付き合いいただき，本当にありがとうございました (^o^)！

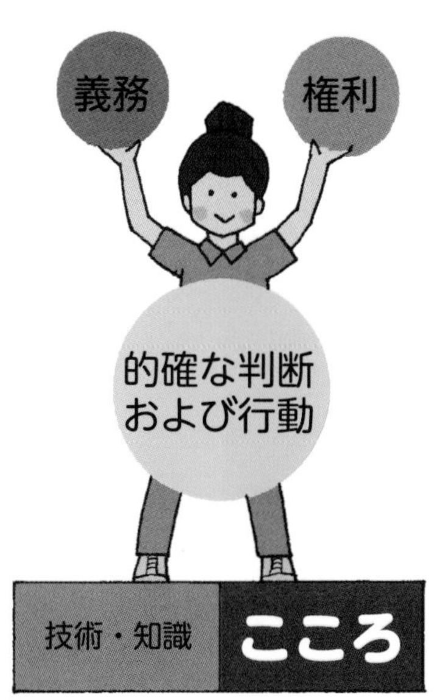

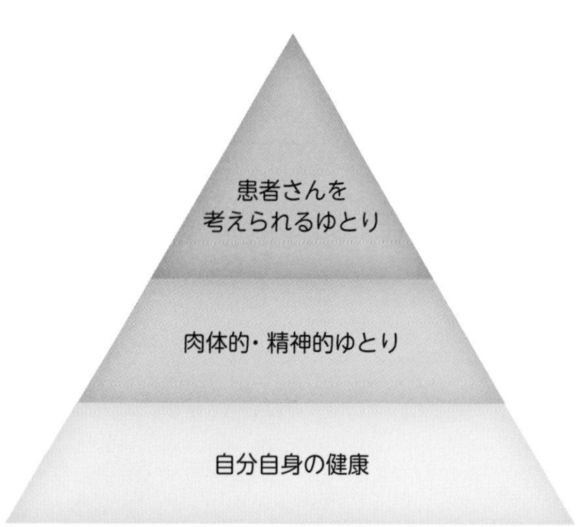

〘 最後に，内臓を描き込んでみよう！ 〙

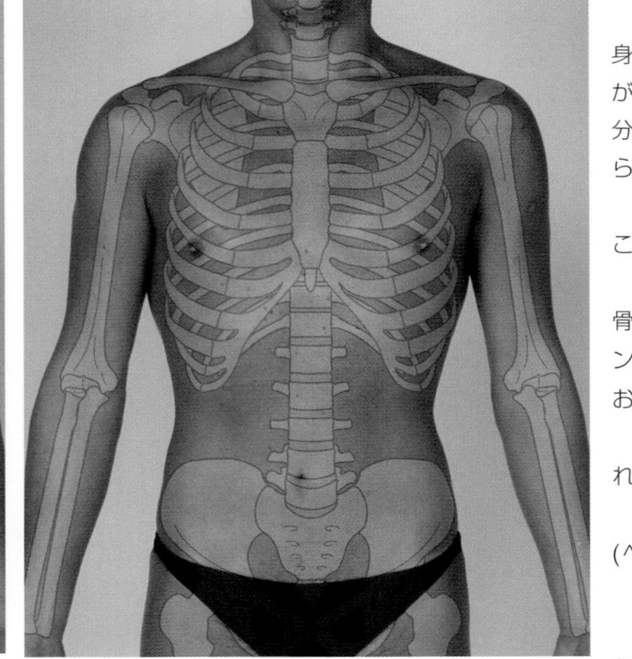

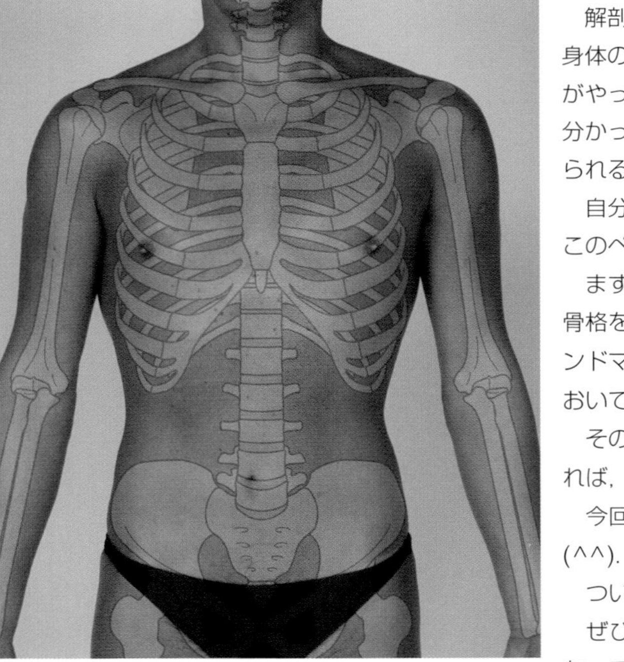

解剖学を少しは好きになっていただけました？

解剖学で最も重要なのは，言葉を覚えることではなく，身体の中のどこに何があるかです！　そこで何をそれらがやっているか（生理学）まで分かれば，病態はおのずと分かってきます．どこに何があるか，身体を透かして見られるようになりました（^^）？

自分で描くとあやふやな部分が分かりますから，ぜひ，このページの写真の中に内臓を描いてみましょう♪

まずは体表にある目印ではなく，姿かたちの基である骨格を取るためにランドマークをとりましょう．このランドマークは，実際に人を相手に，とれるようになっておいて下さい（^^）．

そのランドマークを基に骨格がどうなっているか分かれば，その下にある内臓は描けますね（^^）!?

今回は最終回なので，一緒に答えも載せておきますね（^^）．

ついでにp.138 ～ 139に筋肉も描いてみましょう♪

ぜひ，目の前の人の身体を透かして見られるようになってくださいねっ（^^）♪

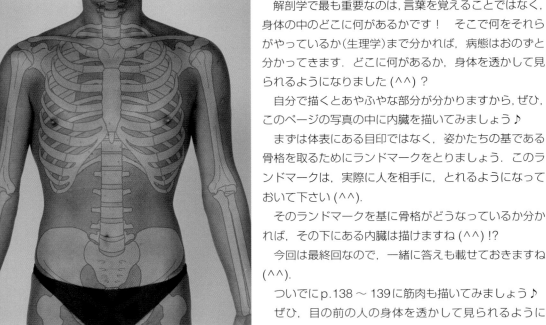

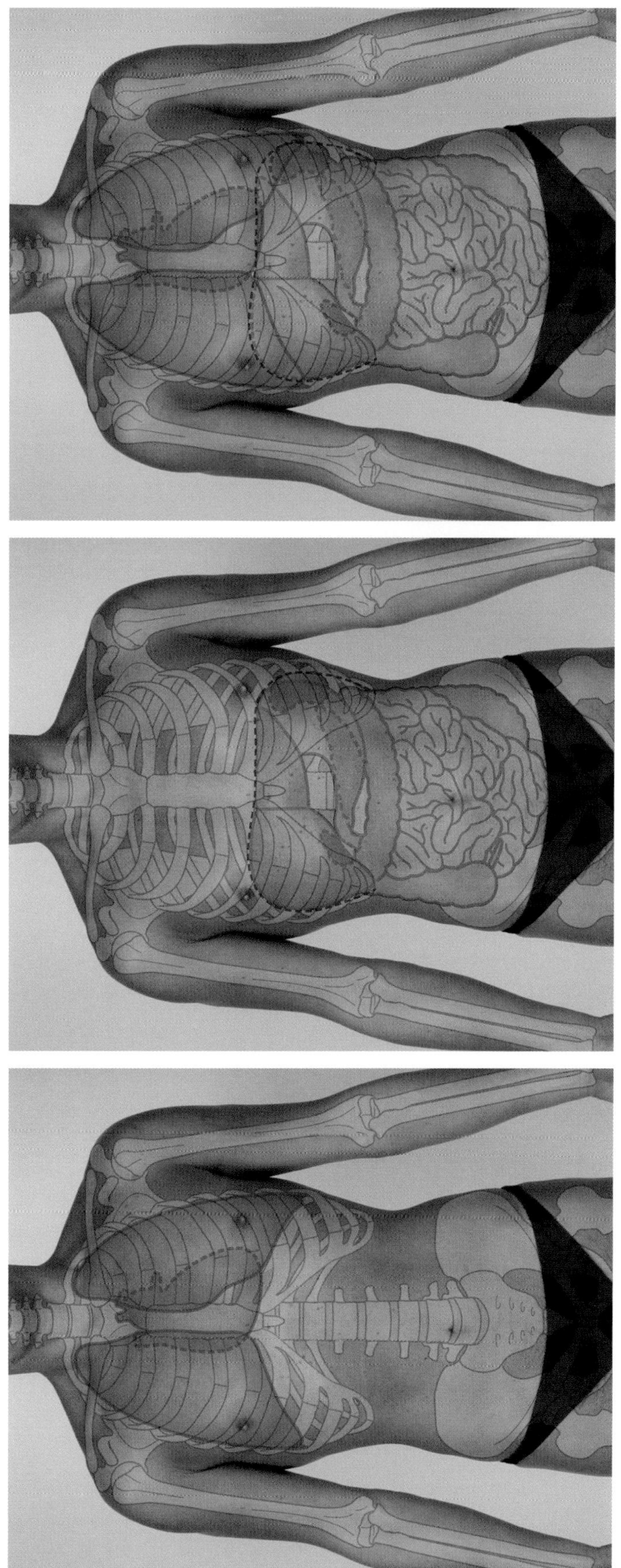

epilogue -ETERNITY-

数多とある解剖学に関する書籍の中から本書を選んでいただき，誠にありがとうございました．本書は私の初の著書でもあり，また連載当時を考えるに非常に思い入れの深いものでもありますので，お読み頂いて本当に嬉しく存じます．

今日，この文章を書きながら，いろいろな思いが脳裏を駆け巡っております．なぜかこの連載や書籍化の時期と人生の諸々がリンクしているな……と不思議な感じです．これを書いている今，いろいろと吹っ切れる気がします．一時代が終わった……集大成で吹っ切れる……すべて思い出として……と．

ちゃんとお役目を果たすことができるのだろうか……．正直，雑誌への連載のお話を頂いた時，そう不安でした．その頃，何かと目をかけてくださった看護教育に尽力された方との悲しいお別れもありました．また，当時はいろいろな制約があり，限られたことしか伝えられないことで，やるせなさを感じておりました．そこで，「常日頃から講義等でお伝えしたいと思っていたことを，雑誌を通して，より多くの皆さんにお伝えすることが出来るんだ！」「きっとその方も喜んでくれるだろう！」と，連載を引き受ける決意をした時でもあります．そして，ちょうど未来に向けて羽ばたく第一歩になるような嬉しいこともあり，希望に満ち溢れてもおりました．そして連載がスタートし，新たな日々が始まりました．

あの頃……．講義を含め何にでもバイタリティに溢れていました．あの忙しさの中で，我ながらよく頑張れたなぁ～と，今回，書籍化にあたって見直してみて思いました．紙面の都合や冗長な部分を削って発刊しているので，草稿時の原稿や図表は，この倍以上の分量でしたから．当時はいろいろと忙しかったので，やりたいこと，したいことも，さらには申しわけなくも人の気持ちにも沿えず，それらを二の次にし，合間を縫って書いていました．正直，何で今のこの時なのだろう，と思った時もあります．でも，それをも含めたすべてが幸せでもありました．今，考えればいろいろな意味で最高の時でした．

今でも原稿を書いていた頃を，懐かしく，よく思い出します．とにかく目の前のこと何に対しても，がむしゃらに一所懸命になれた……それも一つの良い思い出です．皆さんも忙しいでしょうが，どうぞ今を精一杯生きていって下さい．今という時はもう戻ってきません．今しかできないことをして，将来，後悔しない人生を歩んでいって頂きたいと思っております．その時に掴まなくてはいけないこと，そのチャンスを逃さないでください．

式典などのご挨拶でもお話しするのですが，人間万事塞翁が馬……．何が幸いするかどうかなんて分かりません．辛いことがあったって，それが幸いすることだってあります．また，人生，いろいろと岐路があり，選択を迫られる時があると思います．その時，どちらを選んでも間違いだし，どちらを選んでも正解だと思います．とにかく今の自分を精一杯生きていく……自分を信じて生きていく……そうすれば自ずと道は開けると思います．今，それを強く実感しております．

照る陽も拝めない日もありましたが，皆様のおかげで連載は22回にも及び，結局約２年弱……草稿から校正まで入れてちょうど２年くらい，その充実した日々は続きました．

あっという間の２年間でした．そして連載終了から書籍化まで，働き方改革，コロナ禍などがありまして約３年．計５年間，その間，いろいろなことがありました．素敵なこと，素晴らしいこと，心踊るような楽しくワクワクすること……そして時には信じられないくらい，悲しく心悩ます辛いこと……本当にいろいろとありました．

利害関係など全くない，支えてくれる人がいてくれた……だからこそ，どんなに大変でも頑張れて自分にとって当時の思い出の集大成と言えるべきこの本を完成させることができたんだと思っております．

当時を思い返しても，人と人との関係……本当に素敵なものだと思います．辛い時には支えてくれる人達がいる……楽しい時には喜びを分かち合える人達がいる……．素晴らしいじゃありませんか！　殊に辛い時に支えてくれた人には感謝の言葉もありません．本当に本当にありがとう，としか言えないのが，もどかし過ぎます．

連載を終える頃……連載が始まった時の正に逆の気分でした．虚無感，喪失感……日を追うごとに強くなっていった時期でもありました．さらにこれを書いている今……この本のみならず，すべてが当時の集大成といった感じです．不思議なものです．

こうして連載されたものが書籍化されて，世に出ていく……すべて良い思い出となりました．完結して終わって手を離れていくという，淋しい気持ちがありました．

でも，それを作ってきた確実な歴史があります．なるようになるがまま，忙しさに翻弄されながらも自然体でやってこられた事実があります．そしてその集大成としてのこの本があります．作ってきた経験は覆すことはできません．そして確実なものです．

刊行したという事実はたとえ人に忘れられても永遠に残ります．また，お読み頂き，何か人の心の中に残せるかもしれません．永遠って存在するのかな……という気が今はしています．この本を刊行できた経験は自分の中からは消えません．この本だって完結ではなく，できればもっとブラッシュアップさせていきたい……．需要がある限り，もっともっと良い本にしていきたい……．さらには，この経験を活かし，これからに繋げていきたい……完結ではなく，これからの新たな一章に向かって……．

皆さんもぜひ，今という時を大切にして一所懸命頑張って，ずっと変わらない皆さんにとって大切な永遠のものを掴んでいってください．無駄な経験などありませんから，ねっ (^^)！

世は機械化，AIの台頭で，心をなくしつつある現代社会ですが，是非，皆さんには心の触れ合いを大切にして頂きたく存じます．そして，相手を思いやる気持ちを大切にしていきたいものです．わたくしも今まで通り，人間くさく不器用ながら，人と人との心のつながりを大切にしながら頑張ってやっていきます．皆さん，ご自身の身体も大切になさって，元気に精一杯頑張って，心豊かな人生を歩んでいきましょう！　あっ……笑顔を絶やさずに，ねっ (^^)♪

最後までお付き合いいただき，誠にありがとうございました！

〖索引〗

そ

た

透かしてみるとミルミルわかる!! 解剖学

2021年4月5日　　初　版　第1刷発行

編　著　金子　仁久（かねこ　まさひさ）
発行人　小袋　朋子
編集人　増田　和也

発行所　株式会社 学研メディカル秀潤社
〒141-8414　東京都品川区西五反田2-11-8
発売元　株式会社 学研プラス
〒141-8415　東京都品川区西五反田2-11-8

印刷・製本　凸版印刷株式会社

この本に関する各種お問い合わせ
【電話の場合】
●編集内容については Tel 03-6431-1231（編集部）
●在庫については Tel 03-6431-1234（営業部）
●不良品（落丁，乱丁）については Tel 0570-000577
学研業務センター
〒354-0045 埼玉県入間郡三芳町上富 279-1
●上記以外のお問い合わせは
学研グループ総合案内 0570-056-710（ナビダイヤル）
【文書の場合】
〒141-8418 東京都品川区西五反田2-11-8
学研お客様センター
『透かしてみるとミルミルわかる!!　解剖学』係